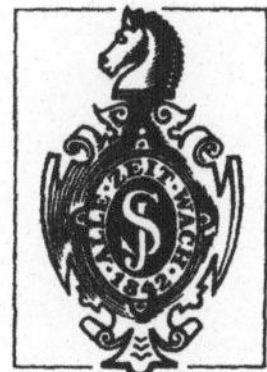

W.F. Caspary M. Kist M. Zeitz (Hrsg.)

Ökosystem Darm VI

Immunologie, Mikrobiologie Funktionsstörungen Klinische Manifestation

Mit 73 Abbildungen und 54 Tabellen

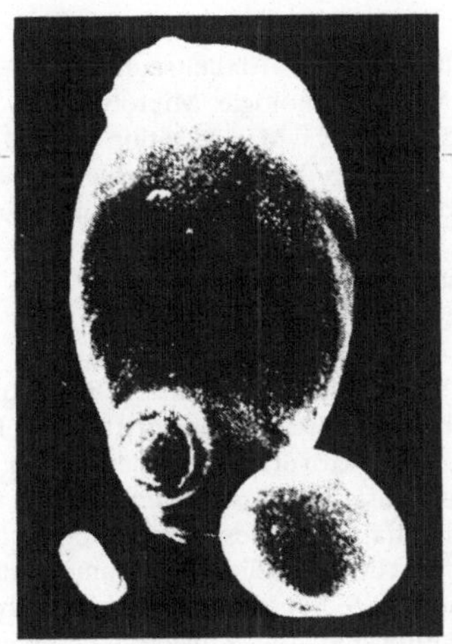

Expertenrunde Darmerkrankungen

Garmisch-Patenkirchen
Februar 1994

Springer-Verlag
Berlin Heidelberg New York
London Paris Tokyo HongKong
Barcelona Budapest

Prof. Dr. med. Wolfgang F. Caspary
Medizinische Klinik II
Zentrum der Inneren Medizin
Klinikum der Johann-Wolfgang-Goethe-Universität
Theodor-Stern-Kai 7, 60590 Frankfurt a. M.

Prof. Dr. med. Manfred Kist
Institut für Medizinische Mikrobiologie und Hygiene
Universität Freiburg
Hermann-Herder-Str. 11, 79104 Freiburg

Prof. Dr. med. Martin Zeitz
Medizinische Klinik und Poliklinik
Innere Medizin II, Universität des Saarlandes
66421 Homburg/Saar

ISBN-13:978-3-540-58548-0 e-ISBN-13:978-3-642-85187-2
DOI: 10.1007/978-3-642-85187-2

Die Deutsche Bibliothek – CIP-Einheitsaufnahme
Ökosystem Darm VI : Immunologie, Mikrobiologie, Funktionsstörungen, klinische Manifestation ; mit 54 Tabellen / W. F. Caspary ... (Hrsg.). – Berlin ; Heidelberg ; New York ; London ; Paris ; Tokyo ; Hong Kong ; Barcelona ; Budapest : Springer, 1995
ISBN-13:978-3-540-58548-2
NE: Caspary, Wolfgang F. [Hrsg.]

Satz: FotoSatz Pfeifer GmbH, Gräfelfing/München
23-3130/5 4 3 2 1 0 – Gedruckt auf säurefreiem Papier

Vorwort

Zum 6. Mal traf sich die Expertenrunde „Darmerkrankungen“ vom 24. bis 26. Februar 1994 in Garmisch-Partenkirchen. In mehreren Vorträgen beschäftigten sich die Experten mit intestinalen Transportmechanismen und ihren Störungen sowie mit der Zellbiologie des Darmepithels. Aus mehr klinischer Sicht standen gastrointestinale Infektionen einschließlich HIV-induzierter Störungen des Gastrointestinaltrakts im Brennpunkt der Diskussion. Von besonderem klinischem Interesse waren dabei auch die Vorträge über die Rolle des Helicobacter pylori bei Gastritis, Ulkus und Karzinogenese.

Zahlreiche Autoren präsentierten erstmals neue Originaldaten. Besonderen wissenschaftlichen Wert für die Diskussionsrunde hatte der lebhafte Dialog zwischen Grundlagenforschern und Klinikern.

Den Autoren danken die Herausgeber dafür, daß sie so bereitwillig ihre Vorträge als publikationswürdiges Manuskript zur Verfügung stellten. Die Beiträge dieses Bandes zeigen, daß immer auch Kenntnisse auf zellbiologischer Ebene für das Verständnis klinischer Phänomene und neuer Therapieansätze an Bedeutung gewinnen.

Die Herausgeber danken den Sponsoren der Diskussionsrunde, Herrn Frank Burmeister und Herrn Dr. Hasso Holst, Thiemann Arzneimittel GmbH, Waltrop, dafür, daß sie den Dialog zwischen Klinik und Forschung so intensiv gefördert haben.

Frankfurt am Main, Oktober 1994

Wolfgang F. Caspary
Manfred Kist
Martin Zeitz

Inhaltsverzeichnis

I. HIV-induzierte Störungen im Bereich des Gastrointestinaltraktes

(Herausgeber: M. Zeitz)

II. Transportmechanismen und Störungen

(Herausgeber: W. F. Caspary)

III. Gastrointestinale Infektionen – Wechselwirkungen zwischen Erreger und Wirt

(Herausgeber: M. Kist)

Festvortrag

Verzeichnis der erstgenannten Autoren

Dr. med. Thomas Adam
Institut für Mikrobiologie
Klinikum der Humboldt-Universität ‚Charité'
Clara Zetkin-Str. 96, D-10098 Berlin

Dr. med. Ingo B. Autenrieth
Institut für Hygiene und Mikrobiologie
Universität Würzburg
Josef-Schneider-Straße 2, D-97080 Würzburg

Prof. Dr. med. vet. Gerhard Breves
Direktor des Instituts für Veterinär-Physiologie
Frankfurter Straße 100, D-35392 Gießen

Prof. Dr. med. Wolfgang F. Caspary
Medizinische Klinik II, Zentrum der Inneren Medizin
Klinikum der Johann-Wolfgang-Goethe-Universität
Theodor-Stern-Kai 7, D-60590 Frankfurt a. M.

Dr. med. Sebastian Eidt
Institut für Pathologie der Universität zu Köln
Joseph-Stelzmann-Straße 9, D-50924 Köln

Prof. Dr. med. Gerhard E. Feurle
DRK Krankenhaus Neuwied, D-56564 Neuwied

Dr. rer. nat. Tilman Friedland
Thiemann Arzneimittel GmbH, Med. Wiss. Gastroenterologie
Im Wirrigen 25, D-45731 Waltrop

Prof. Dr. med. Dr. rer. nat. Ulf B. Göbel
Institut für Mikrobiologie und Hygiene
Medizinische Fakultät (Charité) der Humboldt-Universität
Clara-Zetkin-Straße 96, D-10117 Berlin

Bela Haraszti
Experimentelle Chirurgie der Abt. Allgemeine Chirurgie
Chirurgische Universitätsklinik
Arnold-Heller-Straße 7, D-24105 Kiel

Dr. med. Rudolf A. Hatz
Chirurgische Klinik und Poliklinik, Klinikum Großhadern
Ludwig-Maximilians-Universität München
Marchioninistraße 15, D-81377 München

Dr. med. Walter Heise
Abt. Innere Medizin mit Schwerpunkt Gastroenterologie
Medizinische Klinik, Klinikum Steglitz der FU Berlin
Hindenburgdamm 30, D-12200 Berlin

Priv.-Doz. Dr. med. Helmut Jablonowski
Klinik und Poliklinik f. Gastroenterologie u. Infektiologie der Heinrich-Heine-Universität
Moorenstraße 5, D-40255 Düsseldorf

Prof. Dr. med. Manfred Kist
Institut für Medizinische Mikrobiologie und Hygiene
Universität Freiburg
Hermann-Herder-Straße 11, D-79104 Freiburg

Priv.-Doz. Dr. med. Georg Kreuzpaintner
Bernhard-Nocht-Institut für Tropenmedizin
Bernhard-Nocht-Straße74, D-20359 Hamburg

Priv.-Doz. Dr. med. Regina Lamberts
Abt. Gastroenterologie, Innere Medizin I
Medizinische Klinik und Poliklinik
Otfried-Müller-Straße 10, D-72076 Tübingen

Prof. Dr. med. Bernhard Lembcke
Zentrum Innere Medizin
Universitätsklinikum der J.W. Goethe-Universität
Theodor-Stern-Kai 7, D-60590 Frankfurt

Prof. Dr. med. Heinz Menge
Medizinische Klinik II, Klinikum Remscheid GmbH
Hans-Potyka-Straße 28, D-42897 Remscheid

Prof. Dr. rer. nat. Johannes Müller
Brandelweg 24, D-79312 Emmendingen-Maleck

Priv.-Doz. Dr. med. W. Scheppach
Medizinische Intensivstation der Universitätsklinik Würzburg
Josef-Schneider-Straße 2, D-97080 Würzburg

Dr. med. Dr. rer. nat. T. Schneider
Medizinische Klinik und Poliklinik, Innere Medizin II
Universität des Saarlandes, D-66421 Homburg/Saar

Priv.-Doz. Dr. med. Jörg-Dieter Schulzke
Abteilung für Innere Medizin mit Schwerpunkt Gastroenterologie
Medizinische Klinik, Klinikum Steglitz der FU Berlin
Hindenburgdamm 30, D-12200 Berlin

Dr. Dr. med. Jürgen Stein
Abt. Gastroenterologie, Medizinische Klinik II
Klinikum der Johann-Wolfgang-Goethe-Universität
Theodor-Stern-Kai 7, D-60590 Frankfurt a. M.

Dr. med. Hans-Jürgen Stellbrink
Medizinische Kernklinik und Poliklinik
Universitätskrankenhaus Eppendorf
Martinistraße 52, D-20246 Hamburg

Dr. med. Sebastian Suerbaum
Institut für Hygiene und Mikrobiologie, Ruhr-Universität Bochum
Universitätsstraße 150, D-44801 Bochum

Prof. Dr. rer. nat. Christian Watrin
Institut für Wirtschaftspolitik an der Universität zu Köln
WISO-Hochhaus, 7. Stock
Albertus-Magnus-Platz, D-50923 Köln

Dr. med. Thomas Weinke
Abt. für Innere Medizin mit Schwerpunkt Gastroenterologie
Medizinische Klinik, Klinikum Steglitz der FU Berlin
Hindenburgdamm 30, D-12200 Berlin

Prof. Dr. med. Martin Zeitz
Medizinische Klinik und Poliklinik, Innere Medizin II
Universität des Saarlandes, D-66421 Homburg/Saar

Priv.-Doz. Dr. med. Stefan Zeuzem
Medizinische Klinik II, Universitätsklinikum
Theodor-Stern-Kai 7, D-60590 Frankfurt a. M.

I. HIV-induzierte Störungen im Bereich des Gastrointestinaltraktes

(Herausgeber: M. Zeitz)

Klinische Manifestationen im Gastrointestinaltrakt bei Aids

W. Heise

Einleitung

Der Gastrointestinaltrakt (GIT) ist als eines der wesentlichen Zielorgane der HIV-Infektion bekannt [15, 18, 33]. Von über 50% der HIV-Patienten werden im Verlauf der Erkrankung gastrointestinale Symptome wie Gewichtsverlust, Diarrhö, abdominelle Beschwerden oder Dysphagie angegeben und bestimmen zeitweise wesentlich das klinische Bild [8, 23]. Da es aus klinischer Sicht Ziel der Diagnostik mittels laborchemischer, mikrobiologischer, endoskopischer bzw. bildgebender Verfahren oder von Funktionsuntersuchungen sein sollte, die der Symptomatik zugrunde liegenden Ursachen nachzuweisen, ist die Kenntnis der Ätiopathogenese der HIV-bedingten intestinalen Veränderung wichtig. Diese Dringlichkeit wird durch die Tatsache unterstützt, daß die klinischen Verläufe von HIV-Patienten mit derzeit längeren Überlebenszeiten von der Zunahme von Mehrfachinfektionen im GIT ebenso wie von gehäuft auftretenden Komplikationen wie z.B. intestinaler Perforation, Blutung oder Obstruktion bestimmt werden. Entgegen früheren Thesen, die klinische Manifestationen der HIV-Infektion allein auf opportunistische Enteropathogene bzw. HIV-assoziierte Tumoren wie das Kaposi-Sarkom oder maligne Lymphome bezogen, konnten in den letzten Jahren weitere ursächliche Faktoren nachgewiesen werden. Im folgenden soll dargestellt werden, inwieweit sowohl „neue" opportunistische Infektionen als auch Faktoren wie Arzneimittelnebenwirkungen am Gastrointestinaltrakt, neurogen bedingte Motilitäts- oder Funktionsstörungen, vasoaktive Peptide, Permeabilitätsstörungen bzw. die unter dem Begriff der HIV-Enteropathie zusammengefaßten direkten Auswirkungen des HIV-Virus auf das mukosale Immunsystem für die vielfältigen HIV-assoziierten Veränderungen am GIT differentialdiagnostisch berücksichtigt werden müssen.

W. F. Caspary et al. (Hrsg.) Ökosystem Darm VI

Klinische Manifestationen bei Aids

In vielen Untersuchungen ist auf die Vielfalt der klinischen Symptomatologie bei HIV-Patienten mit gastrointestinaler Beteiligung eingegangen worden. Anorexie, Gewichtsverlust, Diarhö, Dysphagie und abdominelle Schmerzen werden als häufigste Symptome genannt, die zu systematischer Diagnostik Anlaß waren [16, 23, 34]. Untersuchungen belegen, daß Symptome wie Diarrhö mit fortgeschrittener Immunschwäche zunehmen und gleichzeitig mit verkürzter Überlebenszeit einhergehen [28]. Je nach Intensität und Ausmaß der Diagnostik werden in unterschiedlichem Maße Enteropathogene nachgewiesen, wobei in 1/3 der untersuchten Patienten trotz Erregerdiagnostik kein ursächlicher Befund zu erheben ist und deshalb auf die Bedeutung der HIV-Enteropathie verwiesen wird [1, 16, 33]. Da einerseits jedoch auch asymptomatische Patienten Enteropathogene aufweisen und andererseits Mukosaveränderungen bzw. Kryptenveränderungen ohne Symptomatik bzw. Erregerbefund gefunden werden, wird in der Literatur hier bereits auf die Rolle der HIV-Enteropathie hingewiesen [12, 33].

Opportunistische Infektionen

In Abhängigkeit vom Organsystem bzw. vom Patientenklientel werden in erster Linie als opportunistische Erreger bei symptomatischen Patienten Zytomegalieviren (CMV), Herpes simplex und Candida spec. im oberen Gastrointestinaltrakt und Zytomegalieviren, Mycobacterium-avium-Komplex, Salmonellen, Kryptosporidien und (in neueren Publikationen) Mikrosporidien im unteren GIT als wichtigste Enteropathogene nachgewiesen [1, 8, 12, 16, 34]. In Tabelle 1 wird auf das Spektrum der wichtigsten opportunistischen und fakultativ opportunistischen Enteropathogene hingewiesen. Neben den „klassischen" HIV-assoziierten Erregern im GIT müssen diejenigen berücksichtigt werden, die grundsätzlich auch bei Immunkompetenten vorkommen, unter den Bedingungen der Immunsuppresion jedoch kompliziertere Verläufe beschreiben, wie sie bei Salmonella spec. oder Campylobacter durch einen hohen Anteil an Bakteriämien oder bei Entamöba histolytica oder Giardia lamblia durch protrahierte Krankheitsbilder bekannt sind [35]. Weitere Enteropathogene haben bei der HIV-Infektion an Bedeutung gewonnen, da die gehäuften Antibiotikatherapien bei Aids-Patienten z. B. die Clostridium-difficile-Infektionen bahnen [5]. Daneben existieren Enteropathogene mit unklarer Bedeutung für die gastrointestinale Symptomatik bei HIV-Patienten, die zwar gehäuft besonders bei Diarrhöpatienten nachgewiesen werden, bei denen aber der eindeutige Bezug zwischen Erreger und Symptomatik noch nicht geklärt werden konnte. Hierzu gehören neben den intestinalen Spirochäten auch die Gruppe der im Stuhl nachgewiesenen Viren wie Rotaviren, Adenoviren, Caliciviren, Picobirna- oder Astroviren oder Parasiten wie Cyclospora bzw. Blastocystis hominis, auf deren Bedeutung bei HIV-Patienten in mehreren Arbeiten hingewiesen wurde [9, 14].

Anders dagegen kann der Nachweis von Mikrosporidien im Verdauungstrakt dank verbesserter diagnostischer Methoden als relevant für symptomatische

Tabelle 1. Wichtigste opportunistische und fakultativ-opportunistische Erreger im Gastrointestinaltrakt

A) Bakterien	**B) Viren**
Salmonellen	Zytomegalievirus
Shigellen	Herpes-simplex-Virus
Campylobacter spec.	Epstein-Barr-Virus
Mycobacterium avium-Komplex	Papillomavirus
Mycobacterium tuberculosis	
Intestinale Spirochäten	
Clostridium difficile	
C) Pilze	**D) Parasiten**
Candida albicans	Mikrosporidien
Torulopsis glabrata	Kryptosporidien
Histoplasma capsulatum	Giardia lamblia
Cryptococcus neoformans	Entamöba histolytica
	Isospora belli
	Blastocystis hominis
	Strongyloides

Patienten angesehen werden, da bei Diarrhö in 20–30% entweder Enterozytozoon bineusi oder Septata intestinalis licht- oder elektronenmikroskopisch im Stuhl oder bioptisch in erster Linie aus Dünndarmbiopsien gefunden werden und somit die Mikrosporidien neben der Zytomegalievirus- und der Candida-albicans-Infektion als häufigste oportunistische Infektion gelten muß. Zwar erlauben bei erfahrenen Untersuchern auch lichtmikroskopische Untersuchungen von Giemsa-, HE- oder Unna-Blau die Mikrosporidiendiagnose, jedoch gilt immer noch die Elektronenmikroskopie als „goldener Standard" [3, 24]. Es bleibt jedoch abzuwarten und durch Untersuchungen zu klären, inwieweit hier auch Verläufe mit selbstlimitierter Infektion vorliegen, welcher Pathomechanismus der Diarrhö zugrunde liegt und welches Erregerspektrum der Mikrosporidien im Intestinaltrakt evtl. neben Enterozytozoon bineusi und Septata interstinalis gefunden wird. Die Bedeutung von Mikrosporidien für die Pathogenese der Diarrhö muß weiter untersucht werden, da zuletzt Mikrosporidien ebenso häufig bei symptomatischen als auch bei asymptomatischen Patienten beschrieben worden sind [29].

Opportunistische Tumoren

Von den HIV-assoziierten Tumoren steht mit Manifestationen im GIT das Kaposi-Sarkom (KS) weiter an erster Stelle, obwohl insgesamt eine Abnahme der Inzidenz weltweit beobachtet worden ist – ganz im Gegensatz zum malignen Non-Hodgkin-Lymphom, dessen Bedeutung durch die längeren Überlebenszeiten der Patienten an Bedeutung gewonnen hat [10, 26]. Eine intestinale Beteiligung von Kaposi-Sarkomen bei Patienten mit kutanen oder enoralen Läsionen werden von mehreren Autoren bei 40–50% beobachtet [11, 27].

Allerdings kommen nur bei einem geringen Teil der Patienten gastrointestinale Symptome vor, da die Mehrzahl der intestinalen KS-Herde klinisch stumm bleiben und bei unter 10% der Fälle Komplikationen wie intestinale Obstruktion, Blutung oder Perforation gefunden werden. Während eine histologische Sicherung des Kaposi-Sarkoms nur bei der Hälfte der Läsionen wegen des meist submukösen Wachstums gelingt, bleibt der Einfluß gastrointestinaler Kaposi-Manifestationen auf die Überlebensrate unklar: In verschiedenen Patientengruppen werden sowohl kürzere als auch identische Überlebenszeiten bei Patienten mit intestinaler KS-Beteiligung im Vergleich zu anderen symptomatischen Verläufen gefunden [11, 27, 32].

Der Gastrointestinaltrakt ist ein wesentliches Manifestationsorgan von HIV-assoziierten malignen Lymphomen, die sich von Befunden bei Immunkompetenten durch ein atypisches Verteilungsmuster im GIT mit oft multifokalem Befall unterscheiden. Sowohl als primäres gastrointestinales Lymphom als auch als sekundärer Befall im Rahmen einer Lymphomdissemination werden bei HIV-Patienten gehäuft lebensbedrohliche Komplikationen wie Obstruktion, Perforation oder Blutung beobachtet. Histologisch fast ausschließlich hochmaligne B-Zell-Lymphome, die als eigene Entität zu verstehen sind, werden gastrointestinale Manifestationen bei 30–40% aller HIV-assoziierten Lymphome diagnostiziert und dokumentieren somit die Bedeutung des Verdauungstraktes für die Beteiligung und klinischen Verläufe dieser Lymphome [10, 26].

Hepatobiliäre Manifestationen

Hepatobiliäre Manifestationen stellen bei der HIV-Infektion ein häufiges klinisches Problem dar und präsentieren sich meist mit Transaminasenerhöhungen, Oberbauchbeschwerden, Cholestasezeichen oder unklarem Fieber. Da weder Leber noch Pankreas oder Gallenwege als direkte Zielorgane des HIV-Virus bekannt sind und Veränderungen des hepatobiliären Systems in erster Linie durch opportunistische Infektionen verursacht werden, ist wegen des großen differentialdiagnostischen Spektrums eine gezielte Diagnostik sinnvoll. Die Lebermitbeteiligung bei disseminierten opportunistischen Infektionen rückt v. a. bei fortgeschrittener Immunschwäche in den Vordergrund diagnostischen Interesses, wobei v. a. Mycobacterium-avium-Komplex (MAC), Zytomegalievirus und seltener M. tuberculosis, Pneumocystis carinii, Cryptococcus neoformans oder Histoplasma capsulatum hepatische Manifestationen zeigen und oft erst durch die Leberbiopsie diagnostiziert werden [4]. Die oben genannten wichtigsten HIV-assoziierten Tumoren, das Kaposi-Sarkom ebenso wie das maligne Non-Hodgkin-Lymphom, befallen nur in 8–10% Leber und Gallenwege.

Antikörper gegen Hepatitis B werden als Ausdruck einer hohen Durchseuchung bei ca. 90% der HIV-Patienten nachgewiesen, Hepatitis-D-Antikörper bei 25% und Hepatitis-C-Antikörper bei 60% in Untersuchungen drogenabhängiger HIV-Patienten [4]. Die Prävalenz HbsAg-positiver chronischer Hepatitiden ist daran gemessen im Klientel der HIV-Infektion eher gering, wobei angenommen werden muß, daß chronische Hepatitiden bei HIV die virale Replikation im Verlauf der Immunschwäche verlieren, da die HIV-Infektion die entzündliche Antwort der Hepatitis B vermindert [21].

Als möglicher weiterer Faktor pathologischer Leberveränderungen im Rahmen der Immunschwäche muß eine Vielzahl von Medikamenten angesehen werden, die im Verlauf der Erkrankung für Akut- bzw. Erhaltungstherapie und Prophylaxe eingesetzt werden.

Verschiedene opportunistische Erreger zeigen einen Tropismus zum biliären System: Kryptosporidien, Mikrosporidien, Zytomegalievirus und M.-avium-Komplex sind bisher in den Gallengängen nachgewiesen worden, wobei diese Erreger entweder durch eine Keimaszension aus dem Duodenum in die Gallenwege gelangen (z.B. Kryptosporidien) oder das biliäre System im Rahmen einer disseminierten Infektion befallen wird (z.B. CMV, MAC). Sie führen zu klinischen Veränderungen mit Oberbauchsyndromen, Cholestase und evtl. Fieber. Charakteristisch sind radiologisch-endoskopische Veränderungen im Sinne von sklerosierender Cholangitis, Cholezystitiden ohne Steinnachweis und extrahepatische Cholestase, die zur Beschreibung einer Aids-assoziierten Cholangiopathie geführt haben [6].

Anorektale Manifestationen

Anorektale Veränderungen stellen einen häufigen, klinisch-relevanten Symptomenkomplex im Rahmen der HIV-Infektion dar und sollen deshalb an dieser Stelle getrennt besprochen werden. Klinisch und endoskopisch imponieren v. a. Proktitis, Fissuren oder Fisteln, Kondylomata, erosive Veränderungen und Ulzera sowie perianale Abszesse und tumoröse Läsionen. In der Gruppe der homosexuellen Patienten ist der Anteil der „sexual transmitted diseases“ mit 30–40% aller anorektalen Infektionen hoch und umfaßt das Spektrum von Gonokokken, Treponema pallidum und Chlamydien, aber auch anderen gastrointestinalen Infektionen wie z.B. Shigellen, Salmonellen, Campylobacter spec., Entamöba histolytica oder Giardia lamblia, die bei der HIV-Infektion gehäuft beobachtet werden und z.T. typische anorektale Schleimhautläsionen bzw. Colitiden verursachen. Der Häufigkeit nach stehen allerdings gerade bei fortgeschrittener Immundefizienz Herpes-simplex- und Zytomegalievirusläsionen an erster Stelle der perianalen Veränderungen und können oft erst bioptisch hinsichtlich ihrer Genese differenziert werden [19]. Differentialdiagnostisch müssen bei allen unklaren analen Läsionen bei HIV-Patienten immer tumoröse Veränderungen bedacht werden, da das Auftreten von z.B. papillomavirusbedingten analen Dysplasien häufig ist und gleichzeitig neben anorektalen Manifestationen eines Kaposi-Sarkoms oder HIV-assoziierten malignen Lymphoms auch seltenere Malignome wie das squamöse Zellkarzinom oder das kloakogene Karzinom auftreten können [20].

HIV-Enteropathie

In vielen Untersuchungen ist dokumentiert worden, daß bei einer Vielzahl der HIV-Patienten keine Enteropathogene als Ursache für die gastroinestinale Symptomatik gefunden werden konnte [12, 16, 33]. Als Ausdruck ist frühzeitig der Begriff der HIV-Enteropathie definiert worden, der die direkten Auswirkungen von HIV auf das mukosale Immunsystem beschreiben soll. In mehreren Arbeiten ist gezeigt worden, daß mononukleäre Zellen in der Lamina propria als direkte Zielzellen des HIV-Virus verstanden werden müssen, und daß diese Infektion der intestinalen Mukosa durch HIV morphologisch mit partieller Schleimhautatrophie mit Enterozytenreifungsstörung, Hypoproliferation und Laktasemangel einhergeht [15, 18, 33].

Wenn diskutiert wird, ob morphologische und funktionelle Mukosaveränderungen die Ursache für die Aufnahme intestinaler Enteropathogene bei HIV-Patienten sein könnten, muß berücksichtigt werden, daß die oben beschriebene Transformation der Mukosa auch bei HIV-Patienten ohne intestinalen Erreger beschrieben werden konnte. Gleichzeitig sind diese Zeichen einer HIV-assoziierten Reifungs- und Regenerationsstörung von Enterozyten unter einer antiviralen Therapie mit Zidovudin geringer ausgeprägt [36]. Die Befunde, daß die CD 4-Zell-Depletion im peripheren Blut nicht mit der in der intestinalen Mukosa korreliert und besonders in frühen Stadien der Erkrankung im Duodenum sehr viel ausgeprägter als im Blut ist, demonstrieren die Bedeutung des mukosalen Immunsystems für HIV-assoziierte intestinale Infektionen bzw. evtl. auch für die Prognose der Erkrankung. Der Frage der quantitativen HIV-Beladung des Gastrointestinaltraktes und intestinale CD 4-Depletion zur weiteren Klärung der spezifischen Struktur- und Funktionsstörungen der Darmschleimhaut bei HIV, der Bedeutung von sekretorischer und zellulärer Immunität und der Rolle protektiver mukosaler Immunreaktionen muß zukünftig zur weiteren Beurteilung der HIV-assoziierten Enteropathie nachgegangen werden.

Weitere pathophysiologische Aspekte

Als weiterer ätiologischer Ansatz zur Erklärung der gastrointestinalen Symptomatik muß die Depletion der autonomen Nervenfasern im Dünndarm im Sinne einer autonomen Neuropathie angesehen werden.

Ursachen der gastrointestinalen Manifestationen bei HIV
- Infektiöse Ursachen (opportunistische/fakultativ opportunistische Erreger),
- opportunistische Tumoren (Kaposi-Sarkom, Non-Hodgkin-Lymphom),
- Permeabilitätstörungen,
- Motilitätsstörungen,
- autonome Neuropathie,
- vasoaktive intestinale Peptide,
- HIV-Enteropathie,

- bakterielle Fehlbesiedlung des Dünndarms,
- Arzneimittelnebenwirkungen am Gastrointestinaltrakt.

In der Literatur finden sich mehrere Untersuchungen, die degenerierte Axone im Jejunum v. a. an der Basis der Krypten nachweisen, wie sie sonst auch bei Diabetes mellitus oder chronisch-entzündlichen Darmerkrankungen zu finden sind [13]. Darüber hinaus konnte eine signifikante Reduktion von Axonen in jejunalen Mikrovilli und in der Lamina propria nachgewiesen werden, ohne daß allerdings dieser Befund mit dem klinischen Bild und damit der Symptomatik korreliert hätte [2]. Da diese Veränderungen außerdem bereits im Frühstadium der HIV-Infektion beobachtet werden, scheint ähnlich den Befunden bei der HIV-Enteropathie ein direkter Effekt von HIV auf das periphere Nervensystem vorzuliegen [2]. Daneben muß aber auch von einer Störung der enteroendokrinen Zellfunktion ausgegangen werden, die über eine Verminderung der Peptide aus den enteroendokrinen Zellen Symptome wie Diarrhö, Gewichtsverlust oder Malabsorption mitverursacht. Neuronale Peptide, wie z. B. Substanz P, Somatostatin, oder vasoaktive intestinale Peptide (VIP), immunohistochemisch aus Biopsien in Duodenum und Rektum bestimmt, werden bei HIV-Patienten unabhängig vom Vorhandensein eines Enteropathogens vermindert sezerniert und dokumentieren damit die neuronale HIV-assoziierte Degeneration [31]. Unter diesem Gesichtspunkt erscheint auch der Einsatz von Somatostatinanaloga bei therapieresistenten Diarrhöen sinnvoll [7].

Störungen der funktionellen Integrität der intestinalen Mukosa können zu einer erhöhten Permeabilität und damit zu einer gesteigerten Aufnahme intestinaler Antigene führen. Bei HIV-Patienten, bei denen mukosale Immunität und Infektion in engem Zusammenhang stehen, sind derartige Störungen der Permeabilität neben einer verminderten Resorption nachgewiesen worden, wobei diese Befunde denen bei Sprue bzw. chronisch-entzündlichen Darmerkrankungen ähneln [22, 25]. Besonders ausgeprägte Permeabilitätsstörungen wurden hierbei bei Patienten mit Diarrhö beobachtet. Weitere Untersuchungen müssen hierzu zeigen, ob dieses Phänomen eher ein sekundäres durch morphologische Veränderungen ist oder evtl. direkt durch das HIV-Virus verursacht wird.

Unterschiedliche Ergebnisse liegen von Untersuchungen der Azidität des Magens bei HIV-Patienten vor. Frühere Ergebnisse über eine Hyposekretion bei hohen pH-Werten und reduziertem Säure-Output nach Pentagastrinstimulation konnten in späteren Publikationen nicht bestätigt werden [30]. Inwieweit also Ursachen für die Malabsorption von Medikamenten z. B. in Veränderungen der Säuresekretion zu finden sind, muß offen bleiben. Die daneben gezeigte Verminderung der Intrinsic-factor-Produktion mit konsekutiver Vitamin-B_{12}-Malabsorption muß allerdings ebenso bedacht werden wie die Auswirkungen einer Hypoazidität auf die mikrobielle Dünndarmbesiedlung [17].

Zusammenfassung

Bei der Diagnostik der HIV-assoziierten gastrointestinalen Manifestationen muß eine Vielzahl von ätiopathologischen Faktoren berücksichtigt werden, die über die alleinige Bedeutung der opportunistischen Enteropathogene und HIV-assoziierten Tumoren weit hinausgeht. Allein bei der Beschreibung der HIV-Enteropathie mit den Veränderungen seitens der mukosalen Immunität im Rahmen der HIV-Infektion stehen noch verschiedene offene Fragen zur Disposition. Werden die klinischen Aspekte derzeit v. a. von den Fragestellungen zu „neuen" intestinalen Erregern, problematischeren Therapien oder auch komplizierten Verläufen gastrointestinaler Beteiligung geprägt bei insgesamt längeren Überlebenszeiten der Patienten, so stehen gleichzeitig die aus neuen pathophysiologischen Kenntnissen der GIT-Manifestation bei HIV-abgeleiteten Therapiekonzepte zur Diskussion, z. B. bei HIV-assoziierten Permeabilitätsstörungen, enteroendokrinen Veränderungen oder Fragen der Ernährung. Weitere Untersuchungen werden für die Herstellung der Bezüge zwischen Erreger und Wirt bzw. intestinaler Infektion und mukosaler Transformation unter den besonderen Bedingungen der gestörten Immunität bei der HIV-Infektion wichtig sein.

Literatur

1. Antony MA, Brandt LJ, Klein RS et al. (1988) Infectious diarrhea in patients with Aids. Dig Dis Sci 33: 1141–1146
2. Batman PA, Miller ARO, Sedgwick PM et al. (1991) Autonomic denervation in jejunal mucosa of homosexual men infected with HIV. Aids 5: 1247–1251
3. Beauvais B, Sarfati C, Molina JM et al. (1993) Comparative evaluation of five diagnoistic methods for demonstrating microsporidia in stool and intestinal biopsy specimens. Ann Trop Med Parasit 87: 99–102
4. Bonacini M (1992) Hepatobiliary complications in patients with human immunodeficiency virus infection. Am J Med 92: 404–411
5. Cappell MS, Philogene C (1993) Clostridium difficile infection is a treatable cause of diarrhea in patients with advanced human immunodeficiency virus infection. Am J Gastroenterol 88: 891–897
6. Cello JP (1989) Acquired immunodeficiency syndrome cholangiopathy: Spectrum of disease. Am J Med 86: 539–546
7. Cello JP, Grendall JH, Basuk P et al. (1991) Effect of Octreotide on refractory Aids-associated diarrhea. Ann Intern Med 115: 705–710
8. Connally GM, Hawkins D, Harcourt-Webster et al. (1989) Oesophageal symptoms, their causes, treatment, and prognosis in patients with the acquired immunodeficiency syndrome. Gut 30: 1033–1039
9. Cunningham AL, Grohman GS, Harkness J et al. (1988) Gastrointestinal viral infections in homosexual men who were symptomatic and seropositive for human immunodeficiency virus. J Infect Dis 158: 386–391
10. Danzig JB, Brandt LJ, Reinus Jf et al. (1991) Gastrointestinal malignancy in patients with Aids. Am J Gastroenterol 86: 715–718
11. Friedman SL, Wright TI, Altmann DF (1985) Gastrointestinal Kaposi's sarcoma in patients with acquired immunodeficiency syndrome. Gastroenterology 89: 102–108
12. Greenson JK, Belitsos PC, Yardley JH et al. (1991) Aids enteropathy: Occult enteric infections and duodenal alterations in chronic diarrhea. Ann Intern Med 114: 366–372

13. Griffin GE, Miller A, Batman P et al. (1988) Damage to jejunal intrinsic autonomic nerves in HIV infection. Aids 2: 379–382
14. Grohman GS, Glass RI, Pereira HG et al. (1993) Enteric viruses and diarrhea in HIV-infected patients. N Engl J Med 329: 14–20
15. Heise C, Dandekar, S, Kumar P et al. (1991) Human immunodeficiency virus isolation of enterocytes and mononuclear cells in human jejunal mucosa. Gastroenterology 100: 1521–1527
16. Heise W, Mostertz P, Arasteh K et al. (1988) Gastrointestinale Befunde bei der HIV-Infektion. Dtsch Med Wochenschr 113: 1499–1506
17. Herzlich BC, Schiano TD, Moussa Z et al. (1992) Decreased intrincsic factor secretion in Aids: Relation to parietal cell acid secretroy capacity and vitamin B 12 malabsorption. Am J Gastroenterol 87: 1781–1788
18. Jarry A, Cortez A, Rene E et al. (1990) Infected cells and immune cells in the gastrointestinal tract of Aids patients. An immunohistochemical study of 127 cases. Histopathology 16: 133–140
19. Kamel P (1992) Cytomegalovirus-associated perianal ulcerations in Aids. J Clin Gastroenterol 14: 105–108
20. Kiviat NB, Critchlow CW, Holmes KK et al. (1993) Association of anal dysplasia and human papillomavirus with immunosuppression and HIV infection among homosexual men. Aids 7: 43–49
21. Lebovics E, Dworkin BM, Heier SK et al. (1988) The hepatobiliary manifestations of human immunodeficiency virus infection. Am J Gastroenterol 83: 1–7
22. Lim SG, Menzies IS, Lee CA et al. (1993) Intestinal permeability and function in patients infected with human immunodeficiency virus. Scand J Gastroenterol 32: 573–580
23. May GR, Gill MJ, Church DL et al. (1993) Gastrointestinal symptoms in ambulatory HIV-infected patients. Dig Dis Sci 38: 1388–1394
24. Orenstein JM, Chiang J, Steinberg W et al. (1990) Intestinal microsporidiosis as a cause of diarrhea in human immunodefiency virus-infected patients: A report of 20 cases. Human Pathol 21: 475–481
25. Ott M, Lembcke B, Staszewski S et al. (1991) Intestinale Permeabilität bei Patienten mit erworbenem Immundefekt-Syndrom (Aids). Klin Wochenschr 69: 715–721
26. Parente F, Rizzardini G, Cernuschi M et al. (1993) Non-Hodgkin's lymphoma and Aids: Frequency of gastrointestinal involvement in a large Italien series. Scand J Gastroenterol 28/4: 315–318
27. Parente F, Cernussi M, Orlande G et al. (1991) Kaposi's sarcoma and Aids: Frequency of gastrointestinal involvement and its effect on survival. Scand J Gastroenterol 26/10: 1007–1012
28. Rabeneck L, Crane MM, Risser JMH et al. (1993) Effect of HIV transmission category and CD4 counts on the occurence of diarrhea in HIV-infected patients. Am J Gastroenterol 88: 1720–1723
29. Rabeneck L, Gyorkey F, Genta RM et al. (1993) The role of microsporidia in the pathogenesis of HIV-related chronic diarrhea. Ann Intern Med 119: 895–899
30. Shaffer RT, LaHatte LJ, Kelly JW et al. (1992) Gastric acid secretion in HIV-1 infection. Am J Gastroenterol 87: 1777–1780
31. Sharkey KA, Sutherland LR, Davison JS et al. (1992) Peptides in the gastrointestinal tract in human immunodeficiency virus infection. Gastroenterology 103: 18–28
32. Sobhani I, Rene E (1992) Kaposi's sarcoma of the gut in acquired immune deficiency syndrome. Eur J Gastroenterol Hepatol 4: 404–408
33. Ullrich R, Zeitz M, Heise W et al. (1989) Small intestinal structure and function in patients infected with human immunodeficiency virus (HIV): Evidence for HIV-induced enteropathy. Ann Intern Med 111: 15–21
34. Ullrich R, Heise W, Bergs C et al. (1992) Gastrointestinal symptoms in patients with human immunodeficiency virus: Relevance of infective agents isolated from gastrointestinal tract. Gut 33: 1084–1090
35. Ullrich R, Weinke T, Zeitz M et al. (1992) Bacterial infections of the gastrointestinal tract in

patients infected with the human immunodeficiency virus. Europ J Gastroenterol Hepatol 4: 409–414

36. Ullrich R, Heise W, Bergs C et al. (1992) Effects of Zidovudin treatment on the small intestinal mucosa in patients infected with the human immunodeficiency virus. Gastroenterology 102: 1483–1492

Neue Aspekte in der Pathogenese der HIV-Infektion: Die Mukosa als Eintrittspforte und Virusreservoir

T. Schneider, R. Ullrich, M. Zeitz

Einleitung

Seit 1980 wurden in zunehmendem Maße bei jungen homosexuellen Männern opportunistische Infektionen (Pneumocystis-carinii-Pneumonien, Toxoplasma-gondii-Herde im Gehirn) und Neoplasien (Kaposi-Sarkom) beschrieben, die bis dahin bei jungen Erwachsenen sehr selten diagnostiziert worden sind. Diese neue Erkrankung ging mit einer Depletion der T-Helferzellen (CD-4-positive T-Zellen) einher, weshalb man das Syndrom erworbenes Immundefizienzsyndrom („acquired immunodeficiency syndrome" = Aids) nannte. Schon 1983 wurde in Lymphknoten dieser Patienten ein neues Retrovirus entdeckt [4], welches man heute „human immunodeficiency virus" (HIV-1) nennt und das von der Mehrheit der Wissenschaftler für die Ursache der Erkrankung angesehen wird [67]. Mittlerweile hat die Erkrankung den Charakter einer Pandemie angenommen. Für 1993 werden mehr als 13 Mio. Infizierte geschätzt [39].

Ätiologie und Pathogenese

Virus

Das HIV gehört in die Familie der Retroviren. Die reverse Transkriptase ist ein Enzym, das DNS in RNS umschreiben kann [3, 59] und den Retroviren zur Namensgebung verholfen hat. Alle replikationsfähigen Retroviren haben einen ähnlichen strukturellen und genomischen Aufbau (Abb. 1). Die Retroviren haben eine sphärische Hülle von 100–130 nm Durchmesser. Die Hülle („envelope") besteht aus einer Lipiddoppelmembran, die von der Wirtszelle stammt und so auch Haupthistokompatibilitätsantigene der Klassen 1 und 2 tragen kann. In der Diagnostik wird der Nachweis von Antikörpern im Serum gegen verschiedene virale Strukturen herangezogen. Folgende Virusantigene von HIV-1 werden häufig verwendet: Das gp 120, ein Glykoprotein, das aus der Lipdmembran ragt und eine spezifische Wechselwirkung mit den zellulären Oberflächenantigenen der T-Helferzellen eingeht. Dieses virale Oberflächenmolekül („surface

W. F. Caspary et al. (Hrsg.) Ökosystem Darm VI

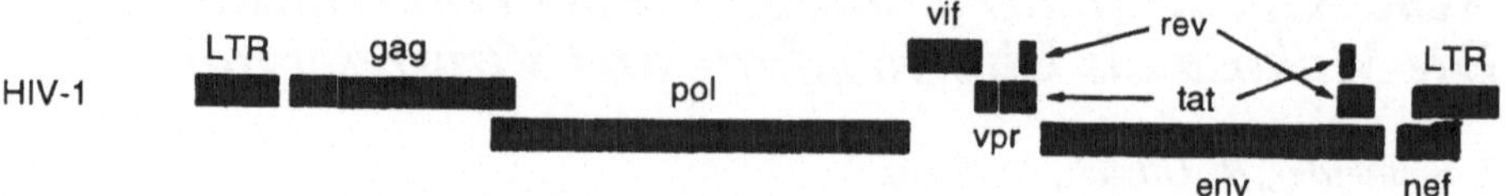

Abb. 1. Genomaufbau von HIV-1
Ltr lange repetive terminale Sequenz, (*l*ong *t*erminal *r*epeat), enthält alle wichtigen Steuerungselemente der Virustranskription;
gag Gen für die gruppenspezifischen *A*ntigene: p 24, p 17, p 7, p 6;
pol Gen für die *Pol*ymerase: Protease, reverse Transkriptase, Integrase;
env Gen für die Hüllenproteine („*env*elope"): gp 120, p 41;
tat Gen für den *T*rans*a*ktiva*t*or, steigert die Virusreplikation;
rev Gen für den *R*egulator der *E*xpression *v*iraler Strukturproteine;
vif Gen für den *v*iralen *i*nfektiösen *F*aktor, beeinfluß die Infektiösität des Virus;
vpr Gen für *v*irales *P*rotein der *R*eplikation, steigert die Virusreplikation;
vpu Gen für *v*irales *P*rotein mit *u*nbekannter Funktion, hilft bei der Virusfreisetzung aus der Zelle;
nef Gen für den *n*egativen *F*aktor, hat jedoch in vivo einen positiven Effekt auf die Virusreplikation und Pathogenität.
(Nach [14])
(Die an der Namensgebung beteiligten Buchstaben sind kursiv gesetzt)

antigen" = SU) ist durch das Transmembranprotein (TM) gp 41 in der Lipiddoppelmembran verankert. Unterhalb der Hülle befindet sich eine Matrixschicht, die vermutlich eine Ikosaedergeometrie hat und von dem Matrixprotein (MA) p 17 gebildet wird. Das Innere des Virions („core") besteht aus einem kegel- oder zylinderförmigen Körper, der vom Kapsidprotein (CA) p 24 gebildet wird. Im Inneren des „core" findet man mehrere Nukleokapsidproteine (NC), 2 Exemplare der reversen Transkriptase (RT), die Protease (PR) und die Integrase (IN) [16].

Genom

Durch die Transkription der viralen RNS in die provirale DNS erhält das Provirus auf beiden Seiten gleiche repetitive Sequenzen, die LTR („long terminal repeats"). Sie enthalten alle wichtigen Zielsequenzen für in cis und trans wirkende, DNS bindende zelluläre Regulatorproteine, u. a. die TATA BOX, Bindungsstellen für Transkriptionsfaktoren (SP1), NFϰB (nukleärer Faktor, zuerst in B-Zellenkernen nach Stimulierung entdeckt, der die Transkription der ϰ-Kette um ein Vielfaches steigert, mittlerweile auch u. a. in T-Zellen gefunden mit einem positiven Effekt auf die HIV-Transkription) und die Zielsequenzen der HIV-spezifischen Regulatorproteine NEF und TAT. Neben den LTR haben alle nichtdefekten Retroviren eine gag (gruppenspezifische Antigene), pol (Enzyme) und env (Hülle) kodierende Sequenz. Das HIV-1 hat darüber hinaus noch mehrere kleine überlappende Leseraster, die für mindestens 6 regulatorische Proteine kodieren (Abb. 1) [14].

Regulation der HIV-1-Replikation

Die Regulation der HIV-Vermehrung ist sehr komplex und wird von einer Reihe zellulärer und HIV-spezifischer Faktoren beeinflußt, von denen hier nur einige wenige angeschnitten werden. Die 9.200 Nukleotide des HIV-Genoms werden opitmal genutzt. Bereits auf Transkriptionsebene kann durch Einwirkung verschiedener Faktoren auf die LTR („long terminal repeats") die Transkription beschleunigt werden. In ruhenden T-Zellen kommt es meist zu keiner HIV-Vermehrung, weil erst eine Aktivierung der Zelle durch Antigene zu einer Phosphrelierung des NFϰB-Faktors mit Abspaltung des NFϰB-spezifischen Inhibitors führt, so daß der NFϰB-Faktor in den Zellkern gelangen kann, um dort durch Bindung an die LTR eine Transkriptionssteigerung zu bewirken [41, 41a]. Synergistisch mit dem NFϰB-Faktor auf Transkriptionsebene wirkt das HIV-spezifische tat-Protein (Transaktivator), das außerdem noch eine positive Wirkung auf die Translation und das Wachstum von Kaposi-Tumorzellen zu haben scheint (Abb. 2).

Eine weitere Ebene der Regulation und der Genomökonomie beweist das HIV durch Nutzung mehrerer überlappender Leseraster durch differentielles Spleißen. Diese kritische Hürde kann nur durch ein weiteres regulatorisches HIV-Protein, das rev („regulator of expression of virion proteins") erreicht werden. Die lange Transkripte, die für die Virusstrukturproteine kodieren und mehrere Exons enthalten, werden beim Ausschleusen aus dem eukaryonten Kern normalerweise im Spleißosom in kleinere für die Regulatorproteine kodierende m-RNS zerschnitten und neu verbunden (gespleißt = alle Introns werden entfernt und die Exons zur m-RNS verbunden). Tatsächlich findet man am Anfang in einer infizierten Zellkultur nur die kleinen Transkripte für tat und rev. Ein Komplex aus multimerisierten rev- und zellulären Proteinen bindet dann an eine bestimmte Region (REE) der env-Transkripte, verhindert so das Spleißen, und erst dann gelangen die langen Transkripte aus dem Zellkern zu den Ribosomen, wo dann die Strukturproteine entstehen können (Abb. 2).

Frühere Experimente in Zellkulturen erbrachten eine Steigerung der Virusreplikation nach Ausfall des nef(negativer Faktor)-Gens. Neuere Infektionsversuche an Affen mit nef-negativem SIV („simian immunodeficiency virus") haben jedoch eindeutig gezeigt, daß nef einen positiven Einfluß auf die Virusreplikation in vivo hat, so daß man in jüngster Zeit sogar Impferfolge mit nef-deletierten Viren erreicht hat, da sich diese Mutanten wie virulenzabgeschwächte Viren verhalten. Außerdem gibt es mehrere experimentelle Hinweise für eine Abnahme des CD-4-Moleküls auf der Zelloberfläche durch das nef (Abb. 2).

Über die anderen Regulatorproteine von HIV-1 ist noch nicht viel bekannt. VPU („virus protein unknown") erleichtert die Virusfreisetzung aus der infizierten Zelle, VIF („virus infectivity factor") erhöht die infektiöse Kapazität des Virus, VPR („virus protein of replication") steigert die Virusreplikation und die Zytopathogenität des Virus.

Die posttranskriptionelle Ebene wird vom Virus auch genutzt. Durch die virale Protease, die sich zuncähst selbst herausschneidet, werden noch die Integrase und die reverse Transkriptase getrennt. Die Prozessierung des env-Vorläufers wird durch zelluläre Proteine erreicht [65a, 19a].

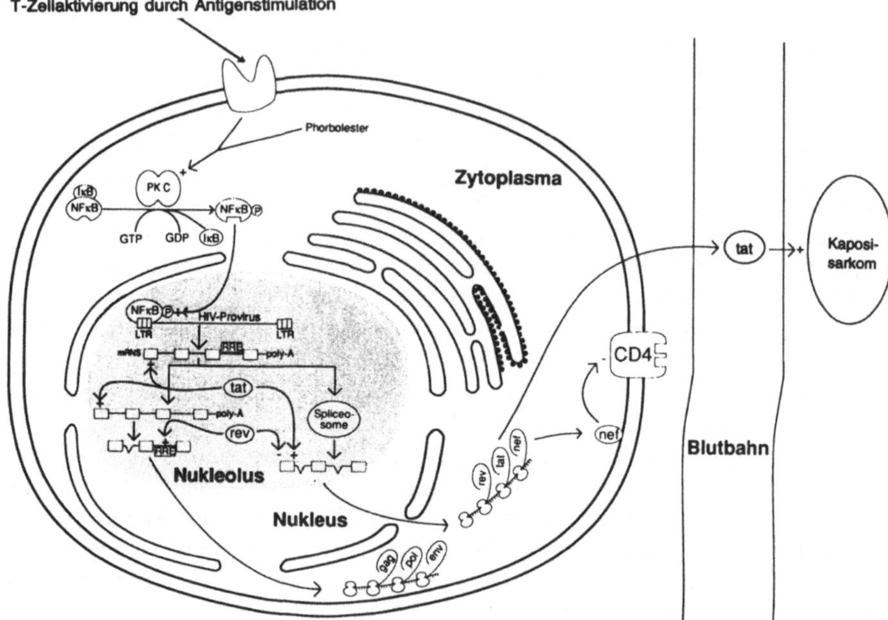

Abb. 2. Schema, das einige der viralen und zellulären Einflüsse auf die Virusreplikation darstellt, sowie die Beeinflussung der Zellfunktion durch virale Proteine zeigt
(*NKϰB* nukleärer Faktor, der die Transkritpiton des Gens für die ϰ-Kette der Immunglobuline in B-Lymphozyten steuert, aber auch in T-Lymphozyten vorkommt, wo er durch Aktivierung der T-Zelle durch Phosphorilierung von seinem Inhibitor IϰB getrennt wird und in den Zellkern gelangen kann, wo er im Falle einer HIV-infizierten T-Zelle in der LTR-Region binden und eine HIV-Virusreplkation auslösen kann;
RRE REV-bindende Region, durch die Bindung eines Multimers aus dem viralen Regulatorprotein REV und zellulären Proteinen wird es erst möglich, daß die längeren einfach gespleißten m-RNS, die für die viralen Strukturproteine kodieren, aus dem Kern zu den Ribosomen exportiert werden können. Das NEF hat einen negativen Einfluß auf die Oberlfächenexpression von CD-4, und TAT hat einen positiven Einfluß auf das Wachstum von Kaposi-Sarkomzellen)

Pathogenese

HIV wird hauptsächlich über Blut, Butprodukte, Sexualverkehr und perinatal von Mensch zu Mensch übertragen. Nach der Infektion der CD-4-positiven Zielzellen in der rektalen Schleimhaut, dem Urogenitaltrakt oder in der Blutbahn kommt es zu einer Virämie (Abb. 3) mit wahrscheinlich generalisierter Aussaat des Erregers im ganzen Körper. Nach 4–8 Wochen kann das Virus durch neutralisierende Antikörper und zytotoxische T-Lymphozyten (CTL) weitgehend aus dem Blut entfernt werden. Es tritt eine klinische Latenzphase von bis zu 12 Jahren auf (Abb. 3). In dieser Zeit vermehrt sich HIV offensichtlich in follikulär-dendritischen Zellen von Lymphknoten [47], und die Zahl der CD-4-positiven T-Lymphozyten im peripheren Blut nimmt kontinuierlich ab. Der Pathomechanismus, der zur Abnahme an CD-4-positiven Zellen führt, ist unbekannt. In vitro

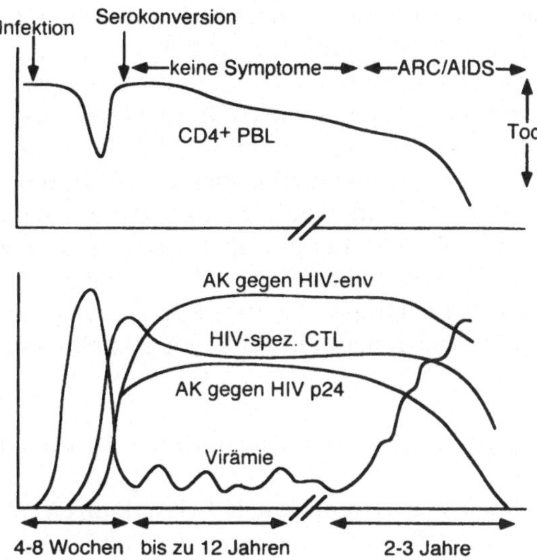

Abb. 3. Schematische Darstellung des Verlaufs der HIV-Infektion. (Nach [67])

kommt es durch direkte Virusinfektion zur Zellschädigung. In vivo ist aber nur jeder 1000.–10 000. CD-4-positive Lymphozyt infiziert, so daß man nach anderen Erklärungen sucht. Zur Zeit werden mehrere mögliche Mechanismen diskutiert, die z.T. auf Autoimmunphänomene, Apoptose, viralen Superantigenen und viralen Regulatorproteinen basieren [47]. Der funktionelle Status der CD-4-positiven Zellen ist für die Virusreplikation von entscheidender Bedeutung. So bewirkt eine Aktivierung von T-Zellen (durch die Phosphorilierung des NFϰB-Faktors) eine HIV-Replikationssteigerung (Abb. 3) um ein Vielfaches [41]. So könnte jede sekundäre Infektion bei einem HIV-infizierten Patienten zu einer Reaktivierung oder Steigerung der HIV-Replikation führen. Außerdem scheinen Gedächtniszellen bevorzugt vom HIV befallen zu werden [54]. Dies führt neben der kontinuierlichen Reduktion der T-Helferzellen auch zu einer funktionellen Beeinträchtigung dieser Zellen. Durch die geschilderten immunologischen Veränderungen und das Entstehen von immer neuen Virusvarianten (hohe Variabilität im für die Neutralisierung wichtigen gp-120-Bereich) kommt es schließlich zum Zusammenbruch des Immunsystems mit dem Eintritt in das Aids-Stadium (Abb. 3).

Der Gastrointestinaltrakt als Zielorgan für die HIV-Infektion

Die gastrointestinale Schleimhaut stellt mit ca. 200 m^2 die größte Oberfläche des menschlichen Körpers dar. Über diese Oberfläche muß sich der Organismus ständig mit einer immensen Zahl von Antigenen und potentiellen pathogenen Keimen auseinandersetzen. Für diese Aufgabe hat sich entwicklungsgeschichtlich ein hochspezialisiertes mukosaassoziiertes Immunsystem herausgebildet.

Eine Störung dieses mukosalen Abwehrsystems mit der Entstehung entsprechender Krankheitsbilder tritt bei verschiedenen Formen von primären und sekundären Immundefekten auf [69]. So ist es nicht verwunderlich, daß beim erworbenen Immundefektsyndrom (Aids) nach Infektion mit dem HIV in einem sehr hohen Prozentsatz (50–93%) der Patienten gastrointestinale Symptome, u. a. Diarrhö und Gewichtsverlust, beobachtet werden [25, 50]. In entwickelten Ländern wird ein Anteil von Aids-Patienten mit Diarrhö von 8% bis 50% gefunden [22, 48, 49], der in Entwicklungsländern wie Zaire oder Haiti 90% erreicht [10, 37]. Von den Indikatorerkrankungen, die entsprechend der Definition der Centers for Disease Control (CDC) zur Diagnose „Aids" führen, betreffen 11 ausschließlich oder teilweise den Gastrointestinaltrakt.

Infektion des Gastrointestinaltraktes durch HIV

Zahlreiche gastrointestinale Erkrankungen sind Folge des Zusammenbruchs der lokalen Immunantwort durch das HIV. In der intestinalen Lamina propria sind die vermehrt aktivierten CD-4-positiven Lymphozyten [70] sowie Makrophagen und dendritische Zellen [5, 15, 23, 58] potentielle Zielzellen für die HIV-Infektion. Infizierte Makrophagen und Monozyten könnten wegen ihrer relativen Resistenz für den zytopathischen Effekt [17] als Reservoir für das HIV im Organismus dienen. Auch die HIV-Infektion follikulär-dendritischer Zellen ist in vivo nachweisbar [18, 58, 60]. Durch ihr dichtes Netzwerk von Zellfortsätzen im Zentrum von Lymphfollikeln kommen zahlreiche CD-4-positive T-Lymphozyten mit diesen Zellen in Kontakt, die hierdurch mit HIV infiziert werden können [9]. Neuere Untersuchungen zur Quantifizierung von HIV in Lymphknoten [46] und Darm [30] weisen darauf hin, daß der HIV-Gehalt in diesen Organen wesentlich höher als im Blut ist, was auf eine Reservoirfunktion dieser Organe hindeutet.

Mukosale Oberflächen wie Rektum, Vagina und Mundhöhle müssen außerhalb der direkten parenteralen Inokulation als Haupteintrittspforten für HIV angesehen werden. Der rezeptive Analverkehr ist mit einem besonders hohen Infektionsrisiko verbunden [27], was einerseits auf begleitende traumatische Verletzungen zurückzuführen sein könnte, andererseits liegen jedoch auch Hinweise für eine Aufnahme des HIV durch die intakte Schleimhaut vor. So wurde an Darmexplantaten von Mäusen und Kaninchen gezeigt, daß M-Zellen im follikelassoziierten Epithel der Darmschleimhaut HIV in die Lymphfollikel (Peyer-Plaques) transportieren können (Abb. 4, [2]). M-Zellen sind spezialisierte Epithelzellen, die für die Antigenaufnahme aus dem Darmlumen in die Peyer-Plaques verantwortlich sind [43–45]. Aber auch durch das resorptive Epithel könnte es zur HIV-Infektion kommen, da intestinale Epithelzellinien in vitro mit HIV infiziert werden können [1, 40], selbst wenn kein CD-4-Antigen auf ihrer Oberfläche nachweisbar ist [7]. Einige Arbeitsgruppen [38, 42] konnten HIV-Nukleinsäuren auch in vivo in Enterozyten infizierter Patienten nachweisen, jedoch in deutlich geringerer Intensität als in mononukleären Lamina-propria-Zellen [20]. Der Nachweis von HIV-Strukturproteinen oder HIV-spezifischer Genabschnitte in der Darmschleimhaut gelingt bei 30–70% der untersuchten Patienten

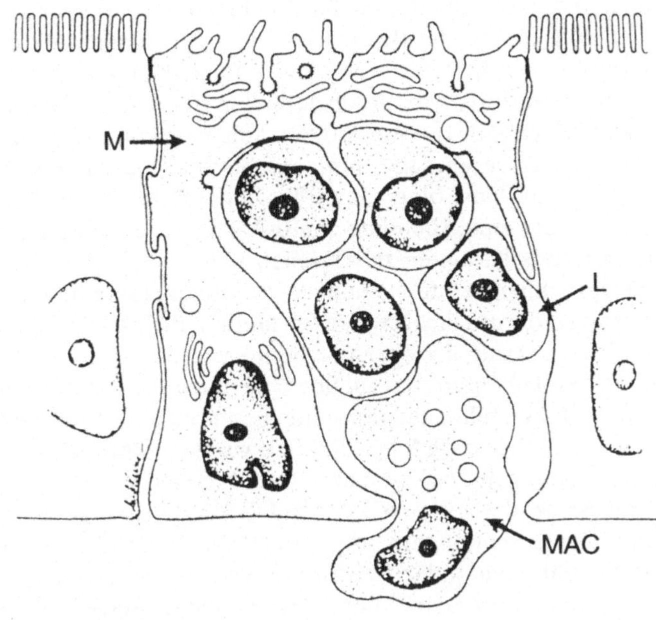

Abb. 4. Schematische Darstellung einer M-Zelle. Die M-Zelle (*M*) ist eine für die Antigenaufnahme spezialisierte Epithelzelle der Schleimhaut. Durch die Infektion dieser Zellen mit anschließender Freisetzung der HI-Viren auf der zur Lamina propria hingerichteten Seite könnten die dort befindlichen Lymphozyten (*L*) oder Makrophagen (*MAC*) infiziert werden. (Nach [2])

[13, 26, 30, 42, 63]. In vorläufigen eigenen Untersuchungen konnten wir mittels PCR sogar in 100% der untersuchten Biopsien HIV-Genome nachweisen (eigene unveröffentlichte Daten).

Veränderungen des mukosalen Immunsystems bei der HIV-Infektion

Veränderungen des darmassoziierten Immunsystems bei der HIV-Infektion sind bisher überwiegend mittels immunhistologischer und elektronenmikroskopischer Techniken untersucht worden. Das Ausmaß der Abnahme von CD-4-positiven Zellen in der Lamina propria ist in verschiedenen Studien unterschiedlich beschrieben worden [8, 12, 26, 51, 64]. Ein direkter Vergleich immunologischer Veränderungen in der intestinalen Mukosa und im peripheren Blut bei HIV-infizierten Patienten mit identischen Methoden ist kürzlich durchgeführt worden (eigene unveröffentlichte Daten) und zeigt eine wesentlich drastischere CD-4-Depletion im Duodenum als im peripherenBlut; außerdem war schon in frühen Stadien der HIV-Infektion mit noch annähernd normalen CD-4-positiven T-Zellen im peripheren Blut ein starker Abfall von CD-4-positiven T-Zellen in der Dünndarmmukosa beobachtet worden.

Neben dem unmittelbaren Verlust immunregulatorischer CD-4-positiver T-Lymphozyten in der Darmschleimhaut findet sich auch ein Anstieg von aktivierten zytotoxischen CD-8-positiven Zellen in der intestinalen Lamina propria bei Patienten mit HIV-Infektion als Hinweis für eine funktionelle Veränderung dieser Zellen [53].

Quantitative und funktionelle Defekte insbesondere mukosaler CD-4-T-Zellen lassen eine erhebliche Beeinträchtigung der lokalen sekretorischen Immunantwort erwarten, da Aktivierung und Proliferation von B-Zellen sowie ihre Differenzierung zu antikörperproduzierenden Plasmazellen einschließlich des wesentlichen „switch" zur IgA-Produktion abhängig von CD-4-T-Zellhilfe sind [28].

IgA ist das wesentliche Immunglobulin im Verdauungstrakt. Zur humoralen Immunität im Gastrointestinaltrakt bei HIV-infizierten Patienten existiert eine Studie, in der eine Abnahme von IgA-Plasmazellen in der rektalen Lamina propria bei Aids-Patienten beschrieben wurde [31]. Ansonsten liegen nur einige widersprüchliche Untersuchungen zu Immunglobulinen im Sekret der Speicheldrüsen vor, die möglicherweise Bestandteil des MALT („mucosa-associated lymphoid tissue") sind. Erregerspezifische sezernierte Antikörper wurden bisher nur für HIV und ebenfalls nur im Speichel untersucht; dabei fand sich eine überwiegend auf HIV-Hüllenglykoproteine beschränkte Reaktivität [6, 24, 32, 65], wie sie auch für Serum-IgA beschrieben wurde, während Serum-IgG eine breitere Reaktion mit gag-, pol- und env-Produkten aufweist [32].

Angesichts der vorherrschenden Übertragungswege der HIV-Infektion ist die sekretorische Immunantwort gegen HIV an mukosalen Oberflächen wahrscheinlich von entscheidender Bedeutung für den protektiven Erfolg einer Impfung, wie in ersten tierexperimentellen Untersuchungen gezeigt werden konnte [11, 33–35].

Enterale Viren mit Einfluß auf die HIV-Replikation

Die Infektion mit dem HIV ist klinisch durch eine lange Latenzphase zwischen der Übertragung des Erregers und dem Beginn der Erkrankung gekennzeichnet (Abb. 3). Aus diesem Grund erscheint es wichtig, Mechanismen aufzudecken, die die Geschwindigkeit des Krankheitsablaufes und den Übergang von der symptomlosen Infektion zur Ausbildung von Aids beeinflussen. Weiter oben wurden schon extrazelluläre Signale erwähnt, die zur T-Zellaktivierung und über den NF-κB-Faktor zur Beschleunigung der HIV-Replikation führen können (Abb. 2). Die HIV-Replikation kann aber auch durch die Koinfektion mit anderen Viren beschleunigt werden. Im folgenden werden die im Gastrointestinaltrakt vorkommenden Viren kurz aufgelistet.

Zytomegalievirus

Das Zytomegalievirus (CMV) ist der häufigste pathogene Erreger, der im Gastrointestinaltrakt bei HIV-infizierten Patienten gefunden wird (In-vivo-Diagnose bei bis zu 45 % der Aids-Patienten [57]) und regelmäßig mit gastrointestinalen Symptomen assoziiert ist [21, 29, 36, 56, 62]. Eine direkte Darstellung des Erregers mittels Elektronenmikroskopie im Intestinaltrakt gelingt nur selten (Abb. 5). Eine Steigerung der HIV-Replikation durch Bindung eines CMV-Proteins im LTR-Bereich könnte möglicherweise auch eine wichtige klinische Bedeutung haben [55].

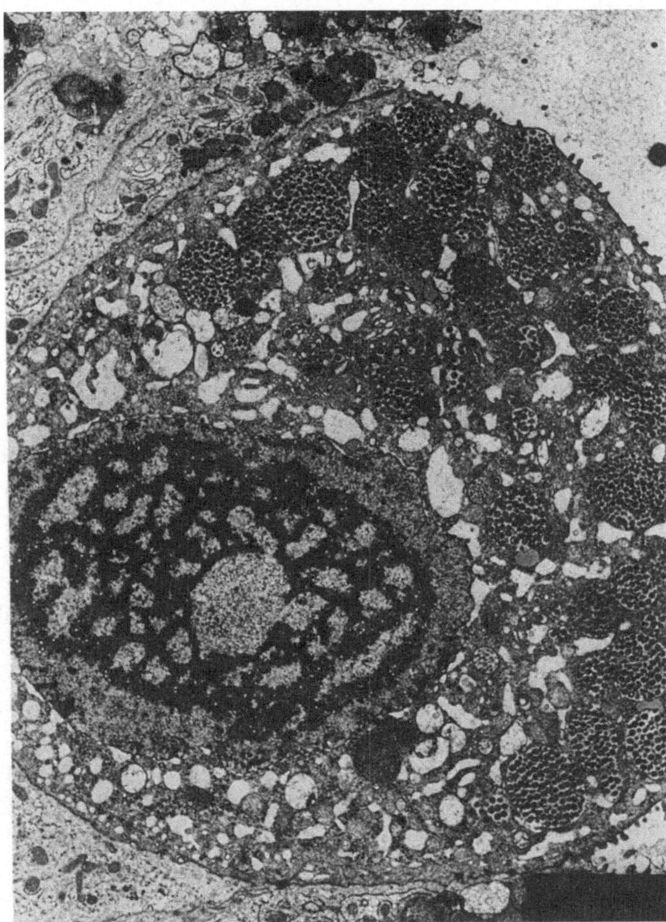

Abb. 5. Elektronenmikroskopische Aufnahme einer CMV-infizierten Zelle in der Lamina propria eines HIV-infizierten Patienten mit Durchfällen.
Die hier gezeigte Zelle trägt viele Zysternen vollgepackt mit CMV, die in Kürze freigesetzt werden und umgebende intestinale Zellen neu infizieren werden. Durch Aktivierung der LTR-Region kann eine CMV-Infektion eine HIV-Replikation auslösen oder verstärken

Herpes-simplex-Virus

Herpes-simplex-Viren gehören zu den häufigsten sekundären Erregern bei HIV-infizierten Patienten. In vitro konnte gezeigt werden, daß die Koinfektion von Zellen durch Herpes-simplex-Viren eine Steigerung der HIV-Expression nach sich zieht. Der Mechanismus scheint durch die Induktion eines nukleären Faktors bedingt zu sein, der an den NF-κB-Enhancer bindet [19].

Adenoviren

Die Bedeutung dieser enteralen Viren für die Diarrhö bei HIV-infizierten Patienten ist noch nicht geklärt. Allerdings ist in vitro gut belegt, daß durch die Bindung des frühen Adenovirusproteins E1A 13S im Bereich der TATA BOX im LTR des HIV-Genoms eine erhebliche Steigerung der HIV-Replikation erziehlt werden kann [68].

Hepatitis B
Die Infektion mit Hepatitis-B-Virus (HBV) kann durch die HIV-Infektion beeinflußt werden und umgekehrt. Wegen ähnlicher Übertragungswege sind bis zu 90% der HIV-Infizierten auch HBV-infiziert [52]. Durch die geschwächte Immunabwehr kann es zu einem Verschwinden der Anti-HBs-Antikörper kommen und zu einem Wiederauftreten des HBs-Antigens [66]. Das X-Gen-Produkt von HBV führt zu einer gesteigerten HIV-Transkription durch eine Transaktivierung über die LTR-Region [61].

Zusammenfassung mit Ausblick

Die intestinale Mukosa ist nicht nur einer der Haupteintrittsorte für HIV, sondern auch einer der wichtigsten Manifestationsorte der Infektion und deren Folgen. Da die HIV-Beladung im Darm möglicherweise höher ist als im Blut und es offensichtlich zu einem rascheren Abfall der CD 4-positiven T-Zellen in der intestinalen Mukosa als im peripheren Blut kommt, ist zu erklären, daß gastrointestinale Symptome bei der HIV-Infektion sehr früh auftreten. Ein wichtiger Faktor im Verlauf der Erkrankung kommt den sekundären Infektionen zu, die einerseits durch die Aktivierung von T-Zellen die HIV-Replikation auslösen können, andererseits könnten einige der im Gastrointestinaltrakt auftretenden Viren direkt durch Bindung bestimmter viraler Proteine in der HIV-LTR-Region die HIV-Vermehrung beschleunigen. Eine Behandlung sekundärer Infektionen scheint deshalb auch aus diesem Grund sinnvoll.

Zur Entwicklung von Strategien für einen wirksamen Impfstoff gegen HIV wird es unumgänglich sein, bei den bekannten Übertragungswegen die lokale zelluläre und humorale Immunantwort der intestinalen und genitalen Schleimhäute zu berücksichtigen.

Literatur

1. Adachi A, Koenig S, Gendelman HE et al. (1987) Productive, persistent infection of human colorectal cell lines with human immunodeficiency virus. J Virol 61: 209–213
2. Amerongen HM, Weltzin R, Fanret CM, Michetti P, Haseltine WA, Neutra MR (1991) Transepithelial transport of HIV-1 by intestinal M cells: a mechanism for transmission of Aids. J Acquir Immune Defic Syndrome 4: 760–765
3. Balitmore D (1970) Viral RNA-dependent DNA-polymerase. Nature (London) 226: 1209–1211
4. Barré-Sinoussi F, Chermann JC, Rey F et al. (1983) Isolation of a T-lymphotropic retrovirus from a patient at rish for acquird immune deficiency syndrome (Aids). Science 220: 868–870
5. Becker J, Ulrich P, Kunze R, Gelderblom H, Langford A, Reichart P (1988) Immunohistochemical detection of HIV structural proteins and distribution of T-lymphocytes and Langerhans cells in the oral mucosa of HIV infected patients. Virchows Arch A Pathol Anat Histopathol 412: 413–419
6. Behets FM, Edidi B, Quinne TC et al. (1991) Detection of salivary HIV-1-specific IgG antibodies in high-risk populations in Zaire. J Acquir Immune Defic Syndrome 4: 183–187
7. Bourinbaiar AS, Phillips DM (1991) Transmission of human immunodeficiency virus from monocytes to epithelia. J Acquir Immune Defic Syndrome 4: 56–63

8 Budhraja M, Levendoglu H, Kocka F, Mangkornkanok M, Sherer R (1987) Duodenal mucosal T cell subpopulation and bacterial cultures in acquired immune deficiency syndrome. Am J Gastroenterol 82: 427–431
9. Cameron PU, Freudenthal PS, Barker JM, Gezelter S, Inaba K, Steiman RM (1992) Dendritic Cells exposed to human immunodeficiency virus type-1 transmit a vigorous cytopathic infection to CD-4+ T cells. Science 257: 383–387
10. Colebunders R, Lusakumuni K, Nelson AM et al. (1988) Persistent diarrhoea in Zairian Aids patients: an endoscopic and histological study. Gut 29: 1687–1691
11. Cranage MP, Baskerville A, Ashworth LA et al. (1992) Intrarectal challenge of macaques vaccinated with formalin-inactivated simian immunodeficiency virus. Lancet 339: 273–274
12. Ellakany S, Whiteside TL, Schade RR, van Thiel DH (1987) Analysis of intestinal lymphocyte subpopulations in patiens with acquired immunodeficiency syndrome (Aids) and Aids-related complex. Am J Clin Pathol 87: 356–364
13. Fox CH, Kotler D, Tierney A, Wilson CS, Fauci AS (1989) Detection of HIV-1 RNA in the lamina propria of patients with Aids and gastrointestinal disease. J Infect Dis 159: 467–471
14. Gallo R, Wong-Staal F, Montagnier L, Haseltine WA, Yoshida M (1988) HIV/HTLV gene nomenclature. Nature (London) 333: 504
15. Gartner S, Markovits P, Markovitz DM, Kaplan MH, Gallo RC, Popovic M (1986) The role of mononuclear phagocytes in HTLV III/LAV infection. Science 233: 215–219
16. Gelderblom HR (1991) Assembly and morphology of HIV: potential effect of structure on viral function. Aids 5: 617–638
17. Gendelman HE, Orenstein JM, Baca LM et al. (1989) The macrophage in the persistence and pathogenesis of HIV infection. Aids 3: 475–495
18. Gerdes J, Flad H-D (1992) Follicular dendritic cells and their role in HIV infection. Immunol Today 13: 81–83
19. Gimble JM, Duh E, Ostrove JM, Gendelman HE, Max EE, Rabson AB (1988) Activation of the human immunodeficiency virus long terminal repeat by Herpes Simplex Type 1 is associated with induction of a nuclear factor that binds to the NF-kB/core enhancer sequence. J Virol 62: 4104–4112
19a. Greene W (1991) The molecular biology of human immunodeficiency virus type 1 infection. New Engl J Med 324: 308–317
20. Heise C, Dandekar S, Kumar P, Duplantier R, Donovan RM, Halsted CH (1991) Human immunodeficiency virus infection of enterocytes and mononuclear cells in human jejunal mucosa. Gastroenterology 100: 1521–1527
21. Heise W, Mostertz P, Skörde J et al. (1989) Gastrointestinale Cytomegalievirus-Manifestationen bei Aids. Z Gastroenterol 27: 725–730
22. Heise W, Mostertz P, Skörde J, L'age M (1988) Gastrointestinale Befunde bei der HIV-Infektion. Dtsch Med Woschenschr 113: 1588–1593
23. Ho DD, Rota TR, Hirsch MS (1986) Infection of monocyte/macrophage by human T lymphotropic virus type III. J Clin Invest 77: 1712–1715
24. Holmström P, Syrjänen S, Laine P, Valle SL, Suni J (1990) HIV antibodies in whole saliva detected by ELISA and Western blot assays. J Med Virol 30: 245–248
25. Janoff EN, Smith PD (1988) Perspectives on gastrointestinal infections in Aids. Gastroenterol Clin NAm 17: 451–463
26. Jarry A, Cortez A, René E, Muzeau F, Brousse N (1990) Infected cells and immune cells in the gastrointestinal tract of Aids patients. An immunohistochemical study of 127 cases. Histopathology 16: 133–140
27. Kingsley LA, Deles R, Kaslow R et al. (1987) Risk factors for seroconversion to human immunodeficiency virus among male homosexuals. Lancet i: 345–348
28. Kiyono H, Cooper MD, Kearney JF et al. (1984) Isotype specificity of helper T cell clones: Peyer's patch Th cells preferentially collaborate with mature IgA B cells for IgA responses. J Exp Med 159: 798–811
29. Kotler DP, Francisco A, Clayton F, Scholes JV, Orenstein JM (1990) Small intestinal injury and parasitic disease in Aids. Ann Intern Med 113: 444–449

30. Kotler DP, Reka S, Borcich A, Cronin WJ (1991) Detection, localisation and quantitation of HIV-assosiated antigens in the intestinal biopsies from patients with HIV. Am J Pathol 139: 823–830
31. Kotler DP, Scholes JV, Tierney AR (1987) Intestinal plasma cell alterations in the acquired immunodeficiency syndrome. Dig Dis Sci 32: 129–138
32. Kozlowski PA, Jackson S (1992) Serum IgA subclasses and molecular forms in HIV infection: selective increases in monomer and apparent restriction of the antibody response to IgA1 antibodies mainly directed at *env* glycoproteins. Aids Res Hum Retroviruses 8: 1773–1780
33. Lehner T, Bergmeier LA, Panagiotidi C et al. (1992) Induction of mucosal and systemic immunity to a recombinant simian immunodeficiency viral protein. Science 258: 1365–1369
34. Lehner T, Brookes R, Panagiotidi C et al. (1993) T- and B-cell functions and epitope expression in nonhuman primates immunized with simian immunodeficiency virus antigen by rectal route. Proc Natl Acad Sci USA 90: 8638–8642
35. Lehner T, Hussain L, Wilson J, Chapman M (1991) Mucosal transmission of HIV. Nature (London) 353: 709
36. Loughnan MS, Nossal GJV (1989) Interleukins 4 and 5 control expression of IL-2 receptor on murine B cells through independent induction of its two chains. Nature (London) 340: 76–79
37. Malebranche R, Arnoux E, Guerin JM et al. (1983) Acquired immunodeficiency syndrome with severe gastrointestinal manifestations in Haiti. Lancet ii: 873–877
38. Mathijs JM, Hing M, Grierson J et al. (1988) HIV infection of rectal mucosa (Letter). Lancet i: 1111
39. Merson MH (1993) Slowing the spread of HIV: agenda for the 1990s. Science 260: 1266–1268
40. Moyer MP, Gendelman HE (1991) HIV replication and persistence in human gastrointestinal cells cultured in vitro. J Leukoc Biol 49: 499–504
41. Nabel G, Baltimore D (1987) An inducible transcription factor activates expression of human immunodeficiency virus in T cells. Nature (London) 326: 711–713
41a. Nabel G (1991) Tampering with transcription. Nature (London) 350: 658
42. Nelson JA, Wiley CA, Reynolds-Kohler C, Resse CE, Margaretten W, Levy JA (1988) Human immunodeficiency virus detected in bowel epithelium from patients with gastrointestinal symptoms. Lancet i: 259–262
43. Owen RL, Jones AL (1974) Epithelial cell specialization within human Peyer's patch: An ultrastructural study of intestinal lymphoid follicles. Gastroenterology 66: 189–203
44. Owen RL, Nemanic P (1978) Antigen processing structures of the mammalian intestinal tract: an SEM study of lymphoepithelial organs. Scanning Electron Microsc 2: 367–378
45. Owen RL, Pierce NF, Apple RT, Gray WC (1986) M cell transport of *Vibrio cholerae* from the intestinal lumen into Peyer's patches: A mechanism for antigen sampling and for microbial transepithelial migration. J Infect Dis 153: 1108–1118
46. Pantaleo G, Graziosi C, Butini L et al. (1991) Lymphoid organs function as major reservoirs for human immunodeficiency virus. Proc Natl Acad Sci USA 88: 9838–9842
47. Pantaleo G, Graziosi C, Fauci A (1993) The immunopathogenesis of human immunodeficiency virus infection. N Engl J Med 328: 327–335
48. Quinn TC, Piot P, McCormick JB et al. (1987) Serologic and immunologic studies in patients with Aids in North America and Africa. JAMA 252: 2617–2621
49. René E, Marche C, Regnier B et al. (1989) Intestinal infections in patients with acquired immunodeficiency syndrome. Dig Dis Sci 34: 773–780
50. Riecken EO, Zeitz M, Ullrich R (1990) Non-opportunistic causes of diarrhoea in HIV infection. Bailliere's Clin Gastroenterol 4: 385–403
51. Rodgers VD, Fassett R, Kagnoff MF (1986) Abnormalities in intestinal mucosal T cells in homosexual populations including those with the lymphadenopathy syndrome and acquired immunodeficiency syndrome. Gastroenterology 90: 552–558
52. Rustgi VK, Hoofnagle JH, Gerin JL (1986) Hepatitis B virus infection in teh acquired immunodeficiency syndrome. Ann Intern Med 99: 151–157
53. Schneider T, Ullrich R, Bergs C, Schmidt W, Riecken EO, Zeitz M (1994) Abnormalities in subset distribution, activation, and differentiation of T cells isolated from large intestine biopsies in HIV infection. Clin Exp Immunol 95: 430–435

54. Schnittman SM, Lane HC, Greenhouse J, Justement JS, Baseler M, Fauci AS (1990) Preferential infection of CD 4+ memory T cells by human immunodeficiency virus type 1. Evidence for a role in the selective T-cell functional defects observed in infected individuals. Proc Natl Acad Sci USA 87: 6058–6062
55. Schooley RT (1990) Cytomegalovirus in the setting of infection with human immunodeficiency virus. Rev Infect Dis 12: 811–819
56. Smith PD, Janoff EN (1988) Infectious diarrhea in Human Immunodeficiency Virus infection. Gastroenterol Clin NAm 17: 587–598
57. Smith PD, Lane HC, Gill VJ et al. (1988) Intestinal infections in patients with the acquired immunodeficiency syndrome (Aids). Etiology and response to therapy. Ann Intern Med 108: 328–333
58. Spiegel H, Herbst H, Niedobitek G, Foss HD, Stein H (1992) Follicular dendritic cells are a major reservoir for human immunodeficiency virus type 1 in lymphoid tissues facilitating infection of CD4+ T-helper cells. Am J Pathol 140: 15–22
59. Temin HM, Mitzutani S (1970) RNA-dependent DNA polymerase in virions of Rous sarcoma virus. Nature (London) 226: 1211–1213
60. Tenner-Racz K, Racz P, Bofill M et al. (1986) HTLV-III/LAV viral antigens in lymph nodes of homosexual men with persistent generalized lymphadenopathy and Aids. Am J Pathol 123: 9–15
61. Twu JS, Robinson WS (1989) Hepatitis B virus X gene can transactivate heterologous viral sequences. Proc Natl Acad Sci USA 86: 2046–2050
62. Ullrich R, Heise W, Bergs C, L'age M, Riecken EO, Zeitz M (1992) Gastrointestinal symptoms in patients infected with human immunodeficiency virus: Relevance of infective agents isolated from the gastrointestinal tract. Gut 33: 1080–1084
63. Ullrich R, Zeitz M, Heise W, L'age M, Höffken G, Riecken EO (1989) Small intestinal structure and function in patients infected with human immunodeficiency virus (HIV): Evidence for HIV-induced enteropathy. Ann Intern Med 111: 15–21
64. Ullrich R, Zeitz M, Heise W et al. (1990) Mucosal atrophy is associated with loss of activated T cells in the duodenal mucosa of human immundeficiency virus (HIV)-infected patients. Digestion 46 (Suppl 2): 302–307
65. Van den Akker R, van den Hoek JAR, van den Akker WMR et al. (1992) Detection of HIV antibodies in saliva as a tool for epidemiological studies. Aids 6: 953–957
65a. Varmus H (1988) Regulation of HIV and HTLV gene expression. Genes & Development 2: 1055–1062
66. Waite J, Gilson RJC, Weller IVD et al. (1988) Hepatitis B virus reactivation or reinfection associated with HIV-1 infection. Aids 2: 443–449
67. Weiss RA (1993) How does HIV cause Aids? Science 260: 1273–1279
68. Wu L, Rosser DSE, Schmidt MC, Berk A (1987) A TATA Box implicated in E1A transcriptional activation of a simple adenovirus 2 promotor. Nature (London) 326: 512–515
69. Zeitz M (1992) Störungen des darmassoziierten Immunsystems. In: Gerok W, Hartmann F, Schuster HP (eds) Gastroenterologie. Urban & Schwarzenberg, München Wien Baltimore, pp 590–606
70. Zeitz M, Greene WC, Peffer NJ, James SP (1988) Lymphocytes isolated from the intestinal lamina propria of normal nonhuman primates have increased expression of genes associated with T cell activation. Gastroenterology 94: 647–655

Helicobacter-pylori-Infektion bei HIV-infizierten Patienten und Kontrollpatienten. Pathogenitätsfaktoren von Helicobacter pylori und Immunantwort der gastroduodenalen Schleimhaut

H. Jablonowski

Derzeitige Vorstellungen über Pathogenitätsmechanismen von H. pylori

Helicobacter pylori (H. pylori) ist ein etwa 2,5–3 µm langes und etwa 0,5 µm breites gewundenes gramnegatives Bakterium. Es wurde erstmalig 1983 von Warren beschrieben [38]. H. pylori existiert in 2 unterschiedlichen Formen (Dimorphismus). H. pylori beistzt eine Reihe von Virulenzfaktoren, die an der Magenschleimhaut Entzündungsreaktionen oder Epithelschädigungen hervorrufen. Wichtige Virulenzfaktoren sind die mukolytische Wirkung auf den gastralen Schleim [29–32], die Ureaseaktivität [8, 22] sowie die hämolytische [40] und lipolytische [19, 33] Aktivität des Bakeriums. H. pylori kann nach Adhäsion an epithelialen Zellen des Magens [2, 28] z. B. durch Zytotoxine [17] die Schleimhaut schädigen. H. pylori produziert außerdem plättchenaktivierenden Faktor (PAF), eine Substanz mit bekannt ulzerogener Wirkung auf die gastroduodenale Mukose [7]. Schließlich muß auch die H.-pylori-induzierte Hypergastrinaemie [15, 18], mit der Möglichkeit einer Hyperchlorhydrie, als Pathogenitätsfaktor genannt werden.

Schleim- oder schleimhautschädigende Mechanismen von H. pylori:
- zytotoxische Wirkung auf Epithelzellen,
- Ureaseaktivität,
- mukolytische Aktivität,
- hämolytische Aktivität,
- lipolytische Aktivität,
- plättchenaktivierender Faktor,
- Endotheladhäsion.

Eine akute H.-pylori-Infektion kann aber auch eine Achlorhydrie auslösen. Epidemische Achlorhydrien bei akuter H.-pylori-Gastritis wurden mehrfach beschrieben [12, 14, 23, 26]. Es ist ungeklärt, wodurch dieser säurehemmende Effekt ausgelöst wird. Cave et al. konnten 1989 einen direkten Effekt von H. pylori auf Parietalzellen des Kaninchens nachweisen [4]. Durch Zugabe von Heli-

W. F. Caspary et al. (Hrsg.) Ökosystem Darm VI

cobactersonikaten wurde bei ihren Untersuchungen die histaminstimulierte Aminopyrinaufnahme von Parietalzellen gleich stark wie durch den Histamin-H_2-Antagonisten Cimetidin gehemmt. Man hatte damit eine Teilantwort auf die Lokalisation der Hemmung, nämlich, daß die Parietalzelle direkt und nicht durch z. B. parakrine Mechanismen gehemmt wird. Unklar blieb der Angriffspunkt dieser Hemmung, und ebenso unklar blieb, was eigentlich diese Hemmung bewirkt.

Wir haben den Einfluß verschiedener H.-pylori-Sonikate auf die isolierte humane oxyntische Drüse untersucht und dabei zeigen können, daß unterschiedliche Stämme von H. pylori die gastrale Säureproduktion unterschiedlich stark hemmen (Abb. 1, 2, 3).

Dabei ist die Säurehemmung positiv korreliert zu H.-pylori-Stämmen, die von Patienten mit einer Gastritis (GA) ohne gleichzeitiges Ulkus kultiviert wurden.

Von 8 GA-H.-pylori-Sonikaten hemmten 5 die Azidifikation in isolierten gastralen Drüsen, während keines von 8 H.-pylori-Sonikaten, die von Patienten mit einem floriden Ulcus duodeni kultiviert wurden, die Aminopyrinaufnahme als indirektes Maß der Säuresekretion verminderte (Tab. 1).

Ein solch unterschiedlicher Effekt verschiedener Helicobacterstämme auf die Aminopyrinaufnahme der Parietalzelle und damit auf die Säureproduktion des Magens könnte nicht nur ein allgemeiner Pathogenitätsfaktor für Helicobacterinfektionen, sondern auch ein spezieller Pathogenitätsfaktor für bestimmte helicobacterassoziierte Erkrankungen sein. In-vivo-Daten belegen, daß eine gastroduodenale Helicobacterkolonisation nicht nur mit einer Hypo-, sondern auch mit einer Normo- oder Hyperchlorhydrie des Magens verbunden sein kann.

Tabelle 1. Einfluß von H.-pylori-Sonikaten auf die histamin(10^{-4} mol/l)-stimulierte Aminopyrinratio (APR) (*GA* H.-pylori-Sonikate von Patienten mit aktiver Typ-B-Gastritis, *UD* H.-pylori-Sonikate von Patienten mi floridem Ulcus duodeni, *Differenz* mittlere Differenz zur stimulierten Aminopyrinratio ± SEM)

H.-pylori-Stamm	APRTeste	Drüsenpräparat	GA/UD	Differenz ± SEM	p-Wert
1	22	8	GA	−4,8 ± 0,8	0,0006
2	20	8	GA	−5,2 ± 0,7	0,0002
4	23	8	GA	−5,5 ± 3,1	0,17
12	32	12	GA	−8,3 ± 6,0	0,29
16	26	10	GA	−2,5 ± 1,8	0,24
38	24	9	GA	−2,5 ± 1,0	0,04
56	20	8	GA	−3,4 ± 1,1	0,03
83	25	10	GA	−3,7 ± 1,2	0,02
3	21	8	UD	0,39 ± 0,7	0,58
5	25	9	UD	0,63 ± 0,7	0,36
8	23	9	UD	−7,93 ± 3,5	0,15
32	26	10	UD	−2,6 ± 2,2	0,29
40	29	13	UD	−3,7 ± 2,3	0,16
48	24	9	UD	−3,2 ± 2,0	0,17
61	17	6	UD	−0,2 ± 0,5	0,70
95	22	9	UD	2,2 ± 2,7	0,45

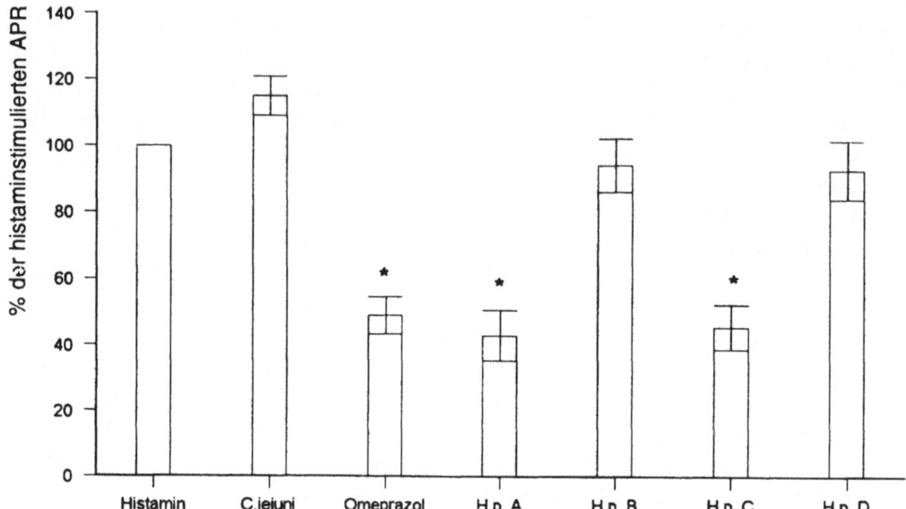

Abb. 1. Relativer Einfluß von Sonikaten aus 4 Mio. Keimen von 4 unterschiedlichen H.-pylori-Stämmen (H.p. A–D) auf die histaminstimulierte Aminopyrin-Ratio (APR) von Parietalzellen in isolierten gastralen Drüsen ($\bar{x} \pm$ SEM, $^{*}p < 0{,}05$)

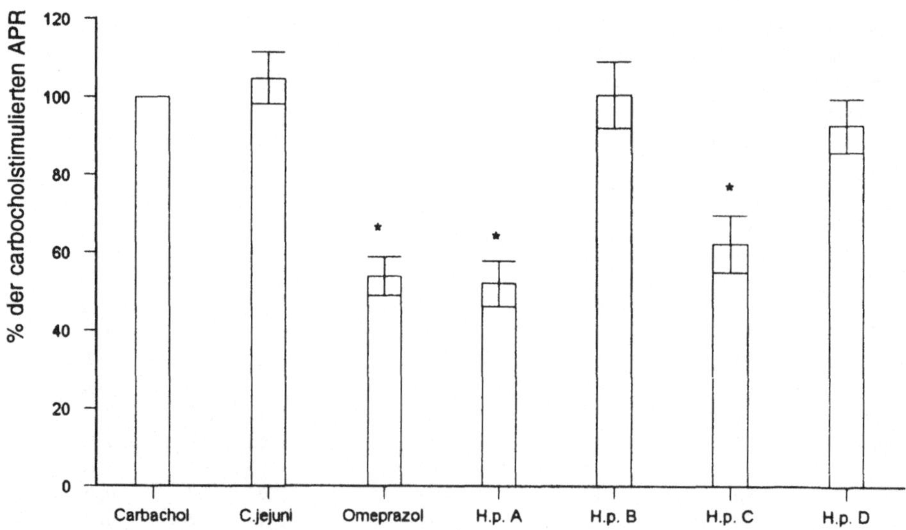

Abb. 2. Relativer Einfluß von Sonikaten aus 4 Mio. Keimen von unterschiedlichen H.-pylori-Stämmen auf die carbocholstimulierte APR von Parietalzellen in isolierten gastralen Drüsen ($\bar{x} \pm$ SEM, $^{*}p < 0{,}05$)

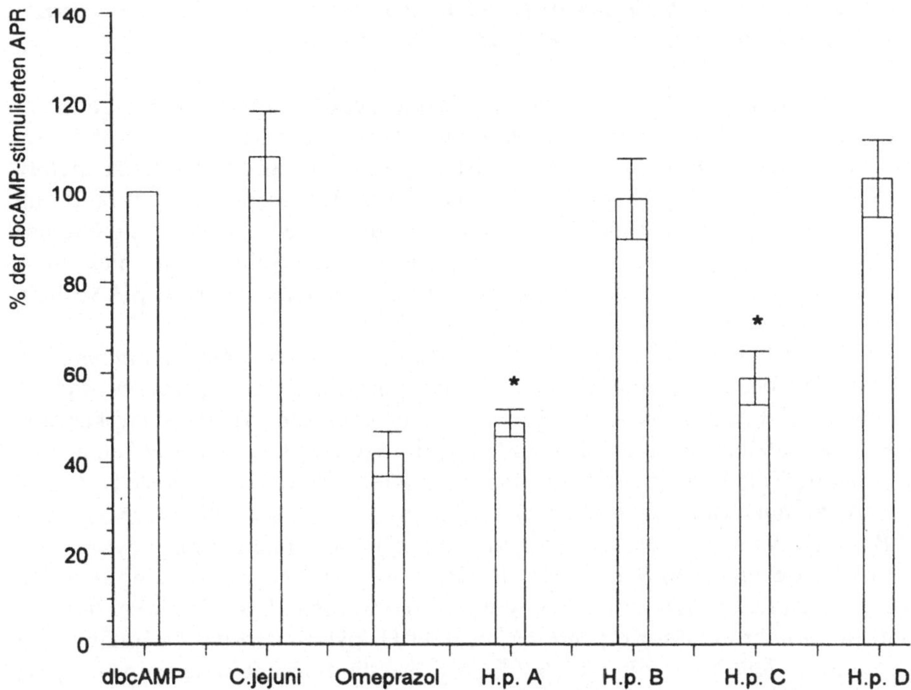

Abb. 3. Relativer Einfluß von Sonikaten aus 4 Mio. Keimen von unterschiedlichen H.-pylori-Stämmen auf die dbcAMP-stimulierte APR von Parietalzellen in isolierten gastralen Drüsen ($\bar{x} \pm s$, *p <0,05)

Zwei helicobacterassoziierte Erkrankungen, nämlich die Typ-B-Gastritis und das Ulcus duodeni, sind entweder mit einer Normo- oder Hypochlorhydrie oder mit einer Normo- oder Hyperchlorhydrie verbunden.

Unsere Befunde zeigen, daß H.-pylori-Sonikate von Patienten mit einer Gastritis häufig die gastrale Säurebildung hemmen, wohingegen von Ulcus-duodeni-Patienten kultivierte H. pylori die Säuresekretion selten beeinflussen. Doch auch dieser neu erkannte Virulenzfaktor bedingt nicht zwangsläufig eine bestimmte Erkrankung. So zeigen unsere Daten (Tab. 1), daß auch Ulcus-duodeni-assoziierte H.-pylori-Stämme die Säuresekretion mäßig hemmen können und umgekehrt „Gastritisstämme" keinen Einfluß auf die Säureproduktion haben können. Auch die Korrelation von anderen Virulenzfaktoren, wie z. B. der Produktion von Zytokinen und plättchenaktivierendem Faktor, zu bestimmten Krankheitsbildern ist nicht eindeutig [7, 17]. Diese Befunde sind damit ein indirekter Hinweis dafür, daß nicht nur die Virulenz des Bakteriums, sondern auch andere Mechanismen, z. B. die Immunantwort des Wirtes, krankheitsbestimmend sein kann.

Immunologische Pathogenitätsmechanismen zur Typ-B-Gastritis und zur Ulkuskrankheit bei der H.-pylori-Infektion

Die Besiedlung des Magens durch H. pylori löst eine entzündliche Reaktion der Schleimhaut aus. Die „aktive" Entzündung der gastralen Mukosa, d.h. die Zahl der neutrophilen Granulozyten, ist meist proporational zur Dichte des H.-pylori-Befalls [5, 25, 34, 35]. H. pylori lebt entweder im Magenschleim oder im Raum zwischen Magenschleim und Magenschleimhaut, der als „ökologische Nische" für das Bakterium bezeichnet wird. Der Keim ist – wie bereits gesagt – nicht-invasiv und auch nicht säurefest. In seinem Lebensraum liegen neutrale pH-Verhältnisse vor (Abb. 4).

H. pylori findet sich gehäuft in der Nähe der apikalen Zellmembranen [13]. Diese Nähe begünstigt Interaktionen des Immunsystems bei Expression von bakteriellen Antigenen. Diese Antigenexpression kann eine Entzündungskaskade auslösen, die über die aktive Entzündung mit neutrophilen Granulozyten in eine chronische Entzündungsreaktion mit mononukleären Zellen oder auch zum Zelluntergang mukosaler Epithelien führen kann. Ein solcher Zelluntergang kann z.B. Folge der sog. zytotoxischen Wirkung von neutrophilen Granulozyten, z.B. durch Freisetzung von Sauerstoffradikalen sein [39]. Die Entzündungsreaktion aktiviert zahlreiche Zytokine. So konnte gezeigt werden, daß Interleukin 6 (IL 6) und Tumornekrosefaktor α (TNF α) bei einer H.-pylori-assoziierten Entzündung der Mukosa deutlich erhöht sind [6, 9]. Lösliche Oberflächeneiweiße von H. pylori steigern außerdem die Produktion von Interleukin 1 (IL 1) und auch TNF α [21]. Auch die T-Zelldichte und die T-Zellaktivierung ist in der gastralen Mukosa bei einer Helicobacterkolonisation erhöht [24]. Gleichzeitig infiltrieren B-Zellen die Schleimhaut, und es werden humorale Antikörper vom IgG- und IgA-Typ

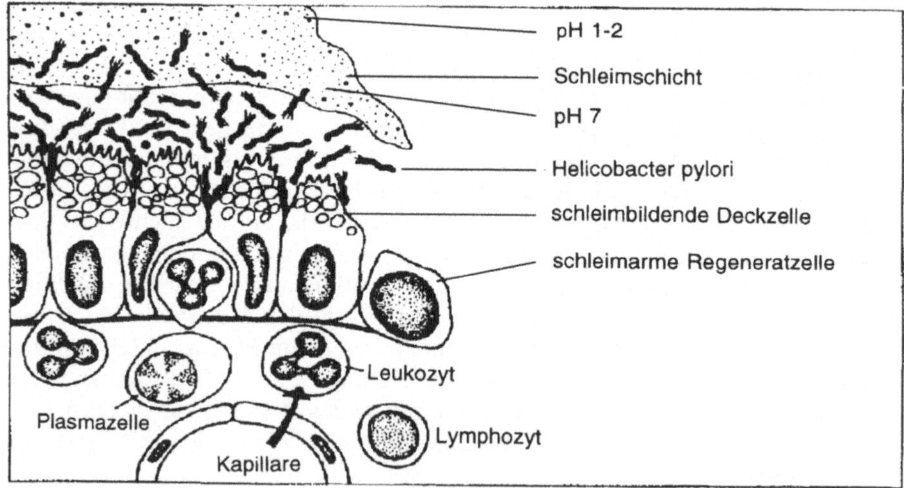

Abb. 4. Schematischer Aufbau der Magenschleimhaut. Die gastrale Schleimschicht hat einen pH-Gradienten. Die „ökologische Nische", der Lebensraum von H. pylori, liegt zwischen den schleimbildenden Deckzellen und der Schleimschicht. (Mod. nach [22])

gegen H. pylori produziert [27]. Hierdurch wird deutlich, daß einerseits die Expression verschiedener Antigene von H. pylori in unterschiedlicher Stärke und andererseits die Art und das Ausmaß der Immunantwort durch den Wirtsorganismus die entzündliche Reaktion bestimmen. Das Ausmaß der entzündlichen Reaktion definiert den Grad der Gastritis, ihr „zytotoxischer" Anteil könnte Auslösemechanismus für Schleimhautläsionen oder sogar für die Ulkuskrankheit sein.

Damit wären unterschiedliche Krankheitsbilder, ausgelöst durch eine Infektion mit H. pylori, in Abhängigkeit von Keimvirulenz und Immunantwort des Wirtes möglich. Vereinfacht ausgedrückt, erscheint eine durch H. pylori ausgelöste Erkrankung als Produkt oder Summe aus Keimvirulenz und Immunantwort des Oganismus. Konsequenterweise könnten H.-pylori-Stämme mit geringer oder fehlender Virulenz, z. B. mit geringer Antigenexpression oder fehlender Schleimhautadhäsion, die gerade genannte immunologisch-„zytotoxische" Kaskade nicht bzw. nur vermindert auslösen. Andererseits würde auch eine reduzierte oder gehemmte Immunantwort des Organismus die Entstehung solcher Erkrankungen verhindern (Abb. 5).

Eine Patientengruppe, bei der die Auswirkungen einer reduzierten oder gehemmten Immunantwort auf die Häufigkeit und das Ausmaß einer Typ-B-Gastritis oder der Ulkuskrankheit untersucht werden können, sind Patienten, die mit dem humanen Immundefizienzvirus (HIV) infiziert sind. Diese Patienten haben bereits in der frühen Phase der HIV-Infektion eine deutliche Störung der humoralen und zellulären Immunfunktion sowie eine nachweisbare Veränderung der Immunregulation durch Zytokine [16]. Wenn die Annahme zutrifft, das „peptische Ulkus" sei Konsequenz einer „zytotoxischen" Immunantwort, so müßte die Prävalenz der Ulkuskrankheit bei diesen Patienten deutlich geringer sein als bei immunkompetenten Personen. Prävalenzdaten zur peptischen Ulkuskrankheit bei HIV-Infizierten liegen bislang nicht vor. Da die Prävalenz der Ulkuskrankheit positiv mit der H.-pylori-Prävalenz korreliert, muß zur indirekten Überprüfung unserer Hypothese, die „Ulkuskrankheit als sog. zytotoxische Immunantwort auf H. pylori", die Häufigkeit von H.-pylori-Positivität und die Häufigkeit der Ulkuskrankheit bekannt sein.

Die Prävalenz der H.-pylori-Positivität bei HIV-seropositiven Patienten wird unterschiedlich angegeben. In Untersuchungen, bei denen eine H.-pylori-Positi-

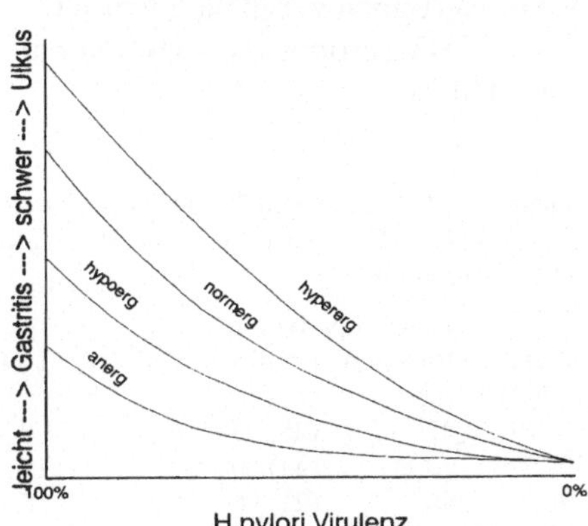

Abb. 5. Hypothetischer Einfluß von H.-pylori-Virulenz und Immunantwort des Wirtes auf die Ausbildung von Schleimhautläsionen

vität durch Histologie oder Ureasetest definiert wurde, war die Prävalenz bei HIV-seropositiven Patienten niedriger als bei HIV-seronegativen Kontrollen [11]. Studien, die die Prävalenz der humoralen Antikörper vergleichend untersuchten, fanden unabhängig vom HIV-Antikörperstatus gleiche oder sogar höhere Inzidenzzahlen bei HIV-infizierten Patienten [1]. Die vorliegenden Daten sind diskordant und können außerdem auch regionale Unterschiede der H.-pylori-Prävalenz nicht berücksichtigen.

Prävalenz von H. pylori bei HIV-seropositiven Patienten und Kontrollpatienten mit Oberbauchbeschwerden

In einer prospektiven Untersuchung zur Punktprävalenz von Helicobacterpositivität und Ulcus ventriculi oder Ulcus duodeni bei HIV-Infizierten und Kontrollpersonen wurde in einem Zeitraum von 42 Monaten (Januar 1989 bis Juni 1992) die Häufigkeit epigastrischer Beschwerden von insgesamt 25 542 Patienten, die sich in der Notfallambulanz der Universitätsklinik Düsseldorf vorstellten, und von 1043 HIV-seropositiven Patienten, die sich im gleichen Zeitraum in der Infektionsambulanz der Heinrich-Heine-Universität vorstellten, untersucht. Bei Patienten, die der Endoskopie zustimmten und die keine Kontraindikation zur Biopsie hatten (Gerinnungsstörungen, fehlendes Einverständnis etc.), wurde die H.-pylori-Kolonisation an Biopsien aus dem Antrum entweder histologisch oder/und durch einen Ureasetest untersucht.

417 Kontrollpatienten (mittleres Alter 57,4 Jahre) wurden endoskopiert und 381 biopsiert. Etwa die Hälfte der biopsierten Patienten (n = 173; 44%) hatte einen H.-pylori-positiven Befund in Histologie (n = 126) und/oder im Ureasetest (n = 97). Bei 90 Patienten fand sich als Ursache des Oberbauchschmerzes ein Ulcus duodeni (21,6%), bei 75 Patienten (17,7%) ein Ulcus ventriculi.

Von den 385 HIV-infizierten Patienten wurden 219 (mittleres Alter 38,7 Jahre) endoskopiert und 189 biopsiert. In etwa 30% der Biopsate (n = 70) wurde ein positiver H.-pylori-Nachweis geführt. Bei keinem der HIV-infizierten Patienten wurde ein „peptisches“ Ulkus diagnostiziert. Die altersbezogene H.-pylori-Positivität faßt Tabelle 2 zusammen, wobei Patienten von 20–49 Jahren in 3 Altersgruppen verglichen wurden.

Kein HIV-seropositiver Patient hatte ein endoskopisch nachweisbares „peptisches Ulkus.

Tabelle 2. Häufigkeit von H.-pylori-positiven Antrumbiopsien und Ulcus ventriculi (*UV*) oder Ulcus duodeni (*UD*) bei 417 endoskopierten Kontrollpatienten und 219 endoskopierten HIV-infizierten Patienten

	Kontrollpatienten				HIV-seropositiv			
Alter (Jahre)	Biospien (n)	positiv (n) [%]	UV	UD	Biopsien (n)	positiv (n) [%]	UV	UD
20–29	47	(25) 53	6	8	13	(7) 54	0	0
30–39	73	(44) 60	7	19	28	(7) 25	0	(1)
40–50	46	(21) 46	5	5	23	(9) 31	0	0

Gastritisaktivität bei Patienten mit fortgeschrittener HIV-Infektion

In einer weiteren Untersuchung wurde die histologische Aktivität einer Typ-B-Gastritis bei Patienten im fortgeschrittenen Stadium der HIV-Infektion mit positivem H.-pylori-Befund untersucht. Hierbei wurden nur histologische Ergebnisse von Patienten im Infektionsstadium ARC („AIDS-related complex") und AIDS („aquired immune-deficiency syndrome") berücksichtigt, die einen positiven H.-pylori-Befund hatten. Die histologische Aktivität der Gastritis sowie der Helicobacterbefund wurde an jeweils 2 Biopsien aus Antrum und Corpus festgelegt. Insgesamt wurden 282 Gewebsschnitte untersucht.

Ergebnisse: 108 (38,3 %) waren H.-pylori-positiv. In allen H.-pylori-positiven Schnitten fand sich eine Gastritis. Tabelle 3 zeigt die Verteilung der Gastritisaktivität in Antrum und Corpus.

Tabelle 3. Aktivitätsgrad von H.-pylori-assoziierten Antrum- und Corpus-ventriculi-Gastritiden bei HIV-infizierten Patienten mit ARC oder AIDS

Aktivität	Antrum (n) [%]	Corpus (n) [%]
I	(64) 59	(35) 33
II	(25) 23	(48) 44
III	(19) 18	(25) 33

Zusammengefaßt hatten also weniger als 20 % der H.-pylori-infizierten Patienten mit ausgeprägtem Immundefektsyndrom eine Gastritis mit Aktivitätsgrad 3 im Antrum ventriculi, und mit etwa jeder Dritte hatte eine hohe Entzündungsaktivität im Corpus.

Zelluläre Mukosainfiltrate bei H.-pylori-negativen und -positiven Kontrollpatienten und HIV-seropositiven Patienten

Im weiteren haben wir vergleichend die Immunmorphometrie des Entzündungsinfiltrates der gastrischen Mukosa bei HIV-seropositiven und Kontrollpatienten mit oder ohne H.-pylori-Infektion durchgeführt.

Hierbei wurden die morphometrischen Befunde von Antrumbiopsien bei Patienten mit einem positiven HIV-Antikörper im Enzymimmunoassay – bestätigt im Western-Blot-Test– und bei Kontrollpatienten ohne HIV-Infektion verglichen. Um den Einfluß altersbedingter Veränderungen zu berücksichtigen, wurden in dieser Studie nur Biopsien von altersgleichen Patienten untersucht. Hierzu wurden jeweils gleichaltrige „Untersuchungspaare" (Altersunterschied $\leq$ 3 Jahre) von HIV-infizierten Patienten mit und ohne H.-pylori-Befall sowie gleichaltrige „Untersuchungspaare" von Kontrollpatienten mit und ohne H.-pylori-Kolonisation gebildet, wobei H.-pylori-positive „Untersuchungspaare" auch eine vergleichbare Keimdichte haben mußten. Die H.-pylori-Kolonisation wurde nach einer modifizierten Giemsa-Färbung beurteilt und je nach Befund in negativ, leicht, mäßig oder ausgeprägt eingeteilt.

Zur immunmorphometrischen Beurteilung des Entzündungsinfiltrates der gastralen Mukosa wurden im Paraffinschnitt folgende Antikörperfärbungen durchgeführt:
Gesamtlymphozyten wurden mit CD45 RO (LCA),
T-Lymphozyten mit CD45 RB, (UCHL1),
B-Lymphozyten mit CD20, (L26),
Plasmazellen mit λ- und κ-Ketten-Antikörpern dargestellt.

Neben den oben genannten antikörpermarkierten Zellen wurde auch die Dichte der Eosinophilen, der Mastzellen, der Granulozyten und die H.-pylori-Dichte in der gastralen Mukosa untersucht.

Die Morphometrie der Eosinophilen von H. pylori und der Mastzellen erfolgte im Giemsa-Präparat. Die Granulozyten wurden in chloracetatesterasegefärbten Schnitten gezählt.

Die Morphometrie wurde lichtmikroskopisch bei 320facher Vergrößerung durchgeführt. Dabei wurde die gesamte Mukosafläche des Präparates mäanderförmig durchmustert und alle durch die obengenannten Färbungen dargestellten Zellen gezählt. Die Ergebnisse der Morphometrie wurden für die jeweilige Zahl der untersuchten Zellen in der Mukosa als Quotient von Gesamtzellzahl und untersuchten Blickfeldern angegeben. Die Daten wurden mit dem SAS-Statistikprogramm ausgewertet.

Ergebnisse: Es wurden insgesamt 72 Schleimhautbiopsien des Antrums untersucht, die je zur Hälfte von HIV-infizierten und Kontrollpatienten stammten. In der histologischen Untersuchung der 72 Gewebsschnitte hatten 36 einen positiven H.-pylori-Befund.

Die Mukosa der H.-pylori-negativen Schleimhautbiopsien zeigte in bezug auf Granulozyten, Gesamtlymphozyten, T-Lymphozyten, Mastzellen und Eosinophile keinen statistisch signifikanten Unterschied zwischen HIV-Infizierten und Kontrollpatienten. Die Zahl der Plasmazellen ($1{,}1 \pm 0{,}3$ vs. $0{,}4 \pm 0{,}08$; Zellen pro Blickfeld; $\bar{x} \pm$ SEM) war bei HIV-infizierten Patienten signifikant erhöht. Bei H.-pylori-positiven Patienten fanden sich jedoch deutliche Unterschiede zwischen HIV-Infizierten und Kontrollpatienten. Sowohl die Zahl der Granulozyten, der Gesamtlymphozyten, der T-Lymphozyten und der B-Lymphozyten war bei den Kontrollpatienten erhöht. Der Unterschied war signifikant bei den Gesamtlymphozyten, Plasmazellen und Eosinophilen (Tabelle 4a, b).

Die Ergebnisse zeigen eine deutlich verminderte zelluläre Immunantwort auf einen bakteriellen Befall der Magenschleimhaut durch H. pylori bei HIV-infizierten Patienten im Vergleich zu Kontrollpatienten.

Tabelle 4a. Immunmorphometrie der Mukosa bei HIV-Infizierten und altersadaptierten Kontrollpatienten ohne H.-pylori-Befall (Zellen pro Blickfeld; x̄ ± SEM)

H.-pylori-negative Patienten	HIV+ (n = 18)	Kontrollen (n = 18)	p-Wert
Gesamtlymphozyten	19,4 ± 5,1	22,7 ± 6,8	0,69
T-Lymphozyten	17,6 ± 8,1	11,2 ± 2,9	0,53
Plasmazellen	1,1 ± 0,3	0,39 ± 0,08	0,05
Granulozyten	11,1 ± 5,6	8,6 ± 3,2	0,7
Eosinophile	4,2 ± 1,3	7,1 ± 2,3	0,24
Mastzellen	0,25 ± 0,1	0,06 ± 0,04	0,07

Tabelle 4b. Immunmorphometrie der Mukosa bei HIV-Infizierten und altersadaptierten Kontrollpatienten mit H.-pylori-Befall. Die H.-pylori-Dichte war gleich (Zellen pro Blickfeld; x̄ ± SEM)

H.-pylori-negative Patienten	HIV+ (n = 18)	Kontrollen (n = 18)	p-Wert
Gesamtlymphozyten	14 ± 2,6	47 ± 9,2	0,003
T-Lymphozyten	11 ± 4,0	16 ± 4,5	0,45
Plasmazellen	0,6 ± 0,1	1,1 ± 0,2	0,04
Granulozyten	3,1 ± 0,7	5,8 ± 2,1	0,25
Eosinophile	1,70 ± 0,4	7,80 ± 2,4	0,02
Mastzellen	0,16 ± 0,06	0,06 ± 0,03	0,16

Diskussion der Ergebnisse

Die hier erhobenen Daten belegen eine geringere immunologische Reaktion der gastralen Mukosa auf H. pylori bei immunkompromittierten Patienten. In Verbindung mit der „Nullprävalenz" für die Ulkuskrankheit stellt sich die Frage, ob eine funktionierende Immunantwort auf die bakterielle Infektion eine notwendige Bedingung für die Entstehung der Ulkuskrankheit ist. Es gibt zahlreiche Hinweise dafür, daß erst die Entzündungsreaktion der Schleimhaut, ausgelöst durch H. pylori, zu einer Zellnekrose und damit evtl. zum Ulkus führt.

Hieraus läßt sich die Hypothese ableiten, daß immunologisch ausgelöste Zellnekrosen eine permissive oder evtl. sogar obligate Bedingung für die Entstehung einer gastroduodenalen Ulkuskrankheit darstellen.

Die Hypothese, daß eine intakte oder „überschießende" Immunfunktion nicht nur eine permissive, sondern sogar obligate Voraussetzung für eine Ulkuskrankheit ist, widerspricht den traditionellen Theorien der Ulkusgenese. Ob die Ulkuskrankheit grundsätzlich das Ergebnis einer Immunreaktion oder gar einer überschießenden Immunreaktion sein kann, wurde bisher noch nicht untersucht. Untersucht wurde jedoch die umgekehrte Frage, nämlich ob Immundefekte, z. B. sekretorische Immuninkompetenzen, ein Ulkus bewirken können [41]. So wurden die Konzentrationen von Anti-H.-pylori-Immunglobulinen (Magensaft-IgA und Serum-IgG) von H.-pylori-positiven Patienten mit floridem Ulcus duodeni, von H.-pylori-positiven Patienten mit nichtulzeröser Dyspepsie (NUD) und von H.-pylori-negativen Patienten mit NUD miteinander verglichen. Das

Ergebnis war überraschend: Ulcus-duodeni-Patienten hatten nicht wie vermutet verminderte, sondern erhöhte Immunglobulinkonzentrationen. Die Unterschiede waren signifikant beim Vergleich von Patienten mit H.-pylori-positiver NUD [41].

Die „zytotoxische" Effektivität der durch H. pylori ausgelösten Immunantwort wurde in vitro nachgewiesen. Es konnte gezeigt werden, daß die Trias lösliche H.-pylori-Antigene, H.-pylori-Antikörper vom IgG-Typ und neutrophile Granulozyten zytotoxisch auf Epithelzellen wirkt [36]. Außerdem werden, wie bereits genannt, durch H. pylori neutrophile Granulozyten aktiviert, die durch Elastase und Sauerstoffradikale Endothelzellen schädigen können [37].

Die „Entzündungskaskade" bei der gastroduodenalen H.-pylori-Infektion beginnt im Fall einer normalen Immunantwort mit einem Anstieg der Granulozyten [25]. Wie bereits erwähnt, ist die Granulozytendichte in der Regel proportionale zur Dichte der H.-pylori-Besiedlung. Unsere immunmorphometrischen Untersuchungen zeigen, daß HIV-Infizierte bei gleicher H.-pylori-Dichte deutlich (im Mittel fast 50%) weniger mukosale Granulozyten haben als Kontrollpersonen. Außerdem ist die Zahl der Gesamtlymphozyten signifikant und die Zahl der T-Lymphozyten deutlich niedriger. Bei normaler Immunreaktion steigt die mukosale T-Zell-Dichte [24], und die Lymphozytensubpopulation der gastralen Mukosa verändert sich signifikant zugunsten der Suppressor-T-Lymphozyten (CD8+, [10]). Schließlich steigt im Normalfall nicht nur die Gesamtzahl der Makrophagen und B-Zellen, sondern auch die Zahl der T-Lymphozyten [20] und die Zahl der antigenspezifischen T-Zellen mit Expression des CD 4-Markers [3].

Zusammenfassung

Die vorgelegten Untersuchungsergebnisse sind Hinweis oder Beleg für spezifische Pathogenitätsfaktoren von H. pylori. Sie beschreiben einen neuen zusätzliche Pathogenitätsfaktor, nämlich den Einfluß von H. pylori auf die gastrale Säureproduktion. Dieser Pathogenitätsfaktor scheint die Entwicklung bestimmter gastroduodenaler Erkrankungen wie Gastritis oder Ulkuskrankheit mit zu beeinflussen. Die Entstehung oder Entwicklung gastroduodenaler Erkrankungen wird jedoch auch durch die Immunantwort des Wirtsorganismus bestimmt. Wir konnten zeigen, daß entzündliche Reaktionen in der gastroduodenalen Mukosa bei Menschen mit verminderter Immunfunktion, z. B. bei HIV-Infizierten, vermindert sind. Zahlreiche dieser verminderten Entzündungsreaktionen gehören zu den oben genannten in vitro nachgewiesenen zytotoxischen Mechanismen. Damit kommen also zu den aus der Literatur bekannten indirekten Hinweise für die Bedeutung des Immunsystems bei der Ulkuskrankheit auch direkte In-vitro-Beweise für eine „zytotoxische" Immunkaskade, hervorgerufen durch H. pylori.

Vereinfacht ausgedrückt scheint es so zu sein, daß das Produkt aus H.-pylori-Pathogenität und Immunantwort der gastroduodenalen Schleimhaut positiv mit der Gastritisaktivität und möglicherweise auch der Ulkushäufigkeit korreliert.

Die hier vorgelegten indirekten Befunde sind somit wichtige Hinweise auf die Bedeutung immunologischer Aktionen und Reaktionen in der Pathogenese der gastroduodenalen Ulkuskrankheit.

Literatur

1. Aceti A, Celestino D, Pennica A, Leri O, Caferro M (1990) Antibodies to Helicobacter pylori in HIV infection. Lancet 336: 571
2. Armstrong JA, Cooper M, Goodwin CS, Robinson J, Wee SH, Burton M, Burke V (1991) Influence of soluble haemagglutinins on the adherence of Helicobacter pylori to HEp-2 cells. J Med Mirocbiol 34: 181–187
3. Birkholz S, Knipp U, Nietzki C, Opferkuch W (1993) Antigen specific T cell lines generated by stimulation of peripheral blood mononuclear cells with Helicobacter pylori. Gastroenterology 104: A669
4. Cave DR, Vargas M (1989) Effect of a campylobacter pylori protein on acid secretion by pariental cells. Lancet II: 187–189
5. Collins JS, Sloan JM, Hamilton PW, Watt PC, Love AH (1989) Investigation of the relationship between gastric antral inflammation and Campylobacter pylori using graphic tablet planimetry. J Pathol 158: 281–285
6. Crabtree JE, Shallcross TM, Heatley RV, Wyatt JI (1991) Mucosal tumour necrosis factor alpha and interleukin-6 in patients with Helicobacter pylori associated gastritis. Gut 32: 1473–1477
7. Denizot Y, Sobhanil, Rambaud J-C, Lewin M, Thomas Y, Beveniste J (1990) Pafacether synthesis by Helicobacter pylori. Gut 31: 1242–1245
8. Eaton KA, Brooks CL, Morgan DR, Krakowa S (1991) Essential role of urease in pathogenesis of gastritis induced by Helicobacter pylori in gnotobiotic piglets. Infect Immun 59: 2470–2475
9. Engstrand L, Scheynius A, Pahlson C, Grimelius L, Schwan A, Gustavsson S (1989) Association of Campylobacter pylori with induced expression of class II transplantation antigens on gastric epithelial cells. Infect Immun 57: 827–832
10. Fan XJ, Chua A, Shahi CN, O'Farrelly C, Keeling PWN, Kelleher D (1993) Antigenspecific gastric lymphocytes responses to patients with gastrie Helicobacter pylori infection and INFγ production. Gastroenterology 104: A698
11. Francis N, Logan RP, Walker HM, Polson RJ, Boylston AW, Pinching AJ, Harris JR, Baron JH (1990) Campylobacter pylori organism in the upper gastrointestinal tract of patients with HIV-1 Infection. J Clin Pathol 43: 60–62
12. Gledhill T, Leicester RJ (1983) Epidemic hypochlorhydria 290: 1383–1386
13. Goodwin CS, Armstrong JA, Marshall BJ (1986) Campylobacter pyloridis, gastritis and peptic ulceration. J Clin Pathol 39: 353–365
14. Graham DY, Alpert LC, Lacey-Smith J, Yoshimura HH (1988) Iatrogenic Campylobacter pylori infection is a cause of epidemic achlorhydria. Am J Gastroenterol 83: 971–980
15. Graham DY, Opekun A, Lew GM, Evans DJ, Klein PD, Evans DG (1990) Ablation of exaggerated meal-stimulated gastrin release in duodenal ulcer patients after clearence of Helicobacter (Campylobacter) pylori infection. Am J Gastroenterol 85: 394–398
16. Jablonowski H, Sander O, Willers R, Adams O, Bartmann P, Wahn V (1994) The use of intravenous immunoglobulins in symptomatic HIV infection. Clin Invest 72: 220–224
17. Leunk RD, Johnson PT, David BG, Kraft WG, Morgan DR (1988) Cytotoxic activity in broth-culture filtrates of Campylobacter pylori. J Med Microbiol 26: 93–99
18. Levi S, Beardshall K, Haddad G, Playford R, Ghosh P, Calam J (1989) Campylobacter pylori and duodenal ulcers: the gastrin link. Lancet I: 1167–1168
19. Lichtenberger LM, Hazell SL, Romero JJ, Graham DY (1990) Helicobacter pylori hydrolysis of artificial phospholipid monolayers. Insight into a potential mechanism of mucosal injury. Gastroenterology 98: A78

20. Lynch M, O'Brien M, Ryan E, Mac Mathuna P, Kelly P, Lennon J, Crowe J (1993) Lymphocyte subsets and macrophage density in Helicobacter pylori (H.p.) colonised gastric mucosa. Gastroenterology 104: A1048
21. Mai UE, Perez-Perez GI, Wahl LM, Wahl SM, Blaser MJ, Smith PD (1991) Soluble surface proteins from Helicobacter pylori activate monocytes/macrophages by lipoplysaccharide-independent mechanism. J Clin Invest 87: 894–900
22. Marshall BJ, Barrett LJ, Prakash C, McCallum RW, Guerrant RL (1990) Urea protects Helicobacter (Campylobacter) pylori from the bactericidal effect of acid. Gastroenterology 99: 697–702
23. Morris A, Nicholson G (1987) Ingestion of Campylobacter pyloridis causes gastritis and raised fasting gastric pH. Am J Gastroenterol 82: 192–199
24. Papadimitriu CS, Iachim-Velogianni EE, Tsianos EB, Moutsopoulos HM (1988) Epithelial HLA-DR expression and lymphocyte subsets in gastric mucosa in type B chronic gastritis. Virchows Arch (A) 413: 197–204
25. Queiroz DM, Barbosa AJA, Nendes EN (1988) Distribution of Campylobacter pylori and gastritis in the stomach of patients with and without doudenal ulcer. Am J Gastroenterol 83: 1368–1370
26. Ramsey EJ, Carey KV, Peterson WL (1979) Epidemic gastritis with hypochlorhydria. Gastroenterology 76: 1449–1457
27. Rathbone BJ, Heatley RV (1989) Immunology of C. pylori infection. In: Blaser MJ (ed) Campylobacter pylori in gastritis and peptic ulcer disease. Igaku Shoin, New York, pp 135–140
28. Robinson J, Goodwin CS, Cooper M, Burke V, Mee BJ (1990) Soluble and cell-associated haemagglutinins of H. pylori. J Med Microbiol 90: 277–284
29. Sarosiek J, Slomiany A, Slomiany BL (1988) Evidence for weakening of gastric mucus integrity by Campylobacter pylori. Scand J Gastroenterol 23: 585–590
30. Sarosiek J, Marshall BJ, Peura DA, Hoffman S, Feng T (1991) The impact of Helicobacter pylori colonization on the thickness of the gastroduodenal mucus layer. Gastroenterology 100: A155
31. Sarosiek J, Peura DA, Guerrant RL, Marshall BJ, Laszewicz W, Gabryelewicz A, McCallum RW (1991) Mucolytic effects of helicobacter pylori. Scand J Gastroenterol Suppl 187: 47–55
32. Sidebotham RL, Batten JJ, Karim QN, Spencer J, Baron JH (1991) Breakdown of gastric mucus in the presence of Helicobacter pylori. J Clin Pathol 14: 52–57
33. Slomiany BL, Kasinathan C, Slomiany A (1989) Lipolytic acitivity of Campylobacter pylori: effects of colloidal bismuth subcitrate (De Nol). Am J Gastroenterol 784: 1273–1277
34. Steininger H, Schneider U, Bartz K, Simmler B (1989) Campylobycter pylori und Gastritis-Besiedelungsdichte und Grad der Entzündung. Semiquantitative und morphometrische Untersuchung. Leber Magen Darm 19: 70–78
35. Stolte M, Eidt S, Ohnsmann A (1990) Differences in Helicobacter pylori associated gastritis in the antrum and body of the stomach. Z Gastroenterol 28: 229–233
36. Sugiyama T, Furuyama S, Sakai H, Takahashi H, Imai K, Yabana T, Yachi A (1993) Local immune respones and cytotoxic mechanism in Helicobacter pylori-infected gastric mucosa. Gastroenterology 104: A201
37. Takemura T, Granger DN, Evans DJ, Evans DG, Graham DY, Anderson DC, Kvietys PR (1993) Helicobacter pylori-activated neutrophils injure endothelial cells: Role of adhesion and neutrophil-derived oxidants and elastase. Gastroenterology 104: A788
38. Warren JR (1983) Unidentified curved bacilli on gastric epithelium in active gastritis. Lancet i: 1273
39. Weiss SJ (1989) Tissue destruction by neutrophils. N Engl J Med 320: 365–376
40. Wetherall BL, Johnson AM (1989) Haemolytic activity of Campylobacter pylori. Eur J Clin Microbiol Infect Dis 8: 706–710
41. Wirth HP, Zala G, Flury R, Amman R, Altorfer J (1993) Duodenal ulcer disease: A defect in secretory immune response to Helicobacter pylori? Gastroenterology 104: A225

Erregernegative Diarrhö vs. neue Erreger bei HIV-infizierten Patienten

T. Weinke, R. Ullrich, E.O. Riecken

Eines der häufigsten klinischen Probleme bei HIV-infizierten Patienten ist die akute oder chronische Diarrhö; es wurde berichtet, daß in entwickelten Ländern 18–50% der Aids-Patienten über eine Durchfallsproblematik klagen [22, 34, 37, 44], während es in Entwicklungsländern bis zu 90% sein können [28]. In vielen Fällen werden in Zusammehang mit der Diarrhö enterale Infektionserreger nachgewiesen, wobei pathogene oder opportunistische Darmkeime mit unterschiedlicher Häufigkeit vorkommen [38]. Bei einer beachtlichen Anzahl von Patienten kann jedoch trotz intensiver Diagnostik kein Erreger isoliert werden [11]. Die Erklärung dafür kann sein, daß sog. neue Erreger mit bisher noch nicht abschätzbarer klinischer Bedeutung vorkommen, daß das HIV selber über eine mukosale Infektion enteropathogen wirkt, oder aber daß nichtinfektiöse Ursachen zu bedenken sind. Im folgenden soll besonders auf die Bedeutung neuerer Infektionserreger, die im Gastrointestinaltrakt eine Rolle spielen könnten, eingegangen werden.

In den letzten Jahren ist die Kenntnis über neue Durchfallerreger nicht zuletzt durch die HIV-Pandemie beträchtlich vorangebracht worden. So wurden in der Gruppe der Protozoen neue Erreger entdeckt, die in hohem Maße mit Diarrhö einhergehen: Kryptosporidien, Mikrosporidien und Zyklospora. In der Virologie wandte man sich solchen Viren zu, die im Rahmen der HIV-Infektion noch nicht ausreichend untersucht wurden, deren diarrhöauslösende Fähigkeit aber bisher nicht eindeutig belegt ist. Und in der Bakteriologie wurde auf neue Mykobakterien (Mycobacterium genavense) hingewiesen, die bei systemischen Infektionen auch im Gastrointestinaltrakt entdeckt werden. Diese Fortschritte führten teilweise zu der Einschätzung, daß man nur genau genug suchen müsse, um jede Diarrhö als eine durch ein infektiöses Agens verursachte Episode einzuordnen. Der aktuelle Kenntnisstand zu diesen „neuen" Erregern wird im folgenden wiedergegeben. Die pathogenetische Relevanz eines Erregers ist im Idealfall dann gegeben, wenn folgende Kriterien erfüllt sind:

W. F. Caspary et al. (Hrsg.) Ökosystem Darm VI

- Nachweis nur bei Diarrhöpatienten,
- alleiniger Nachweis dieses Keims (keine Koinfektion),
- nach Erregerelimination Auftreten einer Besserung,
- pathologisch nachweisbare Läsionen.

Kryptosporidien

Kryptosporidien wurden zwar bereits 1907 von Tyzzer bei Tieren beschrieben, doch stammt der erste Fall einer Enterokolitis beim Menschen aus dem Jahr 1976 [31]. Mit genaueren Untersuchungen bei HIV-infizierten Patienten wurde die Bedeutung der Kryptosporidien bei Durchfallepisoden herausgestellt [10]. Die Übertragung geschieht in der Regel mittels fäkooraler Kontamination, wobei es bedeutsam ist, daß sich Kryptosporidien auch in Wasser über einen gewissen Zeitraum halten können. In diesem Zusammenhang ist ein nosokomialer Ausbruch bei Aids-Patienten bekannt, der über eine Eismaschine im Krankenhaus erfolgte [36].

Das klinische Bild der Kryptosporidiose hängt deutlich vom Immunstatus des Infizierten ab. So fanden Blanshard et al. [3] bei 128 HIV-infizierten Patienten mit Kryptosporidiose, daß bei einer CD-4-Zellzahl von > 250/μl fast nur transiente oder vereinzelt asymptomatische Verläufe vorkamen. Bei Patienten mit weniger als 50 CD-4-Zellen/μl überwogen hingegen chronische, kaum beherrschbare Diarrhöfälle und sogar fulminante Verläufe. Auch Flanigan et al. [15] und McGowan et al. [29] berichteten seither, daß eine persistierende Diarrhö nur bei Immunsuppression vorkommt. Die Intensität der Infektion korreliert mit der Duodenalmorphologie, wie von Genta et al. [16] gezeigt wurde. 13/18 Patienten mit normalem Zottenaufbau wiesen eine nur geringe Mukosainfektion auf, während 5/18 mit einem signifikant höheren Mukosabefall mit Kryptosporidien eine sprueähnliche Zottenatrophie aufwiesen. Es bleibt zu untersuchen, inwieweit dies für das Persistieren einer Diarrhö ein bedeutsames Phänomen ist. Neben dem klassischen Bild einer wäßrigen Diarrhö, die nur schwer beeinflußbar ist, kann es zur sklerosierenden Cholangitis kommen [29], die von einer CMV-Cholangitis nur sehr schwer abzugrenzen ist.

Eine effektive kausale Therapie gibt es bisher nicht, so daß symptomatische Maßnahmen im Vordergrund stehen. Verschiedene Makrolidantibiotika wurden auf ihre Effektivität mit mäßigem Erfolg untersucht. Am ehesten scheinen Therapieversuche mit Paromomycin gerechtfertigt [18]. Aufgrund der fast regelhaften wäßrigen Diarrhö werden Kryptosporidien ohne Einschränkung als wichtige Erreger bei HIV-infizierten Patienten beurteilt.

Mikrosporidien

Im Tierreich existieren mehr als 500 Spezies von Mikrosporidien; gastrointestinale Infektionen beim Menschen wurden erst seit dem Auftreten der HIV-Erkrankung beachtet und bekannt. Im Gastrointestinaltrakt sind zwei Vertreter bedeutsam: Enterocytozoon bieneusi, zuerst von Desportes 1985 beschrieben, und Septata intestinalis, die unter diesem Namen 1993 zuerst genannt wurde [8], obwohl sie vermutlich bereits 1–2 Jahre früher gesehen wurde [4, 32]

Die Tatsache, daß Mikrosporidien so spät Beachtung fanden, liegt in ihrer geringen Größe von etwa 2–3 μm begründet, die eine genaue Diagnosesicherung über die Elektronenmikroskopie erforderlich macht. Zwar wurde von Weber et al. [45] eine Methode beschrieben, welche die Diagnostik auch aus dem Stuhl bzw. aus Duodenalsekret ermöglichen soll, doch kann dies bisher nicht als etabliert gelten, so daß die Elektronenmikroskopie weiterhin als Goldstandard gilt. Die meisten veröffentlichten Arbeiten zur Mikrosporidiose zeigten übereinstimmend, daß diese Protozoen fast obligat mit einer Diarrhö assoziiert sind (Tabelle 1). Einzig die Arbeit von Rabeneck [35] beanspruchte, auch asymptomatische Personen mit intestinalen Mikrosporidien gefunden zu haben. Die eigene Erfahrung (Ullrich, in Vorbereitung) aus einer multizentrischen Diarrhöstudie bei HIV-infizierten Patienten erbrachte, daß von 50 Diarrhöpatienten 18 % Mikrosporidien aufwiesen, während bei keinem einzigen in der Gruppe der asymptomatischen Personen die Parasiten gefunden wurden. Die Gesamtprävalenz lag im eigenen unselektionierten Patientengut bei 4,5 %.

Mikrosporidien werden daher als bisher unterdiagnostizierte, aber sehr bedeutsame Erreger einer Diarrhö bei Aids-Patienten eingeschätzt.

Die therapeutischen Ansätze haben bisher unterschiedliche Ergebnisse erbracht. Zum jetzigen Zeitpunkt scheint die erfolgversprechendste Therapie die mit Albendazol zu sein, wenngleich nicht alle Patienten ansprechen und eine Elimination der Erreger nicht erreicht wird [5].

Tabelle 1. Mikrosporidien als Diarrhöerreger. Studien bei HIV-infizierten Patienten (*EM* Elektronenmikroskopie); *PE* Probenentnahme; *LM* Lichtmikroskopie

Mit Diarrhö (n)	Ohne Diarrhö (n)	Diagnostik	Autor
36/109 (33 %)	1/71	PE: LM + (EM)	Field (Australien) [14]
18/ 55 (33 %)	13/51 (25 %)	PE: Lm + EM	Rabeneck (USA) [35]
6/ 69 (9 %)	0/65	Stuhl: LM	Weber (USA) [45]
9/ 18 (50 %)	–	PE: LM + EM	Molina (Frankreich) [30]
15/ 55 (27 %)	1/38	PE: LM	Schattenkerk (Niederlande) [39]
9/ 50 (18 %)	0/60	PE: LM + EM	Ullrich (BRD: in Vorbereitung 1994)

Zyklospora

Als Zyklosporaspezies wurde dieser Parasit erst im Mai 1993 benannt [33]. Davor wurde von „cyanobacterium-like bodies“ oder „blue-green alga“ gesprochen [27]. Eine andere Benennung, „große Kryptosporidien“, geht auf die Ähnlichkeit zu Kryptosporidien im Färbeverhalten zurück, daß nämlich die Darstellbarkeit in säurefesten Färbungen am besten gelingt. Allerdings sind die Zyklosporaspezies mit 8–10 µm etwas größer als Kryptosporidien. Ferner konnte elektronenmikroskopisch gut eine Abgrenzung zu den Kryptosporidien gezeigt werden. So führt die Exzystierung von Zyklospora zur Freisetzung von 2 Sporozoiten in jeder Oozyste, während bei den Kryptosporidien 4 Sporozoiten in jeder Oozyste liegen [33].

Die bisher spärlichen Berichte über diese Kokzidieninfektion stammen überwiegend von Tropenreisenden, Immunsupprimierten und Kleinkindern [2, 20, 33, 41]. Übereinstimmend wird bei Vorhandensein von Zyklospora im Stuhl über eine meist wäßrige Diarrhö berichtet. Nur in einer epidemiologischen Studie an Kleinkindern in Peru wurde über eine asymptomatische Ausscheidung von Zyklospora berichtet [33]. Zur Frage, ob Zyklospora bei Immunsupprimierten obligat mit einer Diarrhö einhergeht, kann zum jetzigen Zeitpunkt nicht genauer Stellung genommen werden. Untersuchungen mit größeren Patientenzahlen unter Einschluß asymptomatischer Personen müssen für die Einschätzung der klinischen Relevanz dieses Erregers abgewartet werden. Es gibt bisher auch keine erfolgversprechenden Therapieempfehlungen.

Mycobacterium genavense

Die Bedeutung von Mycobacterium avium-intracellulare (MAI) als disseminierte endständige Infektion im Rahmen einer weit vorangeschrittenen Immunsuppresion bei Aids-Patienten ist hinlänglich bekannt. Es wird diskutiert, daß der Gastrointestinaltrakt die Eintrittspforte für MAI ist und daß bei disseminierter Infektion ein erheblicher Befall des Darms mit dem klinischen Bild einer Diarrhö vorliegen kann [21, 23].

Jüngst wurde über ein bisher nicht bekanntes Mykobakterium berichtet, welches nicht kultivierbar ist und das Mycobacterium genavense genannt wurde. Die Diagnose gelang über die Amplifizierung von ribosomaler RNS aus Blut, Stuhl und Biopsiematerial [6]. In dieser Studie wurde über den disseminierten Verlauf dieser Mykobakteriose bei 18 Aids-Patienten berichtet mit einem ähnlichen klinischen Bild wie bei der disseminierten MAI-Infektion. Die führenden klinischen Zeichen waren Fieber (16/18), Gewichtsverlust (15/18), Diarrhö (9/18) und Hepatomegalie (9/18) bei weit fortgeschrittener Immunsuppresion mit CD-4-Zellzahlen $\leq$ 65/µl bei allen Patienten. Aufgrund der fehlenden Kultivierbarkeit von Mycobacterium genavense fehlen bisher Daten über das Reservoir bzw. Angaben, ob auch diese Mykobakterien primär den Gastrointestinaltrakt kolonisieren. Aufgrund der aufwendigen Amplifizierung werden genauere Angaben zu Epidemiologie und Therapie nur mühsam zu erheben sein. Insofern kann derzeit noch keine endgültige Stellungnahme zur Bedeutung von Mycobacterium genavense als Diarrhöerreger bei der HIV-Infektion abgegeben werden.

Enterale Viren

Die für den Gastrointestinaltrakt bedeutsamste Virusinfektion ist die Zytomegalievirus-(CMV-)infektion, deren erosive und ulzeröse Veränderungen in Verbindung mit Diarrhöepisoden seit längerem bekannt sind [17], so daß dies hier nicht näher abgehandelt werden soll.

In einer neueren Veröffentlichung untersuchten Grohmann et al. [19] das Vorhandensein enteraler Viren bei HIV-infizierten Patienten mit und ohne Diarrhö und fanden signifikant mehr Viren im Stuhl bei den Diarrhöpatienten. Dieser Unterschied galt besonders für Astroviren und Picobirnaviren; bei den Patienten mit Caliciviren (einschließlich SRSV = „small round structured virus") und Adenoviren fand sich keine signifikante Häufung in Hinsicht auf mehr klinische Manifestationen mit Diarrhö. Die Bedeutung von Astroviren und Adenoviren bei Kleinkindern als Diarrhöerreger ist unbestritten [12, 24, 26], in Studien bei HIV-infizierten Patienten ergab sich jedoch im Gegensatz zu der Studie von Grohmann bisher kein signifikanter Unterschied im Virusnachweis zwischen Patienten mit und ohne Diarrhö [13]. Dies ist um so bedeutsamer, da Grohmann et al. keine Koinfektionen mit anderen intestinalen Erregern untersucht hatten. Die eigenen Erfahrungen aus einer multizentrischen Studie bei HIV-Infizierten belegen den Nachweis enteraler Viren als Koinfektion mit anderen Diarrhöerregern, jedoch ohne signifikante Häufung bei den Diarrhöpatienten. Wir schätzen die Bedeutung der enteralen Viren als alleinigen kausalen Diarrhöerreger bei HIV-infizierten Patienten daher als sehr gering ein.

Seltene Diarrhöursachen

Als kasuistische Raritäten sind Kolitisfälle mit wäßriger Diarrhö bedingt durch Pneumocystis carinii und Histoplasma capsulatum beschrieben worden [1, 9], doch müssen diese Fälle als so außerordentlich selten betrachtet werden, daß sie nicht in das normale differentialdiagnostische Repertoire gehören.

Die Bedeutung von Neoplasien (Kaposi-Sarkom, Non-Hodkin-Lymphom) im Intestinaltrakt hat eine etwas größere Bedeutung [25], doch führen sie in der Regel nicht zu Diarrhöen, sondern eher zu einer Obstruktionssymptomatik.

Inwieweit eine bakterielle Überbesiedlung zu Malabsorption und konsekutiver Diarrhö führen kann, muß als noch nicht endgültig geklärt betrachtet werden. Zwar wurde auf eine geringgradige bakterielle Überbesiedlung hingewiesen [7, 42], doch muß die Häufigkeit und pathogenetische Relevanz noch intensiver untersucht werden.

Auch die oft zahlreich eingenommenen Medikamente zu Prophylaxe und Therapie von HIV-assoziierten Komplikationen können Einfluß auf das schnell proliferierende Dünndarmepithel haben und somit gastrointestinale Symptome verursachen. Nur für Zidovudin konnte bisher der überwiegend positive Effekt auf Mukosastruktur und -funktion gezeigt werden [43]. Untersuchungen für andere Medikamente fehlen bisher.

HIV-Enteropathie

Die Vorstellungen zur HIV-Enteropathie gehen davon aus, daß die enteropathogenen Wirkungen des HIV zu einer Malabsorption und nachfolgender Diarrhö führen, ohne daß andere intestinale Pathogene nachweisbar sind [40, 46]. Dafür würde sprechen, daß das HIV bei etwa 40 % der Patienten mit gastrointestinalen Symptomen nachweisbar ist und somit als der häufigste Infektionserreger im Gastrointestinaltrakt angesehen werden kann. Ferner kommt es auch ohne gleichzeitig vorhandene sekundäre Erreger zur Mukosatransformation mit partieller Zottenatrophie und gestörter Kryptenzellhyperplasie. Gleichzeitig liegt eine gestörte Enterozytenreifung vor, wie sich über die verminderte Aktivität von Bürstensaumenzymen nachweisen läßt. Obwohl somit spezifische Störungen von Struktur und Funktion der Mukosa nachgewiesen wurden, fehlt bisher die klare Korrelation zwischen mukosaler HIV-Infektion und gastrointestinaler Symptomatik.

Schlußfolgerung

Für die Diarrhöentstehung bei HIV-infizierten Patienten sind sehr viele verschiedene Faktoren bedeutsam. Auf der einen Seite sind die klassischen opportunistischen und nichtopportunistischen Infektionserreger, wie z. B. Salmonellen, Shigellen und CMV, als Verursacher zu bedenken. Daneben müssen neuere Erreger auf ihr pathogenes Potential untersucht werden, um von Epihänomenen im Sinne von harmlosen Koinfektionen abgegrenzt werden. Zu den mit Sicherheit bedeutsamen neueren Keimen zählen die Kryptosporidien, Mikrosporidien und Zyklospora, da sie in hohem Maße mit Durchfallbeschwerden einhergehen. Die enteralen Viren wie Astro-, Picobirna- oder Adenoviren scheinen pathogenetisch weniger relevant zu sein. Die HIV-Enterophatie führt zur hyporegenerativen Zottenatrophie, doch ist die Korrelation zur Diarrhösymptomatik nicht so eindeutig zu führen, daß jede mukosale HIV-Infektion klinisch relevant ist. Wahrscheinlich ist jedoch, daß das Zusammenspiel verschiedener Faktoren zu der für den Patienten bedeutsamen Durchfallstörung führt.

Literatur

1. Bellomo AR, Perlman DC, Kaminsky DL, Brettholz EM, Sarlin JG (1992) Pneumocystis colitis in a patient with the acquired immunodeficiency syndrome. Am J Gastroenterol 87: 759–761
2. Bendall RP, Lucas S, Moody A, Tovey G, Chiodini PL (1993) Diarrhoea associated with cyanobacterium-like bodies: a new coccidian enteritis of man. Lancet 341: 590–592
3. Blanshard C, Jackson AM, Shanson DC, Francis N, Gazzard BG (1992) Cryptosporidiosis in HIV-seropositive patients. Q J Med 85: 813–823
4. Blanshard C, Hollister WS, Peacock CS, Tovey DG, Ellis DS, Canning EU, Gazzard BG (1992) Simultaneous infection with two types of intestinal microsporidia in a patient with Aids. Gut 33: 418–420
5. Blanshard C, Ellis DS, Tovey DG, Dowell S, Gazzar GB (1992) Treatment of intestinal microsporidiosis with albendazole in patients with Aids. Aids 6: 311–313

6. Böttger EC, Teske A, Kirschner P, Bost S, Chang HR, Beer V, Hirschel B (1992) Disseminated „Mycobacterium genavense“ infection in patients with Aids. Lancet 340: 76–80
7. Budhraja M, Levendoglu H, Kocka F, Mangkornkanok M, Sherer R (1987) Duodenal mucosal T cell subpopulation and bacterial cultures in acquired immune deficiency syndrome. Am J Gastroenterol 82: 427–431
8. Cali A, Kotler DP, Orenstein JM (1993) Septata intestinalis N.G., N. Sp., an intestinal microsporidian associated with chronic diarrhea and dissemination in Aids patients. J Euk Microbiol 40: 101–112
9. Clarkston WK, Bonacini M, Peterson I (1991) Colitis due to Histoplasma capsulatum in the acquired immune deficiency syndrome. Am J Gastroenterol 86: 913–916
10. Connolly GM, Dryden MS, Shanson DC, Gazzard BG (1988) Cryptosporidial diarrhoea in Aids and its treatment. Gut 29: 593–597
11. Connolly GM, Forbes A, Gazzard BG (1990) Investigation of seemingly pathogen-negative diarrhoea in patients infected with HIV1. Gut 31: 886–889
12. Cruz JR, Bartlett AV, Herrmann JE, Cáceres P, Blacklow NR, Cano F (1992) Astrovirus-associated diarrhea among Guatemalan ambulatory rural children. J Clin Microbiol 30: 1140–1144
13. Cunningham AL, Grohman GS, Harkness J, Law C, Marriott D, Tindall B, Cooper DA (1988) Gastrointestinal viral infections in homosexual men who were symptomatic and seropositive for human immunodeficiency virus. J Infect Dis 158: 386–391
14. Field AS, Hing MC, Milliken ST, Marriott DJ (1993) Microsporidia in the small intestine of HIV-infected patients. A new diagnostic technique and a new species. Med J Aust 158: 390–394
15. Flanigan T, Whalen C, Turner J, Soave R, Toerner J, Havlir D, Kotler D (1992) Cryptosporidium infection and CD 4 counts. Ann Int Med 116: 840–842
16. Genta RM, Chappell CL, White AC, Kimball KT, Goodgame RW (1993) Duodenal morphology and intensity of infection in Aids-related intestinal cryptosporidiosis. Gastroenterol 105: 1769–1775
17. Goodgame RW (1993) Gastrointestinal cytomegalovirus disease. Ann Int Med 119: 924–935
18. Goodgame RW, Genta RM, White AC, Chappell CL (1993) Intensity of infection in Aids-associated cryptosporidiosis. J Infect Dis 167: 704–709
19. Grohmann GS, Glass RI, Pereira HG, Monroe SS, Hightower AW, Weber R, Bryan RT (1993) Enteric viruses and diarrhaea in HIV-infected patients. N Engl J Med 329: 14–20
20. Hart AS, Ridinger MT, Soundarajan R, Peters CS, Swiatlo AL, Kocka FE (1990) Novel organism associated with chronic diarrhoea in Aids. Lancet 335: 169–170
21. Havlik JA, Horsburgh CR, Metchok B, Williams PP, Fann SA, Thompson SE (1992) Disseminated Mycobacterium avium complex infection: clinical identification and epidemiologic trends. J Infect Dis 165: 577–580
22. Heise W, Mosterz P, Skörde J, L'age M (1988) Gastrointestinale Befunde bei der HIV-Infektion. Dtsch Med Wochenschr 113: 1588–1593
23. Hellyer TJ, Brown IN, Taylor MB, Allen BW, Easmon CSF (1993) Gastrointestinal involvement in Mycobacterium avium-intracellulare infection of patients with HIV. J Infect 26: 55–66
24. Herrmann JE, Taylor DN, Echeverria P, Blacklow NR (1991) Astrovirus as a cause of gastroenteritis in children. N Engl J Med 324: 1757–1760
25. Herndier BG, Friedman SL (1992) Neoplasms of the gastrointestinal tract and hepatobiliary system in acquired immunodeficiency syndrome. Sem Liver Dis 12: 128–141
26. Lew JF, Moe CL, Monroe SS, Allen JR, Harrison BM, Forrester BD, Stine SE, Woods PA, Hierholzer JC, Herrmann JE, Blacklow NR, Bartlett AV, Glass RI (1991) Astrovirus and adenovirus associated with diarrhea in children in day care settings. J Infect Dis 164: 673–678
27. Long EG, White EH, Carmichael WW, Quinlisk PM, Raja R, Swisher BL, Daugharty H, Cohen MT (1991) Morphologic and staining characteristics of a cyanobacterium-like organism associated with diarrhea. J Infect Dis 164: 199–20
28. Malebranche R, Arnoux E, Guerin JM, Pierre GD, Laroche AC, Elie R, Morisset PH, Spira T, Mandeville R, Drotman P (1983) Acquired immunodeficiency syndrome with severe gastrointestinal manifestations in Haiti. Lancet II: 873–877

29. McGowan I, Hawkins AS, Weller IVD (1993) The natural history of aryptosporidial diarrhoea in HIV-infected patients. Aids 7: 349–354
30. Molina JM, Sarfati C, Beauvais B, Lémann M, Lesourd A, Ferchal F, Casin I, Lagrange P, Modigliani R, Derouin F, Modai J (1993) Intestinal microsporidiosis in human immunodeficiency virus-infected patients with chronic unexplained diarrhea: prevalence and clinical and biologic features. J Infect Dis 167: 217–221
31. Nime FA, Burek JD, Page DL, Holscher MA, Yardley JH (1976) Acute enterocolitis in a human being infected with the protozoan Cryptosporidium. Gastroenterology 70: 1156–1160
32. Orenstein JM, Tenner M, Cali A, Kotler DP (1992) A microsporidian previously undescribed in humans, infecting enterocytes and macrophages, and associated with diarrhea in an acquired immunodeficiency syndrome patient. Hum Pathol 23: 722–728
33. Ortega YR, Sterlin CR, Gilman RH, Cama VA, Díaz F (1993) Cyclospora species – a new protozoan pathogen of humans. N Engl J Med 328: 1308–1312
34. Quinn TC, Piot P, McCormick JB, Feinsod FM, Taelman H, Kapita B, Stevens W, Fauci AS (1987) Serologic and immunologic studies in patients with Aids in North America and Africa. JAMA 252: 2617–2621
35. Rabeneck L, Gyorkey F, Genta RM, Gyorkey P, Foote LW, Risser MH (1993) The role of microsporidia in the pathogenesis of HIV-related chronic diarrhea. Ann Int Med 119: 895–899
36. Ravn P, Lundgren JD, Kjaeldgaard P, Holten-Anderson W, Hojling N, Nielsen JO, Gaub J (1991) Nosocomial outbreak of cryptosporidiosis in Aids patients. Br Med J 302: 277–280
37. René E, Marche C, Regnier B, Saimot AG, Vilde JL, Perrone C, Michon C, Wolf M, Chevalier T, Vallot T et al. (1989) Intestinal infections in patients with acquired immunodeficiency syndrome. Dig Dis Sci 34: 773–780
38. Riecken EO, Zeitz M, Ullrich R (1990) Non-opportunistic causes of diarrhoea in HIV infection. Baill Clin Gastroenterol 4: 385–403
39. Schattenkerk JKME, van Gool T, van Ketel RJ, Bartelsman JFWM, Kuiken CL, Terpstra WJ, Reis P (1991) Clinical significance of small-intestinal microsporidiosis in HIV-1-infected individuals. Lancet 337: 895–898
40. Schneider T, Ullrich R, Zeitz M (1994) Gastrointestinale Manifestation bei der HIV-Infektion. Z Gastroenterol 32: 174–181
41. Shlim DR, Cohen MT, Eaton M, Rajah R, Long EG, Ungar BLP (1991) An alga-like organism associated with an outbreak of prolonged diarrhea among foreigners in Nepal. Am J Trop Med Hyg 45: 383–389
42. Smith PD (1991) Role of cytokines in infectious and noninfectious enteropathy in patients with Aids. Immunol Res 10: 447–451
43. Ullrich R, Heise W, Bergs C, L'age M, Riecken EO, Zeitz M (1992) Effects of zidovudine treatment on the small intestinal mucosa in patients infected with HIV. Gastroenterol 102: 1483–1492
44. Ullrich R, Heise W, Bergs C, L'age M, Riecken EO, Zeitz M (1992) Gastrointestinal symptoms in patients infected with human immunodeficiency virus: relevance of infective agents isolated from gastrointestinal tract. Gut 33: 1080–1084
45. Weber R, Bryan RT, Owen RL, Wilcox CM, Gorelkin L, Visvesvara GS (1992) Improved light-microscopical detection of microsporidia spores in stool and duodenal aspirates. N Engl J Med 326: 161–166
46. Zeitz M, Ullrich R (1992) Der Gastrointestinaltrakt bei der HIV-Infektion. Aids-Forsch 7: 227–240

Ernährungsstatus und Ernährungstherapie bei HIV-Infizierten

B. Lembcke, A. Schulte-Bockholt, T. Wehrmann, M. Ott, W.F. Caspary

Die terminale Phase sowie besondere Verlaufsformen („wasting" oder „slim disease") der HIV-Infektion sind durch einen progressiven, ungewollten Gewichtsverlust charakterisiert, dessen Pathogenese und dessen Folgen für den weiteren Verlauf der Erkrankung bisher nicht hinreichend geklärt sind.

Vor dem Hintergrund präexistenter Daten über Störungen der Lebensqualität, immunologischer Funktionen und komplizierender Infekte unter Mangelernährungsbedingungen ist die ungewollte Gewichtsabnahme jedoch a priori als eine unerwünschte Aggravierung der bestehenden Krankheitssituation zu betrachten und damit objektiv wie subjektiv therapiebedürftig.

90% der HIV-infizierten Patienten entwickeln im Laufe ihrer Erkrankung Ernährungsstörungen und einen Gewichtsverlust von mehr als 10% ihres Körpergewichts, meistens im Sinne einer Kachexie durch fieberhafte Infektionen, Malignome und assoziierte katabole Stoffwechselveränderungen. „Wasting" im Sinne der CDC-Definition [3] beinhaltet demgegenüber einen Gewichtsverlust von > 10% des (üblichen) Ausgangsgewichtes im Zusammenhang mit Fieber, Schwäche und/oder Durchfällen *ohne* Nachweise einer konsumierenden Kondition (wie Malignomen, Tuberkulose, Cryptosporidieninfektion oder anderen Enteritiden).

Der dergestalt evidente *Gewichtsverlust* stellt aber nur das Endstadium einer ausgeprägten Mangelernährung dar, da die Malnutrition bei Aids-Patienten initial präferentiell als Verlust der Körperzellmasse („lean body mass") imponiert und später in das Vollbild der Protein-Kalorienmalnutrition (PEM) mit verstärktem Fettabbau übergeht. Das Wasting-Syndrom unterscheidet sich damit inhaltlich vom Marasmus (Verlust von Körpergewicht, Fett- und Muskelmasse bei normalem Serumalbumin; Ursache: zu geringe Energiezufuhr) sowie der Tumorkachexie (Abnahme von Gewicht und Muskeleiweiß unter weitgehender Erhaltung der Masse der viszeralen Organe) mit progressivem Gewichtsverlust trotz adäquater Nahrungsaufnahme.

W. F. Caspary et al. (Hrsg.) Ökosystem Darm VI

Definitionen

Mangelernährung wird in der Ernährungsmedizin aus Praktikabilitätsgründen zumeist definiert als ungewollter Gewichtsverlut von > 5% in 1 Monat bzw. > 10% in 6 Monaten bzw. durch ein aktuelles Körpergewicht < 85% des Normalgewichtes nach Broca.

Die detaillierte Differenzierung des Körpergewichtes in die Kompartimente Fett, fettfreie Masse („lean body mass"), Körperwasser, Körperzellmasse („body cell mass", BCM) und extrazelluläre Masse (ECM) erlaubt demgegenüber eine subtilere Diagnostik der Malnutrition, die a) Störungen früher erkennbar werden läßt und b) die Charakterisierung präferentieller bzw. spezifischer Störungsmuster ermöglicht.

Die Mangelernährung bei HIV-infizierten Patienten ist charakterisiert durch eine Abnahme der BCM (Abbau von Strukturproteinen bei Katabolie) und eine (kompensatorische) Zunahme von ECM, d.h. eine Zunahme der ECM/BCM-Ratio. Nach Untersuchungen aus unserer Arbeitsgruppe treten diese Veränderungen der Körperzusammensetzung bereits im Stadium Walter-Reed 2 auf, ohne daß die Gewichtsbestimmung zu diesem Zeitpunkt Anhaltspunkte für eine Mangelernährung ergeben würde [13].

Für Patienten mit einer HIV-Infektion stellt „wasting" eine Aids-definierende Erkrankung dar [3, 23]. Dabei wurde unlängst in einer einzelnen Institution anhand des Häufigkeitsverlaufs der Aids-definierenden Kriterien aufgezeigt, daß in nur 9 Jahren Beobachtungsdauer (1984–1992) „wasting" als Aids-definirendes Kriterium kontinuierlich von 3 auf 31% zugenommen hat, während z.B. das Kaposi-Sarkom oder die Pneumocystis-carinii-Pneumonie als Aids-definierende Diagnosen abnahmen [23].

Pathogenese

Während der Gewichtsverlust bei ausgeprägter Tumormanifestation zumeist in Analogie zur malignombedingten Kachexie als unmittelbar tumorstoffwechselbedingt angesehen wurde, wird bei Patienten mit Diarrhö in der Regel eine malassimilationsbedingte Gewichtsabnahme angenommen. Diese Sichtweise wird gestützt durch den tatsächlichen Nachweis einer Malassimilation von Nahrungsstoffen (u.a. Fett, Kohlenhydrate) bei der HIV-Enteropathie und bei intestinalen opportunistischen Infektionen, sie ist jedoch übervereinfacht und de facto unzutreffend.

Anorexie, die schwere Allgemeininfektion mit verstärkter Lipolyse und energetischem „fultile cycle", Medikamentennebenwirkungen sowie zur Katabolie führende endokrine Störungen sind weitere Partialaspekte, die in der Pathogenese der Mangelernährung als Kausalfaktoren genannt werden.

Untersuchungen, in denen die *Nahrungsaufnahme* bei HIV-Infizierten tatsächlich ermittelt wurde, ergaben allerdings keinen Anhalt für eine signifikant reduzierte Nahrungsaufnahme beim Vergleich von Kontrollen und Aids-Patienten, Gewichtsstabilen und Gewicht verlierenden Patienten, HIV-positiven und

ARC-Patienten, Patienten im Stadium CDC II und CDC IV bzw. Kontrollen, HIV-Infizierten und Aids-Patienten. Allerdings weisen Patienten mit Aids und opportunistischen Infektionen als Subgruppe eine reduzierte Nahrungaufnahme auf [4, 6, 8]. Demgegenüber ist der Ruheenergieumsatz bereits bei (einem Teil der) HIV-Infizierten erhöht und steigt im Stadium Aids bzw. beim Patienten mit Aids und einer Infektion noch weiter an [6]. Insgesamt sind die Befunde über Veränderungen des Ruheenergieumsatzes (REE) bei HIV-infizierten Patienten jedoch sehr uneinheitlich.

Die krankheitsassoziierte Erhöhung der TNF-α-Spiegel („Cachektin") und anderer Cytokine (Interleukin 1, Interferon α) könnte eine pathogenetische Klammer mit der Folge inadäquat gesteigerten Energiestoffwechsels sein [11, 17]; auch hier sind die Relation zum Krankheitsverlauf und die Bedeutung der Serum- bzw. Gewebs-TNF-α-Spiegel jedoch noch ungeklärt.

Nur wenige dieser Faktoren sind – was ihre tatsächliche Bedeutung für die Malnutrition angeht – schlüssig belegt. Dies liegt bereits an der Schwierigkeit der exakten Erfassung der Mangelernährung, die durch den Gewichtsverlauf nur unzureichend, quasi im Extrem, wiedergegeben wird, darüber hinaus fehlen gut kontrollierte und insbesondere interventionelle Studien.

Ernährungsstatus

90% der HIV-Erkrankten erleiden im Krankheitsverlauf einen Gewichtsverlust; allerdings ist die mittlere Veränderung des Körpergewichts bei Patienten der Stadien WR 2–WR 6 nicht einheitlich richtigungsweisend verändert, entsprechend nehmen Patienten der Krankheitsstadien WR 2–6 sowohl an Gewicht ab wie auch an Gewicht zu [21]. Da das Gewicht nur die Summe der Körperkompartimente reflektiert, die Körperzellmasse („body cell mass", BCM) aber die entscheidende Größe für den Energieverbrauch (und die Folgen negativer Energiebilanz) darstellt, ist eine Betrachtung der sog. „body composition" Voraussetzung der adäquaten Beurteilung des Ernährungszustandes.

Charakteristische frühe Veränderungen der „body composition" bei der Mangelernährung sind im eigenen Krankengut [13] eine Abnahme der BCM bei gleichzeitiger Expansion des extrazellulären Volumens (ECM) (BCM + ECM = LBM („lean body mass"); LBM + Fettmasse = Körpergewicht), sowie nach Untersuchungen der Hannoveraner Arbeitsgruppe von M.J. Müller eine stadienabhängige prononcierte Abnahme von Fett > BCM [21].

Daß HIV-Infizierte bereits ab Stadium Walter-Reed 2 (HIV-infiziert, keine immunologischen Störungen, keine Krankheitserscheinungen) eine Verminderung der BCM, mithin eine mit anderen Parametern [wie „body mass index" (BMI) oder Körpergewicht] nicht meßbare Mangelernährung aufweisen, konnte unsere Arbeitsgruppe durch eine Querschnittsstudie an Patienten der Erkrankungsstadien WR 2–6 nachweisen [13].

Dabei wurde die durch bioelektrische Impedanzanalyse [18] erfaßbare Änderung der elektrischen Leitfähigkeit („resistance" und „reactance") und des Phasenwinkels α auf eine Abnahme der BCM zurückgeführt. Änderungen der elektrischen Leitfähigkeit bei HIV-Infizierten durch eine Änderung des elektrischen Zellwiderstandes ohne Abnahme der Zellmasse, z. B. durch die Anwesenheit von Zytokinen, wären allerdings eine andere, sehr plausible Erklärung, zumal in vitro an Monolayerkulturen für Interferon γ eine deutliche Änderung des Zellverbandwiderstandes nachgewiesen ist [12].

Allerdings weisen HIV-infizierte Patienten mit einer BCM-Verminderung auch einen erhöhten Ruheenergieverbrauch („resting energy expenditure, REE") auf [6, 8]. Darüber hinaus ist die Methode der bioelektrischen Impedanzanalyse (BIA) inzwischen auch für Aids-Patienten durch Korrelation mit multiplen Isotopendilutionsverfahren validiert [20].

Die BCM-Verminderung zeigt keine Korrelation zur Ausprägung einer Durchfallsymptomatik; nur bei Patienten mit exzessiven, das Krankheitsbild dominierenden Durchfällen kann eine signifikante Verminderung der BCM, d. h. eine Mangelernährung nachgewiesen werden [13]. Andererseits tragen Störungen der intestinalen Resorption zur Mangelernährung bei Aids-Patienten bei, denn Aids-Patienten mit pathologischem D-Xylosetest weisen stärkere Veränderungen im Sinne einer Malnutrition auf als vergleichbare Patienten mit normalem D-Xylosetest [14].

Prognostische Bedeutung

Die Gewichtsabnahme und die Abnahme der BCM (gemessen als ^{40}K) korrelieren mit der Überlebensdauer bei Patienten mit Aids im fortgeschrittenen Krankheitsstadium. Kotler et al. [9] haben durch retrograde Betrachtung, ausgehend vom Todeszeitpunkt, eine Beziehung zwischen dem Grad der Mangelernährung und der Überlebensdauer ermittelt. Dabei zeigte sich, daß das Körpergewicht (ausgedrückt in % des idealen KG) 100 Tage vor dem Tod noch im Mittel bei 90 % lag, zum Zeitpunkt des Todes bei 66 %; demgegenüber war die Körperzellmasse 100 Tage ante finem bereits mit 71 % signifikant vermindert und nahm auf final 54 % ab.

Auch die Abnahme des als Serummarker der viszeralen Proteinmasse angesehenen Serumalbumins und des Körpergewichtes erlauben bei Aids-Patienten prognostische Rückschlüsse [2]. So liegt die Lebenserwartung bei einem Körpergewichtsverlust von < 10 % bei 520 Tagen, bei einer Abnahme um > 20 % des KG in 6 Monaten dagegen nur bei 48 Tagen.

Aids-Patienten mit einem Serumalbumin > 3,5 g/100 ml wiesen eine mittlere Überlebensdauer von > 960 Tagen auf; für Patienten mit einer Albuminkonzentration im Bereich von 2,5–3,5 g/100 ml lag die mittlere Überlebensdauer dagegen bei 103 Tagen und Patienten mit < 2,5 g Albumin/100 ml waren im Mittel bereits nach 17 Tagen gestorben.

Wenngleich diese Absolutzahlen mit der Verbesserung der Prognose von Aids-Patienten quoad vitam u. U. nicht übertragbar sind, so dürfte jedoch die Relation weiterhin gelten.

Eigene Untersuchungen konnten überdies darstellen, daß bereits sehr viel früher (im Stadium WR 3–5, d. h. *vor* Entwicklung des Vorbildes Aids) bestehende

Unterschiede der (durch bioelektrische Impedanzanalyse gemessenen) Körperzusammensetzung ein zuverlässiger prognostischer Parameter für das Überleben der nachfolgenden 1000 Tage sind [15].

Dabei konnte durch die Kaplan-Meier-Kurven für Patienten mit einem Phasenwinkel $\alpha < 5{,}6\,°$ ($\bar{x}$ - 1 SD) gegenüber den Patienten mit einem Phasenwinkel $\alpha > 5{,}6\,°$ bei der Indexmessung im Stadium WR 3–5 und durch die Analyse im Rahmen eines Cox-Modells unter Berücksichtigung antiviraler Therapie und Pentamidininhalation dargestellt werden, daß der Phasenwinkel α der mit Abstand beste prädiktive Einzelwert ist, gefolgt von der Reactanz, BCM und dem ECM/BCM-Verhältnis vor dem Serumcholesterinspiegel und der CD-4-Zellzahl (Tabelle 1, [15]).

Tabelle 1. Relative Wertigkeit unterschiedlicher Malnutritionsparameter als prognostischer Indikator für die 1000-Tage-Überlebenszeit bei HIV-infizierten Patienten im Stadium Walter-Reed 3–5. (nach [15]).
(Zur Frage, ob die BIA-Daten ausschließlich als Malnutritionsparameter angesehen werden können, s. Text)

Parameter	X^2 der „likelihood ratio" des Modells	p (Wald-Test)
Phasenwinkel α	40,2	0,0001
„Reactance"	33,6	0,0001
BCM	31,5	0,0003
ECM/BCM	31,3	0,0001
Serum-Cholesterin	28,5	0,0027
Serum-Albumin	25,5	0,01
„Body mass index" (BMI)	22,5	0,075
„Resistance"	19,3	0,67
Serum-Triglyzeride	19,2	0,78
Gesamteiweiß i. Serum	19,1	0,79
CD-4-positive Zellen	26,2	0,0027

Ernährungstherapie

Die Ernährung von Patienten mit HIV-Infektion und evidenten Zeichen der Mangelernährung muß individuelle Faktoren wie die Fähigkeit zur Nahrungsaufnahme und Störungen der Resorption berücksichtigen.

Die Ernährungstherapie als frühzeitige Maßnahme, d.h. bei Verminderung der BCM ohne Gewichtsverlust, ist als interventionelle Maßnahme in ihrer Bedeutung bisher nicht untersucht. Vielmehr sind die meisten Berichte über die Auswirkungen ernährungstherapeutischer Maßnahmen Einzelfalldarstellungen, kleinere Pilotprojekte, unkontrollierte Studien oder an kleinen Patientengruppen erhoben. Überdies ist bei unstratifizierter und retrospektiver Untersuchung ein positiver Effekt einer (nicht nach ernährungsmedizinisch-wissenschaftlichen Standards ausgerichteten) Ernährungstherapie kaum zu erwarten [1].

Immerhin konnte gezeigt werden, daß antivirale Therapie (HIV – Ziduvudin; CMV – Gancyclovir) das „wasting" aufhält bzw. eine Repletion der Körperzellmasse bewirken kann [10].

Inwieweit andere pharmakologische Substanzen eine effektive Besserung des Ernährungszustandes (Zunahme der BCM) bewirken, ist umstritten.

In klinischer (und paraklinischer) Prüfung befinden sich derzeit Pharmaka mit sehr unterschiedlichen Ansatzmechanismen. Hierzu zählen u. a. Megestrolacetat (Megestat) und Medroxyprogesteronacetat (Clinovir) als Gestagenderivate (cave antiadrogene Nebenwirkung und Wasserretention), Wachstumshormon und Clenbuterol als Anabolika, Pentoxyfyllin (Trental) aufgrund seiner Anti-TNF-α-Wirkung sowie Ketotifen (Zaditen) und Dronabinol als appetitsteigernde Substanzen, letztere aus der Gruppe der Cannabisrauschmittelalkaloide [5].

Eine ernährungs*therapeutische* Intervention ist aus ernährungsmedizinischer Sicht zweckmäßig und indiziert bei einer Gewichtsabnahme > 15 % des KG, einem „body mass index" (BMI) < 19 kg/m² und CD 4-Lymphozyten < 250/μl ± einer Albuminkonzentration < 3 g/100 ml (Vorschlag der Arbeitsgruppe Ernährungsmedizin der MHH). Dabei bevorzugen wir primär die ausführliche Ernährungsberatung durch eine praktisch versierte Ökotrophologin, die auf einer individuellen Ernährungsanamnese beruhen soll und Verträglichkeiten sowie Vorlieben des Patienten berücksichtigen kann. Ziele sind dabei die weitgehende Erhaltung einer normalen Ernährungsweise, die ausreichende Proteinkalorienversorgung sowie eine vollwertige Ernährungsweise, d. h. gleichzeitig die Vermeidung einseitiger Ernährung. Die Verabreichung nährstoffdefinierter Trinknahrungen ist prinzipiell sinnvoll, geht in praxi jedoch häufig auf Kosten der „normalen" Ernährung und läßt sich selten längerfristig mit > 500 – 1000 kcal/Tag durchführen [KAAD-Workshop, Köln 1993, unveröffentlicht].

Nasogastrale und nasoenterale Sonden werden nach unseren Erfahrungen im ambulanten Bereich nur von einem Bruchteil in Frage kommender Patienten akzeptiert und kaum je ausreichend lange toleriert; hier spielt das spezielle Krankengut mit homosexuellen Patienten (stark beeinträchtigtes Körpergefühl) und Drogenabhängigen (stark beeinträchtigte Compliance) ebenso eine Rolle wie die stigmatisierende Fremdbeunruhigung (Infektionsgefährdung) und medizinische Aspekte (schmerzhafte mukosale Entzündungen, Candidiasis, HSV- oder CMV-Ulzera, Übelkeit und Erbrechen, insbesondere auch als Therapiefolgen, sowie allgemeine Anstrengung durch die Situation der nasoenteralen Ernährung).

Prinzipiell eher akzeptiert wird die enterale Ernährung über PEG-Systeme. Enterale Ernährung über eine PEG-plazierte Sonde führt auch im fortgeschrittenen Krankheitsstadium zu einem signifikanten Anstieg des Körpergewichts, der BCM, des Körperfetts, des Serumalbuminspiegels und des Transferrins [22].

Ungeachtet der publizierten Verträglichkeit und fehlender technischer Probleme bei 14 Patienten [22] sowie in der Regel einfacher technischer Durchführbarkeit der PEG sollte hier allerdings eine im Vergleich zum nicht-HIV-infizierten Patienten nach Auffassung von erfahrenen Untersuchern aus unterschiedlichen Zentren doch etwa 3fach erhöhte Neigung zu Infektionskomplikationen berücksichtigt werden [KAAD-Workshop, Köln 1993, unveröffentlicht].

Allerdings ist bei gegebener Indikation zur Ernährungstherapie auch bei parenteraler Ernährung mit einem erhöhten Risiko infektiöser Komplikationen zu rechnen [7, 16, 19].

Die Ernährung bei schwerwiegenden Störungen des Intestinaltraktes (z.B. Diarrhö durch Cryptosporidien) kann allerdings oft nur durch vorwiegende oder totale parenterale Ernährung gewährleistet werden.

Literatur

1. Brolin RE, Gorman RC, Milgrim LM et al. (1991) Use of nutrition support in patients with Aids: a four-year retrospective review. Nutrition 7: 19–22
2. Cheblowski RT, Grosvenor MB, Bernhard NH et al. (1989) Nutritional status, gastrointestinal dysfunction, and survival in patients with Aids. Am J Gastroenterol 84: 1288–1293
3. Council of State and Territorial Epidemiologists, Centers for Disease Control (1987) Revision of the CDC surveillance case definition for acquired immuno-deficiency syndrom. MMWR 36 (Suppl): 3S–14S
4. Dworkin B, Axelrod F, Pierre N et al. (1989) An analysis of nutrient intake in patients with Aids, Aids-related complex (ARC) and asymptomatic HIV positive controls. Gastroenterology 96: A133
5. Gorbach SL, Knox TA, Roubenoff R (1993) Interactions between nutrition and infection with human immunodeficiency virus. Nutr Rev 51: 226–234
6. Grunfeld C, Pang M, Shimizu L et al. (1992) Resting energy expenditure, caloric intake, and short-term weight change in human immunodeficiency virus infection and the acquired immunodeficiency syndrome. Am J Clin Nutr 55: 455–460
7. Henry K, Thurn JR, Johnson S (1989) Experience with central venous catheters in patients with Aids. N Engl J Med 320: 1496
8. Hommes MJ, Romijin JA, Godfried MH et al. (1990) Increased resting energy expenditure in human immunodeficiency virus-infected men. Metabolism 39: 1186–1190
9. Kotler DP, Tierney AR, Wang J, Pierson RN (1989) Magnitude of body cell mass depletion and timing of death from wasting in Aids. Am J Clin Nutr 50: 444–447
10. Kotler DP, Tierney AR, Altilio D et al. (1989) Body mass repletion during ganciclovir treatment of cytomegalovirus infections in patients with acquired immunodeficiency syndrome. Arch Intern Med 149: 901–904
11. Lähdevirta J, Maury CPJ, Teppo AM et al. (1988) Elevated levels of circulating cachectin / tumor necrosis factor in patients with acquired immunodeficiency syndrom. Am J Med 85: 289–291
12. Madara JL, Stafford J (1989) Interferon-y directly affects barrier function of cultured intestinal epithelial monolayers. J Clin Invest 83: 724–727
13. Ott M, Lembcke B, Fischer H et al. (1993) Early changes of body composition in human immunodeficiency virus-infected patients: tetrapolar body impedance analysis indicates significant malnutrition. Am J Clin Nutr 57: 15–19
14. Ott M, Wegner A, Caspary WF, Lembcke B (1993) Intestinal absorption and malnutrition in patients with the acquired immunodeficiency syndrome (Aids). Z Gastroenterol 31: 661–665
15. Ott M, Fischer H, Polat H et al. (1995) Bioelectrical impedance analysis as a predictor of survival in patients with the human immunodeficiency virus-infection. JAIDS (in press)
16. Raviglione MC, Battan R, Pablos-Mendez A et al. (1989) Infections associated with Hickman catheters in patients with acquired immunodeficiency syndrome. Am J Med 86: 780–786
17. Sherry BA, Gelin J, Fong Y et al. (1989) Anticachectin / tumor necrosis factor-α antibodies attenuate development of cachexia in tumor models. FASEB J 3: 1956–1962
18. Shizgal HM (1990) Validation of the measurement of body composition from whole body bioelectric impedance analysis. Infusionstherapie 17 (Suppl 3): 64–74

19. Singer P, Rothkopf MM, Kvetan V et al. (1991) Risks and benefit of home parenteral nutrition in the acquired immunodeficiency syndrome. JPEN 15: 75–79
20. Sluys TEMS, van der Ende ME, Swart GR et al. (1993) Body composition in patients with acquired immunodeficiency syndrome: a validation study of bioelectric impedance analysis. JPEN 17: 404–406
21. Süttmann U, Müller MJ, Ockenga J et al. (1991) Malnutrition and immune dysfunction in patients infected with human immunodeficiency virus. Klin Wochenschr 69: 156–162
22. Süttmann U, Selberg O, Müller MJ et al. (1993) Home enteral nutrition in patients with acquired immunodeficiency syndrome. Clin Nutr 12: 287–292
23. Weiss PJ, Wallace MR, Olson PE et al. (1993) Changes in the mix of Aids-defining conditions (letter). N Engl J Med 324: 1962

Behandlung erregernegativer und chronischer Diarrhöen bei Aids-Patienten

H.-J. Stellbrink, A. Raedler

Die Ursachen der Diarrhö bei Aids-Patienten sind mannigfaltig [13, 23, 30, 32]. Eine Vielzahl bakterieller Erreger (Salmonella spp., Campylobacter spp. etc.), Protozoen (Kryptosporidien, Giardia lamblia, Mikrosporidien, Amöben), Pilze (Histoplasma capsulatum) und Viren (Zytomegalievirus, Adenoviren, Rotaviren) werden als kausale Agenzien plausibel gemacht. In etlichen Fällen jedoch bleibt die Erregersuche vergeblich, so daß der Begriff „Aids-Enteropathie" geprägt wurde [18]. Allerdings ist zu vermuten, daß die Symptomatik in der überwiegenden Anzahl der Fälle auf Infektionen beruht, die sich derzeit noch nicht oder nicht zweifelsfrei diagnostizieren lassen.

Es ist weiterhin Gegenstand der Diskussion, ob die nachzuweisende HIV-Infektion von mononukleären Zellen der Lamina propria und der Peyer-Plaques den Ausgangspunkt für die bei diesen Patienten beobachtete Symptomatik darstellt [33]. Neuere experimentelle Befunde scheinen diese Hypothese zu stützen [6].

Histologisch ist eine villöse Atrophie [16], klinisch eine Malabsorption [13, 15, 16, 18, 30] zu finden. In Verbindung mit diesen Veränderungen wird auch ein Laktasemangel beobachtet [33]. Infektionsversuche an neoplastischen Zellinien weisen auf eine direkte HIV-Infektion von Enterozyten hin [1, 4]. Dennoch lassen die geringe Anzahl HIV-infizierter Zellen im Darm und die Abwesenheit entzündlicher Veränderungen die Hypothese einer direkt HIV-induzierten Enteropathie eher unwahrscheinlich erscheinen. Möglich ist auch, daß der Mangel an IgA_2-bildenden B-Zellen im Bereich des mukosaassoziierten Immunsystems des Darms durch eine geringgradige bakterielle Kolonisation des Dünndarms zu einer chronischen Entzündungsreaktion mit entsprechenden histologischen Veränderungen führt. Budhraja et al. [8] fanden 4,5 10^4 Organismen/ml im Dünndarmsekret von Aids-Patienten mit Diarrhö, Smith et al. [30] 10^5 Organismen/ml. Trotz Überwiegen oder Äquivalenz von Aerobiern im Verhältnis zu Anaerobiern liegen diese Zahlen über den als normal anzusehenden Werten von 10^3 Organismen/ml [29]. Für diese Dünndarmkolonisation kann auch die in fortgeschrittenen Stadien häufig zu beobachtende Achlorhydrie eine Rolle spielen [19].

W. F. Caspary et al. (Hrsg.) Ökosystem Darm VI

In fortgeschrittenen Stadien der HIV-Infektion dürften die CD 4+-Zelldepletion und die Funktionsstörung akzessorischer Zellen [2, 5, 31] diese funktionellen Veränderungen überlagern und insbesondere die Abwehr von protozoalen und mykobakteriellen Infektionen beeinträchtigen.

Die Behandlung des Leitsymptoms Diarrhö bei Aids ist an pragmatischen Gesichtspunkten orientiert. In akuten Fällen stellen Flüssigkeits- und Elektrolytverluste das Hauptproblem dar und müssen ausgeglichen werden. Zu beachten ist, daß es gelegentlich bei nephrotoxischer Medikation (Foscarnet, Amphotericin B) unter einem akuten gastrointestinalen Infekt zur Hypovolämie mit konsekutivem akutem Nierenversagen kommt.

In Anbetracht der Vielzahl der in Frage kommenden Erreger ist eine probatorische Antibiotikatherapie im akuten Fall i. allg. nicht zu rechtfertigen. Nach Einleitung der Diagnostik ist jedoch eine sofortige symptomatische Therapie möglich. Neben Rehydratation und Elektrolytsubstitution können Loperamid und Diphenoxylat, in schweren Fällen auch Opiumtinktur eingesetzt werden. Obwohl der Einsatz peristaltikhemmender Substanzen bei bakteriellen Diarrhöen kontrovers diskutiert wird, erscheint er gerechtfertigt, wenn Zeichen einer ausgeprägten Entzündungsreaktion wie z. B. deutliche abdominelle Schmerzen oder blutige Beimengungen fehlen.

Bei chronischen, therapierefraktären Verläufen muß unter Berücksichtigung medizinischer, logistischer und ethischer Gesichtspunkte eine totale oder partielle parenterale Ernährung erwogen werden.

In Einzelfällen chronischer Diarrhöen ist ein Versuch der Suppression der sekretorischen Diarrhö insbesondere bei Kryptosporidienenteritis mit Octreotid, einem Somatostatinanalogon, möglich [10, 26].

Gemäß den obigen pathogenetischen Vorstellungen wird derzeit die hochdosierte Gabe des apathogenen Hefepilzes *Saccharomyces boulardii* als eine weitere therapeutische Möglichkeit diskutiert [27].

Bei Patienten mit einer nur *per exclusionem* zu diagnostizierenden „Aids-Enteropathie" ist der Versuch einer antiretroviralen Therapie angezeigt (Zidovudin, Zalcitabin, Didanosin).

Diarrhöen durch Zytomegalievirus sprechen vorübergehend auf eine Therapie mit Ganciclovir [11] oder Foscarnet [24] an. Rezidive sind häufig, nicht selten verbunden mit weiteren Organmanifestationen.

Chronische Diarrhöen durch Kryptosporidien, Mikrosporidien und *M. avium/intracellulare* sind schwer behandelbar.

Für Kryptosporidien wurden Spiramycin, Diclazuril, Letrazuril, borines Kolostrum, Transferfaktor und Difluoromethyl-Ornithin als kausale Therapiemöglichkeiten eingesetzt, jedoch ohne eindeutige Erfolge in klinischen Studien [9, 20, 21, 22, 25, 28, 34]. Paromomycin hat die bisher vielversprchendste Wirkung erkennen lassen [7, 14, 17, 35].

Mikrosporidien sprechen auf derzeit verfügbare antiprotozoale Substanzen kaum an. Albendazol erwies sich jedoch in einigen Fällen als wirksam [12].

M.-avium/intracellulare-bedingt Diarrhöen lassen sich gelegentlich durch Kombinationen aus Clarithromycin (oder Azithromycin), Rifabutin und Ethambutol, Amikacin, Clofazamin oder Ofloxacin bessern. Die Zusammenstellung der Therapie sollte nach Resistenztestung erfolgen. Eine Ausheilung gelingt nicht.

Selbst bei Diagnosestellung einer inkurablen Darminfektion sollte die weitere Suche nach Erregern nicht aufgegeben werden, da Mehrfachinfektionen häufig sind und sich weitere Behandlungsmöglichkeiten erschließen können. Auch bei Verschlechterung der Symptomatik im Verlauf einer chronischen Diarrhö sollte eine erneute Diagnostik erfolgen, da andere, behandelbare Pathogene jederzeit klinisch in den Vordergrund treten können.

Die supportive Therapie erzielt oft gute klinische Effekte. Obwohl innerhalb der nächsten Jahre mit der Entwicklung neuer Substanzen zur Behandlung derzeit inkurabler Infektionen zu rechnen ist, werden das sich ausdehnende Spektrum der Pathogene und die Entwicklung von Resistenzen diese Entwicklung begleiten. Neben den Versuchen zur Verbesserung der kausalen Therapiemöglichkeiten wird daher auch in Zukunft der supportiven Therapie eine entscheidende Rolle zukommen.

Literatur

1. Adachi A, Joenig S, Gendelman HE et al. (1987) Productive, persistent infection of human colorectal cell lines with human immunodeficiency virus. J Virol 61: 209–213
2. Allen JB, McCartney-Francis N, Smith PD, Simon G, Gartner S, Wahl LM et al. (1990) Expression of interleukin 2 receptors by monocytes from patients with acquired immunodeficiency syndrome and induction of monocyte interleukin 2 receptors by human immunodeficiency virus-1 *in vitro*. J Clin Invest 85: 192–199
3. Armitage K, Flanigan T, Carey J, Frank I, MacGregor RR, Ross P, Goodgame R, Turner J (1992) Treatment of cryptosporidiosis with paromemycin. A report of five cases. Arch Intern Med 152: 2497–2499
4. Asmuth DM, Hammer SM, Wanke CA (1994) Physiological effects of HIV infection on human intestinal epithelial cells: an *in vitro* model for HIV enteropathy. Aids 8: 205–211
5. Baldwin GC, Fleischmann J, Chung Y, Koyanagi Y, Chen IS, Golde DW (1990) Human immunodeficiency virus causes mononuclear phagocyte dysfunktion. Proc Natl Acad Sci USA 87: 3933–3937
6. Batman PA, Fleming SC, Sedgwick PM, MacDonald TT, Griffin GE (1994) HIV infection of human fetal intestinal explant cultures induces epithelial cell proliferation. Aids 8: 161–167
7. Bissuel F, Cotte L, Rabodonirina M, Rougier P, Piens MA, Trepo C (1993) Paromomycin therapy for cryptosporidial diarrhoea in 24 Aids patients. Int Conf on Aids 9 (1) 56 (abstr WS-B13-6)
8. Budhraja M, Levendoglu H, Kocka F, Mangkornkanok M, Sherer R (1987) Duodenal mucosal T cell subpopulation and bacterial cultures in acquired immune deficiency syndrome. Am J Gastroenterol 82: 427–431
9. Connolly GM, Youle M, Gazzard BG (1990) Diclazuril in the treatment of severe cryptosporidial diarrhoea in Aids patients (letter). Aids 4: 700–701
10. Cook DJ, Kelton JG, Stanisz AM, Collins SM (1988) Somatostatin treatment for cryptosporidial diarrhea in a patient with the acquired immunodeficiency syndrom (Aids). Ann Intern Med 108: 708–709
11. Dieterich DR, Kotler DP, Busch DF, Crumpacker C, Du Mond C, Dearmand B, Buhles W (1993) Ganciclovir Treatment of Cytomegalovirus Colitis in Aids: A Randomized, Double-Blind, Placebo-Controlled Multicenter Study. J Infect Dis 167: 278–282
12. Dieterich D, Kotler D, Lafleur F, Lew E, Orenstein J (1992) Albendazole treatment of two species of microsporidial enteritis. Int Conf Aids 8 (2) Jul 19–24 PG B142 (Abstr PoB 3333)

13. Dworkin B, Wormser GP, Rosenthal WS, Heier SK, Braunstein M, Weiss L et al (1985) Gastrointestinal manifestations of the acquired immunodeficiency syndrome: a review of 22 cases. Am J Gastroenterol 80: 774–778
14. Fichtenbaum CJ, Ritchie DJ, Powderly WG (1993) Use of paromomycin for treatment of cryptosporidiosis in patients with Aids. Clin Infect Dis 16: 298–300
15. Gillin JS, Shike M, Alcock N, Urmacher C, Krown S, Krutz RC et al. (1985) Malabsorption and mucosal abnormalities of the small intestine in the acquired immunodeficiency syndrome. Ann Intern Med 102: 612–622
16. Harriman GR, Smith PD, Horne MK, Fox CH, Koenig S, Lack EE et al. (1989) Vitamin B12 malabsorption in patients with acquired immunodeficiency syndrome. Arch Intern Med 149: 2039–2041
17. Kanyok TP, Novak RM, Danziger LH (1993) Preliminary results of a randomized, blinded, control study of paromomycin (PRM) vs. placebo (PLC) for the tratment of Cryptosporidium diarrhea (CD) in Aids patients (P). Int Conf on Aids 9 (1) 386 (Abstr PO-B10-1508)
18. Kotler DP, Gaetz HP, Lange M, Klein EB, Holt PR (1984) Enteropathy associated with the acquired immunodeficiency syndrome. Ann Intern Med 101: 421–428
19. Lake-Bakaar G, Quadros E, Beidas S, Elsakr M, Tom W, Wilson DE et al. (1988) Gastric secretary failure in patients with the acquired immunodeficiency syndrome (Aids). Ann Intern Med 109: 502–504
20. Louie E, Borkowsky W, Klesius PH, Haynes TB, Gordon S, Bonk S et al. (1987) Treatment of cryptosporidiosis with oral bovine transfer factor. Clin Immunol Immunopathol 44: 329–334
21. Menichetti F, Moretti MV, Marroni M, Papili R, Di Candilo F (1991) Diclazuril for cryptosporidiosis in Aids (letter). Am J Med 90: 271–272
22. Moskovitz BL, Stanton TL, Kusmierek JJ (1988) Spiramycin therapy for cryptosporidial diarrhoea in immunocompromised patients. J Antimicrob Chemother 22 (Suppl B): 189–191
23. Navin TR, Hardy AM (1987) Cryptosporidiosis in patients with Aids. J Infect Dis 155: 150
24. Nelson MR, Connolly GM, Hawkins DA, Gazzard BG (1991) Foscarnet in the treatment of cytomegalovirus infection of the gastrointestinal tract. Am J Gastroenterol 86: 876–881
25. Rolston KV, Fainstein V, Bodey GP (1989) Instestinal cryptosporidiosis treated with eflornithine: a prospective study among patients with Aids. J Aids 2: 426–430
26. Romeu J, Miro JM, Sirera G, Mallolas J, Arnal J, Valls ME, Tortosa F, Clotet B, Foz M (1991) Efficacy of octreotide in the management of chronic diarrhoea in Aids. Aids 5: 1495–1499
27. Saint-Marc T, Rossello-Prats L, Touraine JL (1991) Efficacité de Saccharomyces boulardii dans le traitement des diarrhées du SIDA. Annales de Medecine Interne 1, Vol 142: 64–65
28. Saxon A, Weinstein W (1987) Oral administration of bovine colostrum anti-cryptosporidia antibody fails to alter the course of human cryptosporidiosis. J Parasitol 73: 413–415
29. Simon GL, Gorbach SL (1984) Intestinal flora in health and disease. Gastroenterology 86: 174–193
30. Smith PD, Lane HC, Gill VJ, Manischewitz JF, Quinnan GV, Fauci AS et al. (1988) Intestinal infections in patients with the acquired immunodeficiency syndrome (Aids). Etiology and response to therapy. Ann Intern Med 108: 328–333
31. Smith PD, Ohura K, Masur H, Lane HC, Fauci AS, Wahl SM (1984) Monocyte function in the acquired immunodeficiency syndrome. Defective chemotaxis. J Clin Invest 74: 2121–2128
32. Soave R, Danner RL, Honig Cl et al. (1984) Cryptosporidiosis in homosexual men. Ann Intern Med 100: 504
33. Ullrich R, Zeitz M, Heise W, L'age M, Hoffken G, Riecken EO (1989) Small intestinal structure and function in patients infected with human immunodeficiency virus (HIV): Evidence for HIV-induced enteropathy. Ann Intern Med 111: 15–21
34. Walach C, Loeb M, Phillips J, Salit I, Rachlis A, Fong I, Walmsley S (1993) Use of letrazuril in refractory cryptosporidiosis in Aids. Int Conf on Aids 9 (1) 380 (Abstr PO-B10-1472)
35. Walmsley S, Phillips J, Loeb M, Walach C, Salit I, Rachlis A, Fong I (1993) Effectiveness of paramomycin in cryptosporidiosis in Aids. Int Conf on Aids 9 (1) 381 (Abstr PO-B10-1473)

II. Transportmechanismen und Störungen

(Herausgeber: W. F. Caspary)

Die physiologische Barrierefunktion des Dünndarmes

J.-D. Schulzke, M. Fromm

Bedeutung der epithelialen Barriere

Die Bedeutung der epithelialen Barriere des Darmes besteht v. a. in zwei Funktionen. Zum einen schützt sie den Organismus vor dem Eindringen von in der Nahrung enthaltenen Noxen und Antigenen. Diese Schutzfunktion gegen die Umgebung kann bei der enormen Gesamtoberfläche des Darmes in ihrer Bedeutung gar nicht hoch genug eingeschätzt werden. Zum anderen trägt sie zur Aufrechterhaltung des „milieu interieur" bei. So ist die epitheliale Barriere eine Voraussetzung für die Wirksamkeit vektorieller Transportprozesse. Dieser Zusammenhang ist aus Untersuchungen an auf impermeablen Supporten wachsenden Zellkulturen bekannt, wo die Bildung von „domes" als Ausdruck von Netto-Ionenresorption an das Vorhandensein eines intakten Schlußleistennetzes geknüpft ist. Ohne epitheliale Barriere würden die gerade resorbierten Ionen sofort wieder zurückströmen.

Daneben verhindert die epitheliale Barriere aber auch ganz einfach, daß körpereigene Stoffe passiv nach außen verloren gehen. Diese Barrierefunktion ist in der Klinik bekannt für die Epidermis, an der bei großflächigen Verbrennungen ein ausgeprägter Elektrolyt- und Flüssigkeitsverlust auftritt, der zentrales Problem in der Behandlung dieser Patienten darstellt. Im folgenden wird ausgeführt, daß diese Partialfunktion auch für das Darmepithel Bedeutung hat. Darüber hinaus wird die Struktur der epithelialen Barriere unter besonderer Berücksichtigung ihrer Regulation dargestellt, und abschließend werden anhand von Untersuchungen aus der eigenen Arbeitsgruppe und von Daten aus der Literatur klinisch relevante Beispiele für Störungen der epithelialen Barrierefunktion und ihre Auswirkungen auf die intestinale Funktion präsentiert.

W. F. Caspary et al. (Hrsg.) Ökosystem Darm VI

Das strukturelle Korrelat der epithelialen Barriere

Die intestinale Barriere grenzt das Darmlumen vom Interstitium und den Kapillaren ab. Die eigentliche Barriere innerhalb der Darmwand ist dabei die Epithelzellschicht, während die Basalmembran und das Gefäßendothel vergleichsweise durchlässig sind [25]. Die dem Epithel aufliegende präepitheliale Barriere aus Mukusschicht und Glykolalyx besitzt in erster Linie eine wichtige Funktion für die Aufrechterhaltung des pH-Mikroklimas des proximalen Dünndarms, so daß der niedrige pH des freien Lumens nicht auf die Epithelzellschicht einwirken kann [32].

Die intraepitheliale Barriere besteht aus der apikalen Membran der Epithelzellen und der die benachbarten Epithelzellen abdichtenden Schlußleiste („tight junction"), während der basolateralen Zellmembran der Epithelzellen wegen ihrer im Vergleich zur apikalen Zellmembran größeren Fläche diesbezüglich geringere Bedeutung zukommt. Nach der Permeabilität der „tight junction" in Relation zur Permeabilität der apikalen Membran werden verschiedene Grade der Leckheit bzw. Dichtheit von Epithelien unterschieden, wobei die Einteilung auf der Relation der elektrischen Leitfähigkeiten für plasmaähnliche Elektrolytlösungen beruht. Unterschieden werden auf diese Weise dichte („tight"), mitteldichte („intermediate tight") und lecke Epithelien („leaky epithelia"). Dichte Epithelien haben v. a. Barrierefunktion. Mit einem dichten Epithel ist z. B. das Speicherorgan Harnblase ausgestattet. Die Schlußleisten eines dichten Epithels sind bei weitem impermeabler als die apikalen Membranen.

Im Gegensatz dazu haben mitteldichte Epithelien wie z. B. das Kolonepithel zusätzlich auch Transportfunktion. Die Transportraten sind zwar eher gering, es können aber große Gradienten aufrechterhalten werden. Auch bei ihnen ist die Schlußleiste impermeabler als die apikale Membran, aber der Unterschied ist weniger groß als bei den dichten Epithelien. Als Grenze zwischen dichten und mitteldichten Epithelien ist ein Permeabilitätsquotient von 100 : 1 zwischen Schlußleiste und apikaler Membran vorgeschlagen worden [7]. Die dritte Gruppe, die lecken Epithelien, weisen hohe Transportraten auf, ohne aber wesentliche Gradienten aufbauen zu können. Bei ihnen ist die Schlußleiste permeabler als die apikale Membran, und ihre absolute Permeabilität ist meist hoch [34]. Zu ihnen gehört neben dem proximalen Nierentubulus und der Gallenblase auch das Epithel des Dünndarms.

Neben der Permeabilität für niedermolekulare Solute und Wasser, die wie oben ausgeführt im Dünndarm als leckem Epithel durch die sehr durchlässige „tight junction" bestimmt wird, ist auch die Porosität, die Durchlässigkeit für Makromoleküle, ein wichtiges Maß der Barrierefunktion. Unter physiologischen Bedingungen durchdringen Makromoleküle nicht oder nur in sehr geringer Menge das Dünndarmepithel. Eine Ausnahme hiervon bilden lediglich die M-Zellen oberhalb der Payer-Plaques, die spezialisierte Kontaktstellen zum afferenten Schenkel des Immunsystems darstellen. Ansonsten können Makromoleküle quantitativ nur in die Darmwand gelangen, wenn epitheliale Defekte vorliegen. Solche Porositätsstörungen haben dann natürlich in beiden Richtungen Bedeutung. Sie verursachen sowohl die Aufnahme von Makromolekülen als auch deren Verlust wie z. B. beim intestinalen Eiweißverlustsyndrom.

Regulation der epithelialen Barriere

Die epitheliale Barriere ist keine für jedes Epithel zu jedem Zeitpunkt statische Größe, sondern kann in einigen Epithelien durch die Epithelzellen unter Vermittlung des Zytoskeletts reguliert werden. Dabei verändert sich die Durchlässigkeit des Schlußleistennetzes für niedermolekulare Teilchen und Wasser und damit v. a. die Permeabilität des Epithels. Für eine ganze Reihe von Faktoren konnte ein solcher regulatorischer Einfluß bisher aufgezeigt werden. Die meisten dieser Faktoren sind jedoch nicht an intestinalen Epithelien, sondern an der Gallenblase in ihrer Wirkung studiert worden.

Als ein gut charakterisiertes Beispiel für eine solche Regulation sei der Effekt von Protamin auf die Gallenblase von Necturus maculosus erwähnt. Protamin beeinflußt hier selektiv die „tight junction", ohne die Leitfähigkeit der apikalen Membran der Epithelzellen zu verändern [17]. Der epitheliale Widerstand der Necturusgallenblase nimmt daraufhin zu [15]. In der Gefrierbruchelektronenmikroskopie beobachtet man als strukturelles Korrelat des Widerstandsanstiegs eine Zunahme der Zahl der Tight-junction-Elemente, der sog. „strands", im Netzwerk der „tight junction" [4]. Als Folge dieser Abdichtung des Schlußleistennetzes nimmt die Nettowasserresorption der Gallenblase zu.

Dieser zunächst überraschende Befund läßt sich folgendermaßen erklären. Das Gallenblasenepithel resorbiert transzellulär Natrium und Chlorid. Während das meiste Natrium serosal verbleibt, strömt ständig ein Teil des aktiv resorbierten Natriums passiv durch die „tight junction" hindurch ins Lumen zurück („backflux hypothesis" [6, 20]). Protamin vermindert diesen Rückstrom durch Abdichtung des parazellulären Weges, so daß die Nettoresorption von Natrium und in der Folge osmotisch bedingt auch die von Wasser zunimmt. Dieses Beispiel belegt pars pro toto, daß die Regulation der „tight junction" die Transporteigenschaften eines lecken Epithels modifizieren kann.

Neben den Untersuchungen zum Effekt von Protamin existieren zahlreiche andere Untersuchungen an der Necturusgallenblase, die Hinweise für regulatorische Einflüsse ergeben haben und zwar u. a. für cAMP [10], für Kalzium [26], sowie für Kinetin und Cytochalasin B [5].

Demgegenüber ist die Regulation der „tight junction" des Dünndarms bei weitem weniger gut untersucht. Dies ist nicht zuletzt auf die komplizierte Oberflächengeometrie mit Ausbildung von Zotten und Krypten zurückzuführen, die Untersuchungen zur Regulation der Barriereeigenschaften erschwert. Hinzu kommt, daß aufgrund der präepithelialen Mukusschicht der Zugang zur Epithelzellschicht nicht für alle Substanzen sicher gewährleistet ist. So besitzen viele Substanzen am Dünndarmepithel nur einen geringen oder gar keinen Effekt wie z. B. Protamin. Die physiologische Bedeutung von Regulationsprozessen des Schlußleistennetzes im Dünndarm liegt möglicherweise v. a. in der durch Glukose oder Aminosäuren induzierten Permeabilitätssteigerung des Dünndarms [2, 3, 21, 22, 27–31]. Dabei wird von den Protagonisten dieses Konzepts, den Arbeitsgruppen Pappenheimer sowie Madara, von der Vorstellung ausgegangen, daß postprandial bei relativ hohen Glukose- oder Aminosäurekonzentrationen im proximalen Dünndarm die „tight junction" durchlässiger wird und damit die

Nettoresorption von Ionen und von mono- und oligomeren Kohlenhydraten und Peptiden zu einem großen Teil passiv unter Einsparung von Stoffwechselenergie stattfindet. Im interdigestiven Intervall dagegen wird die „tight junction“ wieder dichter, so daß der Organismus vor einem unerwünschten Verlust von Teilchen und Flüssigkeit geschützt wird.

Ob diese Regulation der „tight junction“ allerdings tatsächlich physiologische Bedeutung hat, wird kontrovers diskutiert [13, 14] und kann auf der Grundlage der z. Z. zur Verfügung stehenden Daten nicht mit letzter Sicherheit entschieden werden. Einen detaillierten Überblick über die experimentelle Evidenz dafür und dagegen zu geben, würde den hier vorgegebenen Rahmen sprengen, ist aber von unserer Arbeitsgruppe kürzlich an anderer Stelle publiziert worden [16].

Im Gegensatz zur Kontroverse um die Bedeutung einer „physiologischen“ Regulation der „tight junction“ in intestinalen Epithelien ist die Bedeutung epithelialer Barrierestörungen bereits seit langem ein vielbeachteter Aspekt. Dazu werden im weiteren zunächst eigene Daten präsentiert, nämlich zur epithelialen Barriere des Dünndarmes beim Morbus Crohn und bei der einheimischen Sprue, und anschließend wird die Auswirkung einer Barrierestörung anhand von Beispielen aus der Literatur ausgeführt.

Epitheliale Barrierestörung beim Morbus Crohn

Morbus Crohn ist eine chronisch entzündliche Darmerkrankung, für die seit langem bekannt ist, daß sie bei entzündlichem Befall des Dünndarms im akuten Schub mit einer epithelialen Barrierestörung einhergeht [33, 35]. Dabei wird allgemein davon ausgegangen, daß diese Barrierestörung nicht nur ein Epiphänomen darstellt, sondern daß ihr zumindest im akuten Schub pathogenetische Bedeutung zukommt. Unspezifische Antigene könnten aufgrund der Barrierestörung vermehrt in die Darmwand gelangen und den entzündlichen Befall des entsprechenden Darmsegments unterhalten.

Darüber hinaus ist in den letzten Jahren jedoch auch immer wieder diskutiert worden, ob das Dünndarmepithel beim Morbus Crohn nicht sogar eine primäre Barrierestörung aufweist. Nach dieser Hypothese käme zusätzlich zu der bereits immer vermuteten immunologischen Störung auch einem genuinen Barrieredefekt zentrale Bedeutung zu. Eine solche primäre Barrierestörung wäre permanent present, also bereits vor Auftreten eines akuten Schubes vorhanden, und würde als conditio sine qua non ein quantitativ bedeutsames Eindringen von Antigenen in die Darmwand überhaupt erst möglich machen. Damit wäre die epitheliale Barrierestörung ein essentieller Kofaktor für die Pathogenese des Morbus Crohn. Unterstützt wird diese Hypothese v. a. durch die Beobachtung, daß auch etwa 10 % der Verwandten 1. Grades eine epitheliale Barrierestörung des Dünndarms aufweisen [23] und daß bei Patienten mit Morbus Crohn auch das Bronchialepithel eine Barrierestörung zeigt [1].

Befunde zur epithelialen Barrierefunktion des Dünndarmes beim Morbus Crohn wurden bisher v. a. mit in vivo-Permeabilitätstests erhoben. Dabei wird die Integrität der epithelialen Barriere des Darmes nach Trinken einer Testsubstanz durch Messung der Konzentration dieser Testsubstanz im Urin beurteilt. In-vivo-Permeabilitätstests sind jedoch ganz grundsätzlich durch die Tatsache gehandikapt, daß der Dünndarm dabei immer als Ganzes erfaßt wird. So stellt sich bei der Messung erhöhter Permeabilitätswerte immer die Frage, ob dies als Hinweis für eine primäre Barrierestörung gewertet werden darf oder ob nicht doch ein Teil des Dünndarmes der Patienten entzündlich befallen ist, so daß lediglich eine sekundäre Barrierestörung vorliegt.

Unsere Arbeitsgruppe ist der Frage nach der primären oder sekundären Natur der epithelialen Barrierestörung beim Morbus Crohn nachgegangen, indem Biopsien aus dem nicht entzündlich befallenen proximalen Dünndarm von Patienten mit Morbus Crohn in vitro bezüglich ihrer Barriereeigenschaften untersucht wurden. Als wesentlicher Vorteil gegenüber in vivo-Permeabilitätstests ermöglicht dies aufgrund des definierten Entnahmeortes der Biopsien, einen entzündlichen Befall des untersuchten Dünndarmsegments auszuschließen.

Zur Messung an Biopsien in vitro wurde eine miniaturisierte Ussing-Kammer entwickelt, in der während tiefer Duodenoskopien mit einer 3,7-mm-Biopsiezange entnommene Schleimhautstücke vermessen werden konnten. Das Darmstück wurde mit Gewebekleber auf einen 3,5 mm durchmessenden Plastikring geklebt und in den Epithelcontainer der Meßkammer eingesetzt. Als Besonderheit sind in dieser Meßanordnung neben konventionellen Fluxmessungen unter Kurzschlußstrombedingungen auch transmurale Impedanzmessungen möglich, mit deren Hilfe der elektrische Widerstand der Epithelzellschicht auch in Anwesenheit des subepithelialen Gewebes charakterisiert werden kann, der ja allein die epitheliale Barrierefunktion determiniert. Daneben wurden zur Charakterisierung der Barriereeigenschaften auch Isotopenfluxe bestimmt (Tabelle 1), und zwar der serosal-mukosale Flux von ^{22}Na und der mukosalserosale Flux von ^{14}C-Laktulose. Beide sind Indikatoren der epithelialen Barrierefunktion, da für keines der beiden Teilchen ein zellulärer Transportmechanismus in Meßrichtung existiert.

Tabelle 1. Barriereeigenschaften des Dünndarmepithels bei Morbus Crohn. Impedanzanalyse und Fluxmessungen in der Ussing-Kammer in vitro an bioptisch im Rahmen von Endoskopien entnommenen Schleimhautpräparaten aus dem tiefen Duodenum von Kontrollen und Patienten mit Morbus Crohn. Die Präparate der Patienten mit Morbus Crohn wiesen dabei weder nach makroskopischen noch nach mirkoskopischen Kriterien eine Entzündung im Sinne eines spezifischen Befalls auf. Der epitheliale Widerstand wurde impendanzanalytisch in Anwesenheit des subepithelialen Gewebes gemessen. Die ^{22}Na-Fluxe wurden in serosal-mukosaler Richtung (*sm*) und der ^{14}C-Laktuloseflux in mukosal-serosaler Richtung (*ms*) bestimmt. Alle Werte repräsentieren Mittelwerte ± SEM; n. s. = nicht signifikant verschieden von der Kontrolle

	Kontrollen	Morbus Crohn	p
Impendanzanalyse			
Epithelwiderstand ($\Omega \cdot cm^2$)	15,3 ± 2,3 (n = 14)	13,5 ± 1,6 (n = 9)	n. s.
Isotopenfluxe ($\mu mol \cdot h^{-1} \cdot cm^{-2}$)			
^{22}Na-Flux (sm)	8,2 ± 0,6 (n = 13)	8,8 ± 0,8 (n = 7)	n. s.
^{14}C-Laktulose-Flux (ms)	22,5 ± 2,0 (n = 13)	18,7 ± 1,5 (n = 8)	n. s.

Bei der Auswertung ergab sich weder für den Epithelwiderstand noch für die beiden Isotopenfluxe ein signifikanter Unterschied zwischen den Biopsien von Patienten mit Morbus Crohn und entsprechenden Kontrollen (Tabelle 1). Insgesamt sind dies die ersten mit definiertem Flächenbezug in vitro durchgeführten Messungen zu dieser Fragestellung. Sie stellen eine wichtige experimentelle Evidenz gegen eine primäre Barrierestörung der Dünndarmschleimhaut beim Morbus Crohn dar. Die epitheliale Barrierestörung beim Morbus Crohn ist also sekundärer Natur. Demnach kann die epitheliale Barrierestörung zwar nicht für die Entstehung der Entzündung verantwortlich gemacht werden. Sie fungiert aber wie oben erwähnt als wichtiger Mechanismus in der Unterhaltung eines akuten Schubes.

Epitheliale Barrierestörung bei der einheimischen Sprue

Bei der einheimischen Sprue kommt es nach Exposition gegen das Klebereiweiß Gluten zu einer hyperregeneratorischen Transformation der Dünndarmschleimhaut („Zottenatrophie" oder „flache Schleimhaut") und in der Folge zu Malabsorption und Diarrhö. Dieselbe Meßanordnung, die bei den Untersuchungen zur epithelialen Barriere beim Morbus Crohn verwendet wurde, wurde eingesetzt, um auch die Barriereeigenschaften des Jejunums bei Patienten mit einheimischer Sprue zu charakterisieren. Die Schleimhautstücke wurden dabei allerdings nicht endoskopisch, sondern saugbioptisch mit einer Watson-Kapsel gewonnen. In Tabelle 2 sind die Ergebnisse der Impedanzanalyse dargestellt. Als wichtigster Befund fand sich eine Abnahme des Epithelwiderstandes von 20 $\Omega\cdot cm^2$ im Kontrolljejunum auf 9 $\Omega\cdot cm^2$ im floriden Stadium der einheimischen Sprue. Die parallel dazu beobachtete Abnahme des subepithelialen Widerstandes ist durch eine aus der Zottenreduktion resultierende Abnahme der Schichtdicke des subepithelialen Gewebes bedingt.

Als Ursache der Abnahme des Epithelwiderstandes konnten gefrierbruchelektronenmikroskopisch Veränderungen des Schlußleistennetzes bei der einheimischen Sprue identifiziert werden. Diese Veränderungen fanden sich sowohl im direkt dem Gluten exponierten Oberflächenepithel als auch im Epithel der Krypten. Tabelle 3 zeigt die morphometrische Auswertung dieser Daten. Im

Tabelle 2. Epithelialer und subepithelialer Widerstand des Jejunums bei der einheimischen Sprue. Impedanzanalyse am Jejunum einer Kontrollgruppe, bei Patienten mit florider einheimischer Sprue mit „flacher Schleimhaut" und Spruepatienten unter glutenfreier Ernährung. Epithelialer (R^e) und subepithelialer Widerstand (R^{sub}) wurden impedanzanalytisch bestimmt. Der Totalwiderstand der Darmwand entspricht der Summe aus R^e und R^{sub}. Alle Werte repräsentieren Mittelwerte ± SEM. $^*p < 0{,}05$; $^{***}p < 0{,}001$ vs. Kontrolle

	R^e	R^{sub}	n
Kontrolle	20 ± 2	28 ± 1	9
Floride einheimische Sprue	9 ± 1***	17 ± 1***	9
Sprue (glutenfrei)	15 ± 1*	29 ± 4	6

Tabelle 3. Tight-junction-Morphometrie bei einheimischer Sprue. Zahl der „strands" im Hauptnetzwerk der „tight junction" (Strand-Zahl), Tiefe des Hauptnetzwerkes der „tight junction" (Netzwerktiefe) und totale Tiefenausdehnung der „tight junction" inkl. aberranter „strands" (totale Tiefe) in der Kontrollgruppe, bei der floriden einheimischen Sprue und im glutenfrei ernährten Spruekollektiv an 4 verschiedenen Lokalisationen entlang der Krypten-Villus-Achse. Wegen des Fehlens von Villi bei der floriden Sprue („flache Schleimhaut") wird hier nur eine Oberflächenregion abgegrenzt und diese mit der am ehesten topographisch vergleichbaren unteren Villusregion der anderen Gruppen verglichen. n-Werte repräsentieren die Zahl der ausgewerteten Gitterlinien. Alle Werte sind Mittelwerte ± SEM. * = $p < 0.05$; ** = $p < 0.01$; *** = $p < 0.001$ vs. Kontrolle

	Obere	Untere	Obere	Untere
	Villusposition		Kryptenposition	
Kontrolle				
Strand-Zahl	5,2 ± 0,1	5,3 ± 0,1	4,6 ± 0,1	4,3 ± 0,1
Netzwerktiefe [nm]	227 ± 6	201 ± 4	188 ± 4	177 ± 5
Totale Tiefe [nm]	232 ± 7	210 ± 5	207 ± 5	215 ± 10
	n = 51	n = 112	n = 202	n = 107
Floride einheimische Sprue		(Oberfläche)		
Strand-Zahl		3,0 ± 0,1***	4,0 ± 0,1***	3,7 ± 0,1***
Netzwerktiefe [nm]		113 ± 4***	157 ± 7***	132 ± 3***
Totale Tiefe [nm]		131 ± 6***	191 ± 10	195 ± 10
		n = 172	n = 182	n = 196
Sprue (glutenfrei)				
Strand-Zahl	5,1 ± 0,1	5,1 ± 0,1	4,3 ± 0,1**	3,8 ± 0,1**
Netzwerktiefe [nm]	207 ± 9	234 ± 6***	188 ± 4	146 ± 8**
Totale Tiefe [nm]	211 ± 9	238 ± 7**	207 ± 8	205 ± 16
	n = 47	n = 77	n = 121	n = 52

Bereich der Oberfläche fand sich eine Reduktion der Zahl der „strands" der „tight junction" von 5,3 auf 3,0 bei florider Sprue. Dies entspricht einer ausgeprägten Störung der epithelialen Barriere, da der Widerstand der Epithelzellschicht nicht linear, sondern logarithmisch mit der Zahl der Tight-junction-Elemente („strands") im Netzwerk der „tight junction" korreliert [8, 9].
Ähnliche Veränderungen, wenn auch quantitativ weniger ausgeprägt, fanden sich dann auch im Kryptenepithel. Besonders hervorgehoben werden muß an dieser Stelle, daß das Schlußleistennetz im floriden Stadium der einheimischen Sprue vereinzelt sogar Stranddiskontinuitäten aufwies, d. h. tight-junction-Bereiche, die über keinen horizontal verlaufenden „strand" mehr verfügten. Ein solcher tight-junction-Bereich muß als ein Ort angesehen werden, an dem Teilchen das Epithel ungehindert durchdringen können, für die das Epithel normalerweise undurchlässig ist. Strand-Diskontinuitäten stellen demnach also ein mögliches strukturelles Korrelat von gesteigerter Epithelporosität dar.

Bei den glutenfrei ernährten Spruepatienten fand sich bei der Morphometrie der „tight junction" im Vergleich zur Kontrolle kein Unterschied für das Villusepithel, wohl aber für das Epithel der Krypten. Trotz Normalisierung von Klinik, Histologie und Gliadinantikörpertitern zeigte das Schlußleistennetz also noch signifikante Veränderungen, die mit einer nicht vollständigen Normalisierung des Epithelwiderstandes in der Impedanzanalyse korrelierten (Tabelle 2). Wir interpretieren dies als eine Minimalveränderung der Dünndarmschleimhaut, die durch Spuren von Gluten in den glutenfreien Nahrungsmitteln bzw. durch Diätfehler bedingt sind, und nicht als Hinweis auf eine primäre Barrierestörung.

Zusammengefaßt belegen diese Daten für die floride einheimische Sprue hochgradige Veränderungen des Schlußleistennetzes, die mit einer 60%igen Reduktion des Epithelwiderstandes in der Impedanzanalyse einhergehen (Tabelle 2). Diese epitheliale Barrierestörung stellt nach unserer Auffassung einen wichtigen Kofaktor für Entstehung der bei der einheimischen Sprue auftretenden Diarrhö dar. Der zugrunde liegende Mechanismus kann mit dem Begriff „leckfluxbedingte Diarrhö" umschrieben werden und wird weiter unten erklärt.

Darüber hinaus hat die intestinale Barrierestörung bei der einheimischen Sprue auch eine wichtige permissive Bedeutung. So erleichtert die Barrierestörung im floriden Stadium der einheimischen Sprue dem Gluten den Zugang zur Darmwand, so daß die Floridität im Sinne eines Circulus vitiosus immunologisch unterhalten wird. Dies mag z. B. erklären, daß viele Spruepatienten, die unter glutenfreier Kost asymptomatisch geworden sind, in späteren Stadien ihrer Erkrankung auch wieder eine glutenhaltige Kost tolerieren, ohne sofort spezifische Symptome zu entwickeln. Erst wenn dann z. B. im Rahmen eines intestinalen Infektes erneut eine Barrierestörung auftritt und wieder größere Mengen von Gluten in die Darmwand gelangen, tritt die Erkrankung wieder ins floride Stadium über. Dieses Konzept zur Ätiopathogenese wird auch als „two-stage-model" bezeichnet [12]. Aber selbst wenn glutenhaltige Nahrung zeitweise subjektiv gut vertragen wird, ist dennoch wegen des hohen Malignomrisikos insbesondere für intestinale T-Zell-Lymphome das lebenslange Einhalten einer glutenfreien Ernährung notwendig [19].

Auswirkungen einer epithelialen Barrierestörung

Daß eine epitheliale Barrierestörung das Eindringen unspezifischer Antigene oder von Gluten in die Darmwand erleichtert und daß dies eine wichtige Rolle in der Ätiopathogenese verschiedener gastrointestinaler Krankheitsbilder spielen kann, ist oben bereits ausgeführt worden. Darüber hinaus kann eine epitheliale Barrierestörung per se jedoch auch Ursache einer Diarrhö sein (sog. leckfluxbedingte Diarrhö).

Die Vorstellung, daß eine Störung der epithelialen Barriere eine Diarrhö zur Folge haben kann, ist eigentlich relativ alt. Geäußert wurde sie v. a. im Zusammenhang mit flächigen Ulzerationen der Darmschleimhaut, die eine ausgeprägte Exsudation ins Darmlumen hinein bedingen können. In den letzten Jahren ist diesem Mechanismus allerdings eher wenig Aufmerksamkeit zuteil geworden, möglicherweise weil bakterielle Enterotoxine und aktive Sekretionsmechanismen ganz ins Zentrum unseres Interesses gerückt sind. Erst Madara et al. [18, 24] haben diesen Mechanismus wieder diskutiert, um die Diarrhö bei der durch Clostridium difficile hervorgerufenen pseudomembranösen Kolitis zu erklären. So konnten diese Autoren an T 84-Zellen erste experimentelle Hinweise auf den Mechanismus der Clostridium-difficile-induzierten Diarrhö erhalten. Clostridium-difficile-Toxin A rief hier eine über das Zytoskelett vermittelte Abnahme des Epithelwiderstandes von über 80% hervor.

Neben diesen Daten an T 84-Zellen gibt es jedoch inzwischen weitere Evidenz dafür, daß eine epitheliale Barrierestörung per se eine Diarrhö hervorrufen kann. Fasano et al. [11] gingen der überraschenden Beobachtung nach, daß ein Impfstamm von Vibrio cholerae, der bezüglich des Choleratoxingens depletiert war, nach Vakzination zu einer wäßrigen Diarrhö von im Mittel 900 g Stuhlgewicht pro Tag führte. Die Autoren untersuchten den zugrunde liegenden Mechanismus tierexperimentell weiter, indem sie Kaninchenileum in der Ussing-Kammer gegen die Stoffwechselprodukte dieses Choleraimpfstammes exponierten. Dies hatte wegen des Fehlens des Choleratoxingens keine als Kurzschlußstrom meßbare Chloridsekretion zur Folge, führte aber zu einer deutlichen Widerstandsabnahme des Dünndarmepithels. Elektronenmikroskopisch fand sich als strukturelles Korrelat dieser Widerstandsabnahme eine Abnahme der Komplexität der „tight junction". Bei der weiteren biochemischen Analyse wurde ein Protein mit einem Molekulargewicht zwischen 10 und 30 kDa identifiziert, das für diesen Effekt verantwortlich war und das als Zonula-occludens-Toxin (ZOT) bezeichnet wurde.

Insgesamt stellen diese Daten einen direkten Beweis für die These dar, daß eine epitheliale Barrierestörung eine Diarrhö hervorrufen kann. Die durch Vibrio cholerae induzierte Diarrhö beruht also noch auf einem zweiten wichtigen Mechanismus. Neben der Induktion einer sekretorischen Diarrhö durch das Choleratoxin wird durch das Zonula-occludens-Toxin (ZOT) eine epitheliale Barrierestörung induziert, die im Sinne eines Leckfluxmechanismus zu der Diarrhö beiträgt.

Literatur

1. Adenis A, Colombel JF, Lecouffe P, Wallaert B, Hecquet B, Marchandise X, Cortot A (1992) Increased pulmonary and intestinal permeability in Crohn's disease. Gut 33: 678–682
2. Atisook K, Carlson S, Madara JL (1990) Effects of phlorizin and sodium on glucose-elicited alterations of cell junctions in intestinal epithelia. Am J Physiol 258: C77–85
3. Atisook K, Madara JL (1991) An oligopeptide permeates intestinal tight junctions at glucose-elicited dilatations. Gastroenterology 100: 719–724
4. Bentzel CJ, Fromm M, Palant CE, Hegel U (1987) Protamine alters structure and conductance of Necturus gallbladder tight junctions without major effect on the apical membrane. J Membr Biol 95: 9–20
5. Bentzel CJ, Hainau B, Ho S, Hui SW, Edelman A, Anagnostopoulos T, Benedetti EL (1980) Cytoplasmic regulation of tight-junction permeability: effect of plant cytokinins. Am J Physiol 239: C 75–89
6. Boulpaep EL (1972) Permeability changes of the proximal tubule of Necturus during saline loading. Am J Physiol 222: 517–531
7. Boulpaep EL, Sackin H (1980) Electrical analysis of intraepithelial barriers. In: Bronner F, Kleinzeller A, Boulpaep EL (eds) Current topics in membranes and transport, vol 13. Academic Press, New York London, pp 169–197
8. Claude P (1978) Morphological factors influencing transepithelial permeability: A model for the resistance of the zonula occludens. J Membr Biol 39: 219–232

9. Claude P, Goodenough DA (1973) Fracture faces of zonulae occludentes from tight and leaky epithelia. J Cell Biol 58: 390–400
10. Duffey ME, Hainau B, Ho S, Bentzel CJ (1981) Regulation of epithelial tight junction permeability by cyclic AMP Nature (London) 294: 451–453
11. Fasano A, Baudry B, Pumplin DW, Wasserman SS, Tall BD, Ketley JM, Kaper B (1991) Vibrio cholerae produces a second enterotoxin which affects intestinal tight junctions. Proc Natl Acad Sci USA 88: 5242–5246
12. Ferguson A (1976) Coeliac disease and gastrointestinal food allergy. In: Immunological aspects of the liver and gastrointestinal tract, MTP Press, Lancaster 1
13. Ferraris RP, Yasharpour S, Kent Lloyd KC, Mirzayan R, Diamond JR (1990) Luminal glucose concentrations in the gut under normal conditions. Am J Physiol 259: G 822–837
14. Fine KD, Santa Ana CA, Porter JL, Fordtran JS (1993) Effect of D-glucose on intestinal permeability and its passive absorption in human small intestine in vivo. Gastroenterology 105: 1117–1125
15. Fromm M, Palant CE, Bentzel CJ, Hegel U (1985) Protamine reversibly decreases parcellular cation permeability in Necturus gallbladder. J Membr Biol 87: 141–150
16. Fromm M, Schulzke JD (1994) Parazellulärer Nährstofftransport: Fakten und Irrtümer. Zeitschr Gastroenterol 321 (im Druck)
17. Fromm M, Tykocinski M, Schulzke JD, Hegel U, Bentzel CJ (1990) pH-dependence of protamine action on apical membrane permeability in Necturus gallbladder epithelium. Biochim Biophys Acta 1027: 179–184
18. Hecht G,. Pothoulakis C, LaMont JT, Madara JL (1988) Clostridium difficile Toxin A perturbs cytoskeletal structure and tight junction permeability of cultured human intestinal epithelial monolayers. J Clin Invest 82: 1516–1524
19. Holmes GKT, Prior P, Lane MR, Pope D, Allan RN (1989) Malignancy in coeliac disease – effect of a gluten free diet. Gut 30: 333–338
20. Lewy JE, Windhager EE (1968) Peritubular control of proximal tubular fluid reabsorption in the rat kidney. Am J Physiol 214: 943–954
21. Madara JL, Pappenheimer JR (1987) Structural basis for physiological regulation of paracellular pathways in intestinal epithelia. J Membr Biol 100: 149–164
22. Madara JL, Parkos C, Colgan S, Nusrat A, Atisook K, Kaoutzani P (1992) The movement of solutes and cells across tight junctions. Ann NY Acad Sci 664: 47–60
23. May GR, Sutherland LR, Meddings JB (1993) Is small intestinal permeability really increased in relatives of patients with crohn's disease. Gastroenterology 104: 1627–1632
24. Moore R, Pothoulakis C, LaMont JT, Carlson S, Madara JL (1990) Clostridium difficile toxin A increases intestinal permeability and induces Cl secretion. Am J Physiol 259: G 165–172
25. Palade GE, Simionescu M, Simionescu N (1979) Structural aspects of the permeability of the microvascular endothelium. Acta Physiol Scand (Suppl) 463: 11–32
26. Palant CE, Duffey ME, Mookerjee BK, Ho S, Bentzel CJ (1983) Regulation of tight junction permeability and structure in Necturus gallbladder. Am J Physiol 245: C 203–212
27. Pappenheimer JR (1987) Physiological regulation of transepithelial impedance in the intestinal mucosa of rats and hamsters. J Membr Biol 100: 137–148
28. Pappenheimer JR (1993) On the coupling of membrane digestion with intestinal absorption of sugars and amino acids. Am J Physiol 265: G 409–417
29. Pappenheimer JR, Dahl CE, Karnovsky ML, Maggio JE (1994) Intestinal absorption and excretion of octapeptides composed of D amino acids. Proc Natl Acad Sci USA 91: 1942–1945
30. Pappenheimer JR, Reiss KZ (1987) Contribution of solvent drag through intercellular junctions to absorption of nutrients by the small intestine. J Membr Biol 100: 123–136
31. Pappenheimer JR, Volpp K (1992) Transmucosal iumpedance of small intestine: correlation with transport of sugars and amino acids. Am J Physiol 263: C 480–493
32. Rechkemmer G, Wahl M, Kuschinky W, v. Engelhardt W (1986) pH-Microclimate at the luminal surface of the intestinal mucosa of guinea pig and rat. Pflügers Arch 407: 33–40
33. Sanderson IR, Boulton P, Menzies I, Walker-Smith JA (1987) Improvement of abnormal lactulose/rhamnose permeability in active crohn's disease of the small bowel by an elemental diet. Gut 28: 1073–1076

34. Schultz SG (1977) The role of paracellular pathways in isotonic fluid transport. Yale J Biol Med 50: 99–113
35. Wyatt J, Vogelsang H, Hubl W, Waldhoer T, Lochs H (1993) Intestinal permeability and the prediction of relapse in Crohn's disease. Lancet 341: 1437–1439

Methodischer Zugang zur Messung der Permeabilität des Dünndarmes

J. Stein, J. Ries, O. Schröder, S. Zeuzem, W.F. Caspary

Einleitung

Aufbau und Funktion der intestinalen Barriere

Die Ausbildung einer Barriere zwischen äußerem und innerem Milieu ist neben der effizienten Resorption von Nährstoffen, Elektrolyten und Wasser die wichtigste Leistung des Gastrointestinaltraktes. Man spricht daher auch von einer epithelialen Barrierefunktion des Gastrointestinaltraktes.

Die intestinale Barriere läßt sich grundsätzlich in eine extrinsische und eine intrinsische Komponente unterteilen (Abb. 1). Der extrinsische Anteil besteht aus Mukus, Immunglobulinen und Bicarbonat, wird auch als unstirred water layer bezeichnet und wirkt als Diffusions-Barriere.

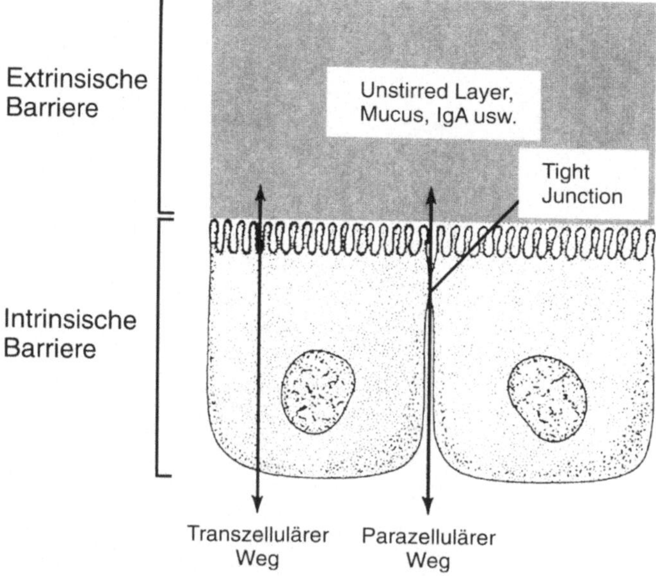

Abb. 1. Schematische Darstellung der intestinalen Barriere. (Nach [65])

W. F. Caspary et al. (Hrsg.) Ökosystem Darm VI

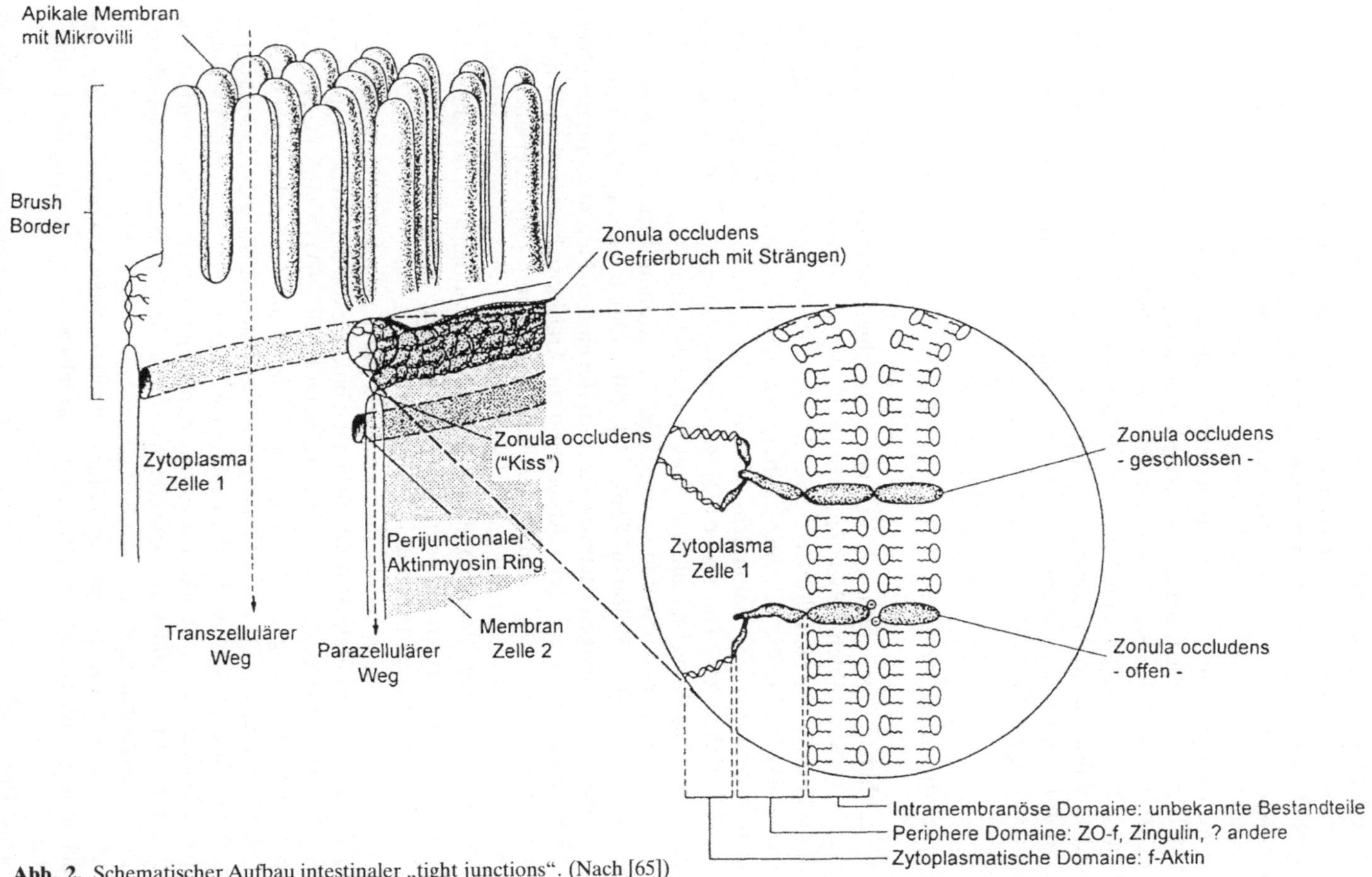

Abb. 2. Schematischer Aufbau intestinaler „tight junctions". (Nach [65])

Die eigentliche Permeabilitätsschranke wird vom intrinsischen Anteil, der aus den Epithelzellen und den Interzellularspalten besteht, gebildet. Der Transport durch die Zellen wird als transzellulärer, der durch die Interzellularspalten als parazellulärer Weg bezeichnet. Der parazelluläre Weg läßt sich in 2 Komponenten unterteilen (Abb. 2): den apikalen junktionalen Komplex, bestehend aus „tight junctions" intermediärer Bindung und Desmosomen, und dem subjunktionellen Raum. Die letztlich limitierende Barrierekomponente stellen aber die „tight junctions" dar. Sie wurden erstmals 1963 von Fakqua und Pallade beschrieben. Madara et al. [59] konnten an der intestinalen Zellinie T_{84}, die strukturelle und funktionale „tight junctions" nach Erreichen der Konfluenz ausbildet, demonstrieren, daß es zu einer lockeren rhythmischen Ausbildung dieser Verbindungsstränge kommt.

Permeabilitätsstörungen

Die epitheliale Barrierefunktion ist bei zahlreichen intestinalen Erkrankungen gestört. Hierzu zählen neben Zöliakie [6, 7, 17, 18, 65, 89, 93] chronisch entzündlichen Darmerkrankungen wie Morbus Crohn und Colitis ulcerosa [13, 40, 44, 45, 74, 75, 76], auch zahlreiche andere Krankheitsbilder wie virale Gastroenteritiden [73], Kuhmilch-, Eiweiß- oder sonstige Nahrungsmittelallergien [43], diabetogene Diarrhöen [22], Aidsvirusenteropathie [50] und die bakterielle Überbesiedlung im Rahmen eines Immundefizites [79].

In Tierexperimenten wurde gezeigt, daß Clostridium difficile zu einem Permeabilitätsanstieg im Kolon für Peroxydase führt [39], bevor irgendwelche histologischen Veränderungen nachweisbar sind. Bei einigen Patienten mit irritablem Kolon wurde eine verminderte Absorption für Arabinose beschrieben [56], was einerseits ein ätiopathogenesitscher Ansatz sein könnte [80], aber auch durch eine gesteigerte Motilität mit nachfolgender, verkürzter Verweildauer bedingt sein kann. Intestinale Permeabilitätsveränderungen wurden auch bei zahlreichen dermatologischen Erkrankungen wie Dermatitis herpetiformis [8, 35], atopischem Ekzem [9] oder Psoriasis [37] beschrieben.

Pharmaka können ebenfalls die intestinale Barrierefunktion beeinträchtigen. So führen nichtsteroidale Antiphlogistika unabhängig von der Art der Applikation zu einem Anstieg der intestinalen Permeabilität für ^{51}Cr-EDTA [10]. Das Ausmaß der Permeabilitätssteigerung korreliert dabei direkt mit der Stärke der Inhibition der Cyclooxygenase. Da es nachweislich nicht zu einem Anstieg der Laktulosepermeabilität kommt [47], ist die Permeabilitätsveränderung offensichtlich lediglich auf den Dickdarm beschränkt. Dabei scheinen die genannten Substanzen hinsichtlich ihrer permeabilitätsverändernden Wirkung möglicherweise von verschiedenen Nahrungsinhaltsstoffen beeinflußt zu werden [11, 12, 51].

Zytotoxische Medikamente wie 5-Fluorouracil [85] oder Methotrexat [55], aber auch ionisierende Strahlung [20] führen ebenfalls zu einem Anstieg der Permeabilität.

Das *Alter* spielt ebenfalls eine Rolle. So zeigen Neugeborene eine deutlich höhere Permeabilität für Laktulose und Zuckergemische [3]. Nach der Ausreifung der intestinalen Barriere bleibt die Permeabilität dann aber bis ins hohe Alter konstant [82].

Geographische Unterschiede sind nicht unerheblich. In erster Linie ist dies wohl auf Umweltfaktoren zurückzuführen, da zwischen den Rassen außerhalb ihrer Heimatländer keine Unterschiede bestehen. So wurde ein erhöhtes Laktulose-Rhamnose-Verhältnis für Bewohner in Indonesien, Thailand, Indien, Kamerun, Gambia, Jamaika, Uganda und im Sudan beschrieben [46, 82]. Eine Ursache könnte dabei die hohe Rate gastrointestinaler parasitärer Infektion wie der tropischen Enteropathie sein.

Methoden zur Erfassung der intestinalen Permeabilität

Die Idee eines nichtinvasiven Tests zur Erfassung der intestinalen Permeabilität begründete sich anfangs auf der Beobachtung, daß Zöliakiepatienten eine höhere renale Zuckerausscheidung haben, was man auf eine gesteigerte intestinale Permeabilität zurückführte [9, 37]. Von zunehmendem Interesse wurde die Frage nach der Art der intestinalen Aufnahme potentiell toxischer Proteinantigene [10].

In den frühen 70ern beobachteten verschiedene Arbeitsgruppen, daß die Einnahme hyperosmotischer Lösungen zeitweilig zum Anstieg der intestinalen Permeabilität bei Gesunden für Oligosaccharide wie Raffinose, Laktulose und sogar größere Moleküle wie Dextranblau (Molekulargewicht 3000) führt [11, 12, 17, 47]. Das unterstrich die Bedeutung der Osmolarität der eingesetzten Testlösungen bei der Durchführung derartiger Tests. Menzies zeigte bereits 1972, daß isoosmolare Lösungen von Laktose eine erhöhte renale Exkretion von Laktulose zur Folge haben [47, 55, 80]. Wilar und Menzies benutzten FITC-gekoppeltes Dextran, das 1972 zur Permeabilitätsbestimmung biologischer Membranen eingeführt wurde [20] in Verbindung mit Laktulose, Raffinose und Stachose (Molekulargewichte 342, 504 und 666) zur nichtinvasiven Bestimmung intestinaler Porenprofile beim Menschen [12]. Es folgten weitere, in Zusammensetzung modifizierte Permeabilitätstests, die meist aus Kombinationen von Disaccharid und Monosaccharid bestanden, z.B. Zellulose/Mannitol [3] oder Laktulose/Rhamnose [82]. Ende der 70er Jahre wurden niedermolekulare PEG [46] und ^{51}Cr-EDTA [36] eingeführt.

Analytische Verfahren

Die Analytik der genannten Zucker wird gegenwärtig in der Regel mit quantitativ chromatographischen Techniken wie Papierchromatographie [68] oder Dünnschichtchromatographie [72] in Verbindung mit einer densometrischen Detektion durchgeführt. Zunehmend eingesetzt werden Gaschromatographie [53] und Hochdruckflüssigkeitschromatographie. Entscheidender Vorteil der Dünnschichtchromatographie gegenüber den genannten säulenchromatographischen Techniken ist dabei die Tatsache, daß kumulative Bestimmungen durchgeführt werden. Für Mannitol und Laktulose können sowohl spektrophotometrische Assays [23, 31] als auch enzymatische Bestimmungen [4, 94] eingesetzt werden. Nachteil dieser hochspezifischen enzymatischen Bestimmungen sind die hohen Einzelkosten, was sie beim Einsatz für Routinemessungen deutlich teurer als die chromatographischen Methoden macht. Polyethylenglykole hingegen werden derzeit gaschromatographisch [62] oder hochdruckflüssigkeitschromatographisch [95] bestimmt. Generell bleibt festzuhalten, daß den Sammelbehältern stets Präservativa zugesetzt werden müssen. Der Einsatz ^{14}C- oder ^{3}H-markierter Substanzen wie Mannitol und PEG macht den Einsatz von Flüssigszintillatoren notwendig, die Messung von ^{51}Cr-EDTA bedarf der γ-Radiometrie, was einen zusätzlichen apparativen Aufwand nach sich zieht.

Der ideale Testmarker zur Erfassung der intestinalen Permeabilität sollte biochemisch inert sein und die intestinale Barriere mittels Carrier-unabhängiger Diffusion passieren. Da die jeweilige Substanz normalerweise über ihre renale Ausscheidung erfaßt wird, ist es eine unabdingbare Notwendigkeit, daß die jeweilige Substanz nach intravenöser Applikation sich möglichst zu 100% im Urin wiederfindet.

Derzeit erfüllt keiner der benutzten Testmarker diese Kriterien in allen Belangen. Weitere Schwierigkeiten ergeben sich durch die individuelle Variation der Entleerungsrate des Magens, der intestinalen Transitzeit und der Verdünnung durch gastrointestinale Sekretion. Weitere Fehlerquellen, die allerdings durch die Verwendung von Zweifachtestsystemen zumindest teilweise umgangen werden können, ergeben sich bei den Einzelzuckertests durch veränderte renale Clearance und unvollständige Sammlung des Urins.

Tabelle 1 stellt die Permeationsrate und die prozentuale renale Wiederfindungsrate nach intravenöser Gabe der derzeit üblichen Testsubstanzen dar. Von zahlreichen Autoren wurde versucht, die Permeationsraten mit hydrodynamischem Durchmesser [16] oder auch dem Volumen der benutzten Testsubstanz [19] in Beziehung zu setzen. Hierbei wurde meist versucht, die hydrodynamischen Daten der Molekularradien viskometrisch zu bestimmen [83]. Neuerliche Computermodelle [41], die neben den Molekularzusammensetzungen der Molekularmasse, Geometrie und der optischen Konformation auch van de Waals Radien berücksichtigen, zeigten, daß die meisten Testsubstanzen kleinere effektive Radien besitzen als allgemein angenommen.

Wie bereits erwähnt, lassen sich sog. nichtmukosale Störfaktoren wie z. B. die individuelle Motilitätsvariation, veränderte renale Clearance und Urinsammelfehler durch Benutzung zweier unterschiedlich großer Testmarker reduzieren. Die Kombination größerer Moleküle wie Laktulose, Zellubiose oder EDTA mit kleineren Substanzen wie L-Rhamnose oder Mannitol ermöglicht die Ermittlung eines sog. Permeationsverhältnisses, in dem die Permeation eines großen Moleküls mit der Permeation eines kleinen Moleküls in Verhältnis gesetzt wird.

Die Vielzahl der heute benutzten Testsubstanzen zur Erfassung der intestinalen Permeabilität umfaßt Inertzucker, radioaktive Isotopen und Polyethylenglykole unterschiedlicher Molekülgröße (PEG 400, 600, 900, 1000, 4000).

Tabelle 1. Physikochemische Eigenschaften von Permeabilitätsmarkern (Nach [87])

Probe	MG [Da]	Permeationsrate		Renale Wiederfindung
		% der oralen Dosis (5 h)		% der i. v.-Dosis
		Isoosmolar [mosmol/kg] (200–300)	Hyperosmolar (1350–1500)	
L-Arabinose	150	17	–	73
L-Rhamnose	164	10,1	11,7	72
D-Mannitol	182	16,8	20,6	79
Laktulose	342	0,25	0,41	97
Zellubiose	342	–	0,38	92
^{51}Cr-EDTA	359	0,64/1,64 (24 h)	0,70/1,44 (24 h)	96
Raffinose	504	0,26	–	97
PEG-300	194–502	**18,2**	–	**41**
^{99m}Tc-DTPA	549	2,8	–	–
Dextran	3000	0,04	0,12	96

Inertzucker (Disaccharide/Monosaccharide)

Zellubiose/Mannitol und Laktulose/Mannitol

Bei beiden Testsystemen handelt es sich wohl um die bestdokumentierten Zuckertests [1, 48, 49, 86]. Während die humanen, intestinalen Disaccharidasen keinen Zugriff auf Laktulose haben, ist für Zellubiose eine zumindest teilweise Hydrolyse durch intestinale Laktase nachgewiesen [25]. Allerdings ist die Affinität von Laktase für Zellubiose zu gering, um im klinischen Test zu Interferenzen zu führen.

Über den intestinalen Permeationsweg von Mannitol herrscht Unklarheit. Während bei In-vitro-Versuchen Mannitol als Marker für die parazelluläre Permeabilität benutzt wird [26, 59–60], wird in vivo ein transzellulärer Weg favorisiert, da bei oraler Gabe eine hohe renale Wiederfindungsrate gemessen wird, die bei einer Villusatrophie abnimmt [17, 48]. Wahrscheinlich liegt für die Substanz ein dualer Permeationsweg vor [27]. Krugliak et al. zeigten kürzlich [52], daß zumindest für den Intestinaltrakt der Ratte unter In-vivo-Bedingungen Mannitol die intestinale Barriere via Konvektion, transzellulären Wasserverschiebungen folgend, passiert. Dies impliziert, daß das Ausmaß der intestinalen Permeabilität von Mannitol in erster Linie durch die Richtung der intestinalen Wasserverschiebung bestimmt wird, was von den Autoren eindrucksvoll demonstriert werden konnte.

In diesem Zusammenhang ebenfalls interessant ist die Tatsache, daß bei Ratten und Hunden ca. 15% des Mannitols, wahrscheinlich durch eine hepatische Sorbitol-D-Hydrogenase, metabolisiert wird. Dies setzt jedoch eine vorherige zelluläre Aufnahme des Mannitols voraus. Für diese Annahme sprechen auch Versuche, wonach beim Menschen nur 70% renal wiedergefunden wurden [19]. Andere Arbeitsgruppen berichten dagegen von einer 100%igen renalen Wiederfindungsrate [28 a].

Es bleibt daher an dieser Stelle festzuhalten, daß die Interpretation einer veränderten intestinalen Permeabilität für Mannitol zu berücksichtigen hat, daß jede Art von sekretorischer Diarrhö trotz Vorliegens einer erhöhten parazellulären Permeabilität eine *verminderte Aufnahme* von Mannitol zur Folge haben kann [52].

Laktulose/Rhamnose und Zellubiose/Rhamnose

Rhamnose ist im Gegensatz zur schon erwähnten Laktulose weit weniger gut geeignet, die parazelluläre Permeabilität zu erfassen. Dies liegt zum einen an der mit 75 % geringen renalen Wiederfindungsrate. Der Verbleib der restlichen 25 % ist unbekannt. Andererseits ist aber auch bei dieser Substanz, ähnlich dem Mannitol, der Permeationsweg unklar. Eine zumindest teilweise transzelluläre Aufnahme muß angenommen werden, da Rhamnose die Erythrozytenmembran permeieren kann [70] und zudem im Vergleich zu Mannitol eine deutlich höhere Permeationsrate an künstlichen Lipidbilayern aufweist [24]. Erste eigene Versuche weisen auf den gleichen Permeationsweg wie für Mannitol hin, was die gleichen Kritikpunkte der Interpretation klinischer Daten aufwirft wie für Mannitol.

Der Laktulose/Rhamnose-Test wurde anfangs hyperosmolar verabreicht [93]. Da die Gabe von hyperosmolaren Lösungen jedoch selbst zu einer Änderung der Permeabilität führt, geht man nun zur Gabe von isoosmolaren Lösungen über [29, 32, 61].

Mehrfachzuckertests

Mit einer Kombination von Zuckern ist es möglich, mehrere intestinale Funktionsparameter wie z. B. intestinaler Disaccharidaseaktivität oder Carrier-vermittelten Transport zu bestimmen. Die Kombination von Laktulose, Saccharose oder auch Xylose [63] erlaubt die Differenzierung von primären und sekundären Disaccharidasedefekten [63, 69, 73]. Die Kombination von Laktulose oder Rhamnose mit D-Xylose und 3-O-Methyl-Glukose ermöglicht die simultane Erfassung eines Carrier-vermittelten intestinalen Transports und erleichterter Diffusion [21]. Weiter ist noch die Verbindung von Raffinose oder Arabinose mit Laktose möglich [56]. L-Arabinose besitzt jedoch offensichtlich Affinität zu intestinalen Transportsystemen und ist damit als Permeationsmarker ungeeignet.

Isotopentests

Der Einsatz von Isotopen zur Bestimmung der intestinalen Permeabilität bringt zwar technisch deutliche Vorteile, doch die Tatsache, daß es sich um Einzelmarkertests handelt und der Umgang mit Radioaktivität generell zu Problemen führt, macht sie für Routinebestimmungen unattraktiv.

^{51}Cr-EDTA

Das ursprünglich zur Messung der renalen Clearance entwickelte ^{51}Cr-EDTA hat sich zur Bestimmung der intestinalen Permeabilität etabliert [7, 13, 45, 62]. Im Gegensatz zu Inertzuckern ist diese Substanz gegen bakterielle Umsetzung resistent und kann daher als einzige zur Bestimmung der Kolonpermeabilität eingesetzt werden. Dazu wird ^{51}Cr-EDTA zusammen mit Laktulose oral gegeben. Mit dieser Kombination kann die intestinale Permeabilität rechnerisch korrigiert werden [47]. Ursprünglich war hierbei eine 24-h-Urinsammlung üblich [6, 45], offensichtlich reicht aber eine 5stündige Sammelperiode [67] aus. Hauptnachteile der ^{51}Cr-Permeabilitätsbestimmung sind die hohe interindividuelle Streuung der renalen Ausscheidung und zum anderen die relativ kurze Halbwertszeit der Substanz (27 Tage). Außerdem ist ^{51}Cr-EDTA wenig geeignet zur Permeabilitätsbestimmung bei Zöliakie [2]. Das trifft jedoch auch für alle Monozuckertests zu.

Die Kombination von ^{51}Cr-EDTA mit L-Rhamnose [5] oder Mannitol [20, 34] führte zu keiner Verbesserung, da sich die Absorption von EDTA im Kolon weiterhin als Störfaktor erwies, was auch durch Reduzierung der Sammelperiode auf 5 h nicht völlig beseitigt werden kann.

^{99m}Tc Diethylen-Triaminopentaacetat (^{99m}Tc-DTPA).
^{99m}Tc-DTPA wird als Dinatriumkomplex (MG 549) verwendet. Diese Verbindung konnte erstmals erfolgreich zur Bestimmung der Kolonpermeabilität bei Colitis ulcerosa eingesetzt werden [14]. Über die Pharmakokinetik ist noch wenig bekannt, die kurze Halbwertszeit von 6 h erscheint jedoch für die Messung am Menschen vorteilhafter als ^{51}Cr-EDTA [81, 88].

Polyethylenglykole

Polyethylenglykole (PEG) wurden schon in den unterschiedlichsten Molekulargewichtsbereichen eingesetzt. Die Spanne reicht von PEG 400 [15, 40, 44, 89], PEG 600 [74, 75], PEG 900 [42], PEG 1000 [30, 38] bis zu PEG 4000 [43, 84]. Die letztgenannte Substanz wurde erstmals von Fortran et al. 1965 am Menschen verwendet [33]. Kommerziell erhältliche Marker enthalten in der Regel PEG 400, dessen Molekulargewicht von 192–502 Dalton reicht [62]. Die quantitative Bestimmung erfolgt durch Gaschromatographie oder Hochdruckflüssigkeitschromatographie [28].

Primär sind PEG sehr gut wasserlösliche Substanzen, zahlreiche Arbeiten konnten jedoch zeigen, daß eine nicht unerhebliche Löslichkeit für unpolare Lösungsmittel wie Butanol besteht, was für Laktulose, Mannitol, Rhamnose oder ^{51}Cr-EDTA nicht gilt [78, 89]. Zudem ist PEG 400 in der Lage, in Liposomen einzudringen [93]. Die Tatsache, daß PEG 400 nach intravenöser Applikation sehr unvollständig ausgeschieden wird, macht eine systemische Fixierung wahrscheinlich und stellt die Reproduzierbarkeit der Ergebnisse in Frage [61]. Die große Molekulargewichtsspanne ist ein Nachteil, da es für jeden Gewichtsbereich andere Ausscheidungsraten gibt [57, 78]. Es entstehen daher insbesondere für kleinere PEG-Verbindungen (PEG 400) zunehmend Bedenken [64, 77]. Zudem sind die in der Literatur aufgeführten Daten widersprüchlich hinsichtlich erhöhter [15, 40] oder verminderter Exkretion [44, 89] bei intestinalen Erkrankungen. Genauso wirft die Tatsache, daß Polyethylenglykole mit einem mittleren Molekulargewicht von 340 die intestinale Mukosa ca. 100fach effizienter permeieren als Laktulose oder ^{51}Cr-EDTA, die ein ähnliches Molekulargewicht aufweisen, weitere Fragen hinsichtlich des Permeationsweges auf [62]. Ein Erklärungsansatz wäre, daß PEG grundsätzlich eine lineare Molekülanordnung mit einem engeren Durchmesser aufweisen als bisher angenommen. Die Passage durch kleinere Poren wäre dann möglich [42]. Ebenso könnte dies durch die deutlich höhere Lipophilie der PEG und die damit erhöhte Membrangängigkeit erklärt werden.

Literatur

1. Andre F, Andre C, Emery Y, Forichon J, Decos L, Minaire Y (1988) Assessment of the lactulose-mannitol test in Crohn's disease. Gut 29: 511–515
2. Arturson G, Granath K (1972) Dextran as test molecules in studies of the functional ultrastructure of biological rnernbranes. Clin Chim Acta 379: 309–322
3. Beach RC, Menzies IS, Clayden GS, Scopes JW (1982) Gastrointestinal permeability changes in the pre-term neonate. Arch Dis Child 57: 141–145
4. Behrens R, Docherty H, Elia M, Neale G (1983): A simple enzymatic assay for urinary lactulose. Clin Chim Acta 134: 361–367
5. Bjarnason I (1990) Experimental evidence of the benefit of misoprostol beyond the stomach in humans. J Rheumatol Suppl 20: 38–41
6. Bjarnason I, Peters TJ (1984) In vitro determination of permeability: demonstration of a persistent defect in a patients with coeliac disease. Gut 25: 202–210
7. Bjarnason I, Peters TJ, Vesall NA (1983) A persistent defect in coleliac disease demonstrated by a ^{51}Cr-labelled EDTA absorption test. Lacet i: 323–324
8. Bjarnason I, Marsh MN, Price A, Levi AJ, Peters TJ (1985) Intestinal permeability in patients with coeliac disese and dermatitis herpetiformis. Gut 26: 1214–1219
9. Bjarnason I, Goolamali S, Levi AJ, Peters TJ (1985) Intestinal permeability in patients with with atopic eczema. Br J Dermatol 112: 291–297
10. Bjarnason I, Zanelli G, Prouse P (1986) Effect of non-inflammatory drugs on the human small intestine. Gut 27: 1292–1297
11. Bjarnason I, Smethurst P, Walker F, Menzies IS, Levi AL (1990) Glucose-citrate formulation of indomethacin reduces indomethacin induced increased intestinal permeability in man. Gastroenterology 98: A 160
12. Bjarnason I, Felvilly B, Smethurst P, Menzies IS, Levi AL (1991) Importantance of local versus systemic effects of non-steroidal anti-inflammatory drugs in increasing small intestinal permeability in man. Gut 32: 275–277
13. Bjarnason I, O'Morain C, Levi AJ, Peter TJ (1983) Absorption of ^{51}Cr-labelled EDTA in inflammatory bowel disease. Gastroentrology 85: 318–322
14. Casellas F, Aguade S, Soriano B, Accarino A, Molero J, Guarner L (1986) Intestinal permeability to ^{99m}Tc-diethylenetriamino-pentaacetic acid in inflammatory bowei disease. Am J Gastroenterol 81: 767–770
15. Chadwick VS, Phillips SF, Hoffman AF (1977) Measurement of intestinal permeability using low molecular weight polyethylene glycols. Gastroenterology 73: 241–251
16. Clarkson TW (1967) The transport of salt and water across isolated rat ileum. J Gen Physiol 50: 695–727
17. Cobden I, Dickonson RI, Rothwell J, Axon ATR (1978) Intestinal permeability by excretion ratios of molecules: results in coeliac disease. Br Med J 1: 1060
18. Cobden I, Rothwell J, Axon ATR (1980) Intestinal permeability and screening tests for coeliac disease. Gut 21: 512–518
19. Cobden I, Hamilton I, Rothwell J, Axon ATR (1985) Cellobiose/mannitol test: physical properties of probe molecules and influence of extraneous factors. Clin Chim Acta 148: 53–62

20. Coltart RS, Howard GC, Wraight EP, Bleehand NM (1988) The effect of hyperthermia and radiation on small bowel permeability using ^{51}Cr-EDTA and ^{14}C-mannitol in man. Int J Hyperthermia 4: 467–477
21. Cook GC, Menzies IS (1986) Intestinal absorption and unmediated permeation of sugars in post-infective tropical malabsorption (tropical sprue). Digestion 33: 109
22. Cooper BT, Ubakam SO, O'Brien I, Hare JP, Corrall RJ (1987) Intestinal permeability in diabetic diarrhoea. Diabetic Med 4: 49–52
23. Corcoran AC, Page JH (1947) A method for the determination of mannitol in plasma and urine. J Biol Chem 170: 165–71
24. Crowther RS, Wen G (1991) Physicochemical properties of probe molecules used to assess intestinal permeability. Gastroenterology 100: A 205
25. Dalqvist A (1964) Method for assay of intestinal disaccharidases. Anal Biochem 7: 18–25
26. Dawson DC (1977) Na^+ and Cl^--transport across the isolated turtle colon: parallel pathways for transmural ion movement. J Membr Biol 37: 213–8
27. Dawson DJ, Lobley RW, Burrows PC, Notman JA, Mahon M, Holmes R (1988) Changes in jejunal permeability and passive permeation of sugars in intestinal biopsies in coeliac disease and Crohn's disease. Clin Sci 749: 427–431
28. Delahunty T, Hollander D (1986) A new liquid-chromatographic method for measuring polyethylene glycol in urine. Clin Chem 32: 351–353
28a. Elia M, Behrens R, Northrop C, Wraight P, Neale G (1987) Evaluation of mannitol, lactulose and ^{51}Cr-labelled ehtylenediaminetetra-acetate as markers of intestinal permeability in man. Clin Sci 739: 197–204
29. Erickson RA, Epstein RM (1988) Oral chenodeoxycholic acid increases small intestinal permeability to lactulose in humans. Am J Gastroenterol 83: 541–544
30. Falth-Magnusson K, Jansson G, Stenhammer L, Sundqvist T, Magnusson KE (1989) Intestinal permeability assessed with different sized polyethylene glycols in children undergoing small intestinal biopsy for suspected coeliac diease. Scand J Gastroenterol 24: 40–46
31. Fleming SC, Papembwa MS, Laker MF, Levin GE, Griffin GE (1990) Rapid and simultaneous determination of lactulose and mannitol in urine by HPLC with pulsed amperometric detection, for use in studies of intestinal permeability. Clin Chem 36: 797-799
32. Ford RP, Menzies IS, Phillips AD, Walker-Smith JA, Tumer MW (1985) Internal sugar permeability: relationship to diarrhoeal disease and small bowel morphology. J Pediatr Gastroenterol Nutr 4: 568–574
33. Fordtran JS, Rector FC, Ewton MF, Soter N, Kinney J (1965) Permeability characteristics of the human small intestine. J Clin Invest 44: 1935–1944
34. Fotherby KJ, Wraight EP, Neale G (1988) ^{51}Cr-EDTA/^{14}C-mannitol intestinal permeability test. Clinical use in screening for coeliac disease. Scand J Gastroenterol 23: 171–177
35. Griffiths CEM, Menzies IS, Borrison I, Leonard JN, Fry L (1989) Intestinal permeability in dermatitis herpetiformis. J Invest Dermatol 91: 148–149
36. Gryboski JD, Thayer WR, Gabhelson IW, Spiro HM (1963) Disacchariduria in gastrointestinal disease. Gastroenterology 45: 633–637
37. Hamilton I, Fairris GM, Rothwell J (1985) Small intestinal permeability in dermatological disease. Q J Med 56: 559–567
38. Heuman R, Sjodahl R, Tagesson C (1982) Passage of macromolecules through the wall of the gastrointestinal tract. Intestinal permeability of polyethylene glycol 1000 in patients with Crohn's disease. Acta Chir Scand 148: 281–284
39. Heyman M, Corthier G, Lucas F, Meslin JC, Desyeux JF (1989) Evolution of the caecal barrier during clostridium difficile infection in the mouse. Gut 30: 1093–1097
40. Hollander D, Vadheim CM, Brettholz E (1986) Increased intestinal permeability in patients with Crohn's disease and their relatives. Ann Intern Med 105: 883–885
41. Hollander D, Ricketts D, Boyd CAR (1988) Importance of probe molecular geometry in determining intestinal permeability. Can J Gastroenterol 2 (Suppl A): 35–38 A
42. Hollander D, Koyama S, Dadufalza V, Tran DQ, Kruglick P, Ma T, Ling KY (1989) Polyethylene glycol 900 permeability of rat intestinal and colonic segments in vivo and brush border membrane vesicles in vitro. J Lab Clin Med 113: 505–515

43. Jackson PG, Lessof MH, Baker RW, Ferre J, Macdonald DM (1981) Intetinal permeability in patients with eczema and food allergy. Lancet ii: 1285–1286
44. Jenkins RT, Goodacre RL, Roony PJ (1986) Studies of intestinal permeability in inflammatory diseases using polyethylene glycol 400. Clin Biochem 19: 298–302
45. Jenkins RT, Ramage JR, Jones DB (1988) Small bowel and colonic permeability to ^{51}Cr-labelled EDTA in patients with active inflammatory bowel disease. Clin Invest Med 2: 151–155
46. Jenkins AP, Menzies IS, Nukajam WS (1989) Geographic variation in intestinal permeability. Gut 30: A1509–1510
47. Jenkins AP, Trew DR, Jones DB (1991) Do non-steroidal drugs increase colonic permeability? Gut 32: 66–69
48. Juby LD, Rothwell J, Axon ATR (1989) Cellobiose/mannitol sugar test – a sensitive tubless test for coeliac disease: results in 1010 unselected patients. Gut 30: 476–480
49. Juby LD, Rothwell J, Axon ATR (1989) Lactulose/mannitol test: an ideal screen test for coliac disease. Gastroenterology 96: 79–85
50. Kambwa MS, Flemming S, Sewankambo N (1991) Altered small intestinal permeability associated with diarrhea in human-immuno-deficiency-virus-infected Caucasian and African subjects. Clin Sci 81: 327–334
51. Krugliak P, Hollander D, Lee K (1990) Regulation of polyethylene glycol 400 intestinal permeability by exogeneous and endogeneous prostanoids. Influence of non-steroidal drugs. Gut 31: 417–421
52. Krugliak P, Hollander D, Schlaepfer CC, Nguyen H, Ma TY (1994) Mechanisms and sites of mannitol permeability of small and large intestine in the rat. Dig Sci 39: 796–801
53. Laker MF (1979) Estimation of disaccharides in plasma and urine by gas liquid chromatography. J Chromatogr 163: 9–18
54. Laker MF, Menzies IS (1977) Increase in human intestinal permeability following ingestion of hypertonic solutions. J Physiol (London) 165: 881–894
55. Lifschitz CH, Mahoney DH (1989) Low dose methotrexate induced changes in intestinal permeability determined by polyethylene polymers. J Pediatr Gastroenterol Nutr 9: 301–306
56. Lobley RW, Burrows PC, Warwick R, Dawson DJ, Holmes R (1990) Simultaneous assessment of intestinal permeability and lactose tolerance with orally administered raffinose, lactose and L-arabinose. Clin Sci 79: 175–183
57. Ma TY, Hollander D, Krugliak P, Katz K (1990) PEG-400, a hydrophilic molecular probe for measuring intestinal permeability. Gastroenterology 98: 39–46
58. Madara JL (1989) Loosening tight junctions: Lessons from the intestine. J Clin Invest 83: 1089
59. Madara JL, Dharmsathaphorn K (1985) Occluding junction structure-function relationship in a cultured epithelial monolayer. J Cell Biol 101: 2124–2133
60. Madara JL, Stafford J (1989) Interferon-gamma directly affects barrier function of cultured intestinal epithelial monolayers. J Clin Invest 83: 724–727
61. Maxton DG, Menzies IS, Slavin B, Thompson RPH (1989) Small intestinal function during enteral feeding and starvation in man. Clin Sci 779: 401–406
62. Maxton DG, Bjarnason I, Reynolds AP, Catt SD, Peters TJ, Menzies IS (1986) Lactulose, ^{51}Cr-labelled ethylene-diamine-tetra-acetate, L-rhamnose and polyethyleneglycol 400 as probe markers for assessment in vivo of human intestinal permeability 71: 71–80
63. Maxton DG, Catt SD, Menzies IS (1990) Combined assessment of intestinal disaccharidases in congenital asucrasia by differential urinary disacchide excretion. J Clin Pathol 43: 406–409
64. Meddings JB (1989) Lipid permeability of the intestinal microvillus membrane may be modulated by membrane fluidity in the rat. Biochem Biophys Acta 984: 158–166
65. Menzies IS (1972) Intestinal permeability in coeliac disease. Gut 37: 302–309
66. Menzies IS (1972) Alimentary disacchariduria in adults related to the osmolarity of ingested solutions. Biochem J 126: 19–20
67. Menzies IS (1972) Urinary excretion of sugars related to oral administration of disaccharides in adult coeliac disease. Clin Sci 42: 18 P
68. Menzies IS (1973) Quantitative estimation of suger in blood and urine by paper chromatography using direct densitometry. J Chromatogr 81: 109–127

69. Menzies IS (1974) Absorption of intact oligosaccharide in health and disease. Biochem Soc Trans 2: 1042–1047
70. Menzies IS (1984) Transmucosal passage of inert molecules in health and disease. In: Skadhauge E, Heintze K (eds) Intestinal absorption and secretion. Falk Symp 36 MTP, Lancaster, pp 527–543
71. Menzies IS, Laker MF, Pounder RE, Bull J, Heyer S, Wheeler PG, Creamer B (1979) Abnormal intestinal permeability to sugars in villous atrophy. Lancet ii: 1107–1109
72. Menzies IS, Mount JN, Wheeler MJ (1978) Quantitative estimation of clinically important monosacchandes in plasma rapid-thin-layer chromatography. Ann Clin Biochem 15: 65–76
73. Noone C, Menzies IS, Banatvala JE, Scopes JW (1986) Intestinal permeability and lactose hydrolysis in human rotavirus gastroenteritis assessed simultaneously by noninvasive differential sugar permeation. Eur J Clin Invest 16: 217–225
74. Olaison G, Sjodahl R, Tagesson CP (1987) Decreased gastrointestinal permeability of peroral poplyethylene glycols (PEG-1000) in Crohn's disease. A sign of jejunal abnormality. Acta Scand Chir 153: 373–377
75. Olaison G, Leanderson P, Sjodahl R, Tagesson CP (1988) Abnormal intestinal permeability to polyethylene glycol 600 in Crohn's disease. Gut 29: 196–199
76. Olaison G, Leanderson P, Sjodahl R, Tagesson CP (1989) Abormal intestinal permeability pattern in Crohn's disease. Absorption of low molecular weight polyethylene glycols after oral or colonic load. Scand J Gastroenterol 24: 571–576
77. Peters TJ, Bjarnason J (1988) Uses and abuses of intestinal permeability measurements. Can J Gastroenterol 2: 127–137
78. Philipsen EK, Batsberg W, Christensen AB (1988) Gastrointestinal permeability to polyethylene glycol: an evaluation of urinary recovery of an oral load of polyethylene glycol as a parameter of intestinal permeability in man. Eur J Clin Invest 18: 139–145
79. Pignata C, Budillon G, Monaco G (1990) Jejunal bacterial overgrowth and intestinal permeability in children with immunodeficiency syndroms. Gut 31: 879–892
80. Read NW (1987) Irritable bowel syndrome-definition and pathophysiology. Scand J Gastroenterol Suppl 130: 7–13
81. Resnick RH, Royal H, Marshall W, Barron R, Werth T (1990) Intestinal permeability in gastrointestinal disorders. Use of oral (^{99}Tc) DTPA Dig Dis Sci 35: 205–211
82. Saweirs WM, Andrews DJ, Low-Beer TS (1985) The double sugar test of intestinal permeability in the elderly. Age Aging 14: 312–315
83. Schultz SG, Solomon AK (1961) Determination of the effective hydrodynamic radii of small molecules by viscometry. J Gen Physiol 44: 1189–1199
84. Seidman EG, Hanson DG, Walker WA (1986) Increased permeability to polyethylene glycol 4000 in rabbits with experimental colitis. Gastroenterology 90: 120–126
85. Siber GR, Mayer RJ, Levin MJ (1980) Increased gastrointestinal absorption of large molecules in patients after 5-fluorouracil therapy for metastatic colon carcinoma. Cancer Res 40: 3430–3436
86. Strobel S, Brydon WG, Ferguson A (1984) Cellobiose/mannitol sugar permeability test complements biopsy histopathology in clinical investigation of the jejunum. Gut 25: 1241–1246
87. Truelove S, Menzies I (1992) Intestinal permeability: functional assessment and significance. Clin Science 82: 471–488
88. Truelove SC, Witts LJ (1955) Cortisone in ulcerative colitis: final report on a therapeutic trial. Br Med J ii: 1041–1048
89. Ukabam SO, Cooper BT (1984) Small intestinal permeability to mannitol, lactulose and polyethylene glycol 400 in coeliac disease. Dig Dis Sci 29: 809–816
90. Ukabam SO, Homaida MMA, Cooper BT (1986) Small intestinal permability in normal sudanese subjects: evidence of tropical enteropathy. Trans R Soc Trop Med Hyg 80: 204–207
91. Walker WA, Isselbacher KI (1974) Uptake and transport of macromolecules by the intestine: possible role in clinical disorders. Gastroenterology 67: 531–550
92. Weser E, Sleisenger MH (1965) Lactosuria and lactase deficiency in adult cooliac disease. Gastroenterology 48: 571–578

93. Wheeler PG, Menzies IS, Creamer B (1978) Effect of hyperosmolar stimuli and coeliac disease on the intestinal permeability of the gastrointestinal tract Clin Sci Mol Med 54: 495–501
94. Yamanaka KD (1975) Mannitol dehydrogenase from Leuconostoc mesenteroides. Meth Enzymol 41: 138–142
95. Young GO, Ruttenberg D, Wright JP (1990) Measurement of polyethylene glycol 400 in urine by direct-injection high-performance liquid chromatography. Clin Chem 36: 1800–1802

Die Bioverfügbarkeit von gastrointestinal resorbierbaren Mikropartikeln

B. Haraszti, W. Saß, J. Seifert

Versuche zum Thema Partikelpersorption erregen seit einiger Zeit zunehmend das Interesse der Pharmaindustrie. Damit erhofft man sich, daß Stoffe, die bisher nur parenteral applizierbar waren, z. B. Insulin oder Vakzine, nun auch peroral in pharmakologisch wirksamer Dosierung verabreichbar sind. Solche Pharmaka werden in winzig kleine Hohlkugeln oder schwammähnliche Strukturen verpackt, deren Hülle langsam, aber auch schneller vom lebenden Organismus aufgelöst werden können, wobei die Zusammensetzung der Hülle eine enterale Resorption erleichtert. In wäßriger Lösung können solche Kugeln einer Zeitbombe ähnlich auf den Zeitpunkt ihres Zerfalles programmiert werden. Es wäre somit theoretisch möglich, Impfstoffe, die in mehreren Intervallen gegeben werden müssen, durch einmalige orale Gabe zu verabreichen. Die verschiedenen Hohlkugelpartikel würden dann im Organismus nach einem halben, einem ganzen oder 2 Jahren zerfallen und somit beispielsweise einer Tetanusimpfung lege artis gleichkommen.

In Kiel standen derartige Partikel zur Verfügung. Es war jedoch festzustellen, daß die Zerfallsrate in wässerigem Medium noch keineswegs genau steuerbar war, geschweige denn, daß der Stoff Polylaktat sich besonders gut zur Persorption eignete. Die Notwendigkeit der Erstellung einer grundlegenden, systematischen, quantitativen und qualitativen Persorptionskinetik wurde deutlich.

Für die dazu nötigen Versuche wurden, um qualitativ einwandfreie Ergebnisse zu bekommen, FITC-markierte, fluoreszierende Latex-Modellpartikel von 1 µm Größe benutzt. Diese können auch in Lösungen mit vielen korpuskulären Bestandteilen im Auflichtfluoreszenzmikroskop hervorragend wiedererkannt werden.

Wenn man eine quantitative Untersuchung der Partikelresorption machen will, muß man berücksichtigen, daß es 2 Transportwege von Substanzen und Partikeln gibt, die aus dem Magen-Darm-Trakt resorbiert worden sind. Während auf dem portalen Blutweg hauptsächlich niedermolekulare Substanzen transportiert werden, die vor allem eine Leberpassage benötigen, werden auf dem Lymphweg

W. F. Caspary et al. (Hrsg.) Ökosystem Darm VI

hochmolekulare Substanzen und Partikel transportiert [5]. Da weiterhin eine quantitative Untersuchung des Pfortaderblutes aus technischen Gründen nicht möglich ist, wurde das Hauptaugenmerk auf die Lymphe des Ductus thoracicus gerichtet.

Methodik

Die Versuche wurden mit Wistar-Ratten durchgeführt. Sie erhielten die Partikelsuspensionen über eine Duodenalsonde. Anschließend wurden die Lymphproben aus dem zuvor nach der Methode von Bollmann [2] kanülierten Ductus thoracicus gewonnen. Bei dieser Methode nimmt die Kanüle die gesamte aus dem Dünn- und Dickdarm kommende Lymphflüssigkeit auf. Die Proben wurden dem abnehmenden Lymphfluß entsprechend in steigenden Zeitintervallen über 6 h entnommen und schließlich durch einen Filter mit einem Porendurchmesser von 0,4 μm gegeben. Auf diese Weise blieben auf dem Filter nur die korpuskulären Bestandteile aus der Lymphe zurück, die größer als 0,4 μm im Durchmesser sind. Dieser Filter wurde direkt unter das Auflichtfluoreszenzmikroskop gelegt und sorgfältig durchgemustert.

Mit Hilfe dieser Methode sollte zunächst festgestellt werden, ob eine Beziehung zwischen der Persorptionsrate und dem Alter der Versuchstiere besteht. Es ist ja hinlänglich beschrieben, daß bei Tieren im frühen Säuglingsalter der Persorptionsmechanismus sehr ausgeprägt funktioniert [3]. Aus diesem Grunde wurden sehr junge sowie erwachsene und alte Versuchstiere untersucht. Jede der drei Versuchsgruppen bestand aus 5 Tieren.

Partikelresorption in Abhängigkeit vom Alter

Abbildung 1 zeigt die aus dem Zahlenmaterial der fünf ersten Tiere gewonnenen Kurven, d.h., die absolute Anzahl der gefundenen Partikel über eine Beobachtungszeit von 6 h.

Was zuerst auffällt, ist der individuell sehr unterschiedliche Verlauf der Graphen. In diesem Zusammenhang soll besonders auf die Kurve hingewiesen werden, die mit der Y-Achse parallel verläuft (Tier 4). Es handelt sich hier um einen von Reißnecker [4] bereits beschriebenen Non-resorber. Solche Tiere sind immer wieder, wenn auch vereinzelt, in den Versuchsgruppen zu finden. Des weiteren kann man sehen, daß bei allen Tieren außer dem Non-resorber, die größte Menge der Partikel innerhalb der ersten 75 min aufgenommen wird.

Da alle Versuchsgruppen solchen individuellen Schwankungen in der Persorptionskinetik unterlagen, wurden Mittelwerte gebildet, die in der Abb. 2 dargestellt sind.

Bei der untersten Kurve handelt es sich um die Ergebnisse aus dem Versuch mit den 5 jungen Tieren. Die obere Kurve stellt die Resorption von erwachsenen Tieren und die mittlere Kurve die der alten Tiere dar. Da das Alter bei Wistar-Ratten sehr gut mit dem Gewicht korreliert, wurden männliche Ratten bis 150 g, das

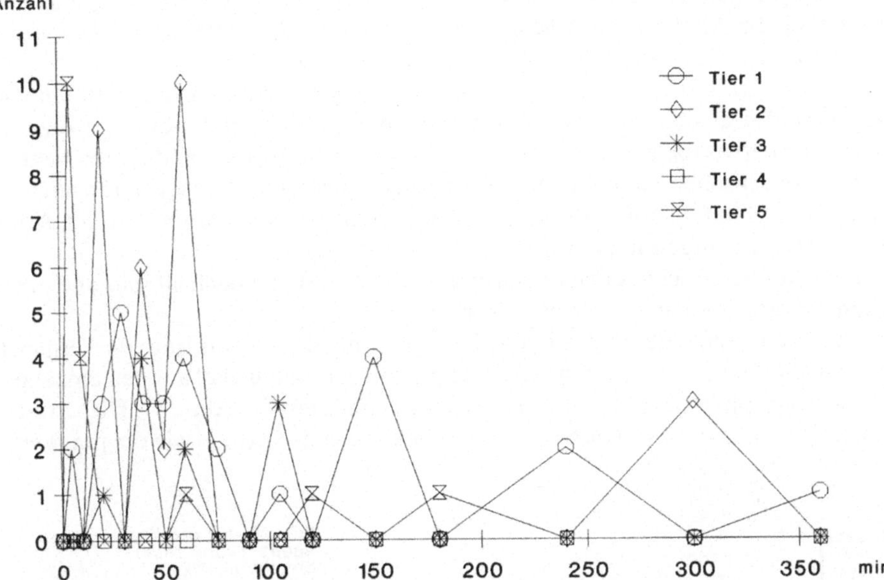

Abb. 1. Resorption von enteral verabreichten Partikeln (3,7 Mrd.) bei Jungtieren (ca. 150 kg KG). Die FITC markierten Partikel wurden aus der quantitativ abgeleiteten Lymphe gewonnen und mit dem Mikroskop sichtbar gemacht und gezählt

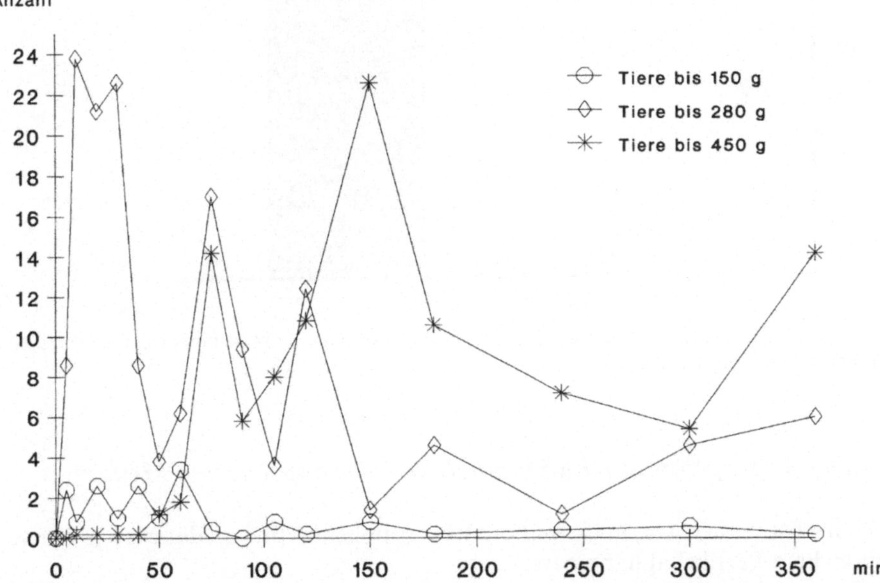

Abb. 2. Mittelwerte von jeweils 5 Einzelversuchen. Untersucht wurde die Partikelresorption in Abhängigkeit vom Alter bzw. Gewicht der Tiere. Junge Tiere (bis 150 g KG) resorbieren am wenigsten, während Tiere zwischen 150 g und 280 g die meisten Partikel resorbieren

entspricht einem Alter von 6–8 Wochen, männliche Ratten bis 280 g, das entspricht einem Alter von ca. 5 Monaten, und männliche Ratten bis 450 g, das entspricht einem Alter von über 9 Monaten, verwendet.

Es ist überraschend, daß die jungen Tiere am wenigsten Partikel aufnehmen. Zwar handelt es sich bei diesen Tieren nicht mehr um säugende Ratten, trotzdem wäre es zu erwarten gewesen, daß hier die Resorptionsrate am höchsten liegt.

Die erwachsenen Tiere, in der oberen Kurve dargestellt, persorbieren am meisten. Weiterhin fällt auf, daß die größte Menge der persorbierten Partikel in den ersten 50 min aufgenommen wird.

Die alten Tiere schließlich persorbieren überhaupt erst nach 40 min und erreichen ihr Maximum erst nach ca. 150 min.

Um noch einmal deutlich zu machen, wie wenig die jungen Tiere im Vergleich zu den älteren persorbieren, wurden die persorbierten Partikel aus den einzelnen Versuchsgruppen für jede Gruppe getrennt aufaddiert (s. Abb. 3). Die erwachsenen Tiere persorbieren demnach etwa 10mal so viele Partikel wie die jüngeren.

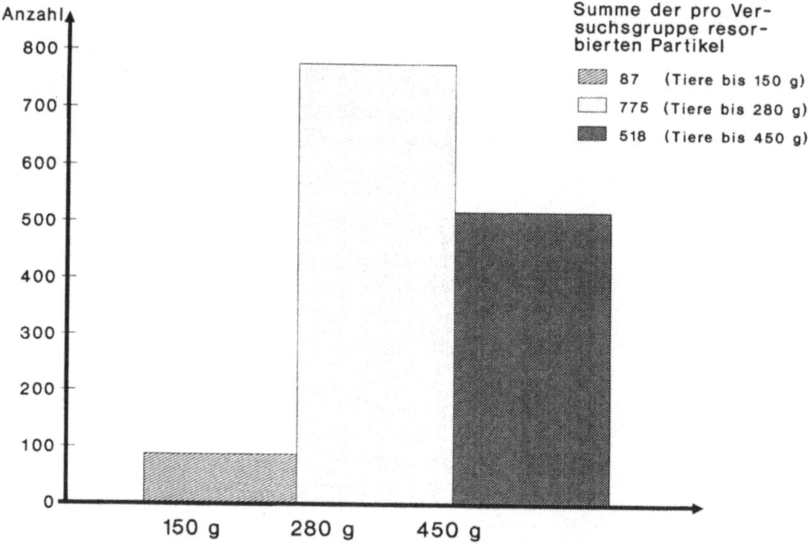

Abb. 3. Gesamtmenge der aus dem Magen-Darm-Trakt in die Lymphe persorbierten Partikel in Abhängigkeit vom Alter der Tiere

Partikelresorption in Abhängigkeit von der applizierten Menge

Die nächste Frage war, inwieweit die Resorptionskinetik von der Menge der verabreichten Partikel abhängig ist.

Dazu wurden erwachsene Tiere verwendet. Verschieden große Mengen von Partikel wurden intraduodenal verabreicht. Wie aus Vorversuchen bekannt war, waren Persorptionsraten von Tieren, die $3{,}7 \cdot 10^9$ Partikel bekommen hatten, nicht mehr nennenswert steigerbar. Also wurden $3{,}7 \cdot 10^9$ Partikel als Obergrenze festgesetzt. Die beiden niedrigeren Mengen waren immer um den Faktor 100 kleiner, also $37 \cdot 10^6$ Partikel und 370 000 Partikel. Wiederum wurden drei Versuchsgruppen von je 5 Tieren festgelegt.

Das Ergebnis, dargestellt als Mittelwert (s. Abb. 4), entspricht ganz den Erwartungen. Die Tiere, die mit der größten Partikelmenge behandelt wurden, dargestellt durch die obere Kurve, haben auch am meisten persorbiert. Ebenso liegen die mit einer mittleren Menge gefütterten Tiere in der Mitte und die mit einer geringen Menge gefütterten Tiere haben am wenigsten Partikel aus dem Darm in die Lymphe aufgenommen.

Summiert man die insgesamt persorbierte Partikelmenge pro Versuchsgruppe wieder auf (s. Abb. 5), so stellt man fest, daß ein mathematischer Zusammenhang, gegeben durch den Faktor sieben, zwischen den einzelnen Gruppen besteht. Eine Erhöhung der Partikelmenge um den Faktor 100 zieht also eine Zunahme der Persorptionsrate um den Faktor 7 nach sich. Leider sind die absoluten Mengen persorbierter Partikel sehr klein. Um also eine ausreichende Bioverfügbarkeit erreichen zu können, müßte man eine derartig gewaltige Partikelmenge verabreichen, daß der Verlust in absolut keinem Verhältnis mehr zum Nutzen stünde.

Bis zu diesem Zeitpunkt behandelten die Versuche ausschließlich den Einfluß von Alter und Partikelmenge auf die Persorption nach einmaliger Gabe.

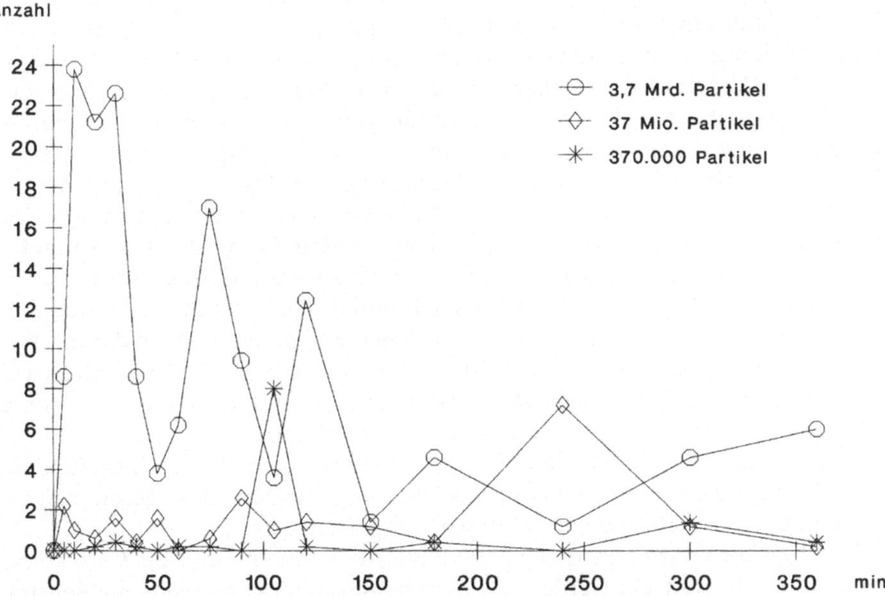

Abb. 4. Partikelresorption in Abhängigkeit von der verabreichten Menge. Je mehr Partikel enteral verabreicht wurden, desto mehr Partikel waren in der Lymphe nachweisbar

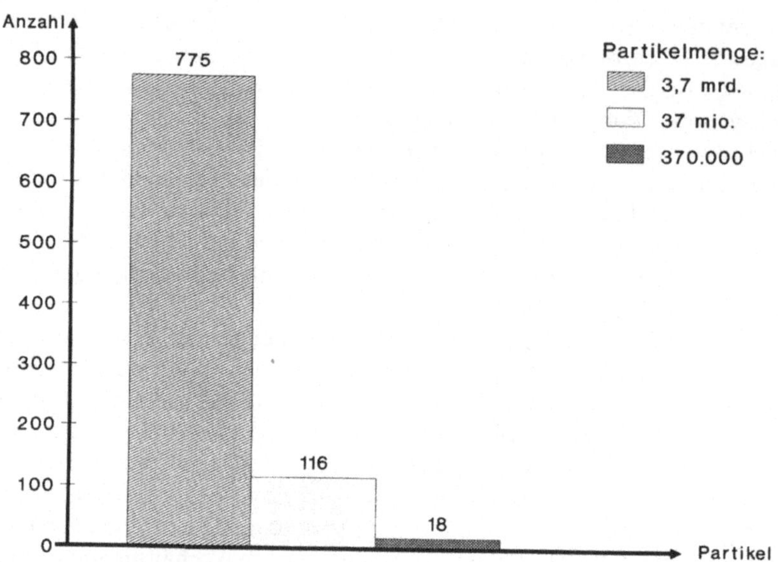

Abb. 5. Gesamtmenge der aus dem Magen-Darm-Trakt in die Lymphe persorbierten Partikel in Abhängigkeit von der verabreichten Menge

Einfluß des Immunsystems auf die Partikelresorption

Weiterführende Untersuchungen sollten nun auch Hinweise auf eine eventuelle Beteiligung des Immunsystems an der Persorptionssteuerung erbringen. Zu diesem Zweck war es nötig, zunächst einmal antigen wirksamere Partikel zu benutzen. Solche Versuche waren allerdings schon von Saß et al. [5, 6] und Arnoldi et al. [1] zuvor mit Saccharomyces boulardii gemacht worden. Die Ergebnisse waren denen aus den anfänglich erwähnten Experimenten mit Latexpartikel so ähnlich, daß eine Wiederholung überflüssig erschien. Statt dessen sollte herausgefunden werden, ob eine wiederholte Gabe von Saccharomyces boulardii über längere Zeit das Immunsystem sensibilisieren und im Gegensatz zur akuten Fütterung zu einer erhöhten oder verminderten Persorption führen würde.

Zu diesem Zweck mußte der Versuchsaufbau leicht verändert werden. Es wurde eine Vorlaufphase den üblichen Versuchen vorangestellt, in der die Tiere eine Woche lang täglich über eine Magensonde mit S. boulardii gefüttert wurden. Die Dosis entsprach der laut Beipackzettel empfohlenen Humanmaximaldosis, umgerechnet auf das Körpergewicht der Ratten.

Am Ende dieser Vorlaufphase erhielten die Tiere intraduodenal $3{,}7 \cdot 10^6$ S. boulardii. Die Lymphe des Ductus thoracicus wurde gesammelt und darin mit dem Mikroskop nach Hefepartikel gesucht.

Das Ergebnis war überraschend eindeutig. Bei keinem der fünf Tiere konnte eine Hefezelle entdeckt werden. Es wäre demnach möglich, daß eine Sensibilisierung des Immunsystems stattgefunden hat, die zur Folge hatte, daß der Persorptionsvorgang für Saccharomyces boulardii unterbrochen wurde oder daß eine Antigen-Antikörperreaktion schon an der Darmwand stattgefunden hat, die ein Eindringen der Hefezellen in den Organismus unmöglich gemacht hat, beispielsweise durch Zerstörung oder Präzipitation.

Zum Abschluß dieser Versuche sollte noch die Frage geklärt werden, ob S. boulardii vielleicht einen Einfluß auf die Persorption der am Anfang erprobten Latexmodellpartikel hat. Also wurden die anfänglichen Versuche wiederholt, diesmal mit einer Mischung aus Saccharomyces boulardii und Latexpartikel. Die Dosis von S. boulardii entsprach wieder einer Humanmaximaldosis und die Anzahl der Partikel war $3{,}7 \cdot 10^9$. Es handelte sich um eine einmalige intraoperative Gabe.

Das Ergebnis war wiederum eindeutig. Bei keinem der drei behandelten Tiere konnten Latexpartikel bzw. Hefezellen beobachtet werden.

Zusammenfassung

Partikel wie Hefezellen oder Latexpartikel werden bei akuter Gabe persorbiert und können in der Lymphe wiedergefunden werden. Die Persorptionsrate ist abhängig vom Alter der Versuchstiere und von der Menge der verabreichten Partikel. Selbst wenn man sich aus diesen Faktoren eine optimale Kombination heraussucht, in diesem Falle $3{,}7 \cdot 10^9$ Partikel und erwachsene Tiere, so bewegt sich die Menge an persorbierten Partikeln immer noch bei unter einem millionsten Prozent der Ausgangsmenge. Das bedeutet, daß, wenn nicht noch Methoden entwickelt werden, die dazu geeignet sind, die Persorption ganz erheblich zu steigern, Partikel als Pharmakocarrier kaum geeignet sind. Die Gabe von antigen wirksameren Hefezellen über einen längeren Zeitraum führt dazu, daß keine Partikel mehr persorbiert werden. Außerdem behindern sich Hefezellen und Latexpartikel bei der Persorption. Eine Beteiligung des Immunsystems an diesen Vorgängen ist durchaus möglich.

Literatur

1. Arnoldi J, Böckeler W, Vögtle-Junkert U (1989) Die Kinetik peroral aufgenommener ^{65}Zn-markierter Saccharomyces cerevisiae-Keime im Rattenorganismus. In: Müller J, Ottenjann R, Seifert J (Hrsg) Ökosystem Darm. Springer, Verlag, Berlin Heidelberg New York
2. Bollmann JL, Cain JC, Grindley JH (1948) Techniques for the collection of lymph from the thoracic duct of the rat. J Lab Clin Med 33: 1349–1352
3. Morris B, Morris R (1978) Macromolecular uptake and transport by the small intestine of the suckling rat. In: Hemmings WA (ed) Antigen absorption by the gut. MTP, Lancaster
4. Reißnecker TG (1993) Untersuchungen zum Transport unterschiedlich großer Partikel aus dem Magen-Darmtrakt in die Lymphe. Inaugural-Dissertation, Med Fakultät Univ Kiel
5. Saß W, Dreyer HP, Seifert J (1990) Rapid insorption of small particles in the gut. Am. J. Gastroenterol 85: 255–260
6. Saß W, Reißnecker S, Stehle D, Dreyer HP, Seifert J (1989) Der Einfluß des Immunsystems bei der Resorption von Bakterien und Partikeln. In: Müller J, Ottenjann R, Seifert J (Hrsg) Ökosystem Darm. Springer, Berlin Heidelberg New York

Wirkung nichtsteroidaler Antirheumatika auf die intestinale Permeabilität

W.F. Caspary

Lange ist bekannt, daß nichtsteroidale Antirheumatika (NSAR) Veränderungen der gastroduodenalen Mukosa sowie gehäuft GI-Blutungen bewirken [1, 2, 9, 11–13, 15, 17, 23]. Die morphologischen und funktionellen Schädigungen der Magenmukosa durch NSAR sind insbesondere durch das lokal wirkende Aspirin so eindeutig und reproduzierbar, daß zahlreiche endoskopische Schädigungsscores entwickelt wurden, z.B.

Endoskopischer Schädigungsscore für NSAR-Schäden des Magens und Duodenums

Mukosablutungen

Grad 0 keine Hämorrhagie,
Grad 1 eine Hämorrhagie,
Grad 2 mehr als eine Hämorrhagie, nicht zahlreich, nicht großflächig,
Grad 3 zahlreiche Hämorrhagien (≥3),
Grad 4 großflächige Hämorrhagien.

Score

0 normaler Magen inkl. Grad 1,
A Hämorrhagien Grad 2 oder 3–4,
B Erosionen des Magens (1–2),
C 3 oder mehr Erosionen,
D große und ausgedehnte Erosionen/Ulkus.

NSAR-Einnahe führt zu einem häufigeren Auftreten von Ulcera ventriculi, nicht jedoch von Ulcera duodeni (Abb. 1) [2].

In den letzten Jahren sind immer häufiger Nebenwirkungen von NSAR auf den Dünn- und Dickdarm beschrieben worden [2, 5, 16, 24, 26]. Es wird vermutet, daß 60–70% chronischer NSAR-Benutzer eine asymptomatische Enteropathie mit diskretem gesteigertem Blut- und Proteinverlust haben [5].

W. F. Caspary et al. (Hrsg.) Ökosystem Darm VI

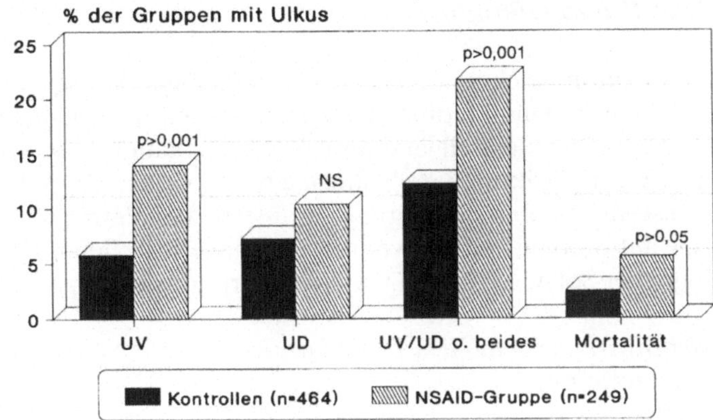

Abb. 1. Ulkus ventrikuli (UV) und Ulkus duodeni (UD) bei Patienten mit NSAR-Einnahme und Kontrollen – Post-mortem-Analyse. (Nach [2])

NSAR und Dickdarm

Im Dickdarm vermögen NSAR eine Kolitis zu indizieren, selbst dann, wenn keine Kolitis in der Vorgeschichte zu eruieren ist (Tabelle 1). Eine besondere Form der Kolitis tritt unter dem NSAR-Präparat Fenemat auf [5]. Patienten, die unter Fenemat eine Kolitis entwickeln, vertragen andere NSAR problemlos. In einzelnen Fällen wurde auch eine eosinophile Kolitis (Naproxen), pseudomembranöse Kolitis (Diclofenac) sowie eine Kollagenkolitis unter Therapie mit NSAR beschrieben [5]. NSAR werden auch verantwortlich gemacht für das gehäufte Auftreten von Perforationen und Blutungen im Dünn- und Dickdarm [18].

Bei vorbestehenden Erkrankungen des Dickdarms können NSAR zu Komplikationen der Divertikelkrankheit (Perforationen, Fisteln, Blutungen) sowie zu einer Exazerbation einer chronisch entzündlichen Darmerkrankung (Colitis ulcerosa) führen (Tabelle 2) [2, 5].

Tabelle 1. Nebenwirkungen von NSAR auf den Dickdarm – normales Kolon (*NASR*= nichtsteroidale Antirheumatika)

Art der Schädigung	NSAR
„Normales Kolon"	
– Kolitis	Fenemate, Ibuprofen, Naproxen, Piroxicam, Aspirin
– Eosinophile Kolitis	Naproxen
– Pseudomembranöse Kolitis	Diclofenac
– Kollagenkolitis	Indomethacin, Fenbufen
– Kolonulzerosa	Verschiedene
– Perforation und Blutung	Verschiedene

Tabelle 2. Nebenwirkungen von NSAR auf den Dickdarm – bei vorbestehender Krankheit

Art der Schädigung	NSAR
Bei vorbestehender Krankheit	
– Komplikationen der Divertikelkrankheit: Perforationen, Fisteln, Blutung	Verschiedene
– Rezidiv-chronisch entzündliche Darmkrankheiten	Verschiedene

NSAR und Dünndarm

Nicht nur im Dickdarm, sondern auch im Dünndarm vermögen NSAR Komplikationen der Dünndarmmukosa zu induzieren. Teils handelt es sich dabei um eindeutig morphologisch erkennbare Komplikationen wie Perforation, massive Blutungen, Strikturen, teils sind die funktionellen Veränderungen nur mit Funktionstests erfaßbar (Steigerung der intestinalen Permeabilität, NSAR-Enteropathie mit Blutung und Blutverlust, Proteinverlust, Ileumfunktionsstörung (pathologischer SeHCAT-Test), D-Xyloseresorptionsstörung und Steatorrhö) [5].

Nebenwirkungen auf den Dünndarm:
* Perforation,
* Blutung,
* Strikturen,
* gesteigerte Permeabilität,
* NSAID-Enteropathie:
  - Blutung,
  - Proteinverlust,
  - Ileumdysfunktion,
  - D-Xylosemalabsorption,
  - Steatorrhö.

Unspezifische Ulzerationen und Perforationen sind unter NSAR-Therapie häufiger als bei Patienten, die keine NSAR einnehmen [2] (Tabelle 3).

Tabelle 3. Nebenwirkungen von NSAR auf den Dünndarm. (Nach [2])

Art der Schädigung	NSAR-Gruppe	Kontrollen
Unspezifische Ulzeration	5	0
– Jejunum		
– Ileum	12	3
– Perforation	2	0
– Jejunum und Ileum	4	0
– Perforation	1	0
Gesamt	21 (8,4%)	3 (0,6%)

NSAR und Permeabilität

Die Permeabilität der Dünn- und Dickdarmmukosa wird durch den parazellulären Transportweg zwischen den Epithelzellen determiniert. Verantwortlich ist dafür die sog. „tight junction", deren Widerstand gegen eine Permeation durch ihre Länge und die Anzahl der „strands" bestimmt wird [19–21].

„Tight junction" – Regulator parazellulären Transports:

* Netzwerk von Fusionen („kisses") aus:
  - „P-strands" und „E-face grooves",
  - „strands" bestehen aus Ketten von 10-nm-Partikeln und bilden *Poren*, die den Widerstand kontrollieren.
* Der Widerstand wird durch die *Länge der „tight junctions"* (100–600 nm) und die *Anzahl* der *„strands"* determiniert.
* Regulation des Widerstands durch den *Actinomyosinring:* Ca^{++}, cAMP und Cytochalasin erhöhen den Widerstand.

Die Permeabilität eines Moleküls durch die „tight junctions" hängt von ihren Moleküldurchmesser ab [14] (Abb. 2).

Zur Messung der intestinalen Permeabilität bei Patienten unter NSAR-Therapie wurden folgende Markersubstanzen eingesetzt: Polyäthylenglykol (PEG) 400, Di- und Monosaccharide (Laktulose, Rhamnose) und Zuckeralkohole (Mannit) sowie ^{51}Cr-EDTA. Da ^{51}Cr-EDTA im Dünndarm nicht metabolisiert werden kann, eignet es sich besonders zur Testung der Permeabilität des Kolons.

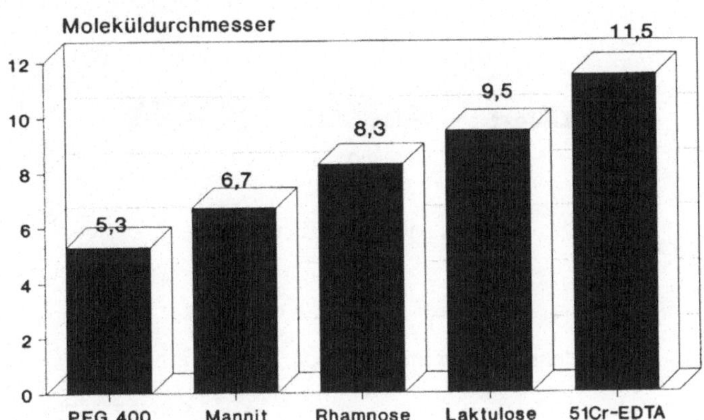

Abb. 2. Moleküldurchmesser von Substanzen, die zur Bestimmung der intestinalen Permeabilität eingesetzt werden. (Nach [14])

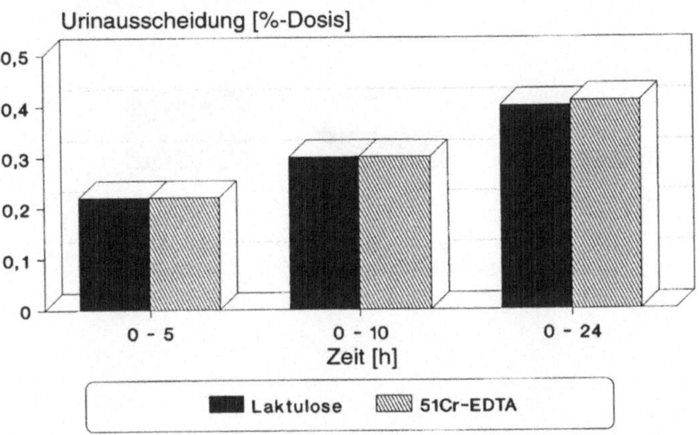

Abb. 3. Intestinale Permeabilität bei Patienten mit Ileostomie. Als Marker wurden Laktulose und ^{51}Cr-EDTA verwandt. Es zeigt sich ein gleiches Resorptionsverhalten. (Nach [16])

Auch Polysucrose, die im Darm nicht abgebaut werden kann, eignet sich als Permeabilitätsmarker des Dickdarms [26]. Daß ^{51}Cr-EDTA in der Tat sich im Dünndarm wie Laktulose verhält, konnte bei Patienten mit einer Ileostomie gezeigt werden [16] (Abb. 3). Ist das Kolon jedoch vorhanden, ist die Urinausscheidung und damit die Resorption von ^{51}Cr-EDTA deutlich höher [16] (Abb. 4).

Die Urinausscheidung von ^{51}Cr-EDTA nach oraler Gabe von ^{51}Cr-EDTA war bei Patienten unter Therapie mit NSAR deutlich erhöht [16] (Abb. 5).

Indomethacin steigert die Darmpermeabilität für ^{51}Cr-EDTA ebenfalls, sie kann durch vorherige Gabe von Metronidazol verhindert werden [10] (Abb. 6). Misoprostol vermag jedoch erstaunlicherweise die durch Indomethacin bewirkte Permeabilitätssteigerung nicht zu verhindern [10] (Abb. 7).

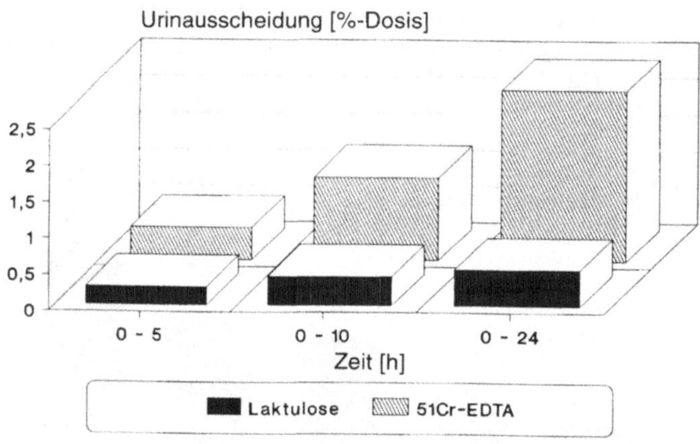

Abb. 4. Intestinale Permeabilität von Laktulose und ^{51}Cr-EDTA bei Patienten mit intaktem Dünn- und Dickdarm. Im Gegensatz zu Patienten ohne Dickdarm wurde von Patienten mit Dickdarm das nicht abbaubare ^{51}Cr-EDTA erheblich effektiver resorbiert als die im Dickdarm fermentierte Laktulose. (Nach [16])

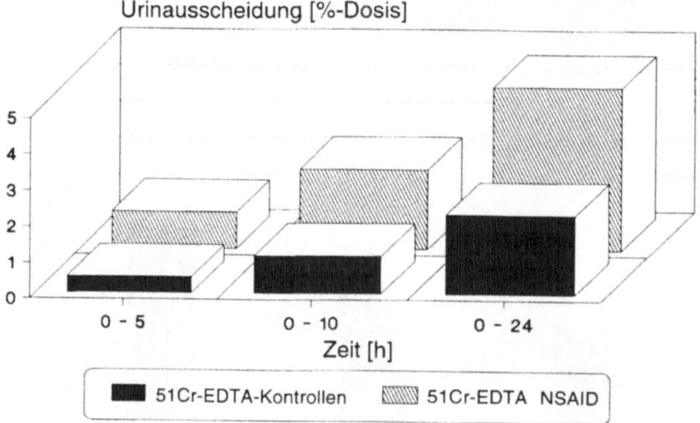

Abb. 5. Einfluß von NSAR auf die Permeabilität von ^{51}Cr-EDTA. NSAR erhöhen die Permeabilität von ^{51}Cr-EDTA. (Nach [16])

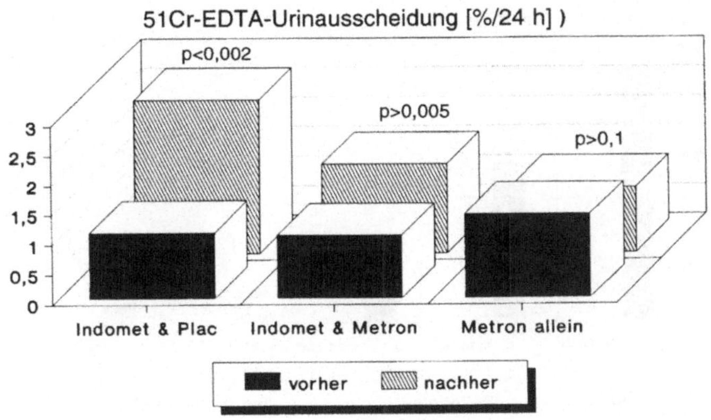

Abb. 6. Einfluß des Antibiotikums Metronidazol auf die durch Indomethacin induzierte Permeabilitätssteigerung für ^{51}Cr-EDTA. Metronidazol verhindert die durch Indomethacin bewirkte Permeabilitätssteigerung, hat jedoch allein keinen Einfluß auf die intestinale Permeabilität. (Nach [10])

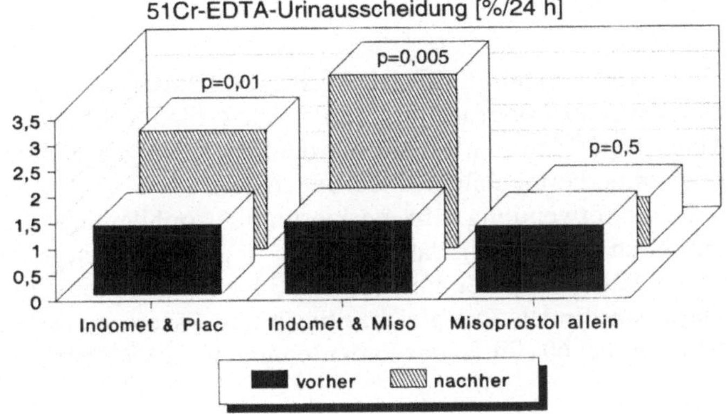

Abb. 7. Wirkung von Misoprostol auf die durch Indomethacin induzierte Permeabilitätssteigerung. (Nach [10])

NSAR und intestinale Permeabilität (nach [10]):

- Indomethacin steigert die Permeabilität im Kolon (^{51}Cr-EDTA).
- Misoprostol verhinderte diese Steigerung nicht.
- Metronidazol verhinderte die Steigerung der Permeabilität im Kolon durch Indomethacin.
- Die Dünndarmpermeabilität (D-Mannit) wurde durch Indomethacin nicht beeinflußt.
- *Folgerung:* Bakterien tragen zur Darmschädigung durch NSAR bei.

Dies läßt den Schluß zu, daß zur Entfaltung der schädigenden Wirkung von NSAR Bakterien vorhanden sein müssen.

Wird Indomethacin zusammen mit Glukose und Zitrat verabreicht, dann kann (Parameter: ^{51}Cr-EDTA/L-Rhamnose-Quotient) die durch Indomethacin induzierte Permeabilitätssteigerung verhindert werden [6] (Abb. 8).

Eine gesteigerte intestinale Permeabilität tritt innerhalb von 12 h nach Einnahme von Ibuprofen (2 · 400 mg), Naproxen (2 · 500 mg), Indomethacin

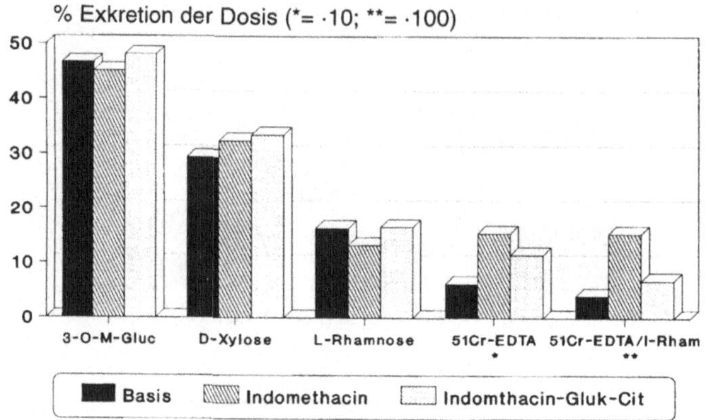

Abb. 8. Intestinale Permeabilität nach Gabe von Indomethacin allein und Indomethacin mit Glukose und Zitrat. (Nach [6])

(75 und 50 mg) auf [5, 7]. Die Permeabilitätsveränderungen sind innerhalb von 24 h reversibel oder normalisieren sich 4 Tage nach einer einwöchigen NSAR-Therapie [3]. Werden NSAR mit dem Essen eingenommen, treten nur diskrete oder keine Permeabilitätsänderungen auf.

Unter Verwendung ^{111}In-markierter neutrophiler Granulozyten ließ sich szintigraphisch nachweisen, daß bei ca. 50 % der Patienten unter 6monatiger NSAR-Therapie in der späten Phase nach 20 h eine erhöhte Aktivitätsanreicherung im Darm stattfindet. Die gleichzeitig in den Fäzes gemessene Ausscheidung von ^{111}In war bei 60–70 % der Patienten unter NSAR-Therapie erhöht [5, 8].

Mechanismen der NSAR-Schädigung

Obwohl die Pathogenese der NSAR-Enteropathie unklar ist, wird angenommen, daß die NSAR-Schädigung des Darms in 2 Schritten zu sehen ist [5] (Abb. 9). Beim ersten Schritt kommt es durch NSAR zu biochemischen Wirkungen auf den Enterozyten mit subzellulären Schädigungen, die zur gesteigerten Permeabilität führen. Die erhöhte Permeabilität ist der permissive Schritt für den Übergang des ersten in den zweiten Schädigungsschritt, die unspezifische Reaktion des Gewebes auf luminale aggressive Faktoren und mukosale Schutzmechanismen [5] (Abb. 10).

NSRA bewirken in den Mitochondrien eine Entkopplung der oxidativen Phosphorylierung [5, 27]. Folgen der Entkopplung sind:

1) Ein Mangel an ATP, der durch Lockerung der „tight junctions" eine Permeabilitätssteigerung bewirken kann.

2) Efflux von Ca^{++} and H^{+} aus den Mitochondrien mit konsekutiver Freisetzung von Sauerstoffradikalen, die wiederum eine Zellschädigung bewirken können.

NSAR hemmen direkt die Zyklooxygenase und verhindern damit die Freisetzung reparativer Prostanoide (Abb. 9) [5]. Elektronenoptisch lassen sich bereits

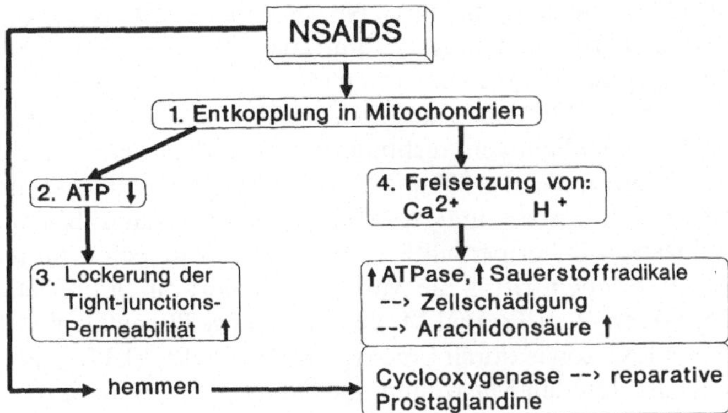

Abb. 9. Mechanismen der NSAR-Schädigung im Dünn- und Dickdarm. Erster Schritt. (Nach [5])

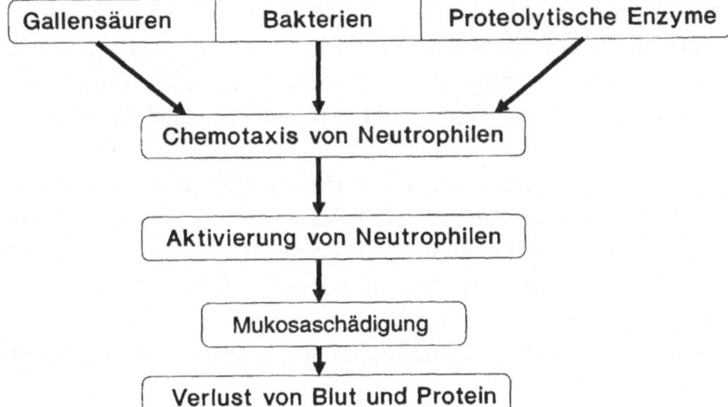

Abb. 10. Mechanismen der NSAR-Schädigung im Dünn- und Dickdarm. Zweiter Schritt. (Nach [5])

1 h nach Gabe von NSAR pathognomonische Veränderungen in den Mitochondrien nachweisen [27].

Die Integrität des Epithels an dem Zytoskelett der „tight junctions" wird durch ATP-Mangel ebenfalls gestört [22]. Reparationsmechanismen nach gesteigerter Permeabilität durch Prostaglandine können nicht voll zur Wirkung kommen, da NSAR die Zyklooxygenase und damit die Prostaglandinsynthese hemmt.

Ist die intestinale Barriere zerstört, treten luminale Faktoren in Konkurrenz zu mukosalen defensiven Mechanismen: Gallensäuren, proteolytische Enzyme, Bakterien. Entzündungsmechanismen über eine Aktivierung von Neutrophilen mit Freisetzung von Entzündungsmediatoren bewirken dann die Mukosaschädigung, die zu Blut- und Proteinverlust führt (Abb. 10). Im frühen Stadium der NSAR-Schädigung durch Indomethacin überwiegt eine Hemmung der Zyklooxygenasen, erst danach läßt sich eine Infiltration von Neutrophilen nachweisen. Zugleich tritt in der frühen Phase eine fokale Ischämie auf [25].

Daß Bakterien offenbar eine sehr wichtige Rolle bei der Permeabilitätssteigerung haben, zeigen neueste Untersuchungen, wobei sich durch Antibiotikatherapie (Metronidazol) die durch NSAR induzierte Permeabilitätssteigerung verhindern läßt [10]. Zudem ist bekannt, daß NSAR bei keimfreien Tieren kaum Schädigungen der Mukosa bewirken [5].

Auch bei Menschen ließ sich nachweisen, daß eine Antibiotikatherapie die NSAR-Schädigungen verhindern bzw. reduzieren kann: 13 Patienten wurden mit Metroindazol (800 mg/Tag) unter Beibehaltung ihrer NSAR-Therapie behandelt. Entzündungsreaktion und intestinaler Blutverlust waren deutlich reduziert, die Permeabilitätssteigerung war jedoch nicht reduziert [4].

Bakterieneintritt in die Mukosa induziert durch Freisetzung chemotaktischer Peptide (z. B. N-Formyl-Methionyl-Leucyl-Phenylalanin) eine Chemotaxis oder durch PAF sowie durch Lipoxygenaseprodukte (LTB_4) des Arachidonstoffwechsels, die von den Mastzellen oder Phagozyten freigesetzt werden. Es wird auch vermutet, daß das multiple Organversagen im septischen Schock durch Bakterienprodukte aus dem Darm verursacht wird, wobei Permeabilitätssteigerungen den Eintritt von Bakterienprodukten aus dem Darmlumen beschleunigen [28]. Dexamethasongabe als Streßmodell steigerte im Ileum, Zäkum und Kolon die intestinale Permeabilität (Mannitflux), reduzierte den Widerstand des Epithels und erhöhte die Bakterienadhärenz [28]. Eine Antibiotikabehandlung verhinderte die Veränderungen der Permeabilität und des Widerstandes vollständig.

Einfluß von Dexamethason auf die intestinale Permeabilität (nach [28]):

* Dexamethason steigert die Adhärenz von Bakterien besonders im Kolon.
* Die intestinale Permeabilität ist unter Dexamethason erhöht:
  - Reduktion des transepithelialen Widerstandes („resistance“),
  - Steigerung des Mannitfluxes.
* Antibiotikagabe (Ciprofloxacin) verhindert die Permeabilitätsdefekte.

Therapeutische Konsequenzen

Die Prävention und Behandlung der NSAR-Enteropathie ist prinzipiell möglich:

- Absetzen der NSAR-Therapie,
- Verhinderung der NSAR-Schädigung:
  Glukose-Zitrat-Indomethacin, NSAR-Pro-Drugs (z. B. Sulindac),
- Behandlung der NSAR-Enteropathie:
  Sulphosalazin, Misoprostol (?), Metronidazol (5).

Zusammenfassung

Seit langem ist bekannt, daß nichtsteroidale Antirheumatika (NSAR) zum gehäuften Auftreten von Blutungen aus dem Magen und Ulzera ventriculi führen. Weniger bekannt ist, daß NSAR eine Enteropathie (NSAR oder NSAID-Enteropathie) im Dünn- und Dickdarm bewirken können. NSAR können eine unspezifische Kolitis bewirken, zahlreiche Patienten mit einer Kollagenkolitis nehmen NSAR ein. Intestinale Blutungen, Ulzerationen, Perforationen treten vermehrt unter NSAR-Therapie auf. NSAR vermögen ein Rezidiv einer chronisch entzündlichen Darmerkrankung zu bewirken oder auch eine Exazerbation einer Divertikulitis mit Perforationen. NSAR bewirken häufig eine Entzündung des Dick- und Dünndarms mit erhöhtem Blut- und Proteinverlust. NSAR erhöhen die Permeabilität des Epithels besonders im Dickdarm. Die Permeabilitätssteigerung ist durch mitochondriale Schädigung mit konsekutiver Entkopplung bedingt und führt zu vermehrtem Eintritt von Gallensäuren, proteolytischen und hydrolytischen Enzymen sowie Bakterien in die Darmmukosa. Neutrophile Chemotaxis mit Aktivierung von Neutrophilen führt zur Schädigung der Darmmukosa mit gesteigertem Blut- und Proteinverlust. Die NSAR-Schädigung im Dickdarm tritt nur in Gegenwart von Bakterien auf und kann durch Gabe von Antibiotika (Metronidazol) verhindert oder behandelt werden.

Literatur

1. Agrawal NG, Saggioro A (1991) Treatment and prevention of NSAID induced gastroduodenal mucosal damage. J Rheumatol 18 (Suppl 28): 15–18
2. Allison MC, Howatson AG, Torrance CJ, Lee FD, Russell RI (1992) Gastrointestinal damage associated with the use of nonsteroidal antiinflammatory drugs. New Engl J Med 327: 749–754
3. Bjarnason I, Fehilly B, Menzies IS, Levi AJ (1991) Importance of local versus systemic effects of non-steroidal anti-inflammatory drugs in increasing small intestinal permeability in man. Gut 32: 275–277
4. Bjarnason I, Hayllar J, Smethurst P, Price A, Gumpel MJ (1992) Metronidazole reduces intestinal inflammation and blood loss in non-steroidal anti-inflammatory drug induced enteropathy. Gut 33: 1204–1208
5. Bjarnason I, Hayllar J, MacPherson AJ, Russell AS (1993) Side effects of nonsteroidal antiinflammatory drugs on the small and large intestine in humans. Gastroenterology 104: 1832–1847
6. Bjarnason I, Smethurst P, MacPherson A, Walker F, McElnay JC, Passmore AP et al. (1992) Glucose and citrate reduce the permeability changes caused by indomethacin in humans. Gastroenterology 102: 1546–1550
7. Bjarnason I, Williams P, Smethurst P, Peters TJ, Levi AJ (1986) The effect of NSAIDs and prostaglandins on the permeability of the human small intestine Gut 27: 1292–1297
8. Bjarnason I, Zanelli G, Smith T, Prouse P, De Lacey G, Gumpel MJ et al. (1987) Nonsteroidal antiinflammatory drug induced inflammation in humans. Gastroenterology 93: 480–489
9. Brooks PM, Day RD (1991) Nonsteroidal antiinflammatory drugs – differences and similarities. New Engl J Med 324: 1716–1725
10. Davies GR, Wilkie ME, Rampton DS (1993) Effects of metronidazole and misoprostol on indomethacin-induced changes in intestinal permeability. Dig Dis Sci 38: 417–425
11. Graham DY (1989) Prevention of gastroduodenal injury induced by chronic nonsteroidal antiinflammatory drug therapy. Gastroenterology 96: 675–681
12. Graham DY, Smith JL (1988) Gastroduodenal complications of chronic NSAID therapy. Am J Gastroenterol 83: 1081–1084
13. Griffin MR, Piper JM, Daugherty JR, Snowden M, Ray WA (1991) Nonsteroidal anti-inflammatory drug use and increased risk for peptic ulcer disease in elderly persons. Ann Intern Med 114: 257–263
14. Hollander D (1993) Permeability in Crohn's disease: altered barrier functions in healthy relatives. Gastroenterology 104: 1848–1851
15. Ivey KJ, Rooney PJ (1989) Non-steroidal anti-inflammatory drugs and the gastrointestinal tract. Baillière's Clin Rheumatol 3: 393–409

16. Jenkins AP, Trew DR, Crump BJ, Nukajam WS, Foley JA, Menzies IS et al. (1991) Do non-steroidal anti-inflammatory drugs increase colonic permeability? Gut 32: 66–69
17. Langman MJS (1989) Epidemiologic evidence on the association between peptic ulceration and antiinflammatory drug use. Gastroenterology 96: 640–646
18. Langman MJS, Morgan L, Worrall A (1985) Use of anti-inflammatory drugs by patients with small or large bowel perforation and haemorrhage. Br Med J 290: 347–349
19. Madara JL (1988) Tight junction dynamics: is its paracellular transport regulated? Cell 53: 497–498
20. Madara JL (1989) Loosening tight junctions – lessons from the intestine. J Clin Invest 83: 1089–1094
21. Madara JL (1991) Epithelia: Biological principles of organization. In: Yamada T (ed) Textbook of Gastroenterology. Lippincott, Philadelphia p 102–118
22. Madara JL, Barenberg D, Carlson S (1986) Effects of cytochalasin D on occluding junctions of intestinal absorptive cells: further evidence that the cytoskleleton may influence paracellular permeability and junctional charge selectivity. J Biol Chem 102: 2125–2136
23. McCarthy DM (1989) Nonsteroidal antiinflammatory drug-induced ulcers: management by traditional therapies. Gastroenterology 96: 662–674
24. Mielants H, Goemaere S, De Vos M, Schelstraete K, Goethals K, Maertens M et al. (1991) Intestinal mucosal permeability in inflammatory rheumatic disease. I. Role of antiinflammatory drugs. J Rheumatol 18: 389–393
25. Nygard G, Anthony A, Piasecki C, Trevethick MA, Hudson M, Dhillon AP et al. (1994) Acute indomethacin-induced jejunal injury in the rat: early morphological and biochemical changes. Gastroenterology 106: 567–575
26. Öman H, Henriksson K, Blomquist L, Johannson SGO (1992) Increased intestinal permeability to polysurcrose in NSAID-treated patients. Eur J Gastroenterol Hepatol 4: 235–240
27. Somasundaram S, MacPherson AJ, Hayllar J, Sarachandra P, Bjarnason I (1992) Enterocyte mitochondrial damage due to NSAID in the rat. Gut 33 (Suppl): S5
28. Spitz J, Hecht G, Taveras M, Aoys E, Alverdy J (1994) The effect of dexamethasone administration on rat intestinal permeability: the role of bacterial adherence. Gastroenterology 106: 35–41

Gestörte Sekretions- und Resorptionsmechanismen bei Diarrhö

S. Zeuzem, J. Stein, W.F. Caspary

Einleitung

Die Definition der Diarrhö umfaßt die häufige Stuhlentleerung (über 3 pro Tag), eine Verminderung der Konsistenz (Stuhlwassergehalt größer als 85 %) und/oder eine Zunahme der Stuhlmenge (auf über 200 g pro Tag). Etwa 9 l Flüssigkeit gelangen durch orale Aufnahme und Sekretionsvorgänge täglich in den Intestinaltrakt. 90 % der Flüssigkeit werden im Dünndarm, 8 % im Kolon reabsorbiert, so daß der tägliche Stuhl nur noch 100–200 ml Wasser enthält. Der Wassertransport durch die Epithelschicht erfolgt passiv entsprechend dem osmotischen Gradienten, der vom luminalen Gehalt osmotisch wirksamer Substanzen abhängt. Die Zunahme osmotisch wirksamer Moleküle im Darmlumen kann durch eine verminderte Resorption (osmotische Diarrhö), durch eine gesteigerte Elektrolytsekretion in das Darmlumen (sekretorische Diarrhö) oder durch Ingestion osmotisch wirksamer, aber nicht resorbierbarer Substanzen bedingt sein. Ein weiterer Pathomechanismus der Diarrhö, der Resorptions- und Sekretionsvorgänge nur indirekt beeinflußt, stellt die Störung der intestinalen Motilität dar. Krankheiten können eine Diarrhö über einen oder mehrere Pathomechanismen verursachen.

Physiologie intestinaler Sekretions- und Resorptionsmechanismen

Epitheliale Transportsysteme

Die aktive Resorption von Ionen, Monosacchariden und Aminosäuren erfolgt vom Darmepithel mittels spezifischer Transportproteine in der apikalen Plasmamembran. D-Glukose, D-Galaktose und Aminosäuren werden Na^+-abhängig, Fruktose hingegen Na^+-unabhängig transloziert. In der Bürstensaummembran existieren ferner Dipeptidtransportsysteme. Die Resorption von Fetten wird nicht über Transportproteine vermittelt. Wichtige Ionentransportsysteme sind Chloridkanäle, Na^+/H^+- und Cl^-/HCO_3^--Austauscher in der apikalen sowie die Na^+/K^+-ATPase, K^+-Kanäle und $Na^+/K^+/Cl^-$-Kotransporter in der basolateralen

W. F. Caspary et al. (Hrsg.) Ökosystem Darm VI

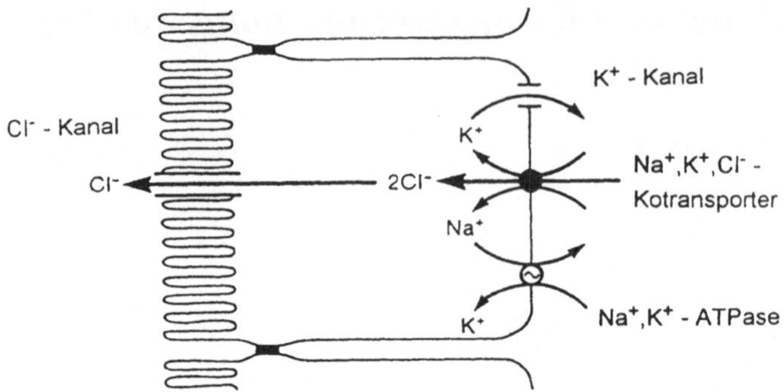

Abb. 1. Intestinale Chloridsekretion. Bei der für sekretorische Vorgänge wichtigen aktiven elektrogenen Chloridsekretion strömt zunächst Na^+ (entlang eines durch die Na^+/K^+-ATPase etablierten Gradienten) sowie K^+ und Cl^- über einen $Na^+/2Cl^-/K^+$-Kotransporter in der basolateralen Plasmamembran in die Zelle. Das Cl^- verläßt die Zelle über Chloridkanäle in der Bürstensaummembran

Plasmamembran [1, 13]. Bei der für sekretorische Vorgänge wichtigen aktiven elektrogenen Chloridsekretion strömt zunächst Na^+ (entlang eines durch die Na^+/K^+-ATPase etablierten Gradienten) sowie K^+ und Cl^- über einen $Na^+/2Cl^-/K^+$-Kotransporter in der basolateralen Plasmamembran in die Zelle (Abb. 1). Das Cl^- verläßt die Zelle über Chloridkanäle in der Bürstensaummembran, deren Leitfähigkeit wie auch die basolaterale K^+-Leitfähigkeit über intrazelluläre Signaltransduktionswege reguliert werden kann [1, 6, 13, 40, 43].

Stimulus-Sekretions-Kopplung

Verschiedene Hormone, Neurotransmitter und parakrine Substanzen können direkt über spezifische Rezeptoren der basolateralen Plasmamembran oder indirekt über das enterale Nervensystem die Chloridsekretion der Enterozyten stimulieren. Die Signaltransduktion einer Vielzahl von Rezeptoren erfolgt über G-Proteine mit konsekutiver Stimulation von Enzymen (Adenylzyklase, Phospholipasen) und der Generierung intrazellulärer Botensubstanzen (cAMP, Inositol-1,4,5-triphosphat und Ca^{2+}; 1,2-Diacylglycerol; cGMP) [1, 13, 48].

G-Proteine sind als Heterotrimer aus einer α-Untereinheit (Molekularmasse 39–46 kDa), einer β-Untereinheit (37 kDa) und einer γ-Untereinheit (8 kDa) zusammengesetzt [3, 45]. Die α-Untereinheit der G-Proteine bindet und hydrolysiert GTP. Weiterhin definiert sie die Rezeptor- und Effektorspezifität. Für die Interaktion mit einem Rezeptor muß das G-Protein als Heterotrimer vorliegen, β- und γ-Untereinheit ermöglichen der α-Untereinheit den Kontakt mit dem Rezeptor. Die Bindung des G-Proteins an einen durch Agonisten stimulierten Rezeptor führt zur Dissoziation des GDP und Bindung von GTP an die α-Untereinheit. Das aktivierte G-Protein löst sich vom Rezeptor, gleichzeitig trennt sich die GTP-gebundene α-Untereinheit von dem β-γ-Dimer. Die α-Untereinheit ver-

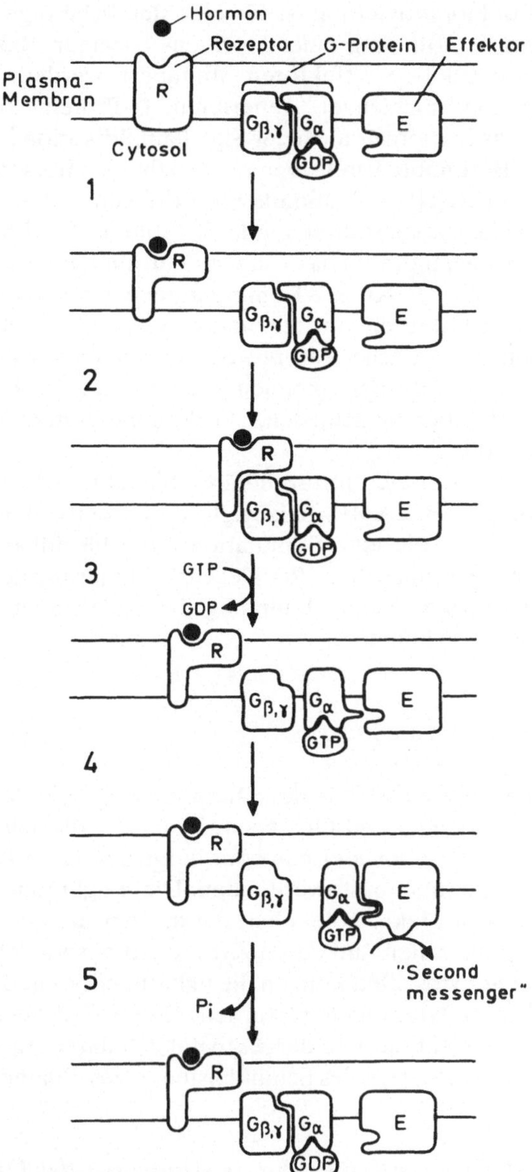

Abb. 2. Funktionsmechanismus heterotrimerer G-Proteine in der Signaltransduktionskette Rezeptor-Effektor. Die Bindung eines Hormons führt zur Aktivierung des Rezeptors (1). Der aktivierte Rezeptor bindet an ein G-Protein (2), und GDP wird gegen GTP ausgetauscht (3). Die aktivierte α-Untereinheit des G-Proteins stimuliert den Effektor (4), bis GTP wieder zu GDP hydrolysiert wird (5)

mag mit spezifischen Effektoren zu assoziieren und diese zu stimulieren bzw. zu hemmen. Neuere Untersuchungen zeigen ferner, daß auch β-γ-Dimere an der Regulation von Effektoren beteiligt sind [24, 36]. Die intrinsische GTPase-Aktivität der α-Untereinheit führt zur Hydrolyse des gebundenen GTP zu GDP und beendet die Wirkung des G_α-Proteins auf den Effektor. α-, β- und γ-Untereinheit reassoziieren wiederum zu einem G-Protein Trimer (Abb. 2). Die Dauer der

Effektoraktivierung ist für eine deutliche Signalverstärkung ausreichend, d. h. bei der Bindung eines Hormons an einen Rezeptor können über G-Proteine intrazelluläre Effektoren stimuliert werden, die eine Vielzahl spezifischer „second messenger“ generieren. G-Proteine dienen somit sowohl der Signaltransduktion als auch der Signalamplifikation [4, 5, 23, 44, 47].

Bestimmte Effektoren werden durch unterschiedliche G-Proteine reguliert. In der Fettzelle z. B. stimulieren Adrenalin, Glukagon und Vasopressin die Adenylzyklase über stimulierende G-Proteine (G_s-Proteine), während Adenosin und Prostaglandin E_1 das Enzym über inhibierende G-Proteine (G_i-Proteine) hemmen [3, 22]. Andere Kombinationen in der Signalübertragung durch G-Proteine auf Effektoren sind ebenfalls bekannt. Verschiedene Hormone können über unterschiedliche Rezeptoren, aber über nur ein G-Protein auf einen Effektor wirken. Hormone können auch über einen Rezeptor und ein G-Protein, aber auch über verschiedene G-Proteine unterschiedliche Effektoren regulieren [3, 18].

Die weiteren intrazellulären Signaltransduktionswege umfassen die Aktivierung, z. B. cAMP-, Diacylglycerol- oder Calmodulin/Ca^{2+}-abhängiger Proteinkinasen, die eine Stimulation der Chloridkanäle über Phosphorylierungsvorgänge ermöglichen. Parallel zur Aktivierung der elektrogenen Chloridsekretion kann es zu einer Hemmung der elektroneutralen Natriumchloridresorptionsprozesse kommen.

Schlußleistennetz

Die Epithelschicht der Darmmukosa stellt die eigentliche Barriere zwischen Darmlumen und Organismus dar. Die flächenhaft angeordneten Epithelzellen sind untereinander nahe der luminalen Oberfläche durch ein Schlußleistennetz („tight junctions“) verbunden. Diese tight junctions bestehen aus aneinandergereihten Makromolekülen, die mit der lateralen Plasmamembran benachbarter Epithelzellen und deren Zytoskelett verbunden sind. Über die Verbindung mit dem Zytoskelett können die tight junctions und somit die Permeabilität, z. B. für Elektrolyte, reguliert werden. Daher sind die epithelialen Transportcharakteristika nicht nur von der Aktivität zellulärer Transportsysteme, sondern auch von der Regulation des Schlußleistennetzes abhängig [35].

Malabsorptive Pathomechanismen der Diarrhö

Angeborene Transport- und Enzymdefekte

Gestörte Resorptionsmechanismen in der Pathogenese der Diarrhö umfassen seltene angeborene Defekte des Na^+-abhängigen Glukosetransporters (kongenitale Glukose-Galaktose-Malabsorption), verschiedener Na^+-abhängiger Aminosäuren-Transporter (Hartnup-, Blue-diaper-, Oasthouse-Syndrom u. a.) sowie Defekte des Cl^-/HCO_3^--Austauschers (kongenitale Chloridorrhö). Bei den angeborenen Störungen der Na^+-abhängigen Aminosäurenkotransporter ist die

Diarrhö häufig nur schwach ausgeprägt, da diese Resorptionsstörungen über Dipeptidtransportsysteme zumindest partiell kompensiert werden [34].

Enzymdefekte können angeboren oder erworben sein. Der häufigste Mangel an Bürstensaummembran-Disaccharidasen betrifft die Laktase (Laktosemalassimilation), sehr selten sind die Saccharaseisomaltase oder die Trehalase betroffen [34]. Alle mit einer exokrinen Pankreasinsuffizienz einhergehenden Erkrankungen können ebenfalls zur Diarrhö führen (z.B. chronische Pankreatitis, zystische Fibrose). Durch den Enzymdefekt bzw. -mangel gelangen unverdaute Nahrungsbestandteile in das Kolon und werden dort bakteriell v.a. zu kurzkettigen Fettsäuren sowie zu H_2, CH_4 und CO_2 fermentiert. Die Fettsäuren können bei größerem Anfall im Dickdarm nicht komplett resorbiert werden und verursachen somit eine Erhöhung der intraluminalen Osmolarität. Ferner haben Fettsäuren direkte Effekte auf die Chloridsekretion und die Permeabilität des Schlußleistennetzes.

Reduktion der Resorptionsoberfläche

Eine malabsorptive Diarrhö tritt weiterhin in Verbindung mit Veränderungen des Schleimhautreliefs auf. Bei der einheimischen Sprue führt die hyperregeneratorische Schleimhauttransformation des Dünndarms zur Zottenreduktion und Zunahme der Kryptentiefe mit Reduktion hydrolytischer und oxidativer Enzymaktivitäten und Verminderung verschiedener Transportsysteme. Eine echte Schleimhautatrophie mit Reduktion der Zotten und Krypten tritt im Rahmen zytostatischer und Strahlentherapien auf. Infektionen mit zytotoxischen Viren (z.B. Rotaviren), Bakterien (z.B. Shigellen) oder Parasiten (z.B. Entamöba histolytica) können zur Reduktion der Resorptionsoberfläche führen. Bakterielle Über- bzw. Fehlbesiedlung des Intestinaltrakts kann über einen hyperregeneratorischen Mukosaumbau ebenfalls zur Reduktion der Zottenoberfläche führen. Zottenreduktionen werden ferner beim M. Whipple neben der charakteristischen dichten Infiltration des subepithelialen Gewebes mit PAS-positiven Makrophagen beobachtet. Eine Reduktion der resorbierenden Oberfläche des Darms kann die Ursache einer Diarrhö beim Kurzdarmsyndrom und chronisch-entzündlichen Darmerkrankungen sein. Die Pathogenese der Diarrhö beim Kurzdarmsyndrom, der bakteriellen Überbesiedlung und den chronisch-entzündlichen Darmerkrankungen ist allerdings multifaktoriell und umfaßt auch sekretorische Komponenten (s. unten). Eine seltene genetisch bedingte, schon im Säuglingsalter auftretende Defektbildung von Mikrovilli der Dünndarmepithelzellen (Microvillus inclusion disease) führt zu einer erheblichen malabsorptiven Funktionseinschränkung der Dünndarmmukosa [7, 38].

Sekretorische Pathomechanismen der Diarrhö

Rezeptorvermittelte Sekretion

Verschiedene Hormone, Neurotransmitter und parakrin aktive Substanzen können über Rezeptoren der basolateralen Plasmamembran die Chloridsekretion der Enterozyten stimulieren. Überproduktion agonistisch wirkender Substanzen, z. B. bei endokrin aktiven Tumoren, führt zur sekretorischen Diarrhö. Beim Verner-Morrison-Syndrom (WDHA-Syndrom: wäßrige Durchfälle, Hypokaliämie, Achlorhydrie) führt die VIP(vasoaktives intestinales Polypeptid)-produktion der zumeist im Pankreas lokalisierten Tumoren zu schwerer wäßriger Diarrhö. Ähnliche Pathomechanismen liegen dem Karzinoidsyndrom zugrunde, bei dem es zur systemischen Freisetzung verschiedener Agonisten (Serotonin, Histamin, Substanz P, Prostaglandine) kommen kann. Für Serotonin sind 5-HT_{2a}-Rezeptoren auf der basolateralen Plasmamembran der Darmepithelzellen nachgewiesen worden. Die Stimulation der Chloridsekretion erscheint aber auch indirekt über das enterale Nervensystem vermittelt zu werden [12, 19]. Die Diarrhö im Rahmen eines Zollinger-Ellison-Syndroms (Gastrinom) beruht hingegen weniger auf einer sekretorischen Stimulation als vielmehr überwiegend auf einer pH-bedingten Inaktivierung von Pankreasenzymen im Dünndarm infolge der gesteigerten gastralen Säureproduktion.

Für die chronisch entzündlichen Darmerkrankungen M. Crohn und Colitis ulcerosa sind erhöhte Prostaglandinspiegel in der Darmwand nachgewiesen worden. Verschiedene Entzündungsmediatoren vermögen direkt über epitheliale Rezeptoren oder indirekt über das enterale Nervensystem den elektrogenen Chloridtransport in der luminalen Plasmamembran zu modulieren. Immun- und Entzündungsmediatoren können ferner sekundäre Mediatoren z. B. aus Mastzellen freisetzen (Histamin, Adenosin, Plättchen-aktivierender Faktor, Leukotriene etc.), die wiederum die Chloridsekretion der Epithelzellen stimulieren. Die entzündungs- und immunologisch vermittelten Regulationssysteme sind komplex, ihr zunehmendes Verständnis wird in Zukunft spezifischere therapeutische Ansätze, z. B. in der Behandlung chronisch-entzündlicher Darmerkrankungen, ermöglichen [1, 2].

Bei Resektion des terminalen Ileums (z. B. Kurzdarmsyndrom), aber auch bei entzündlichen Veränderungen (z. B. M. Crohn) oder intrinsischen Störungen des Gallensäurentransports im terminalen Ileum, kommt es zu einem verstärkten Übertritt von Gallensäuren in das Kolon. Nach bakterieller Dekonjugierung können Gallensäuren, möglicherweise auch über Vermittlung des enteralen Nervensystems, die Chloridsekretion aktivieren. Pathophysiologisch nicht auf einer gesteigerten Chloridsekretion beruhende „sekretorische" Diarrhöen umfassen die exsudativen Enteropathiesyndrome. Die Durchfallsymptomatik beruht hierbei auf einem starken intestinalen Eiweißverlust (z. B. M. Ménétrier, M. Whipple, intestinale Lymphangiektasie).

Enterotoxine

Bestimmte Toxine sind in der Lage, die ADP-Ribosylgruppe des intrazellulären Coenzyms Nicotinamid-Adenin-Dinukleotids (NAD^+) kovalent an die α-Untereinheit von bestimmten G-Proteinen zu koppeln (Abb. 3). Diese toxinkatalysierte ADP-Ribosylierung vermag die Aktivität der α-Untereinheit entscheidend zu beeinflussen. Verschiedene Toxine koppeln die ADP-Ribose an Aminosäuren in unterschiedlichen Regionen verschiedener G-Proteine. Während die cholera-

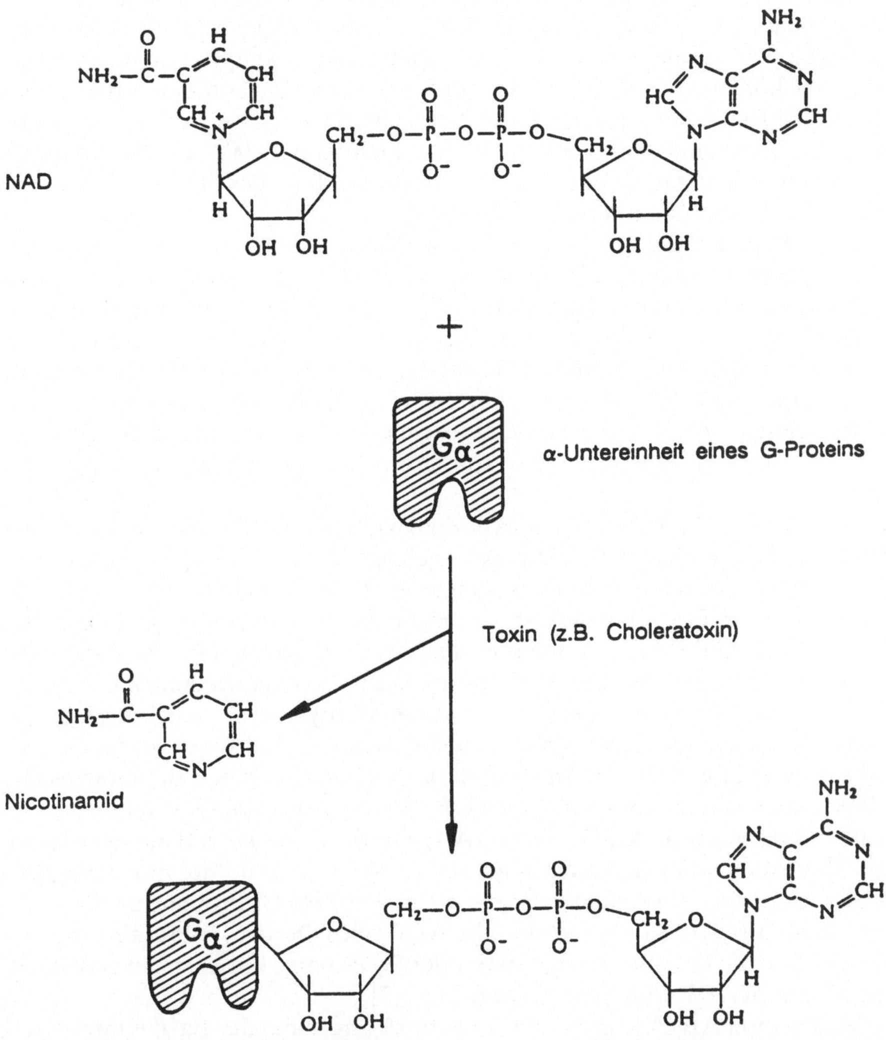

NAD

+

α-Untereinheit eines G-Proteins

Toxin (z.B. Choleratoxin)

Nicotinamid

Abb. 3. ADP-Ribosylierung von G-Proteinen. Verschiedene bakterielle Toxine sind in der Lage, die ADP-Ribose des NAD^+ kovalent an die α-Untereinheit von G-Proteinen zu binden. Diese toxinkatalysierte ADP-Ribosylierung verändert die Aktivität der G-Proteine maßgeblich

toxinkatalysierte ADP-Ribosylierung die GTPaseaktivität der α-Untereinheit hemmt, katalysiert das Pertussistoxin eine Reaktion nahe am carboxyterminalen Ende der α-Untereinheit. Diese Modifikation verhindert die rezeptorvermittelte Aktivierung des G-Proteins. Weder Cholera- noch Pertussistoxin vermögen eine ADP-Ribosylierung an α-Untereinheiten der G_q oder G_{12}-Proteine zu katalysieren [3, 24].

Der Erreger der Cholera, Vibrio cholerae, ist ein Exotoxinbildner. Das Choleratoxin besteht aus 2 Peptiden A und B. Das A-Peptid wird durch ein Gen kodiert und als ein Polypeptid mit einem Molekulargewicht von 28 000 exprimiert. Bakterielle Proteasen spalten das Peptid zwischen 2 Cysteinen, die A_1-Untereinheit (Molekulargewicht 21 000) und die A_2-Untereinheit (Molekulargewicht 7 000) verbleiben über eine Disulfidbrücke verknüpft. Die A_2-Untereinheit des Choleratoxins ist wiederum mit 5 ringförmig angeordneten B-Peptiden verknüpft. Ein B-Peptid hat ein Molekulargewicht von 11 600, der ringförmige Komplex insgesamt somit ein Molekulargewicht von 58 000. Die Verknüpfung der B-Untereinheiten erfolgt ebenso wie die Bindung des B-Peptidkomplexes mit der A_2-Untereinheit nicht kovalent [26].

Die B-Peptide sind für die Bindung des Gesamtmoleküls an die extrazelluläre Seite der Plasmamembran verantwortlich. Der Rezeptor für das Choleratoxin ist ein spezifisches Gangliosid (G_{M1}). Die Affinitätskonstante des Rezeptors liegt bei $1 \cdot 10^9$ M^{-1}, die Rezeptorzahl pro Zelle variiert hingegen stark zwischen unterschiedlichen Geweben. Der B-Peptidkomplex, ähnlich wie bei anderen bakteriellen Toxinen, vermag in der Zellmembran kleine Poren zu bilden, durch welche das eigentlich toxische A-Peptid in die Zelle gelangen kann. Gereinigte B-Peptide des Choleratoxins sind allein nicht pathogen [26].

Gereinigtes A-Peptid ist für intakte Zellen ebenfalls nicht toxisch, da es ohne den B-Peptidkomplex nicht in die Zelle gelangen kann. Über die luminale Plasmamembran nach intrazellulär gelangte A_1-Untereinheiten bzw. A-Peptide, deren Disulfidbrücke reduziert ist, vermögen die Adenylzyklase an der zytoplasmatischen Seite der basolateralen Plasmamembran zu stimulieren. Aktiviertes Choleratoxin transferiert die ADP-Ribose des NAD^+ ausschließlich auf die Seitenkette eines Arginins oder eines Arginin-Methylesters, nicht hingegen auf andere Aminosäuren. Eine choleratoxinkatalysierte ADP-Ribosylierung erfolgt jedoch nicht direkt an der Adenylzyklase. Vielmehr beruhen die biologischen Effekte des Choleratoxins auf einer ADP-Ribosylierung von G_s-Proteinen an der Aminosäurenposition Arg^{201}. Andere Arginine des Proteins, z. B. an der Position Arg^{203}, werden von Choleratoxin interessanterweise nicht oder nur geringfügig ADP-ribosyliert. Es ist nicht geklärt, ob Choleratoxin G_s-Proteine an der apikalen Membran ADP-ribosyliert und die ADP-ribosylierten G_s-Proteine dann an die basolaterale Membran transloziert oder G_s-Proteine direkt an der basolateralen Membran ADP-ribosyliert werden [11, 17].

Die Position Arg^{201} liegt in dem Teil der G_s-Proteine, der für die intrinsische GTPaseaktivität des Proteins essentiell ist. Kofaktor der choleratoxinkatalysierten ADP-Ribosylierung der G_s-Proteine ist ein niedermolekulares GTP-bindendes Protein, der ADP-ribosylierende Faktor (Arf) [29, 46]. Die GTPaseaktivität, d. h. die Hydrolyse von GTP zu GDP, wird durch die ADP-Ribosylierung des Proteins massiv gehemmt, und es resultiert eine Daueraktivierung der G_s-Proteine. Der Aktivitätstonus der G_s-Proteine gegenüber den mit der Adenylzyklase ebenfalls interagierenden hemmenden G_i-Proteine überwiegt. Es resultiert über eine Dauerstimulation der Adenylzyklase ein Anstieg der intrazellulären cAMP-Konzentration um mehr als das 100fache. Über Proteinkinasen werden die Chloridkanäle in der apikalen Plasmamembran maximal stimuliert, und es resultiert eine massive sekretorische Diarrhö [13].

In-vivo-Untersuchungen zeigten, daß ein Teil der Wirkung des Choleratoxins über eine Freisetzung von Neurotransmittern, z. B. Serotonin, erfolgen kann [13, 32]. Ob diese Effekte des Choleratoxins auf das enterale Nervensystem ebenfalls auf einer ADP-Ribosylierung von G_s-Proteinen beruhen, ist bislang nicht bekannt, erscheint jedoch wahrscheinlich.

Escherichia coli ist einer der häufigsten Verursacher einer akuten Diarrhö [42]. Diese enteropathogenen Escherichia-coli-Stämme produzieren sowohl hitzestabile als auch hitzeinstabile Enterotoxine. Die hitzestabilen Enterotoxine sind kurze Polypeptide aus 18 oder 19 Aminosäuren, die über eine Stimulation der Guanylzyklase und Anstieg des intrazellulären cGMP die Sekretion steigern [16]. Das hitzeinstabile Enterotoxin (LT) hingegen ist analog dem Choleratoxin als Heterohexamer aus einer A-Untereinheit und 5 B-Untereinheiten aufgebaut [20]. Das Molekulargewicht liegt bei 92 000. Die Bindung des Escherichia-coli-Toxins an der Zellmembran erfolgt mittels der B-Untereinheiten an G_{M1}-Gangliosidrezeptoren [25], und das A-Peptid katalysiert an G_s-Proteinen (Position Arg^{201}) eine ADP-Ribosylierung mit konsekutiver Aktivierung der Adenyklase [15, 21].

Campylobacter jejuni gilt weltweit, nach den enteropathogenen Escherichia-coli-Stämmen und den Rotaviren, als dritthäufigster Erreger akuter Diarrhöen. Campylobacter jejuni produziert mindestens 2 Exotoxine: ein Zytotoxin und ein hitzeinstabiles Enterotoxin [10, 28, 31, 41]. Das Enterotoxin von Campylobacter jejuni ist immunologisch mit dem Choleratoxin und dem Escherichia-coli-Toxin verwandt, der Strukturaufbau aber bislang nicht aufgeklärt [30]. Das Toxin erhöht wie Choleratoxin und das hitzeinstabile Escherichia-coli-Enterotoxin die intrazelluläre cAMP-Konzentration, allerdings ist eine ADP-Ribosyltransferaseaktivität an G_s-Proteinen bislang nicht bewiesen.

Auch die Enterotoxine der Salmonellen und Shigellen stimulieren in vitro die Adenylzyklase, allerdings ist bislang für beide Toxine die ADP-Ribosyltransferaseaktivität noch nicht nachgewiesen worden [8, 37]. Insgesamt ist die pathophysiologische Bedeutung beider Toxine auf die Aktivität der Adenylzyklase nicht geklärt. Über den Wirkmechanismus des Clostridium-difficile-Toxins A und B ist bislang wenig bekannt. Der intrazelluläre Signaltransduktionsweg der Toxine ist cAMP- und cGMP-unabhängig. Für das Toxin A wird eine Signalvermittlung über Prostaglandin E_2 und Leukotrien B_4 mit Steigerung der Chloridsekretion und der Permeabilität diskutiert. Das Toxin B scheint über das zelluläre Zytoskelett die intestinale Permeabilität zu steigern.

Permeabilität des Schlußleistennetzes

Die Abdichtung der Zwischenzellräume gegen das Lumen des Darms erfolgt durch ein Schlußleistennetz („tight junction"), das wahrscheinlich über das Zytoskelett der Enterozyten reguliert wird. Dekonjugierte Gallensäuren und langkettige Fettsäuren beeinflussen sowohl die zelluläre Cl^--Sekretion als auch die Permeabilität der „tight junctions". Diese Pathomechanismen sind bei der exokrinen Pankreasinsuffizienz, der bakteriellen Überbesiedlung, Resektion bzw. funktionellen Insuffizienz des terminalen Ileums von Bedeutung.

Vibrio cholera exprimiert neben dem Choleratoxin als ADP-Ribosyltransferase ein weiteres toxisches Protein. Dieses Zonula-occludens-Toxin (ZOT) führt im Tiermodell über eine Auflösung der Epithelzellverbindungen zu einer erhöhten Permeabilität der Mukosa [27].

Therapieaspekte

Basistherapie schwerer akuter Diarrhöen ist die ausreichende Substitution von Elektrolyten und Wasser. Verschiedene Formen der Diarrhö bedürfen einer kausalen Behandlung der Grunderkrankung, z. B. glutenfreie Kost bei der Sprue, Pankreasenzyme bei exokriner Pankreasinsuffizienz, entzündungshemmende Medikamente bei chronisch-entzündlichen Darmerkrankungen, Antibiotika bei bakterieller Überbesiedlung etc.

Symptomatische Therapieansätze der sekretorischen Diarrhö beruhen auf einem Verständnis der physiologischen Regulation der Resorptions- und Sekretionsmechanismen. Von klinischer Relevanz sind bislang fast ausschließlich Medikamente, die auf der Ebene des enteralen Nervensystems und/oder der epithelialen Rezeptoren wirken.

Die antidiarrhöischen Eigenschaften der Opiate sind seit Jahrhunderten bekannt. Verschiedene Subtypen der Opiatrezeptoren sind charakterisiert; sie besitzen unterschiedliche Spezifitäten für Agonisten und Antagonisten. Die Expression der Opiatrezeptorsubtypen erfolgt organspezifisch. Intestinale Opiatrezeptoren regulieren den Tonus der glatten Muskulatur, eine Aktivierung der Elektrolytresorption wird allerdings nur über Opiatrezeptoren des δ-Subtyps vermittelt. Das klinisch am häufigsten eingesetzte Loperamid zeichnet sich durch geringe zentralnervöse Nebenwirkungen aus. Die intestinale Wirkung scheint maßgeblich die Darmmotilität, insbesondere die propulsive Aktivität zu hemmen. Die verlängerte Kontaktzeit ermöglicht eine stärkere Resorption von Elektrolyten und Wasser. Der direkte Effekt der Opiatabkömmlinge auf die epithelialen Transportprozesse ist bei den erreichten pharmakologischen Konzentrationen von untergeordneter Bedeutung [2].

Die adrenerge Stimulation der intestinalen Epithelzellen führt zur Steigerung der basalen Elektrolyt- und Flüssigkeitsresorption sowie zur Hemmung sekretorischer Transportprozesse. Diese Effekte werden über adrenerge Rezeptoren der α_2-Subklasse an der basolateralen Plasmamembran der Epithelzellen vermittelt. Als spezifischer α_2-Rezeptoragonist besitzt Clonidin eine gute antidiarrhöische

Potenz, der klinische Einsatz wird allerdings häufig durch Nebenwirkungen (z.B. Hypotension, Depression etc.) limitiert. Weiterentwicklungen der α_2-Agonisten mit verbesserten intestinalen und geringeren zentralnervösen Wirkeigenschaften sind daher wünschenswert [2].

Somatostatin stimuliert über spezifische Rezeptoren an der basolateralen Plasmamembran intestinaler Epithelzellen die Elektrolyt- und Wasserresorption und hemmt die intestinale Elektrolytsekretion. Natives Somatostatin besitzt nur eine kurze Halbwertszeit, klinisch von Bedeutung sind daher bislang nur länger wirksame, s.c. applizierbare Somatostatinanaloga (SMS 201–995). Die Wirkung des Somatostatins ist nicht darmspezifisch, eine typische Nebenwirkung ist die Hyperglykämie. Der Einsatz des Somatostatinanalogons hat sich bei ansonsten therapierefraktären Diarrhöen, z.B. beim Kurzdarmsyndrom und bei Patienten mit hormonaktiven Tumoren bewährt. Die antidiarrhöische Eigenschaft des Somatostatins beruht bei hormonaktiven Tumoren sowohl auf der Beeinflussung intestinaler Transportprozesse als auch auf einer Hemmung der tumorassoziierten Hormonfreisetzung [2].

Die nichtpathogene Hefe Saccharomyces boulardii wird empirisch erfolgreich in der Behandlung der Diarrhö unterschiedlicher Genesen eingesetzt. Neuere Studien zeigen, daß Saccharomyces boulardii den choleratoxininduzierten intrazellulären cAMP-Anstieg vermindert. Auch die Wirkung anderer Agonisten auf die Aktivität der Adenylzyklase (E. coli-Toxin LT, Forskolin) wird durch Saccharomyces boulardii gehemmt. Die aktive, von Saccharomyces boulardii exprimierte Substanz scheint ein bislang nicht identifiziertes hitzelabiles 120-kDa-Protein zu sein. Pertussistoxin katalysiert eine ADP-Ribosylierung inhibierender G-Proteine der Adenylzyklase (G_i) (s. oben). Inkubation mit Pertussistoxin hebt den Effekt des 120-kDa-Saccharomyces-boulardii-assoziierten Proteins auf den cAMP-Spiegel auf. Dies bedeutet, daß dieses Protein wahrscheinlich über Rezeptoren wirkt, die über G_i-Proteine die Adenylzyklase hemmen [9].

Alternative Angriffspunkte, Resorptions- und Sekretionsvorgänge medikamentös zu beeinflussen, stellen die Transportproteine, insbesondere die Chloridkanäle der apikalen Plasmamembran, sowie ihre intrazellulären Regulationswege dar. Bislang untersuchte Chloridkanalblocker (z.B. Anthracen-9-carboxylsäure und Ethacrynsäurederivate) sind in ihrer Wirkung zu unspezifisch und zeichnen sich z.T. durch eine hohe Toxizität aus. Intrazelluläre Hemmsubstanzen der Signaltransduktionswege wie z.B. Chlorpromazin und Zaldaridmaleat besitzen antidiarrhöische Eigenschaften durch Bindung und Inaktivierung intestinaler Ca^{2+}-Calmodulinkomplexe [14, 39].

Die durch Choleratoxin und andere Toxine katalysierte ADP-Ribosylierung von G_s-Proteinen ist irreversibel. Pharmakologische Ansätze, die Wirkung der Enterotoxine zu inhibieren, bestehen in der Möglichkeit, aktive Toxine durch Gabe größerer Mengen inaktiver Toxine kompetitiv zu hemmen. Alternativ könnte die Aufnahme der Toxine über die apikale Plasmamembran in die Epithelzellen durch luminale Applikation gereinigter Toxinrezeptoren oder Toxinantikörper verhindert werden. Beide Ansätze haben allerdings bislang keinen Eingang in die klinische Routine gefunden. Impfungen gegen verschiedene

Enteritiserreger sind verfügbar, andere in klinischer Erprobung. Ihre Wirksamkeit ist z.T. durch eine kurze Schutzdauer, die Erregerspezifität, lokale und systemische Nebenwirkungen limitiert [33].

Literatur

1. Barrett KE, Dharmsathaphorn K (1991) Secretion and absorption: small intestine and colon. In: Yamada T (ed) Textbook of gastroenterology. Lippincott, Philadelphia, pp 265–294
2. Barrett KE, Dharmsathaphorn K (1991) Pharmacologic approaches to the therapy of diarrheal diseases. Current topics in Gastroenterology, Elsevier, New York, pp 501–516
3. Birnbaumer L, Abramowitz J, Brown AM (1990) Receptor-effector coupling by G proteins. Biochim Biophys Acta 1031: 163–224
4. Bourne HR, Sanders DA, McCormick F (1990) The GTPase superfamily: a conserved switch for diverse cell functions. Nature (London) 348: 125–132
5. Bourne HR, Sanders DA, McCormick F (1991) The GTPase superfamily: conserved structure and molecular mechanism. Nature (London) 349: 117–127
6. Brown DR, Miller RJ (1991) Neurohormonal control of fluid and electrolyte transport in intestinal mucosa. In: Handbook of physiology – the gastrointestinal system. Am Phys Soc Bethesda, pp 527–589
7. Caspary WF (Hrsg) (1983) Handbuch der Inneren Medizin, Bd 3: Verdauungsorgane Teil 3B, Dünndarm. Springer, Berlin Heidelberg New York
8. Charney AN, Gots RE, Formal SB, Giannella RA (1976) Activation of intestinal mucosal adenylate cyclase by Shigella dysenteriae I enterotoxin. Gastroenterology 70: 1085–1090
9. Czerucka D, Roux I, Rampal P (1994) Saccharomyces boulardii inhibits secretagogue-mediated adenosine 3',5'-cyclic monophosphate induction in intestinal cells. Gastroenterology 106: 65–72
10. Daikoku T, Kawaguchi M, Takama K, Suzuki S (1990) Partial purification and characterization of the enterotoxin produced by Campylobacter jejuni. Infect Immun 58: 2414–2419
11. Dominguex P, Velasco G, Barros F, Lazo PS (1987) Intestinal brush border membranes contain regulatory subunits of adenylyl cyclase. Proc Natl Acad Sci USA 84: 6965–6969
12. Donowitz M, Binder HJ (1975) Jejunal fluid and electrolyte secretion in carcinoid syndrome. Am J Dig Dis 20: 1115–1522
13. Donowitz M, Welsh MJ (1987) Regulation of mammalian small intestinal electrolyte secretion. In: Johnson LR (ed) Physiology of the gastrointestinal tract. Raven, New York, pp 1351–1388
14. DuPont HL, Ericsson CD, Mathewson JJ, Marani S, Knellwolf-Cousin AL, Martinez-Sandoval FG (1993) Zaldaride maleate, an intestinal calmodulin inhibitor, in the therapy of traveler's diarrhea. Gastroenterology 104: 709–715
15. Evans DJ, Chen LC, Curlin GT, Evans DG (1972) Stimulation of adenyl cyclase by Escherichia coli enterotoxin. Nature (London) 236: 137–138
16. Field ML, Graf L, Laird W, Smith P (1978) Heat stable enterotoxin of Escherichia coli: in vitro effects on guanylate cyclase activity, cyclic GMP concentration and ion transport in small intestine. Proc Natl Acad Sci USA 75: 2800–2804
17. Field M, Rao MC, Chang EB (1989) Intestinal electrolyte transport and diarrheal disease. N Engl J Med 321: 879–883
18. Freissmuth M, Casey PJ, Gilman AG (1989) G proteins control diverse pathways of transmembrane signaling. FASEB J 3: 2125–2131
19. Gaginella TS, Rimele TJ, Wietecha M (1983) Studies on rat intestinal epithelial cell receptors for serotonin and opiates. J Physiol 335: 101–111
20. Gill DM, Clements JD, Robertson DC, Finkelstein RA (1981) Subunit number and arrangement in Escherichia coli heat-labile enterotoxin. Infect Immun 33: 677–682

21. Gill DM, Richardson SH (1980) Adenosine diphosphate-ribosylation of adenylate cyclase catalized by heat-labile enterotoxin of Escherichia coli: comparison with cholera toxin. J Infect Dis 141: 64–70
22. Gilman AG (1984) G proteins and dual control of adenylate cyclase. Cell 36: 577–579
23. Gilman AG (1987) G proteins: transducers of receptor-generated signals. Annu Rev Biochem 56: 615–649
24. Hepler JR, Gilman AG (1991) G proteins. Trends Biochem Sci 17: 383–387
25. Holmgren J (1973) Comparison of the tissue receptors for Vibrio cholerae and Escherichia coli enterotoxins by means of gangliosides and natural cholera toxoid. Infect Immun 8: 851–859
26. Holmgren J (1981) Actions of cholera toxin and the prevention and treatment of cholera. Nature (London) 292: 413–417
27. Johnson JA, Morris JG, Kaper JB (1993) Gene encoding zonula occludens toxin (zot) does not occur independently from cholera enterotoxin genes (ctx) in Vibrio cholerae. J Clin Microbiol 31: 732–733
28. Johnson WM, Lior H (1986) Cytotoxic and cytotonic factors produced by Campylobacter jejuni, Campylobacter coli, and Campylobacter laridis. J Clin Microbiol 24: 275–281
29. Kahn RA, Gilman AG (1984) Purification of a protein cofactor required for ADP-ribosylation of the stimulatory regulatory component of adenylate cyclase by cholera toxin. J Biol Chem 259: 6228–6234
30. Klipstein FA, Engert RF (1985) Immunological relationship of the B subunits of Campylobacter jejuni and Escherichia coli heat-labile enterotoxins. Infect Immun 48: 629–633
31. Klipstein FA, Engert RF, Short H, Schenk EA (1985) Pathogenic properties of Campylobacter jejuni: assay and correlation with clinical manifestations. Infect Immun 50: 43–49
32. Laburthe M, Amiranoff B (1989) Peptide receptors in intestinal epithelium. In: Handbook of physiology – the gastrointestinal system. Am Phys Soc Bethesda, pp 215–243
33. Levine MM (1991) Vaccines against enteric infections. Current topics in gastroenterology. Elsevier, New York, pp 455–483
34. Lloyd ML, Olsen WA (1991) Specific mucosal protein deficiency states. In: Yamada T (ed) Textbook of gastroenterology. Lippincott, Philadelphia, pp 1520–1530
35. Madara JL (1987) Intestinal absorptive cell tight junctions are linked to cytoskeleton. Am J Physiol 253: C171–175
36. Okabe K, Yatani A, Evans T, Ho YK, Codina J, Birnbaumer L, Brown AM (1990) $\beta\gamma$ dimers of G proteins inhibit atrial muscarinic K^+ channels. J Biol Chem 265: 12854–12858
37. Peterson JW, Molina NC, Houston CW, Fader RC (1983) Elevated cAMP in intestinal epithelial cells during experimental cholera and salmonellosis. Toxicon 21: 761–775
38. Powell DW (1991) Approach to the patient with diarrhea. In: Yamada T (ed) Textbook of gastroenterology. Lippincott, Philadelphia, pp 732–778
39. Rabbani GH, Greenough WB, Holmgren J, Kirkwood B (1982) Controlled trial of chlorpromazine as antisecretory agent in patients with cholera hydrated intravenously. Br Med J 284: 1361–1364
40. Rood RP, Donowitz M (1990) Regulation of small intestinal Na^+ absorption by protein kinases: implications for therapy of diarrhoeal diseases. Gastroenterol Int 3: 150–154
41. Ruiz-Palacios GM, Torres NI, Escamilla E, Ruiz-Palacios BR, Tamayo J (1983) Cholera-like enterotoxin produced by Campylobacter jejuni. Characterisation and clinical significance. Lancet ii: 250–253
42. Sack RB (1975) Human diarrheal disease caused by enterotoxigenic Escherichia coli. Ann Rev Microbiol 29: 333–353
43. Schulzke JD, Riecken EO (1989) Grundlagen epithelialer Transportmechanismen: Bedeutung für pathophysiologisches Verständnis, Differentialdiagnose und Therapie der Durchfallkrankheiten. Z Gastroenterol 27: 693–700
44. Spiegel AM (1987) Signal transduction by guanine nucleotide binding proteins. Molec Cell Endocrinol 49: 1–16
45. Spiegel AM, Backlund Jr PS, Butrynski JE, Jones TLZ, Simonds WF (1991) The G protein connection: molecular basis of membrane association. Trends Biochem Sci 16: 338–341

46. Zeuzem S, Feick P, Zimmermann P, Haase W, Kahn RA, Schulz I (1992) Intravesicular acidification correlates with binding of the ADP-ribosylation factor to microsomal membranes. Proc Natl Acad Sci USA 1992; 89: 6619–6623
47. Zeuzem S, Schulz I, Caspary WF (1992) GTP-bindende Proteine in der Pathophysiologie innerer Erkrankungen. Dtsch Ärztebl 89 C: 1551–1555
48. Zeuzem S, Stein J, Piiper A, Caspary WF (1993) G-Proteine in der Signaltransduktion rezeptorvermittelter Transportprozesse im Intestinum. Z Gastroenterol 31 (Suppl 4): 6–11

Auswirkungen einer vermehrten Dünndarm-permeabilität auf die systemische Immunantwort und Krankheitsentstehung

M. Zeitz

Einleitung

Im Darmlumen befindet sich eine immense Anzahl von Substanzen, die antigene Eigenschaften haben. Über die Darmschleimhaut muß sich der Organismus daher in besonders effektiver Weise immunologisch mit diesen Antigenen auseinandersetzen können bzw. eine effektive Barriere zur Verhinderung des Eintritts von Fremdstoffen über die Mukosa aufbauen [19]. Beides ist durch die anatomische und funktionelle Struktur der Darmschleimhaut gewährleistet [1]: Über dem Epithel befindet sich eine Schleimschicht, die das sekretorische IgA enthält und somit eine erste Barriere für den Eintritt von Makromolekülen durch die Darmschleimhaut darstellt. Die Magensäure sowie die Pankreasenzyme führen zu einer Degradation von potentiell antigenen Substanzen, durch die Peristaltik kommt es zur Propulsion des Darminhalts, wodurch eine zu lange Kontaktzeit vermieden werden kann. Eine Beeinträchtigung dieser aufgezählten Faktoren kann eine vermehrte Makromolekülaufnahme bedingen. Epithelzellen sind durch das Vorhandensein der sog. „tight junctions" eng miteinander verbunden, wodurch die parazelluläre Aufnahme von Antigenen erschwert wird. Sowohl ein transzellulärer als auch ein parazellulärer Weg der Antigenaufnahme ist jedoch beschrieben worden [18].

Neben diesen biologischen Strukturen, die primär eine Makromolekülaufnahme verhindern sollen, hat sich im Darm ein hochdifferenziertes Immunsystem herausgebildet, welches darauf spezialisiert ist, den Organismus vor einer überschießenden Immunantwort auf die zahlreichen Antigene im Darmlumen zu schützen [1, 19]. Diese schützende Immunantwort setzt jedoch eine ungestörte Permeabilität der Darmschleimhaut voraus. Für die immunologische Auseinandersetzung existieren besondere Strukturen zur Aufnahme von Antigenen wie die M-Zellen im Domepithel über den Peyer-Plaques und Lymphfollikeln. Bei einer gestörten Permeabilität können diese physiologischen Aufnahmewege umgangen werden, was zur Krankheitsentstehung führen kann. Im folgenden soll die Antigenaufnahme und die Induktion einer Immunantwort bei ungestörter Permeabilität unter physiologischen Bedingungen diskutiert werden. Im

W. F. Caspary et al. (Hrsg.) Ökosystem Darm VI

Anschluß daran werden die Folgen einer gesteigerten Darmpermeabilität für die Induktion der Immunantwort diskutiert, mögliche Folgen für die Krankheitsentstehung bei vermehrter Permeabilität werden dann aufgezeigt.

Antigenaufnahme im Darm unter physiologischen Bedingungen

Unter physiologischen Bedingungen stellen die Peyer-Plaques im Dünndarm sowie die Lymphfollikel des Kolons den primären Ort der Antigenaufnahme aus dem Darm dar. Es handelt sich hier um organisiertes lymphatisches Gewebe, welches im Bereich der luminalen Oberfläche ein spezielles Epithel besitzt. Diese speziellen Epithelzellen sind die sog. M-Zellen, ihre eigentliche Funktion ist der Transport von Antigenen aus dem Darmlumen in die Lymphfollikel [14]. Während dieses Transportes werden, entsprechend der heutigen Kenntnisse, die Antigene nicht prozessiert oder modifiziert. Im Lymphfollikel selbst werden die Antigene dann von antigenpräsentierenden Zellen aufgenommen und führen zur Induktion der Immunantwort.

Interessanterweise führt die Immunantwort in den Peyer-Plaques zur Induktion von 2 verschiedenen T-Zellpopulationen [6]. Einerseits werden Helfer-T-Zellen stimuliert, die dann wiederum, vermutlich durch ihr spezifisches Zytokinsekretionsmuster, eine isotypspezifische Differenzierung von B-Lymphozyten einleiten. Unreife IgM-positive B-Zellen werden zur Differenzierung zu IgA-B-Lymphhoblasten angeregt. Diese IgA-Zellen stellen die Voraussetzung für die mukosaspezifische Bildung von Immunglobulin A dar und repräsentieren somit das wesentlichste Schutzsystem der Darmschleimhaut [10].

Daneben entstehen aber auch in den Lymphfollikeln supprimierende T-Zellen, die die Darmschleimhaut verlassen und eine systemische Immunantwort auf die Antigene im Darmlumen unterdrücken. Dieses Phänomen, daß der Darm auf enteral applizierte Antigene mit einer supprimierenden (negativen) Immunantwort reagiert, wird auch unter dem Begriff „orale Toleranz" zusammengefaßt [3]. Dies bedeutet, daß die Induktion der Immunantwort auf Antigene, die physiologischerweise durch die M-Zellen in die Schleimhaut transportiert werden, erstens zum Aufbau einer lokalen protektiven Immunantwort führt und zweitens die Induktion von antigenspezifischen Suppressorzellen bewirkt (Abb. 1).

Untersuchungen der letzten Jahre haben gezeigt, daß es auch möglich ist, daß Antigene direkt von intestinalen Epithelzellen außerhalb des Domepithels über den Peyer-Plaques aufgenommen und prozessiert werden können. Sowohl im murinen System als auch beim Menschen wurde gezeigt, daß normale intestinale Epithelzellen lösliche Proteinantigene T-Lymphozyten präsentieren können [13]. Interessanterweise führt diese Form der Antigenpräsentation zur Induktion von supprimierenden, CD-8-positiven T-Lymphozyten [13]. Intestinale Epithelzellen exprimieren auch unter normalen Bedingungen auf ihrer Oberfläche MHC-II-Antigene, man würde daher vermuten, daß durch diese Form der Antigenpräsentation CD-4-positive Helferzellen induziert werden. Die MHC-Klasse-II-Antigene sind jedoch nicht für die Interaktion mit T-Zellen verantwortlich, wie Untersuchungen mit blockierenden Antikörpern gezeigt haben. Vielmehr

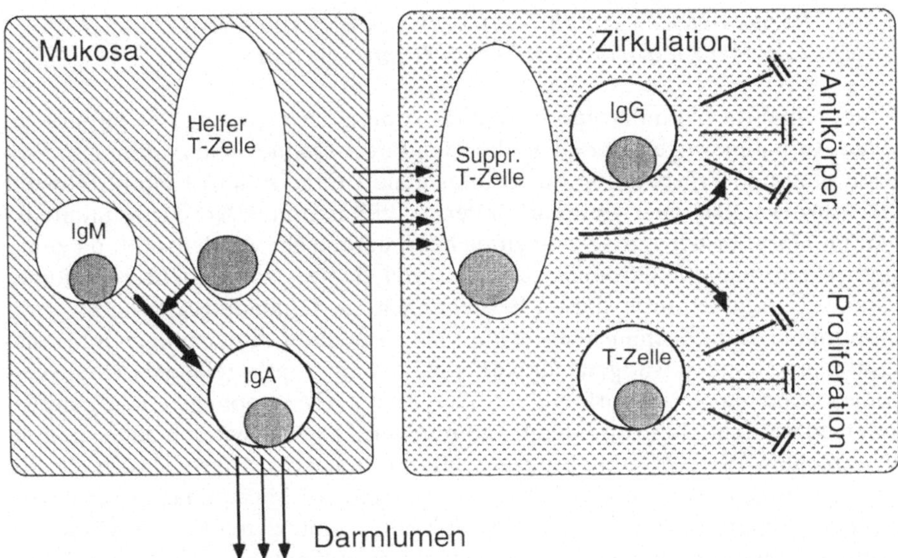

Abb. 1. Schematische Darstellung zur Induktion einer Immunantwort im intestinalen Immunsystem: im Immunsystem der Mukosa werden nach Antigenaufnahme einerseits Helferzellen induziert, die eine Differenzierung von IgM-B-Zellen zu IgA-B-Zellen bewirken (Immunglobulinklassen-Switch). Andererseits entstehen antigenspezifische Suppressorzellen, die die Mukosa verlassen und eine systemische Immunantwort unterdrücken (orale Toleranz).

scheint eine besondere Oberflächenstruktur auf Epithelzellen für die Interaktion mit CD-8-positiven Lymphozyten verantwortlich zu sein; es wird vermutet, daß es sich hier um das CD-1d-Antigen handelt [5]. Diese Untersuchungen belegen, daß auch die Antigenaufnahme außerhalb der Lymphfollikel eine supprimierende T-Zellantwort bedingt.

Die physiologische Aufnahme von Antigenen bei erhaltener Permeabilität bewirkt daher sowohl im Bereich der Lymphfollikel als auch im Bereich der Lamina propria durch die besondere Art der Antigenaufnahme bzw. durch die besondere Funktion intestinaler Epithelzellen als antigenpräsentierende Zellen eine Herabregulation der systemischen Immunantwort. Dies erscheint auch vor dem Hintergrund der zahlreichen antigenen Substanzen im Darmlumen sehr sinnvoll zu sein, um eine überschießende Immunantwort auf den Darminhalt zu verhindern. Das darmassoziierte Immunsystem ist bei physiologisch erhaltener Permeabilität somit speziell differenziert, eine Immunantwort auf Antigene im Darmlumen zu unterdrücken.

Auswirkungen einer vermehrten intestinalen Permeabilität auf die Immunantwort im darmassoziierten Immunsystem

Eine vermehrte Dünndarmpermeabilität kann zur Umgehung der physiologischen Aufnahmewege (M-Zellen über den Peyer-Plaques und Aufnahme, Prozessierung und Präsentation durch intestinale Epithelzellen) führen. Obwohl die Auswirkungen einer vermehrten Permeabilität auf die Art der Immunreaktion im Darm bisher nur sehr unzureichend untersucht worden sind, da keine guten experimentellen Modelle verfügbar sind, deuten jedoch mehrere Befunde darauf hin, daß es unter diesen Bedingungen zur fehlenden Aktivierung von supprimierenden Mechanismen kommt [14]. Bei einer durchlässigen intestinalen Barriere können Antigene direkt in die Lamina propria gelangen, wo sie von konventionellen antigenpräsentierenden Zellen (Makrophagen u. a.) aufgenommen werden. Diese direkt aufgenommenen Antigene würden dann auf konventionellem Wege Lamina-propria-Lymphozyten präsentiert, was durch die hohe Expression von MHC-Klasse-II-Antigenen auf Makrophagen zur bevorzugten Aktivierung von CD-4-positiven Helferlymphozyten führen würde. Es konnte gezeigt werden, daß die Aktivierung von antigenpräsentierenden Zellen zur Prävention einer Toleranzinduktion führt [15], was diese Hypothese unterstützen würde.

Dieses Modell ist notwendigerweise eine starke Vereinfachung der komplexen Vorgänge im intestinalen Immunsystem. Es erlaubt jedoch, zahlreiche klinische Phänomene, die unter den Bedingungen einer veränderten intestinalen Permeabilität beobachtet werden, zu erklären. Es sind jedoch sicherlich noch zahlreiche Untersuchungen notwendig, um diese Hypothese zu untermauern.

Auswirkungen der pathologischen Immunantwort unter den Bedingungen einer vermehrten intestinalen Permeabilität

Eine vermehrte intestinale Permeabilität wird bei verschiedenen Erkrankungen beobachtet.

Bedingungen, die mit einer vermehrten Makromolekülaufnahme im Darm einhergehen:
Der „unreife“ Darm
Intestinale Erkrankungen:
- einheimische Sprue u. a. Enteropathien,
- akute Gastroenteritis,
- chronische intestinale Infektionen,
- chronisch-entzündliche Darmerkrankungen,
- Nahrungsmittelallergien.

Systemische Insulte:
- Strahlenschaden,
- schwere Verbrennungen,

- Sepsis,
- hypovolämischer Schock,
- Unterernährung.

Pharmaka:
- NSAID.

Unreife Enterozyten sind vermehrt permeabel für Makromoleküle; es ist bisher unklar, ob eine frühe Antigenexposition im Säuglingsalter zur Krankheitsentstehung beiträgt. Es konnte jedoch gezeigt werden, daß eine Verabreichung von Kuhmilchprotein vor einer Brustmilchernährung beim Menschen zur vermehrten Bildung von spezifischen IgG-Antikörpern führt, was für eine Umgehung der oralen Toleranzinduktion spricht [13].

Unreife Enterozyten treten auch bei verschiedenen Formen von Enteropathien auf, die mit einer Hyperregeneration einhergehen (z.B. einheimische Sprue). Hierdurch wären evtl. auch die bei diesen Erkrankungen vermehrt nachweisbaren Antikörper gegen Nahrungsmittelantigene erklärbar. Beim IgA-Mangel, dem häufigsten primären Immundefektsyndrom, wird vermehrt das Auftreten von Autoimmunerkrankungen beobachtet [19]. Dies wird von einigen Autoren als Konsequenz der vermehrten Antigenaufnahme im Darm gesehen.

Bei entzündlichen Erkrankungen des Intestinaltraktes unterschiedlicher Ursachen können die hierbei freigesetzten Zytokine und Entzündungsmediatoren die Permeabilität der Darmschleimhaut vermehren [2]. Die Konsequenzen sind weitgehend unbekannt, es ist jedoch möglich, daß hierdurch eine entzündliche Reaktion verstärkt wird bzw. eine systemische Immunantwort im Gefolge einer intestinalen Infektion entsteht. Beispiele hierfür könnten infektassoziierte Arthritiden sein.

Bedeutungsvoll kann dieser Mechanismus auch für die Unterhaltung der destruierenden Entzündung bei den chronisch-entzündlichen Darmerkrankungen (CED, Morbus Crohn und Colitis ulcerosa) sein. Permeabilitätsstörungen der intestinalen Schleimhaut bei CED sind mehrfach nachgewiesen worden. Unabhängig von der Frage, ob dies ein primärer Defekt ist oder Folge der Entzündung [6, 7], kann die gesteigerte Durchlässigkeit der intestinalen Barriere erhebliche Konsequenzen für die lokale Immunantwort haben: Die Umgehung der normalen Wege der Antigenaufnahme bei einer vermehrten Permeabilität kann die direkte Antigenaufnahme in Makrophagen der Schleimhaut bedingen mit einer pathologisch gesteigerten Aktivierung von T-Zellen. „Normale Antigene" könnten somit eine pathologische Immunantwort auslösen und den Entzündungsprozeß bei den CED verstärken. In diesem Zusammenhang können auch nichtsteroidale antiinflammatorische Substanzen (NSAID) bedeutungsvoll sein, die bekanntermaßen die CED-Symptomatik verschlechtern. NSAID bewirken eine Permeabilitätssteigerung der Schleimhaut [1].

Hinsichtlich der Krankheitsentstehung bei vermehrter Permeabilität können prinzipiell 2 Hypothesen formuliert werden (Abb. 2): Im Falle einer primären Permeabilitätsstörung führt die Umgehung der physiologischen Antigenaufnahmewege zur Aktivierung von Helferzellen und vermehrten T-Zellaktivierung.

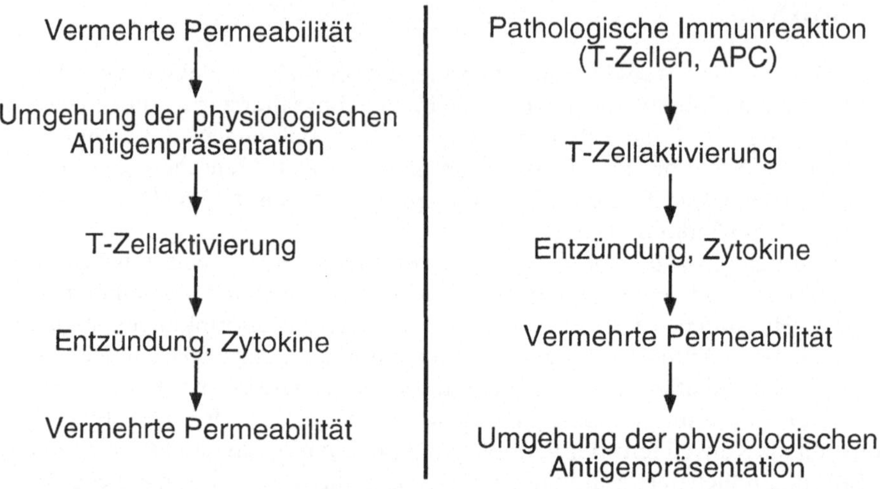

Abb. 2. Eine vermehrte intestinale Permeabilität kann sich in unterschiedlicher Weise auf die Krankheitsentstehung auswirken: bei einer primären Barrierestörung wird der physiologische Weg der Induktion einer Immunantwort umgangen und eine nichtsupprimierte Immunantwort induziert. Jede Entzündungsreaktion in der Mukosa führt zu einer zusätzlichen Permeabilitätsstörung mit der Folge einer pathologisch gesteigerten Immunantwort (s. Text, APC: antigenpräsentierende Zellen).

Diese unphysiologische Aktivierung kann sowohl lokal im Darm zur Entzündung führen als auch systemische Auswirkungen haben und die Entstehung von Krankheit bedingen.

Bei einer Restitution der mukosalen Barriere unter normalen Bedingungen tritt mit hoher Wahrscheinlichkeit eine Heilung auf mit Limitierung des Krankheitsprozesses. Bei einer genetischen Disposition kann sich jedoch der Krankheitsprozeß auch verselbständigen. Auf diese Weise könnte der pathologische Entzündungsprozeß bei den CED durch einen primären Insult der Schleimhaut initiiert werden. Andererseits bedingt die pathologische Entzündung der Schleimhaut bei den CED eine Permeabilitätssteigerung, die dann wiederum den Krankheitsprozeß perpetuiert.

Immunantwort im intestinalen Immunsystem und Autoimmunität

Durch die Antigenaufnahme und Induktion einer Immunantwort im intestinalen Immunsystem werden Suppressorzellen induziert, die eine systemische Immunantwort unterdrücken (s. Abb. 1). Dieses Phänomen kann zur gezielten Suppression von Autoimmunerkrankungen, deren auslösendes Antigen bekannt ist, ausgenutzt werden [18]. Die systemische Applikation von basischem Myelinprotein führt im Tierversuch zur Auslösung einer Enzephalomyelitis, die der multiplen Sklerose (Encephalomyelitis disseminata) ähnelt. Die enterale Applikation von basischem Myelinprotein in diesem Tiermodell bewirkt die Generierung von Suppressorzellen, die die Enzephalitis unterdrücken [5]. Ähnliche Phänomene sind für die kollageninduzierte Arthritis im Tiermodell gezeigt worden [21].

Zwischenzeitlich wird dieser Ansatz klinisch erprobt, sowohl bei der multiplen Sklerose als auch bei der rheumatoiden Arthritis [17, 18]. Es handelt sich hier um einen äußerst interessanten Therapieansatz, der eine hochspezifische Immunsuppression für das krankheitsauslösende Agens ermöglichen würde. Diese Therapieform setzt jedoch eine erhaltene intestinale Permeabilität voraus und weist auf die wesentliche physiologische Bedeutung der intestinalen Barriere hin.

Schlußfolgerungen

Die Barrierefunktion der intestinalen Schleimhaut bewirkt, daß Antigene bevorzugt über bestimmte anatomische Strukturen mit immunkompetenten Zellen im darmassoziierten Immunsystem in Kontakt kommen. Hierdurch wird gewährleistet, daß in erster Linie eine supprimierende Immunantwort gegen Antigene im Darmlumen aufgebaut wird, die eine systemische Reaktion verhindert. Bei einer gestörten intestinalen Permeabilität kann die vermehrte Antigenaufnahme zu einer pathologischen T-Zellaktivierung mit Induktion von Helferzellen führen. Hierdurch ist die Möglichkeit gegeben, daß sowohl lokale als auch anders lokalisierte Krankheitsprozesse ausgelöst werden. Jede Form der mukosalen Entzündung führt zu einer gesteigerten Durchlässigkeit der Mukosa für Antigene. Insbesondere bei den chronisch entzündlichen Darmerkrankungen kann dies zu einer Perpetuierung der Entzündung im Darm führen. Die Induktion von Suppressorzellen über das enterale Immunsystem kann zur spezifischen Unterdrükkung von Autoimmunerkrankungen mit bekanntem Autoantigen ausgenutzt werden.

Literatur

1. Bjarnason I, Hayllar J, MacPherson AJ, Russell AS (1993) Side effects of nonsteroidal antiinflammatory drugs on the small and large intestine in humans. Gastroenterology 104: 1832–1847
2. Bloch KJ, Bloch DB, MS, Walker WA (1979) Intestinal uptake of macromolecules. VI. Uptake of protein antigen in vivo in normal rats and versi infected with *Nipprostrongylus brasiliensis* or subjected to mild systemic anaphylaxis. Gastroenterology 77: 1038–1044
3. Blumberg RS, Balk SP (1994) Recognition of intestinal epithelial cell ligands by T-cells. Mucosal Immunol Update 2 (2): 3–5
4. Brandtzaeg P, Valnes K, Scott H, Rognum TO, Bjerke K, Bakklien K (1985) The human gastrointestinal secretory immune system in health and disease. Scand J Gastroenterol 20: 17–38
5. Higgins PJ, Weiner HL (1988) Suppression of experimental autoimmune encephalomyelitis by oral administration of meylin basic protein and its fragments. J Immunol 140: 440–445

6. Hollander D (1993) Permeability in Crohn's disease: Altered barrier functions in healthy relatives. Gastroenterology 104: 1848–1851
7. May GR, Sutherland LR, Meddings JB (1993) Is small intestinal permeability really increased in relatives of patients with Crohn's disease? Gastroenterology 104: 1627–1632
8. Mayer L, Shlien R (1987) Evidence for function of Ia molecules on gut epithelial cells in man. J Exp Med 166: 1471–1483
9. Mowat A (1987) The regulation of immune responses to dietary protein antigens. Immunol Today 8: 193–198
10. Owen RL, Jones AL (1974) Epithelial cell specialization within human Peyer's patch: An ultrastructural study of intestinal lymphoid follicles. Gastroenterology 66: 189–203
11. Pabst R (1987) The anatomical basis for the immune function of the gut. Anat Embryol 176: 135–144
12. Sanderson IR, Walker WA (1993) Uptake and transport of macromolecules by the intestine: Possible role in clinical disorders (an update). Gastroenterology 104: 622–639
13. Schmitz I, Digeon B, Chastang C, Lerouxf B, Robillard P, Strobel S (1992) Effects of brief early exposure to partially hydrolysed and wohole cow milk proteins. J Pediatr 121: 585–589
14. Strobel S (1993) Food allergy – Role of mucosal immune regulation and oral tolerance: facts, fiction, and hypothesis. In: Walker WA, Harmatz PR, Wershil BK (eds) Immunosophyiology of the gut. Academic Press, New York San Diego, pp 335–364
15. Strobel S, Ferguson A (1985) Abrogation of oral tolerance during a graft versus host reaction is due to enhanced antigen presentation. Immunology 65: 57–64
16. Strober W, Brown WR (1987) The mucosal immune system. In: Samter M (ed) Immunological diseases. Raven Press, New York, pp 79–139
17. Trentham DE, Dynesius-Trentham RA, Orav EJ, Combitichi D, Lorenzo C, Sewell KL, Hafler DA, Weiner HL (1993) Effects of oral administration of type II collagen on rheumatoid arthritis. Science 261: 1727–1730
18. Weiner HL (1993) Treatment of autoimmune disease by oral tolerance. Mucosal Immunology Update 1 (3): 1–13
19. Zeitz M (1990) Manifestationen von Immundefekten im Gastrointestinaltrakt. In: Ottenjann R, Müller J, Seifert J (Hrsg) Ökosystem Darm II. Springer, Berlin Heidelberg New York, S 262–272
20. Zeitz M, James SP, Strober W (1986) Die Funktion des gastrointestinalen Immunsystems in der Abwehr enteropathogener Bakterien. Z Gastroenterol 24 (Suppl 3): 43–52
21. Zhang ZJ, Lee CSY, Lider O, Weiner HL (1990) Suppression of adjuvant arthritis in Lewis rats by oral administration of type II collagen. J Immunol 145: 2489–2493

III. Gastrointestinale Infektionen – Wechselwirkungen zwischen Erreger und Wirt

(Herausgeber: M. Kist)

Morbus Whipple aus klinischer Sicht

G.E. Feurle

Der Morbus Whipple ist eine chronisch-rezidivierende Multisystemerkrankung, die sich bei Männern mittleren Alters zunächst als chronisch-rheumatische Erkrankung und später als Malabsoprtionssyndrom äußert.

Das für den Patienten Entscheidende bei dieser seltenen Krankheit ist das Daran-Denken. Da der M. Whipple vielgestaltig verläuft, hat die Diagnose etwas mit dem schwer zu fassenden Begriff „ärztliche Kunst“ zu tun. Wenn man bei großer Streuung der individuellen Verläufe sozusagen den Mittelwert nimmt, mäßte man bei jedem Mann mit seronegativer Polyarthritis an einen Mobus Whipple denken und eine Dünndarmbiopsie vornehmen, besonders dann, wenn die Blutsenkung beschleunigt ist, das Körpergewicht abgenommen hat und Durchfälle bestehen. Es könnte sich aber auch um einen Patienten mit anhaltenden Fieberschüben, mit Lymphknotenschwellungen oder chronischen Abdominalschmerzen handeln, eine andere Spielart präsentiert sich mit amnestischem Syndrom, Augenmuskelparesen, Myoklonus, Schlaf-Wach-Störungen. Dem erfahrenen Endoskopiker kann zufällig bei der Gastroskopie das Duodenum mit weißlichen Lymphzystchen auffallen, wie überhaupt der Zufall nicht selten zur Diagnose des Morbus Whipple führt, wenn der gründliche Pathologe exzidiertes Gewebe mit der PAS-Färbung darstellt.

Diagnose

Die häufigsten Symptome sind in der Tabelle 1 dargestellt. Die Diagnose wird bioptisch gestellt, gewöhnlich in einer Biopsie der Dünndarmmukosa (Abb. 1). Hier haben autoptische Studien gezeigt, daß man in der Jejunummukosa wesentlich häufiger positive Befunde erhält als in der Duodenalmukosa [3]. Spätere Beobachtungen haben aber erwiesen, daß es auch ausgedehnte Erkrankungen an M. Whipple gibt, bei denen die Jejunalbiopsie negativ ist [6]. Man kann den Morbus Whipple auch aus Lymphknoten, Synovialis, exzidierten Herzklappen

W. F. Caspary et al. (Hrsg.) Ökosystem Darm VI

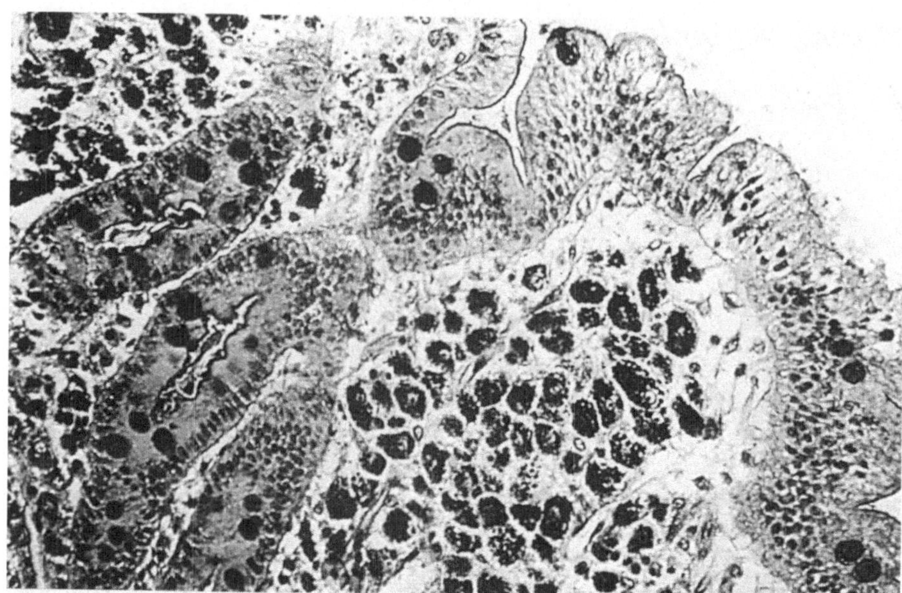

Abb. 1. Mit PAS gefärbte Dünndarmbiospie bei Morbus Whipple, die massenhaft hier schwarz gefärbt (in natura rote) Makrophagen enthält

Tabelle 1. Die häufigsten Symptome beim M. Whipple

Klinisches Symptom/Befund	Häufigkeit [%]
Gewichtsverlust	> 90
Diarrhö	> 75
Polyarthropathie	70
Kardiale Manifestation	70
Hypotonie	70
Abdominalschmerz	60
Abdominelle Resistenz	50
Fieber	50
Lymphadenopathie	50
Hyperpigmentierung	45
Herzgeräusche	30
Reizhusten	30
Myalgie	< 30
Periphere Ödeme	25
Spondylitis	< 20
ZNS-Manifestation	> 10
Hepatosplenomegalie	10
Aszites	< 10

oder im Liquor cerebrospinalis diagnostizieren, wenn die PAS-Färbung angewandt wird.

Beweisend für den Morbus Whipple sind bei der PAS-Färbung rotgefärbte Makrophagen, die bei stärkerer Vergrößerung Bakterien und Bakterienreste enthalten. Außerdem findet man bei der unbehandelten Krankheit stäbchenförmige Bakterien auch extrazellulär.

Mit gentechnischen Methoden ist es jüngst gelungen, bei Patienten mit M. Whipple ein nicht anzüchtbares Bakterium Tropheryma whippelii zu identifizieren [13]. Dieser Nachweis kann von jedem gentechnischen Labor mit Hilfe der Polymerasekettenreaktion und einer DNS-Sequenzierung durchgeführt werden. Die Bedeutung aus klinischer Sicht ist allerdings noch nicht klar. Bislang wurden lediglich wenige Patientenproben auf diese Art untersucht, es liegen keine Daten über die Sensitivität der Methode vor. Im Gespräch erfährt man, daß nicht alle Patienten mit sicher nachgewiesenem Morbus Whipple positiv sind. Weiterhin gibt es nicht genügend Daten zur Spezifität der Methode. Ein Manko aus klinischer Sicht ist außerdem die Tatsache, daß es bislang nicht gelungen ist, die DNS-Sequenz mittels In-situ-Hybridisierung zu lokalisieren.

Bei einem passenden klinischen Bild und einer typischen Lichtmikroskopie wird man in den meisten Fällen die Diagnose ohne weitere Diagnostik stellen können. Bei unklaren Situationen sollte man die Elektronenmikroskopie heranziehen. Hier kann man die intra- und extrazellulären Bakterien einwandfrei identifizieren. Ob in einem Zweifelsfall die gentechnische Methode weiterhilft, muß weiteren Beobachtungen vorbehalten bleiben.

Therapie

Wenn es nun „mit Fortüne" gelungen ist, frühzeitig die Diagnose zu stellen, ist für den Patienten eine konsequente Therapie von großer Bedeutung, denn ohne antibiotische Behandlung verläuft die Krankheit fortschreitend zerstörerisch und endet tödlich. Die schlimmsten Verläufe beobachtet man beim zerebralen Befall.

Die ersten Heilungen gelangen in den 50er Jahren, als Antibiotika eingesetzt wurden. Heute noch werden die damals erhältlichen Substanzen wie Penizillin, Streptomycin, Chloramphenicol und Tetrazykline empfohlen. Damit lassen sich in vielen Fällen Remissionen oder Heilungen erzielen.

In den 70er Jahren wurden jedoch Patienten beobachtet, bei denen nach einer 1- bis 2jährigen Therapie mit Tretrazyklin die Krankheit im Darm und in den Gelenken verschwunden war, im zentralen Nervensystem jedoch progressiv auftrat. Diese Entwicklung wurde auf die geringe Liquorgängigkeit der Tetrazykline zurückgeführt und nach einer initialen Therapie als Langzeitbehandlung das liquorgängige Cotrimoxazol empfohlen [6].

Inzwischen liegt eine teils retrospektive, teils prospektive Studie vor, die zeigt, daß eine Langzeittherapie mit Cotrimoxazol häufiger zur Remission führt als eine Therapie mit Tetracyclin [5]. Obwohl diese Studie nicht randomisiert ist, kann man davon ausgehen, daß die tägliche Gabe von 2mal 1 Cotrimoxazol forte über 1–2 Jahre die Therapie der Wahl beim M. Whipple ist. Die ersten Symptome bilden sich beim Ansprechen bereits nach einigen Wochen zurück, nach etwa 3–5 Monaten sind die Patienten dann klinisch in einer Vollremission. Man kann bei der Biopsie aber noch PAS-positive Zellen finden. Die Therapiedauer ist schwer festzulegen, empfohlen wird eine Dauer von 1–2 Jahren. Sollten dann noch einzelne PAS-positive Zellen nachweisbar sein und der Patient prompt in eine Remission gekommen und etwa 1–2 Jahre behandelt worden sein, ist dies keine Indikation zur Fortsetzung der antibiotischen Therapie.

Es sind jedoch Patienten beobachtet worden, bei denen sich unter regelmäßiger Einnahme von Cotrimoxazol eine zerebrale Symptomatik entwickelte. Cotrimoxazol war in der erwähnten Studie [5] auch bei der Behandlung des zerebralen Befalls signifikant dem Tetrazyklin überlegen, es ist aber offensichtlich selbst nicht aktiv genug, bei jedem Fall die zerebrale Manifestation zu verhindern. Es gibt keinerlei Studien, die uns nachweisen könnten, welche Therapie zur Vorbeugung oder zur Behandlung des zerebralen M. Whipple empfohlen werden soll. Aus pathophysiologischen Überlegungen heraus wird eine etwa 4wöchige Therapie mit einem gut liquorgängigen Breitspektrumantibiotikum empfohlen. Es sind hier Ofloxacin, Rifampicin, Chloramphenicol, hochdosiert intravenöses Penizillin G und Ceftriaxon versucht worden. Danach Langzeittherapie mit Cotrimoxazol. Bei weit fortgeschrittenem zerebralem M. Whipple scheint die Therapie wenig Wirkung zu zeigen. Zerebrale Substanzdefekte sind ohnehin irreversibel. Todesfälle bei M. Whipple beobachtet man zumeist bei zerebraler Manifestation.

Gedanken zur Pathogenese

Die Beobachtung einer Invasion von stäbchenförmigen Bakterien von der Dünndarmmukosa über regionale Lymphknoten über den Blutweg, die Herzklappen in fast alle Organe, besonders Gelenke und Gehirn, und das prompte Ansprechen auf antibiotische Therapie, ohne daß eine Übertragung von Mensch zu Mensch jemals beobachtet worden ist, läßt darauf schließen, daß Wirtsfaktoren beteiligt sind, d. h., daß eine Immunschwäche vorliegt.

Hinweise dafür sind seit langem bekannt, wie eine auch nach Ausheilung persistierende Hypoergie für Intrakutanteste und eine verminderte Stimulierbarkeit von T-Lymphozyten [7]. Kürzlich ist ein noch Jahrzehnte nach klinischer Abheilung weiter bestehender Defekt im Komplementrezeptor 3 beschrieben worden [10].

Es ist unklar, ob diese Immunschwäche primär war, d. h. ob die bakterielle Invasion aufgrund der Immunschwäche eintrat, oder ob das Bakterium diese Immunschwäche verursachte. Neben persistierenden Defekten des T-Zellsystems fanden sich auch transitorische Phänomene wie ein die T-Zellfunktion inhibierender Serumfaktor und eine reversible Aktivierung bestimmter Lymphozyten. Man versucht, diese reversiblen Phänomene als Indikatoren für die Dauer der antibiotischen Therapie heranzuziehen. Eine definitive Aussage ist aber noch nicht möglich.

Weitere Forschungsergebnisse über diese seltene und faszinierende Krankheit müssen abgewartet werden. Ausführliche Literatur findet sich in verschiedenen Monographien und Übersichtsarbeiten [1, 2, 4, 8, 9, 11, 12]

So ist eben Tropheryma whippelii lichtmikroskopisch und gentechnisch im peripheren Blut nachgewiesen worden. [14]

Literatur

1. Dobbins WO III (1987) Whipple's disease. Thomas, Springfield Ill
2. Drube HC (1959) Die Whipplesche Krankheit. Ergebn Inn Med Kinderheilkd 12: 605–633
3. Enzinger FM, Helwig EB (1963) Whipple's disease a review of the literature and report of 15 patients. Virchows Arch 336: 238
4. Feurle GE (1983) Morbus Whipple. In: Handbuch der Inneren Medizin, 5. Aufl, Bd III/3b. Springer Berlin Heidelberg New York, S 85–104
5. Feurle GE, Marth T (1994) An evaluation of antimicrobial treatment for Whipple's disease, Tetracycline versus Trimethoprim-Sulfamethoxazole. Dig Dis Sci 39: 1642–1648
6. Feurle GE, Volk B, Waldherr R (1979) Cerebral Whipple's disease with negative jejunal histology. New Engl J Med 300: 907–908
7. Feurle GE, Dörken B, Schöpf E, Lenhard V (1979) HLA-B27 and defects in the T-cell system in Whipple's disease. Eur J Clin Invest 9: 385–389
8. Fleming JL, Wiesner RH, Shorter RG (1988) Whipple's disease: Clinical, biochemical, and histopathological features and assessment of treatment in 29 patients. Mayo Clin Proc 63: 539–551
9. Maizel H, Ruffin JM, Dobbins WO III (1970) Whipple's disease: a review of 19 patients from one hospital and a review of the literature since 1950. Medicine 49: 175–205
10. Marth T, Roux N, von Herbay A, Meuer SC, Feurle GE (1994) Persistent reduction of complement receptor 3 a-chein expressing mononuclear blood cells and transient inhibitory serum factors in Whipple's disease. Clin Immunol Immunopathol 72: 217–226
11. Miksche LW, Blümcke S, Fritsche D, Küchemann K, Schüler HW, Grözinger KH (1974) Whipple's disease: etiopathogenesis, treatment, diagnosis and clinical course. Case report and review on the world literature. Acta Hepatogastroenterol 21: 307–326
12. Otto HF (1975) Morbus Whipple. In: Gastroenterologie und Stoffwechsel, 1. Aufl, Bd 9. Thieme, Stuttgart
13. Relman DA, Schmidt TM, MacDermott RP, Falkow S (1992) Identification of the uncultured bacillus of Whipple's disease. New Engl J Med 327: 293–301
14. Lowsky R, Archer GL, Fyles G, Minden M, Curtis J, Messner H, Atkins H, Patterson B, Willey BM, McGeer A (1994) Brief report: Diagnosis of Whipple's disease by molecular analysis of peripheral blood. New Engl J Med 331: 1343–1346

Strategien zum Nachweis nicht anzüchtbarer Erreger

U.B. Göbel

Klassisch-mikrobiologische Analyse

Der klassische Nachweis bakterieller Infektionserreger beruht auf der Kultur und nachfolgenden biochemischen Charakterisierung. Es handelt sich also um eine In-vivo-Amplifikation. Stehen geeignete Nährmedien zur Verfügung, können sich die Keime entsprechend ihrer Generationszeit vermehren. Es dauert z.B. bei Escherichia coli Stunden, bei Anaerobiern Tage, bei Mykobakterien sogar Wochen, bis die Bakterienmasse für weitergehende Untersuchungen ausreicht. Dieser kulturabhängige Nachweis von Bakterien erfolgte auch in anderen Bereichen mikrobiologischer Arbeit, z.B. bei der Beschreibung der physiologischen Flora der Haut, der Mundhöhle, des Darmes, der Scheide oder anderer komplexer mikrobieller Ökosysteme, z.B. Bodenbakterien.

Nichtkultivierbare Bakterien

Leider lassen sich nicht alle Bakterien anzüchten. Entweder sind sie bereits abgestorben, z.B. durch Fixierung, oder es gelingt einfach nicht, im Labor geeignete Anzuchtbedingungen zu finden. Es gibt eine Reihe von Beispielen, in denen die Kultivierung von Bakterien bisher nicht gelingt. Dies trifft für eine Reihe von Infektionserregern zu. Das bekannteste Beispiel ist der Erreger des Morbus Whipple. Bei dieser Erkrankung, die bevorzugt den Darm, aber auch andere Organsysteme befällt, sind histopathologische, in den befallenen Geweben charakteristische, PAS-positive Makrophagen nachweisbar. Elektronenmikroskopische Untersuchungen haben gezeigt, daß es sich bei dem PAS-positiven Material um Massen von intrazellulär liegenden, stäbchenförmigen Bakterien handelte, deren Zellwand der grampositiver Bakterien entsprach. Zahlreiche Versuche, diese Bakterien zu kultivieren oder durch Antiseren zu charakterisieren, schlugen fehl. Die klinische Diagnose konnte daher bis vor kurzem nur durch die histopathologische Untersuchung geeigneter Biopsien, meist aus dem Dünndarm bestätigt werden.

W. F. Caspary et al. (Hrsg.) Ökosystem Darm VI

Jedoch gibt es auch eine ganze Reihe anderer Beispiele, bei denen die Kultur mikroskopisch nachweisbarer und aufgrund ihrer besonderen Morphologie unterscheidbarer Bakterien nicht gelingt. Dies trifft für Endosymbionten zu, die man bei vielen Protozoen, z.B. Amöben oder Ciliaten, gefunden hat. Es gilt auch für zahlreiche komplexe mikrobielle Lebensgemeinschaften, wie polymikrobielle Infektionen, z.B. Parodontitis, oder Biozöonosen in der Umwelt, z.B. Bodenbakterien. So schätzt man, daß derzeit insgesamt nur etwa 12% aller Bakterienarten bekannt sind. Bei marinen Biotopen wird angenommen, daß nur etwa 0,01–10% aller in diesem Lebensraum vorkommenden, d.h. mikroskopisch unterscheidbaren Mikroorganismen kultiviert werden können. Nimmt man dann noch an, daß es sich bei der Mehrzahl morphologisch nicht unterscheidbarer Bakterien um unterschiedliche Arten handelt, erhöht sich die Vielfalt nochmals um mehrere Größenordnungen.

Kulturunabhängige Analyse: das rRNA-Konzept

Zahlreiche Versuche, das Dilemma nicht anzüchtbarer Mikroorganismen durch den Einsatz mikroskopischer und immunologischer Verfahren zu lösen, schlugen fehl. Erst durch den Einsatz molekulargenetischer Verfahren konnte dieses Problem gelöst werden. Die Grundlagen wurden geschaffen durch Techniken der vergleichenden Sequenzanalyse geeigneter Makromoleküle [39] oder des Nachweises spezifischer Nukleinsäuresequenzen mittels verschiedener Hybridisierungs- und In-vitro-Amplifikationsverfahren [21, 22, 29]. Aber erst die Kombination vorgeannter Methoden (zusammengefaßt bei [32]), hat uns der Lösung nähergebracht: Durch die vergleichende Sequenzanalyse ribosomaler RNS (rRNS) oder der entsprechenden Gene gelang es, Bakterien in ein System natürlicher Verwandtschaften einzugliedern und damit den Grundstock für eine phylogenetisch verbindliche, d.h. eindeutige Klassifikation zu legen [11, 15, 24, 37]. In den einschlägigen Datenbanken liegen bisher bereits mehr als 1500 vollständige 16S-rRNS-Sequenzen vor (GenBank; EBML database; ribosomal database project [18]).

Die Identifizierung und Klassifikation nichtkultivierbarer Mikroorganismen beruht auf der vergleichenden Sequenzanalyse der rRNS- oder der rRNS-Gene. Diese Moleküle sind aufgrund mehrerer Eigenschaften für molekulare Analysen besonders geeignet: Ribosomale RNS kommen als essentielle Bausteine der Ribosomen in jeder Bakterienzelle in hoher Kopienzahl vor. Ihre Sequenz weist universelle, d.h. entwicklungsgeschichtlich konservative und somit bei allen Bakterien – bekannten wie unbekannten, kultivierbaren und nichtkultivierbaren – nahezu identische Regionen auf, die durch sehr variable Sequenzen voneinander getrennt sind. Die letzteren unterscheiden sich von Art zu Art, d.h., sie sind speziesspezifisch. Komplementäre Sonden zu diesen Sequenzbereichen haben die Entwicklung moderner Diagnostika wesentlich beeinflußt [13, 14].

Untersuchung einzelner Arten

Der besondere Aufbau der rRNS gestattet nun den kombinierten Einsatz verschiedener molekulargenetischer Techniken und ermöglicht so den raschen Nachweis, die taxonomische Klassifikation und eine molekulare Epidemiologie bisher nichtkultivierbarer oder auch z. B. durch Fixierung abgetöteter Mikroorganismen. Zunächst werden synthetische Oligonukleotidsonden entwickelt, die zu konservativen Bereichen des rRNS-Moleküls komplementär sind, also jede bakterielle rRNS erkennen. Mit Hilfe dieser universellen Sonden und des Enzyms „reverse Transcriptase" können rRNS-Moleküle direkt sequenziert werden [18, 34]. Dieselben Sonden können aber auch Startermoleküle („primer") für eine In-vitro-Amplifikation von rRNS-Genen, die sog. Polymerasekettenreaktion (PCR), eingesetzt werden [3, 5, 34]. Mit der PCR gelingt es, auch kleinste Mengen bakterieller Nukleinsäure in kürzester Zeit millionenfach zu vermehren. Die amplifizierte DNS wird sequenziert, und der rechnergestützte Vergleich der neuen, unbekannten rRNS-Sequenzen mit den Sequenzen bereits bekannter, kultivierbarer Bakterien gestattet eine phylogenetische Klassifikation, d. h. die Bestimmung der nächsten Verwandten des untersuchten Bakteriums. Der Sequenzvergleich erlaubt es ferner, variable, also für das neue Bakterium charakteristische Sequenzbereiche zu lokalisieren, die dann als Zielsequenzen für diagnostische Sonden dienen. Markiert man solche speziesspezifischen Sonden mit Fluoreszenzfarbstoffen, können die betreffenden Bakterien direkt im Untersuchungsmaterial nachgewiesen werden [1]. Eine Füle von Beispielen ist bereits verfügbar. So wurden mehrere Endosymbionten identifiziert [2, 8, 10, 25, 31]. Andere Autoren analysierten bisher nichtkultivierbare pflanzenpathogene Mykoplasmen [7, 19]. Besondere Aufmerksamkeit erhielten jedoch Arbeiten, in denen bisher nichtkultivierbare humanpathogene Erreger, z. B. *Phneumocystis carinii* [9], *Tropheryma whippelii* [28, 36], *Rochalimea henselae* [29] oder *Mycobacterium genavense* [4], charakterisiert wurden.

Untersuchungen von Mischpopulationen

Dieser direkte, schnelle Weg kann aber nur gewählt werden, wenn wirklich nur die rRNS einer einzigen Bakterienart vorliegt. Sobald es sich um ein komplexes Bakteriengemisch handelt, muß ein etwas komplizierteres Verfahren angewendet werden. Die grundlegenden Arbeiten haben zu einer Revolution bei der Untersuchung komplexer mikrobiologischer Ökosysteme („microbial ecology") geführt und die Mikrobiologie ebenso wie die Entwicklung von rRNS-Sonden grundlegend verändert [23, 26]. Es gibt verschiedene experimentelle Ansätze, um Mischpopulationen zu untersuchen: 1. die direkte Untersuchung 5S rRNS [26]; 2. die Konstruktion von cDNS-Genbanken, ausgehend von der aus der Mischpopulation extrahierten Gesamt-RNS [33]; 3. die In-vitro-Amplifikation von rRNS-Genen ausgehend von der Gesamt-DNS mit Hilfe der PCR- und rRNS-spezifischer Primer [6, 12, 34]; 4. die Anlage einer sog. „Schrotschuß"-

Genbank („shotgun clone library"), ausgehend von der Gesamt-DNS und nachfolgender Auswahl der rekombinanten Kline, die spezifische rRNS-Genfragmente enthalten, durch Hybridisierung mit einer rRNS-spezifischen Sonde [30]. In der Folge wurden diese Strategien benutzt, um eine ganze Reihe analytischer Probleme zu lösen. So wurden bisher bereits zahlreiche aquatische Biotope, Bodenbakterien oder auch polymikrobielle Infektionen beim Menschen untersucht [6, 10a, 12, 16, 17, 20, 30, 31a, 33, 35].

Ausblick

Es steht zu erwarten, daß diese molekularen Techniken die allgemeine und medizinische Mikrobiologie wesentlich beeinflussen. Noch stehen wir erst am Anfang einer Entdeckungsreise in die unbekannte Welt bisher nichtkultivierbarer Bakterien.

Literatur

1. Amann RI, Krumholz L, Stahl DA (1990) Fluorescent-oligonucleotide probing of whole cells for determinative, phylogenetic and environmental studies in microbiology. J Bacteriol 172, 762–770
2. Amann RI, Springer N, Ludwig W, Görtz H et al. (1991) Identification in-situ and phylogeny of uncultured bacterial endosymbionts. Nature (London) 351: 161–164
3. Böddinghaus B, Rogall T, Flohr T et al. (1990) Detection and identification of mycobacteria by amplification of rRNA. J Clin Microbiol 28: 1751–1759
4. Böttger EC, Teske A, Kirschner P et al. (1992) Disseminated *Mycobacterium genavense* infection in patients with Aids. Lancet 340: 76–80
5. Chen K, Neimark H, Rumore P et al. (1989) Broad range DNA probes for detecting and amplifying eubacterial nucleic acids. FEMS Microbiol Lett 48(1): 19–24
6. Choi BK, Paster BJ, Dewhirst FE et al. (1994) Diversity of cultivable and uncultivable oral spirochetes from a patient with severe destructive periodontitis. Infect Immun 62: 1889–1895
7. Deng S, Hiruki C (1991) Amplification of 16S rRNA genes from culturable and nonculturable Mollicutes. J Microbiol Meth 14: 53–61
8. Distel DL, DeLong EF, Waterbury JB et al. (1991) Phylogenetic characterization and in-situ localization of the bacterial endosymbiont of shipworms (*Teredinidae: Bivalvia*) by using 16S rRNA sequence analysis and oligodeoxynucleotide probe hybridization. Appl Environ Microbiol 57: 2376–2382
9. Edman JC, Kovacs JA, Masur H et al. (1988) Ribosomal RNA sequences show *Pneumocystis carinii* to be a member of the fungi. Nature (London) 334: 519–522
10. Embley TM, Finlay BJ, Thomas RH et al. (1992) The use of rRNA sequences and fluorescent probes to investigate the phylogenetic positions of the anaerobic ciliate *Metopus palaeformis* and its archaebacterial endosymbiont. J Gen Microbiol 138: 1479–1487

10a. Fuhrmann JA, McCallum K, Davis AA (1992) Novel major archaebacterial group from marine plankton. Nature 356: 148–149

11. Fox GE et al. (1980) The phylogeny of prokaryotes. Science 209: 457–463
12. Giovanni SJ, Britschgi TB, Moyer OL et al. (1990) Genetic diversity in Sargasso Sea bacterioplankton. Nature (London) 345: 60–63
13. Göbel UB, Standbridge EJ (1984) Cloned mycoplasma ribosomal RNA genes for the detection of mycoplasma contamination in tissue cultures. Science 226: 1211–1213
14. Göbel UB, Geiser A, Stanbridge EJ (1987) Oligonucleotide probes complementary to variable regions of ribosomal RNA discriminate between *Mycoplasma* species. J Gen Microbiol 133: 1969–1974

15. Gutell RR (1994) Lessons from an evolving rRNA: 16S and 23S rRNA structures from a comparative perspective. Microbiol Rev 58: 10–26
16. Hahn D, Amman RI, Ludwig W et al. (1992) Detection of microorganisms in soil after in-situ hybridization with rRNA-targeted, fluorescently labelled oligonucleotides. J Gen Microbiol 138: 879–887
17. Kane MD, Poulsen LK, Stahl DA et al. (1993) Monitoring the enrichment and isolation of sulfate-reducing bacteria by using oligonucleotide hybridization probes designed from environmentally derived 16S rRNA sequences. Appl Environ Microbiol 59: 682–686
18. Larsen N, Olsen GJ, Maidak BL et al. (1993) The ribosomal database project. Nucl Acids Res 21: 3021–3023
19. Lee IM, Hammond RW, Davis RE et al. (1993) Universal amplification and analysis of pathogen 16S rDNA for classification and identification of mycoplasma-like organisms. Phytopathology 83: 834–842
20. Liesack W, Stackebrandt C (1992) Occurrance of novel groups of the domain *Bacteria* as revealed by analysis of genetic material isolated from an Australian terrestrial environment. J Bacteriol 174: 5072–5078
21. Marmur J, Lane D (1960) Strand separation and specific recombination in deoxyribonucleic acids: Biological studies. Proc Natl Acad Sci USA 46: 453–461
22. Mullis KB, Faloona F (1987) Specific synthesis of DNA in-vitro via a polymerase catalysed chain reaction. Meth Enzymol 155: 335–350
23. Olsen GJ et al. (1986) Microbial ecology and evolution: A ribosomal RNA approach. Annu Rev Microbiol 40: 337–365
24. Olsen GJ, Woese CR, Overbeek R et al. (1994) The winds of (evolutionary) change: Breathing new life into microbiology. J Bacteriol 176: 1–6
25. O'Neill SL et al. (1992) 16S rRNA phylogenetic analysis of the bacterial endosymbionts associated with cytoplasmic incompatibility in insects. Proc Natl Acad Sci USA 80: 2699–2702
26. Pace NR, Stahl DA, Lane DJ et al. (1986) The analysis of natural microbial populations by ribosomal RNA sequences. Adv Microbiol Ecol 9: 1–55
27. Relmann DA et al. (1990) The agent of bacillary agiomatosis. An approach to the identification of uncultured pathogens. New Engl J Med 323: 1573–1380
28. Relman DA et al. (1992) The identification of the uncultured bacillus of Whipple's disease. New Engl J Med 327: 293–301
29. Saiki RK, Scharf S, Faloona F et al. (1985) Enzymatic amplification of beta-globin genomic sequences and restriction site analysis for diagnosis of sickle cell anemia. Science 230: 1350–1354
30. Schmidt TM, Delong EF, Pace NR et al. (1991) Analysis of a marine picoplankton community by 16S rRNA gene cloning and sequencing. J Bacteriol 173: 4371–4378
31. Seewaldt E, Stackebrandt E (1982) Partial sequence of 16S ribosomal RNA and the phylogeny of *Prochloron*. Nature (London) 295: 618–620
31a. Spring S, Amann R, Ludwig W et al. (1992) Phylogenetic diversity and identification of non-culturable magnetotactic bacteria. System Appl Microbiol 15: 116–122
32. Stackebrandt E, Goodfellow M (Hrsg) (1991) Nucleic acid techniques in bacterial systematics. Wiley, Chichester
33. Ward DM, Weller R, Bateson MM (1990) 16S rRNA sequences reveal numerous uncultured microorganisms in a natural community. Nature (London) 344: 63–65
34. Weisburg WG, Barns SM, Pelletier DA et al. (1991) 16S ribosomal DNA amplification for phylogenetic study. J Bacteriol 173: 697–703
35. Weller R, Ward DM (1989) Selective recovery of 16S rRNA sequences from natural communities in the form of cDNA. Appl Environ Microbiol 55: 1818–1822
36. Wilson KH et al. (1991) Phylogeny of the Whipple's disease-associated bacterium. Lancet 338: 474–475
37. Woese CR (1987) Bacterial evolution. Microbiol Rev 51: 221–271
38. Woese CR (1994) There must be a prokaryote somewhere: Microbiology's search for itself. Microbiol Rev 58: 1–9
39. Zuckerkandl E, Pauling L (1965) Molecules as documents for evolutionary history. J Theor Biol 8: 357–366

Morbus Crohn: Eine „slow bacterial"-Infektion? – Der „klassische" Weg der Ursachenforschung

G. Kreuzpaintner, R. Kölble, A. Wallner, R. Hesterberg, G. Acker

Mögliche Ursachen des M. Crohn

Verwirrend vieleUrsachen werden mit wechselnder Intensität diskutiert. Sie reichen von einer psychosomatischen Krankheit bis zu einer Infektionskrankheit (Abb. 1). Mit großer Sicherheit ausgeschieden sind psychische und Ernährungsfaktoren. Eine genetische Prädisposition ist bewiesen. Die kürzlich beschriebene Vaskulitis [43] wurde bisher nicht reproduziert. Eine primäre Störung der Immunregulation erscheint unwahrscheinlich. Viren konnten bisher nicht nachgewiesen werden.

Besonderes Interesse wird in den letzten Jahren atypischen Mykobakterien als möglicher Ursache des Morbus Crohn entgegengebracht. Dieses Interesse beruht zum einen auf bahnbrechenden mikrobiologischen Ergebnissen der letzten zehn Jahre und andererseits auf Analogieüberlegungen.

Morbus Crohn als langsame bakterielle Infektion auf der Grundlage von Analogieüberlegungen

Rook u. Stanford [33] prägten so den Begriff einer langsamen bakteriellen Infektion für idiopathische Erkrankungen wie den M. Whipple, M. Crohn, die Colitis ulcerosa, Sarkoidose, Takayasu-Arteriitis, rheumatoide Arthritis und Psoriasis. Allen diesen Erkrankungen gemeinsam sind Organspezifität, Arthritis, Autoantikörper und Agalactosyl-IgG (Tabelle 1). Zudem konnte kürzlich der Erreger des M. Whipple mit molekularbiologischen Methoden als Tropheryma whippelii [31] identifiziert werden. Pleomorphe, extrem langsam wachsende Organismen wurden wiederholt von Geweben chronisch entzündlicher Darmerkrankungen, Sarkoidose, und bestimmten Stadien der Tuberkulose isoliert. Bei der Takayasu-Arteriitis waren diese Organismen nur selten nachweisbar.

W. F. Caspary et al. (Hrsg.) Ökosystem Darm VI

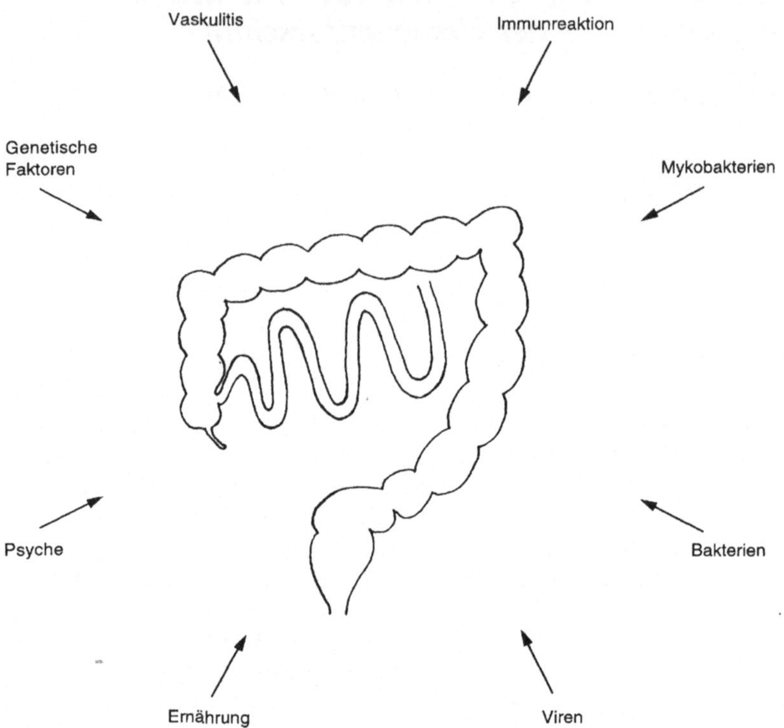

Abb. 1. Mögliche Ursachen des M. Crohn

Tabelle 1. Gemeinsamkeiten von Mykobakteriosen und idiopathischen Erkrankungen

Idiopathische Erkrankungen	Gemeinsamkeiten	Mykobakteriosen
	Organismen:	Tuberkulose
M. Whipple	Tropheryma whippelii	Atypyische Mykobakteriosen
M. Crohn	Pleomorphe, extrem langsam wachsende Organismen	Lepra
Colitis ulcerosa		
Sarkoidose	Zellwanddefekte, säurefeste Organismen	
Takayasu-Arteriitis	Organismen nur selten nachweisbar	
Rheumatoide Arthritis	Arthritis	
Psoriasis	Autoantikörper: Rheumafaktor	
	Antikörper gerichtet gegen: – Kerne – Mitochondrien – Einzelstrang-DNS – Proteine des Zytoskeletts – Thyreoglobulin – T-Zellen	
	Agalactosyl-IgG parallel zur Krankheitsaktivität erhöht	

Hypothese zur Pathogenese des M. Crohn

Hypothetisch erklären Rook u. Stanford [33] die mögliche Pathogenese als eine variable T-Zell-abhängige Entzündung an der Primärinfektion. Die chronische Cytokinfreisetzung führt zu einer Vermehrung des Agalactosyl-IgG. Dies wiederum kann zu einer Deregulierung der autoreaktiven B-Zellen führen, die dann Autoantikörper synthetisieren und gleichzeitig als effektive Antigenpräsentatoren bei autoreaktiven T-Zellen wirken. Die Wirksamkeit dieser T-Zell-Aktivierung kann durch das zweite Signal in Form bakterieller Produkte in den Gelenken verstärkt werden. Die Arthritis dürfte meistens durch T-Zellen als Antwort auf in die Gelenke abgesonderte bakterielle Antigene ausgelöst werden.

Erstbeschreibung des Morbus Crohn

Bereits bei der Erstbeschreibung des M. Crohn durch T. K. Dalziel [12] im Jahre 1913 wurden säurefeste Stäbchen als Ursache diskutiert, konnten aber nicht nachgewiesen werden. Er war der erste, dem die Ähnlichkeit dieser Erkrankung mit einer chronischen Darmerkrankung von Wiederkäuern auffiel. Es handelt sich hierbei um die Johne-Erkrankung, eine chronische, granulomatöse Infektion des Darmtraktes mit Mycobacterium paratuberculosis, die klinisch, pathologisch-anatomisch, histologisch und immunologisch kaum vom M. Crohn unterschieden werden kann.

Morbus Johne

Die Infektion erfolgt kurz nach der Geburt durch infizierte Muttermilch, und erst nach Jahren erkrankt das jugendliche Tier. Erwachsene Tiere können sich zwar infizieren, erkranken aber nicht. Die kranken Tiere magern zunehmend ab und dehydrieren. Die Ileumschleimhaut ist geschwollen und gerunzelt, die vergrößerten Mesenteriallymphknoten weisen multiple, granulomatöse Entzündungsherde auf [5].

Morbus Johne bei Primaten

Der Brückenschlag zum Menschen wurde gemacht, indem eine Infektion mit M. paratuberculosis bei Primaten entdeckt wurde. Die Therapie mit Kanamycin und Rifabutin brachte eine dramatische Besserung, nur behandelte Tiere überlebten [26].

Die Suche nach Mykobakterien bei Morbus Crohn

Auch Crohn war 1932 nicht in der Lage, säurefeste Stäbchen oder kulturell Mykobakterien nachzuweisen [11]. 1984 gelang Chiodini der Nachweis von M. paratuberculosis ausschließlich bei Patienten mit M. Crohn in 15,4% und von zellwanddefekten Bakterien bei 46,2%. Alle Kontrollen waren negativ [6, 8].

Mittlerweile wurde M. paratuberculosis weltweit bei 10 Patienten mit M. Crohn isoliert, jedoch bei keiner Kontrolle (Tabelle 2 [8, 10, 16, 19] und Dr. M. F. Thorel, persönliche Mitteilung).

In den letzten Jahrzehnten gelang es wiederholt, bei M. Crohn säurefestes Material, Organismen, kokkoide Strukturen, Stäbchen oder Sphäroplasten nachzuweisen (Tabelle 3 [3, 7, 9, 10, 14, 16, 17, 19, 20, 27, 42], 3 Gruppen

Tabelle 2. Isolierung von Mycobacterium paratuberculosis bei Patienten mit M. Crohn (*u* = unbekannt)

Untersucher	Land	Jahr	Anzahl von isoliertem Mycobacterium paratuberculosis/ Anzahl der Patienten	[in %]
Chiodini	USA	1984–86	4/26	15,4
Haagsma	Niederlande	1985–89	3/97	3,1
Coloe	Australien	1986	1/30	3,3
Gitnick	USA	1989	1/27	3,7
Thorel	Frankreich	1989	1/u	

Tabelle 3. Isolierung nicht identifizierter, säurefester Organismen oder Sphäroplasten von Patienten mit M. Crohn und Kontrollen (*u* = unbekannt)

Untersucher	Jahr	Beschriebene Struktur	M. Crohn	Colitis ulcerosa	Kontrollen
			Anzahl der Isolate/Anzahl der Patienten [%]		
van Patter	1952	Säurefeste Organismen	3/43 (7)	–	–
Burnham Ergänzt von Elliott	1978 1980	Plemorphe säurefeste Organismen	42/76 (55)	14/27 (52)	3/41 (7)
Chiodini	1984–86	Sphäroplasten	10/26 (38)	0/13	0/13
Haagsma	1985–89	Säurefestes Material	6/97 (6)	–	–
Coloe	1986	Säurefeste Organismen	u/50	0/50[a]	0/50[a]
Haga	1986	Säurefeste kokkoide Strukturen	1/u	–	–
Graham	1987	Sphäroplasten	12/59 (20)	3/19 (16)	0/27
Colemont	1988	Säurefeste Stäbchen	11/32 (34)	0/7	0/6
Gitnick	1988	Säurefeste Stäbchen und/oder Sphäroplasten	5/12 (42)	2/22[a] (9)	4/22[a] (18)
Visuvanathan	1990	Pleomorphe säurefeste Organismen	17/25 (68)	11/15 (73)	3/17 (18)

[a] Gesamtheit der Patienten ohne M. Crohn.

ausschließlich bei M. Crohn [7, 9, 10]. Burnham, Elliott und Visuvanathan [3, 14, 42], die alle zur selben Gruppe gehören, wiesen diese Organismen bei Colitis ulcerosa im selben Prozentsatz nach. Insgesamt wurden diese Organismen bei 106 Patienten mit M. Crohn, entsprechend 28,6%, gefunden.

Eigene Untersuchungen

Patienten

Bei allen Patienten waren die Diagnosen klinisch, radiologisch, endoskopisch und histologisch gesichert. Die Krankheitsaktivität wurde bei M. Crohn mittels des Crohn-Aktivitätsindexes (CDAI) [2] und bei der Colitis ulcerosa mittels des Aktivitätsindexes nach Rachmilewitz [30] ermittelt.

M. Crohn

Gewebe von 22 Patienten (11 Männer, 11 Frauen; mittleres Alter 30,5 Jahre; Altersspanne 13–62 Jahre) wurde auf Mykobakterien, v. a. schwer kultivierbare, mycobactinabhängige Mykobakterien untersucht. Bei 2 Patienten war das Kolon, bei 6 der Dünndarm und bei 14 Patienten der Dünn- und Dickdarm befallen. Die durchschnittliche Krankheitsdauer betrug 8,5 ± 5,8 Jahre, sie schwankte zwischen 1,5 und 26,4 Jahren. Zum Zeitpunkt der Operation erhielten 8 Patienten Salazosulfapyridin (2–3 g/Tag), 5 Patienten 5-Aminosalicylsäure (1,5 g/Tag; 1 zusätzlich 750 mg/Tag als Suppositorium), 10 Patienten Kortikosteroide, 6 Fluocortolon (10–50 mg/Tag), 2 Methylprednisolon (12–16 mg/Tag), 1 Prednison (20 mg/Tag), 1 Hydrocortison (5–25 mg/Tag), 1 erhielt zusätzlich Betamethason-Klysmen (2,5 mg/Tag), 5 Patienten erhielten Antibiotika, 4 Cefotaxim (6 g/Tag), 3 Metronidazol (1,25–1,5 g/Tag) und 1 Trimethoprim und Sulfamethoxazol (0,34 g/1,6 g/Tag). Sechs Patienten wurden parenteral ernährt. Bei 3 Patienten wurde Ileum reseziert, bei 19 Patienten wurden Dünn- und Dickdarm reseziert. Fisteln (1–5) wurden bei 12 Patienten, Abszesse (1–3) wurden bei 5 Patienten entfernt. Der CDAI betrug durchschnittlich 321 ± 165 (86–679).

Kontrollen

Gewebe von 22 Patienten (8 Männer, 14 Frauen; mittleres Alter 62,1 Jahre; Altersspanne 25–79 Jahre) mit anderen Dickdarmerkrankungen (15 Adenokarzinome, 2 Colitis ulcerosa, 3 Divertikulosen, 1 Divertikulitis, 1 tubuläres Adenom) dienten als Kontrollen. Die Colitis ulcerosa bestand seit 6 Jahren und 7 Monaten bzw. seit 3 Monaten. Präoperativ erhielten beide Patienten Fluocortolon (40 und 60 mg/Tag) 1 zusätzlich Salazosulfapyridin (3 g/Tag), parenteral täglich 75 mg Prednison und eine parenterale Ernährung, der andere Metronidazol (1,2 g/Tag). Der mittlere Aktivitätsindex betrug 8,5 ± 6,4.

Randomisierte, plazebokontrollierte Doppelblindstudie mit Tuberkulostatika bei M. Crohn

Die Studie wurde in Wales und Südengland sowie im Einzugsgebiet von Düsseldorf durchgeführt. Insgesamt nahmen 145 Patienten an der Studie teil, 130 in Wales und England, 15 in Düsseldorf.

Patienten
Bei 10 der 15 Düsseldorfer Patienten handelt es sich um 5 Männer und 5 Frauen mit einem mittleren Alter von 28,3 Jahren und einer Altersspanne von 16–42 Jahren. Bei 1 Patienten war der Dünndarm, bei 3 Patienten der Dickdarm und bei 6 Patienten Dünn- und Dickdarm befallen. Die Krankheit bestand im Mittel 8,1 ± 5,8 Jahre.

Material und Methodik

Bei unseren mikrobiologischen Untersuchungen hielten wir uns im wesentlichen an die von Chiodini verwendeten Methoden [6–8], die verbessert wurden, indem das Gewebe sofort verarbeitet wurde und die Dekontaminationszeit der Mukosa von 18–24 h auf 50 min reduziert wurde. Zusätzlich wurden 2 Mesenteriallymphknoten und 1 Serosastück, die intraoperativ gewonnen wurden, untersucht (Tabelle 4).

Medien

Löwenstein-Jensen-Nährboden
Löwenstein-Jensen-Nährboden wurde alle 3 Monate hergestellt. Die Anreicherung des Nährbodens erfolgte mit 2 mg/l Mycobactin J und 200 mg/l RNS aus Hefe. Die Hälfte des Nährbodens wurde zusätzlich mit 4 g/l Natrium-Pyruvat angereichert.

Tabelle 4. Methodische Verbesserungen im Vergleich mit Chiodini

	Chiodini	Verbesserung
Transport des Materials	56 Meilen auf Eis, Lagerung über Nacht bei 4 °C	–
Untersuchtes Gewebe	Mukosa	1–2 Mukosa 2 Lmyphknoten 1 Serosa
Dekontamination der Mukosa	18–24 h	50 min
Dekontamination *nur* eines Lymphknotens	–	10 min

Herrold-Eigelbnährboden
Der Herrold-Eigelbnährboden wurde alle 5 Wochen hergestellt. Nachdem 2,7 g Fleischextrakt unter Rühren in 27 ml Glycerin und 874,1 ml sterilem Aqua bidestillata abzüglich der benötigten ml 1 N NaOH gelöst waren, wurden 9 g Pepton, 4,5 g NaCl, 15,3 g Noble-Agar und 2,25 g Asparagin zugegeben. Die Hälfte des Nährbodens wurde zusätzlich mit 4,1 g Natrium-Pyruvat angereichert. Der pH wurde mit steriler 1 N NaOH auf 7,2 eingestellt. Nach der Zugabe von 2 mg Mycobactin J (4 ml) wurde die Lösung bis zum Kochen erhitzt. Die Sterilisierung erfolgte 25 min bei 1 bar und 121 °C. Nach 30minütiger Abkühlung auf 56 °C im Wasserbad wurden 5,1 ml steriler 2%iger (w/v) Malachitgrünlösung, gefolgt von 110 ml einer einheitlichen Suspension Eigelb frischer, antibiotikafreier Hühnereier, die unter aseptischen Bedingungen gewonnen und homogenisiert wurde, zu dieser Lösung gegeben und durch erneutes Rühren gründlich gemischt. Jeweils 8 ml dieses Mediums wurden in sterile Röhrchen abgefüllt, die 30 min bei Raumtemperatur in Schräglage blieben und dann mit sterilen Barthmann-Stopfen verschlossen wurden.

Hyperosmolare Middlebrook-7H9-Bouillon
Middlebrook-7H9-Medium wurde bei jeder Gewebeverarbeitung frisch hergestellt. 4,7 g des Grundmediums, 2 mg Mycobactin J (4 ml) und 2 ml Glycerin wurden mit sterilem Aqua bidest. auf 500 ml aufgefüllt und zur vollständigen Auflösung bis zum Kochen erhitzt. Die Sterilisierung erfolgte 15 min bei 1 bar und 121 °C. Nach Abkühlung auf 50–55 °C wurde diese Lösung mit demselben Volumen einer 40%igen (w/v) Glukoselösung, die durch Millex GS mit einer Porengröße von 220 nm filtriert worden war, gemischt.

Entnahme und Verarbeitung der Proben

Einen Tag vor der Operation wurde der Darm der Patienten mit 8–12 l Elektrolytlösung bis zur Klarheit der Darmflüssigkeit gespült. Intraoperativ wurden vor Eröffnung des Darmes aus dem Lymphabflußgebiet des zu resezierenden, entzündlich oder tumorös veränderten Darmabschnittes 2 Lymphknoten und 1 Serosastück entnommen. Bei 1 Patienten mit M. Crohn und 2 Kontrollpatienten gelang die Entnahme der Lymphknoten nicht, bei 1 Patienten mit M. Crohn wurde keine Serosa entnommen. Etwa 1/3 des Lymphknotens wurde für die histologische Untersuchung verwendet. Ein Lymphknoten eines Patienten mit einem Adenokarzinom des Kolons wies eine kleine Metastase auf.

Mit Ausnahme eines Patienten mit einer Divertikulose und einer Antibiotikaallergie erhielten alle Patienten unmittelbar vor oder während der Operation Antibiotika zusätzlich zu der bereits unter dem Abschnitt „Patienten" erwähnten Behandlung. Zwanzig Patienten mit M. Crohn erhielten 2 g Latamoxef, 3 zusätzlich 0,5 g Metronidazol, 19 Kontrollpatienten 2 g Latamoxef, jeweils 1 Patient 2 g Cefotaxim und 0,5 g Metronidazol, oder 1,2 g Amoxicillin. Trotzdem gelang es bei 13 Patienten mit M. Crohn und 17 Kontrollpatienten, die Lymphknoten und die Serosa vor Gabe eines Antibiotikums zu entnehmen. Der

Operateur gab das Operationspräparat in einen sterilen Plastiksack für den Transport. Unter aseptischen Bedingungen (sterile Handschuhe, Instrumente, Operationstücher, Mundschutz) wurde das Operationspräparat eröffnet, mit steriler physiologischer Kochsalzlösung gereinigt und Gewebe für die histologische Untersuchung entnommen. In einem virologischen Labor des Institutes für Medizinische Mikrobiologie und Virologie wurde das Gewebe unter Verwendung eines Gelaire BSB 4 (Flow Laboratories Ltd., Meckenheim) weiterverarbeitet. Die Lymphknoten und die Serosa wurden vom Fett befreit und kleingeschnitten. Eine weitere Zerkleinerung wurde mit einem Glasmörser (Modell Eppendorf, Braun, Melsungen) erreicht. Nach 30minütiger Verdauung von 10 ml steriler 2,5 %iger (w/v) Trypsinlösung (1 : 250) in Phosphatpuffer (66,7 mM, pH 7,5) unter ständigem Rühren bei Raumtemperatur wurden die Lymphknoten und die Serosa 30 min mit 4419 g in sterilen Polypropylenröhrchen zentrifugiert. Anschließend wurde jeweils 1 Lymphknoten jedes Patienten mit 10 ml 0,1 %igem (w/v) Benzalkoniumchlorid in Phosphatpuffer, pH 7,0, 10 min dekontaminiert und danach erneut mit 4419 g 5 min zentrifugiert. War es während der Operation offensichtlich zu einer Kontamination gekommen, dann wurden beide Lymphknoten und die Serosa 10–30 min dekontaminiert.

Bei jedem Patienten wurden 10 g Mukosa präpariert und zerkleinert. Zusätzlich wurde Schleimhaut von einem anderen Darmabschnitt gewonnen, sofern sie verfügbar war. Das Gewicht der zusätzlichen Mukosapräparation schwankte zwischen 1,39 und 10 g bei M. Crohn und zwischen 0,7 und 10 g bei den Kontrollen. Bei M. Crohn wurde Mukosa des Jejunums (n = 2), des Ileums (n = 20) und des Kolons (n = 16) untersucht, bei den Kontrollen Mukosa des Ileums (n = 6) und des Kolons (n = 22). In einem Polypropylenröhrchen wurden zu 10 ml Trypsinlösung 10 g Mukosa gegeben, mit einem Dispergiergerät (Ultra-Turrax T25, S25N-18G, Partikelgröße 10–50 µm, Janke & Kunkel, Staufen) mit 20 000 U/min 30 s dispergiert und mit 40 ml Trypsinlösung unter ständigem Rühren 30 min verdaut. Während der Verdauung wurde der pH mit steriler 1 N NaOH korrigiert. Kleinere Mukosamengen wurden mit 10 oder 20 ml Trypsinlösung verdaut. Anschließend wurden größere Gewebepartikel mittels Filtration durch ein steriles Teesieb mit einer Maschengröße von 0,5 mm entfernt. Daran schloß sich eine 30minütige Zentrifugation mit 4419 g in Polypropylenröhrchen an. Das Sediment wurde in 40 ml 0,1 %igem Benzalkoniumchlorid suspendiert und damit 50 min dekontaminiert.

Jeweils 8 Herrold-Eigelbnährböden und 4 Löwenstein-Jensen-Nährböden, von denen die Hälfte Pyruvat enthielt, wurden mit 100 µl jeder Gewebesuspension beimpft. Von der Mukosa wurde hierfür das während der Dekontamination entstandene Sediment verwendet. Bei Lymphknoten und Serosa diente das nach Dekontamination und Zentrifugation in 1,3 ml steriler Nährstoffbrühe aufgenommene Pellet zur Inokulation der Nährböden. Die Nährstoffbrühe, pH 7,2, enthielt zusätzlich 4,588 g NaCl, 0,68 g Dinatriumhydrogenphosphat, 2,25 g Asparagin, 2 ml Glycerin und 2 mg Mycobactin J pro l. Anschließend wurden die Nährbodenröhrchen mit sterilen Barthmann-Stopfen verschlossen und bei 37 °C inkubiert.

Für den hyperosmolaren Ansatz in Middlebrook-7H9-Medien wurden 0,25 g Mukosa und etwa 10 % jedes Lymphknotens und jedes Serosastückes mit einem Glasmörser zerkleinert und ohne Trypsinverdauung in hypertonem Middlebrook-7H9-Medium suspendiert. Diese Suspension wurde durch Millex GS mit einer Porengröße von 220 nm in Falcon Zell- bzw. -Gewebekulturflaschen filtriert. Von jedem Lymphknoten und jeder Serosa wurden jeweils 7,5 ml Suspension in eine 50-ml (25 cm^2) Zellkulturflasche, von jeder Mukosa wurden jeweils 22,5 ml Suspension in zwei 250-ml (75 cm^2) Gewebekulturflaschen filtriert. 7,5 ml hypertones Middlebrook-7H9-Medium diente nach Filtration in eine 50-ml-Zellkulturflasche als negative Kontrolle. Die Kulturflaschen wurden horizontal mit einer entsprechenden Mediumtiefe von etwa 3 mm ohne Agitation bei 37 °C inkubiert.

Als negative Kontrolle dienten ferner 4 Löwenstein-Jensen-Nährböden und 4 Herrold-Eigelbnährböden, von denen die Hälfte Pyruvat enthielt, indem sie jeweils mit 100 µl der verwendeten physiologischen Kochsalzlösung, Nährstoffbrühe, Trypsinlösung und Benzalkoniumchloridlösung beimpft wurden.

Als positive Kontrollen wurden 4 Herrold-Eigelbnährböden jeder Herstellung zu Frau Dr. Marie Françoise Thorel am Laboratoire Central de Recherches Vétérinaires in Paris geschickt. Dort erfolgte eine Beimpfung mit der Subkultur von Mycobacterium paratuberculosis Stamm 7912, der von einem Stier stammte (n = 36), oder einem Wildstamm von Mycobacterium paratuberculosis (n = 38). Hierbei wurde eine Konzentration von 1 mg Bazillen pro ml verwendet. Mit dieser Maßnahme sollte einer Kontamination der Langzeitkulturen mit Mycobacterium paratuberculosis am Untersuchungsort vorgebeugt werden.

Als positive Kontrollen dienten ferner Löwenstein-Jensen-Nährböden ohne Pyruvat, die mit klinischem Material beimpft und wie die anderen Kontrollen bei 37 °C bebrütet wurden.

Die Kulturen wurden während des ersten Monats wöchentlich, danach monatlich kontrolliert. Kontaminationen wurden durch Subkultivierung auf Blut-Agar und Gramfärbung nachgewiesen.

Lichtmikroskopie

Bei Verdacht auf bakterielles Wachstum und genügend vorhandenem Material erfolgten eine Subkultivierung auf 1 Herrold-Eigelbnährboden, der Pyruvat enthielt, sowie eine Ziehl-Neelsen-Färbung auf einem mit Rinderserum beschichteten Objektträger und ggf. eine Gramfärbung.

Elektronenmikroskopie

Zur Herstellung von Ultradünnschnitten wurden auf Festmedium gewachsene Einzelkolonien unter sterilen Bedingungen ausgestanzt und 2 h in 3 %iger Glutaraldehydlösung in 0,05 M Phosphatpuffer, pH 6,8, fixiertund über Nacht im gleichen Puffer bei 4 °C aufbewahrt. Am nächsten Morgen wurden die fixierten

Kolonien in 43 °C warmem, 2%igem (w/v) Agar eingeschlossen, 3mal 20 min gewaschen und anschließend in 2%iger (w/v) Osmiumtetroxidlösung bei 4 °C nachfixiert. An die Fixierung mit Osmiumtetroxidlösung schloß sich die Entwässerung der Proben in einer aufsteigenden Acetonreihe bei Raumtemperatur an. Die Einbettung der Proben erfolgte nach der Methode von Spurr [39]. Ultradünnschnitte wurden mit einem Mikrotom des Typs Ultracut (Firma Reichert-Jung, Wien, Österreich) unter Verwendung eines Diamantmessers (Diatome, Biel, Schweiz) hergestellt und auf Formvar-kohlebeschichtete Trägernetzchen für die Elektronenmikroskopie (Veco, Solingen) aufgenommen. Die Kontrastierung der Schnitte erfolgte mit 2%iger (w/v) Uranylacetatlösung und Bleizitratlösung nach Reynolds [32].

Die Ultradünnschnitte wurden mit einem Elektronenmikroskop des Typs EM 109 (Firma Carl Zeiss, Oberkochen) bei 80 kV untersucht.

Randomisierte, plazebokontrollierte Doppelblindstudie mit Tuberkulostatika bei M. Crohn

Studiendesign

Die Studie wurde randomisiert, doppelblind und plazebokontrolliert über 24 Monate mit Isoniazid, Rifampicin und Ethambutol durchgeführt. Jeder Patient erhielt täglich 300 mg Isoniazid. Unterhalb von 50 kg Körpergewicht betrug die tägliche Rifampicindosis 450 mg, bei einem höheren Gewicht wurden täglich 600 mg verabreicht. Ethambutol wurde in Abhängigkeit vom Körpergewicht mit einer Dosierung von 15 mg/kg verabreicht. Die konventionelle Therapie konnte fortgeführt werden. Weitere Details können in Gut 1994 [40] nachgesehen werden.

Auswertung

Neben der bereits erfolgten Auswertung von 130 Patienten (10 davon aus Düsseldorf) [40] wurden die 10 bzw. 15 Düsseldorfer Patienten zusätzlich hinsichtlich krankheitsbedingter Operationen mit und ohne Darmresektion und der Anzahl aufgetretener Rezidive analysiert.

Ergebnisse

Um die Schädigung von Mykobakterien durch die Dekontamination mit Benzalkoniumchlorid möglichst gering zu halten, wurden nur 40% der Lymphknoten und Serosa dekontaminiert. Um eine mögliche weitere Schädigung durch Antibiotika zu vermeiden, wurden Lymphknoten und Serosa vor Verabreichung eines Antibiotikums, sofern dies möglich war, entnommen. Dies gelang bei 62% der Patienten mit M. Crohn und bei 77% der Kontrollen.

Nach einer durchschnittlichen Inkubationsdauer von 718 ± 175 Tagen ($\bar{x}$ ± SD; 168–957 Tage) bei M. Crohn und 552 ± 190 Tagen ($\bar{x}$ ± SD; 274–948 Tage) bei den Kontrollpatienten fand sich auf keinem der mit Lymph-

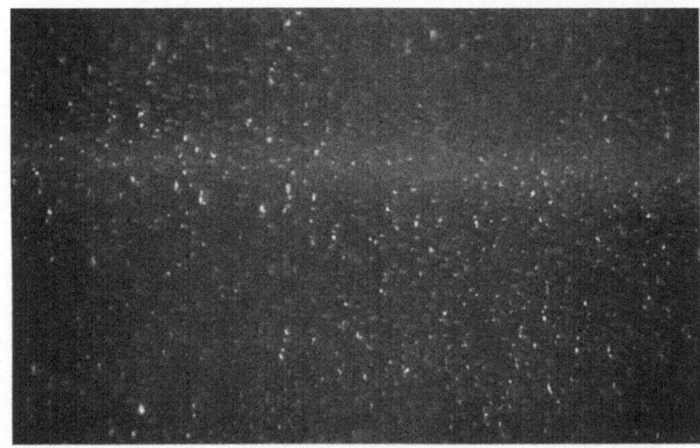

Abb. 2. Kleine, durchsichtige Kolonien einer Primärkultur von Serosa bei M. Crohn auf Herrold-Eigelbnährboden nach einer Inkubation von 6,7 Monaten. 11fache lupenmikroskopische Vergrößerung

knoten, Serosa oder Mukosa beimpften Löwenstein-Jensen-Nährböden Wachstum. Die positiven Kontrollen zeigten gutes Wachstum atypischer Mykobakterien, die aus klinischem Material isoliert wurden.

Die Kulturen der hyperosmolaren Middlebrook-7H9-Bouillon wurden bei M. Crohn im Mittel 841 ± 130 Tage ($\bar{x} \pm SD$; 382–1055 Tage) und bei den Kontrollpatienten 648 ± 194 Tage ($\bar{x} \pm SD$; 372–1046 Tage) inkubiert. Trotz der langen Inkubationsdauer fand sich kein Wachstum und keine Trübung des Mediums.

Die positiven Kontrollen des Herrold-Eigelbnährbodens mit oder ohne Pyruvat ergaben ein gutes oder sehr gutes Wachstum von M. paratuberculosis Stamm 7912 oder einem Wildstamm nach einer Inkubationsdauer von 4–6 Wochen. Nur 1 Herrold-Eigelbnährboden (1,4%), der mit Stamm 7912 beimpft war, zeigte kein Wachstum. Alle negativen Kontrollansätze blieben steril.

Nach einer durchschnittlichen Inkubationsdauer von 13,4 Monaten fanden sich bei 54,5% der Crohn-Patienten kleine durchsichtige oder weißliche Kolonien auf Herrold-Eigelbnährböden, die mit 17 verschiedenen Geweben von 12 Patienten mit M. Crohn beimpft waren (Tabelle 5, Abb. 2). Wachstum wurde frühestens nach 4,1 Monaten und spätestens nach 26,1 Monaten beobachtet. Kulturen von 15 verschiedenen Geweben, die von 11 Patienten stammten, wiesen durchsichtige Kolonien auf (Abb. 2), bei 2 Patienten waren die Kolonien weißlich. Der Durchmesser der Kolonien betrug durchschnittlich 0,5 mm und schwankte zwischen 0,1 und 3 mm.

Die Ziehl-Neelsen-Färbung der Primärkolonien ergab ein pleomorphes Bild (Tabelle 5). In einer Primärkolonie eines Mesenteriallymphknotens fanden sich wenig strukturierte säurefeste Massen (Abb. 3). Ansonsten dominierten säurefeste und nicht säurefeste kokkoide Strukturen unter amorphem Material. Die beiden weißlichen Kolonien ergaben davon etwas abweichende mikroskopische

Tabelle 5. Kulturelle und mikroskopische Ergebnisse der Primärkulturen auf Herrold-Eigelbnährboden bei M. Crohn und Kontrollen

	Wachstum nach Monaten			bei Patienten		von Geweben	Lymph-knoten	Serosa	Kolon-mukosa	Ileum-mukoa	Kontrollen
	($\bar{x} \pm$ SD)	Minimum	Maximum	(n)	[%]	(n)	(n)	(n)	(n)	(n)	(n)
Primärkultur	13,4 ± 7,8	4,1	26,1	12	54,5	17	7	5	2	3	0
Durchsichtige Kolonien	13,0 ± 8,2	4,1	26,1	11	50,0	15	7	4	2	2	0
Weißliche Kolonien	16,9 ± 1,6	15,8	18,0	2	9,1	2		1		1	0
Ziel-Neelsen-Färbung											
Säurefeste Massen	5,5			1	4,5	1	1				0
Säurefeste und nicht säurefeste kokkoide Strukturen unter amorphem Material	13,5 ± 8,3	4,1	26,1	11	50,0	14	6	4	2	2	0
Säurefeste und nicht säurefeste kokkoide Strukturen	15,8			1	4,5	1				1	0
Nicht säurefeste Kokkobazillen	18			1	4,5	1		1			0

Tabelle 6. Kulturelle und mikroskopische Ergebnisse der 1. und 2. Subkultur auf Herrold-Eigelbnährboden bei M. Crohn

	Wachstum nach Monaten			bei Patienten		von Geweben	Lymph-knoten	Serosa	Kolon-mukosa	Ileum-mukoa
	($\bar{x} \pm SD$)	Minimum	Maximum	(n)	[%]	(n)	(n)	(n)	(n)	(n)
1. Subkultur	8,7 ± 3,1	3,4	11,5	6	27,3	8	4	1	2	1
Säurefeste und nicht säurefeste kokkoide Strukturen unter amorphem Material	10,2 ± 2,1	6,6	11,5	4	18,2	6	3		2	1
Schwach säurefeste Stäbchen und nicht säurefeste Kokken	4,8			1	4,5	1		1		
Säurefeste Stäbchen	3,4			1	4,5	1	1			
2. Subkultur	6,8 ± 3,4	1,7	8,6	4	18,2	4	3			1
Säurefeste und nicht säurefeste kokkoide Strukturen unter amorphem Material	6,8 ± 3,4	1,7	8,6	4	18,2	4	3			1

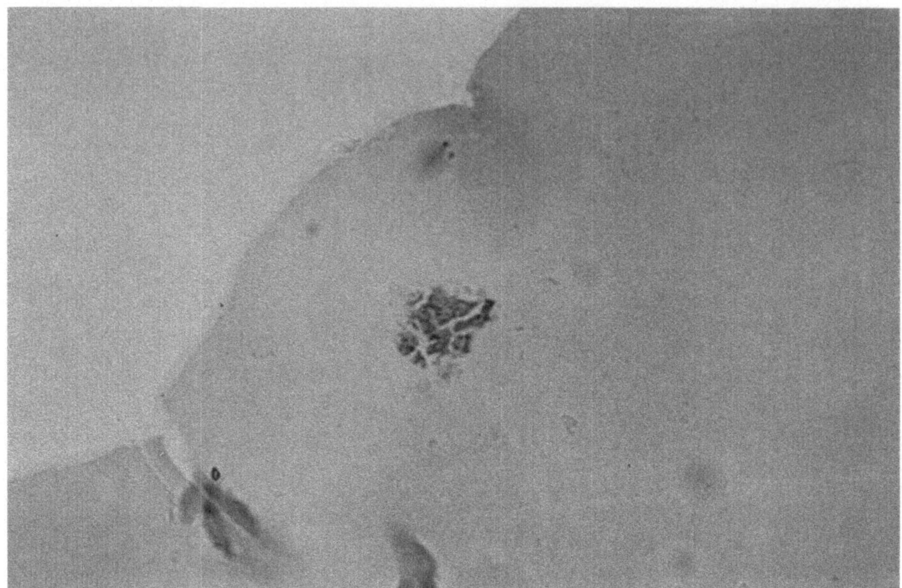

Abb. 3. Wenig strukturierte säurefeste Masse einer Primärkolonie eines Mesenteriallymphknotens bei M. Crohn nach einer Inkubation von 5,5 Monaten. Ziehl-Neelsen-Färbung. 1311fache lichtmikroskopische Vergrößerung

Befunde. In einer Kultur fanden sich säurefeste und nicht säurefeste kokkoide Strukturen, in der anderen nicht säurefeste Kokkobazillen, die regelrechte Ketten ausbildeten (Tabelle 5).

Vergleichbare Veränderungen wurden bei keiner Kontrolle beobachtet.

In der ersten Subkultur wurden Kolonien bereits nach 3,4 Monaten und spätestens nach 11,5 Monaten beobachtet. Durchschnittlich kam es in den Kulturen von 8 verschiedenen Geweben von 6 Patienten nach 8,7 Monaten zu Wachstum (Tabelle 6).

Die Ziehl-Neelsen-Färbung von 6 verschiedenen Geweben von 4 Patienten ergab wiederum säurefeste und nicht säurefeste kokkoide Strukturen unter amorphem Material (Tabelle 6). Bei 2 Patienten fanden sich nach einer Inkubationsdauer von 3,4 und 4,8 Monaten erstmalig säurefeste Stäbchen. Die zugehörigen Primärkulturen waren mit Lymphknoten- oder Serosagewebe bereits 24,8 bzw. 26,1 Monate inkubiert worden. Von der Lymphknotenkultur konnten feine säurefeste Stäbchen isoliert werden, ihre Anzahl auf dem Objektträger betrug etwa 150. In dem Ausstrich der Serosakultur fanden sich nur etwa 20 schwach säurefeste Stäbchen, wohingegen nicht säurefeste Kokken vorherrschten.

Die 2. Subkultur von 4 Geweben von 4 Patienten zeigte nach durchschnittlich 6,8 Monaten Wachstum. Kolonien wurden frühestens nach 1,7 Monaten und spätestens nach 8,6 Monaten beobachtet. Die Ziehl-Neelsen-Färbung ergab in allen Fällen säurefeste und nicht säurefeste kokkoide Strukturen unter amorphem Material (Tabelle 6).

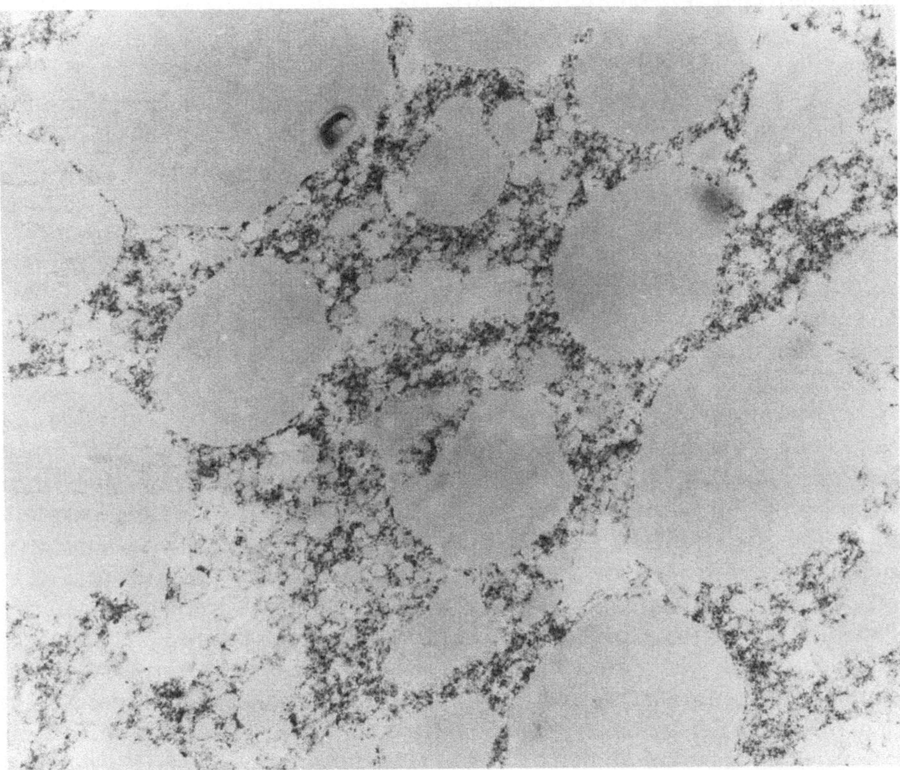

Abb. 4. Elektronenmikroskopische Aufnahme eines Ultradünnschnittes von einer Einzelkolonie einer 2. Subkultur eines Mesenteriallymphknotens bei M. Crohn nach einer Inkubationsdauer von 6,9 Monaten. Erkennbar sind zahlreiche oval-rundliche Gebilde unterschiedlicher Größe. 10 670fache transmissionselektronenmikroskopische Vergrößerung

Elektronenmikroskopie der Kolonien

In Ultradünnschnitten durch eine Einzelkolonie von einer 2. Subkultur eines Mesenteriallymphknotens wurden zahlreiche oval-rundliche Gebilde unterschiedlicher Größe beobachtet (Abb. 4). Es handelt sich hierbei am ehesten um Zellfragmente und sog. „ghosts“, die bakteriellen oder protoplastischen Bruchstücken entsprechen mögen.

In einem unbeimpften Herrold-Eigelbnährboden waren vergleichbare bakterielle Strukturen elektronenmikroskopisch nicht nachweisbar.

Randomisierte, plazebokontrollierte Doppelblindstudie mit Tuberkulostatika bei M. Crohn

Die Daten aller 15 Patienten aus Düsseldorf wurden hinsichtlich Rezidiv- und Operationshäufigkeit ausgewertet. Davon hatten 8 Patienten Isoniazid, Rifampicin und Ethambutol erhalten, 7 Plazebo. Von den 8 Patienten mit wirksamen Tuberkulostatika hatten 5 die volle Dosis während der ganzen Studiendauer eingenommen. Ein Patient (Nr. 304) nahm an insgesamt 88 Tagen Tuberkulostatika ein, einer vollen Dosis an 73 Tagen entsprechend. Die Studie mußte bei ihm wegen einer akuten, medikamentös bedingten Hepatitis abgebrochen werden. Eine Patientin (Nr. 309) erhielt insgesamt 637 Tage die volle tuberkulostatische Dosis. Eine Patientin (Nr. 308) nahm Tuberkulostatika während der gesamten Studiendauer ein, die volle Dosis erhielt sie allerdings nur an 110 Tagen. Wegen Nebenwirkungen wie ausgeprägter Müdigkeit, Kopfschmerzen, Depression und sexueller Dysfunktion wurde die Studie in Form einer Monotherapie mit täglich 400 mg Ethambutol fortgeführt. Diese Patientin mit einem ausschließlichen Dünndarmbefall vermittelt eindrucksvoll die Wirksamkeit einer tuberkulostatischen Therapie bei M. Crohn. Unter der tuberkulostatischen Therapie bildeten sich ihre Beschwerden wie Bauchschmerzen, Durchfall und schlechtes Allgemeinbefinden rasch zurück. Objektiv besserte sich der Allgemeinzustand der Patientin: das Abdomen war nicht mehr druckdolent, die 2 druckdolenten abdominellen Walzen waren nach 3 Monaten nicht mehr palpabel, und die Kortikosteroide konnten reduziert und 10 Monate nach Studienbeginn abgesetzt werden. Während der gesamten Studiendauer kam es zu keinem Rezidiv. Nach Absetzen der tuberkulostatischen Therapie war eine abdominelle Walze innerhalb von 5 Wochen, die zweite nach 9 Wochen palpabel.

Die Kultiviverung von Serosagewebe dieser Patientin anläßlich einer Anastomosenresektion am 26.04.1989 ergab nach 26,1 Monaten Wachstum auf Herrold-Eigelbnährboden. Bereits nach 4,8 Monaten fanden sich in der 1. Subkultur Kolonien, die Ziehl-Neelsen-Färbung einer Einzelkolonie ergab vereinzelt schwach säurefeste Stäbchen.

Tabelle 7. Daten der 8 Patienten mit M. Crohn während der 24 Monate dauernden Einnahme von Tuberkulostatika

Nummer	Rezidiv	Operation	mg Fluocortolon pro			Anzahl der Tage mit einer Fluocortolcondosis über 10 mg in		
			3 Monate		24 Monate	3 Monaten		24 Monaten
	(n)	(n)	Start	Ende		Start	Ende	
300	0	0	1 075	0	1 100	44	0	44
304	0	0	657	285	3 019	0	0	0
306	1	0	1 745	845	8 794	90	31	281
308	0	0	1 415	0	2 921	84	0	84
309	2	0	334	2 460	12 234	0	76	377
310	0	0						
312	0	0						
313	0	1						

Während der Studiendauer hatten 2 oder 8 Patienten unter tuberkulostatischer Therapie insgesamt 3 Rezidive (Tabelle 7), 5 Patienten blieben ohne Rezidiv, bei einem Patienten wurde eine Stomarevision erforderlich. Die Kontrollgruppe wies insgesamt 12 Rezidive (maximal 5) bei 5 Patienten auf, ein Patient mußte sich kurz nach Studienbeginn wegen eines Konglomerattumors im terminalen Ileum mit entero-enteraler Fistel einer Operation unterziehen, eine Patientin blieb rezidivfrei (Tabelle 8). Der deutliche Unterschied in der Rezidiv- und Operationshäufigkeit zwischen beiden Gruppen ergab unter Anwendung des χ^2-Tests ein $p = 0.057$ und war damit eben nicht statistisch signifikant (Tabelle 9).

Die Ermittlung des Kortisonverbrauchs bei 10 Patienten, 5 mit Tuberkulostatika und 5 mit Plazebo, ergab bereits geringere Unterschiede zwischen beiden Gruppen. Bei 4 Patienten, die Tuberkulostatika erhielten, konnte während der Studie der Kortisonverbrauch deutlich vermindert werden, 2 benötigten am Studienende keine Kortikosteroide mehr. Bei der 5. Patientin, die während der Studie das Kontrazeptivum Medroxyprogesteronacetat i. m. erhalten hatte, kam es zu einer deutlichen Zunahme des Kortisonverbrauchs (Tabelle 7). Demgegenüber konnte auch in der Plazebogruppe der Kortisonverbrauch bei 3 Patienten während der Studie deutlich vermindert werden, 2 Patienten benötigten am Studienende keine Kortikosteroide mehr (einer dieser Patienten mußte während der Studie operiert werden, s. oben). Eine Patientin nahm zu Beginn und am Ende der Studie eine unverändert hohe Dosis an Kortikosteroiden ein, die 2. benötigte an beiden Zeitpunkten keine Kortikosteroide (Tabelle 8). Entsprechend ließ sich mit dem χ^2-Test keine statistische Signifikanz im Sinne einer Abnahme des Kortisonverbrauches unter tuberkulostatischer Therapie berechnen ($p > 0.05$).

Tabelle 8. Daten der 7 Patienten mit M. Crohn während der 24 Monate dauernden Einnahme von Placebo

Nummer	Rezidiv	Operation	mg Fluocortolon pro			Anzahl der Tage mit einer Fluocortolcondosis über 10 mg in		
			3 Monate		24 Monate	3 Monaten		24 Monaten
	(n)	(n)	Start	Ende		Start	Ende	
301	1	0	2 140	0	2 598	59	0	59
302	1	0	1 303	550	3 601	92	0	111
303	0	1	1 600	0	1 600	39	0	39
305	3	0	0	0	1 374	0	0	48
307	5	0	3 915	3 700	19 255	90	92	549
311	0	0						
314	2	0						

Tabelle 9. Einfluß der Therapie mit Tuberkulostatika und Plazebo auf die Rezidivrate und krankheitsbedingte Operationsfrequenz von 15 Patienten mit M. Crohn

	Aktiv (n)	Plazebo (n)	
Patienten	8	7	
Mit Rezidiv und Operation	3	6	$\chi^2 = 3,62$
Ohne Rezidiv und ohne Operation	5	1	$p = 0.057$

Auch der Gesamtverbrauch von Fluocortolon beider Gruppen unterschied sich mit 28 068 mg (Tuberkulostatika) und 28 428 mg (Plazebo) nur gering.

Ähnliches gilt auch für die Anzahl der Tage in 3 Monaten, an denen die Patienten mehr als 10 mg Fluocortolon erhielten (Tabellen 7 und 8). In beiden Gruppen konnte bei 3 Patienten der Kortisonverbrauch während der Studie deutlich vermindert werden, bei einem Patienten der Plazebogruppe wurde allerdings eine Operation erforderlich (s. oben). In beiden Gruppen erhielt jeweils 1 Patient zu Beginn und am Ende der Studie keine bzw. eine niedrigdosierte Kortisontherapie. Bei der Patientin mit der intramuskulären Verabreichung von Medroxyprogesteronacetat nahm die Anzahl der Tage mit höherer Kortisondosis während der Studie erheblich zu. In der Plazebogruppe erhielt eine Patientin zu Beginn und am Ende der Studie unverändert an allen Tagen eine hochdosierte Kortisontherapie. Erwartungsgemäß ließ sich mit dem χ^2-Test für beide Gruppen kein signifikanter Unterschied ermitteln. Auch die Gesamtzahl der Tage mit einer über 10 mg pro Tag liegenden Kortisontherapie beider Gruppen unterschied sich mit 786 (Tuberkulostatika) und 806 (Plazebo) nur minimal.

Zusammenfassend schneiden Patienten mit M. Crohn unter einer tuberkulostatischen Dauertherapie über 24 Monate hinsichtlich von Rezidiven und Operationen deutlich besser als die Plazebogruppe ab.

Molekularbiologische Untersuchungen

Die Molekularbiologie erbrachte den überzeugenden Nachweis, daß Genome von M. paratuberculosis im Gewebe von Patienten mit M. Crohn vermehrt vorhanden sind, verglichen mit Kontrollpatienten.

Mit dem DNS-Insertionselement 900, das im Genom von M. paratuberculosis 15- bis 20mal vorhanden und für diesen Organismus spezifisch ist [18], wurde von John Hermon-Taylor und seiner Gruppe in London eine hochspezifische und sensitive Polymerasekettenreaktion zum Nachweis von M. paratuberculosis entwickelt [36].

Insgesamt wurde DNS spezifisch für M. paratuberculosis bei M. Crohn in 65 %, bei Colitis ulcerosa in 4,3 % und den anderen Kontrollen in 12,5 % nachgewiesen (Tabelle 10, [36]). Dieses Ergebnis wurde von Fidler et al. [15] insofern bestätigt, als nur in Crohn-Gewebe DNS spezifisch für M. paratuberculosis in 13 % nachweisbar war, jedoch in keiner Kontrolle. Allerdings bestanden auch methodische Unterschiede. Der Nachweis dieser DNS war mit Granulomen assoziiert, säurefeste Stäbchen waren dort jedoch nicht nachweisbar. Die Auto-

Tabelle 10. DNS von Mycobacterium paratuberculosis im Gewebe von Patienten mit M. Crohn, Colitis ulcerosa und Kontrollen. (Nach [36])

Krankheit	Patienten (n)	Nachweis spezifischer DNS (n)	[%]
M. Crohn	40	26	65
Colitis ulcerosa	23	1	4,3
Kontrollen	40	5	12,5

ren kommen deshalb zu dem Schluß, daß die Organismen in einer zellwanddefekten Form vorliegen müssen.

Drei Gruppen waren nicht in der Lage, DNS spezifisch für M. paratuberculosis nachzuweisen [4, 34, 47]. Koltun et al. [25] konnten DNS spezifisch für M. paratuberculosis bei 25 % der Patienten mit M. Crohn und bei 31 % der Kontrollen nachweisen. Sie fanden jedoch insbesondere bei Patienten mit M. Crohn DNS anderer Mykobakterien und kommen deshalb zu dem Schluß, daß möglicherweise andere Mykobakterien ätiologisch bei M. Crohn eine Rolle spielen.

Serologische Untersuchungen

Der Nachweis einer Immunantwort auf spezifische Antigene stellt eine anerkannte Methode zur Aufklärung der Ätiologie von Infektionskrankheiten dar. Angesichts einer möglichen ätiologischen Bedeutung von Mykobakterien bei M. Crohn wurden deshalb viele Versuche unternommen, erhöhte Antikörpertiter gegen grobe Antigenreinigungen sowie gereinigte allgemeine mykobakterielle Antigene nachzuweisen. Alle diese Versuche schlugen fehl.

Das et al. [13] entwickelten schließlich einen Immunoblottest zum Nachweis gegen das 45/48-kDa-Doppelantigen von Mycobacterium tuberculosis gerichteter IgG. Diese spezifischen IgG konnte er bei 75 % der Patienten mit M. Crohn nachweisen, verglichen mit 20 % der Patienten mit Lepra, 15 % bei Tuberkulose, 20 % bei anderen Darmerkrankungen und 15 % bei systemischem Lupus erythematodes und rheumatoider Arthritis. Seren dieser Patienten reagierten bevorzugt mit mykobakteriellen Antigenen, gegenüber denen Seren von Patienten mit M. Crohn nur eine geringe Immunreaktion zeigten. Dieses immunogene 45/48-kDa-Doppelantigen wiesen auch Mycobacterium bovis BCG, Mycobacterium avium und Mycobacterium paratuberculosis auf.

Metaanalyse von Therapiestudien mit Tuberkulostatika bei M. Crohn

Diese Ergebnisse stimulierten in den letzten 10 Jahren zunehmend den Einsatz von Tuberkulostatika bei therapieresistenten Fällen mit M. Crohn, teilweise mit beeindruckendem Erfolg.

Tabelle 11 faßt mit einer Ausnahme sämtliche bis jetzt publizierten Studien mit Tuberkulostatika bei M. Crohn zusammen [1, 21, 22, 23, 24, 28, 29, 35, 37, 38, 41, 44, 45, 46]. Es zeigt sich, daß bisher nur 4 Studien randomisiert, plazebokontrolliert und doppelblind durchgeführt wurden. Die Patientenzahlen waren aber meist viel zu gering, teilweise wurde nur 1 Tuberkulostatikum verabreicht, und die Studiendauer war in den meisten Fällen ebenfalls sehr kurz.

Die Metaanalyse dieser Daten ergibt eine Wirksamkeit einer tuberkulostatischen Therapie bei M. Crohn in 66,1 %.

Kürzlich wurde die umfangreichste randomisierte, plazebokontrollierte Doppelblindstudie [40], in die wir 10 unserer Patienten eingebracht hatten, publiziert. Insgesamt gingen 130 Patienten in die Studie ein, von denen 126 analysiert

Tabelle 11. Tuberkulostatische Therapie bei M. Crohn

Untersucher	Jahr	Patienten (n)	Anzahl der verabreichten Tuberkulostatika (n)	Dauer der Therapie (Monate)	Erfolgreiche Therapie [%]
Ward	1975	6	1	> 3	67
Kelleher[a]	1982	10	1	6	100
Shaffer[a]	1984	8	2	24	0
Warren	1986	1	4 (2)	2 (7)	100
Wirostko	1987	4	1	11–18	100
Schultz	1987	1	4 (3)	2 (4)	100
Picciotto	1988	1	3	8	100[c]
Rutgeerts	1988	5	2	6	0[b]
Thayer	1988	12	2 (1)	2– 4 (> 2–4)	100
Järnerot	1989	5	4	8–13	80[d]
Hampson	1989	20	4	9	50
Prantera	1989	5	1	2–12	40
Afdhal[a]	1991	25	1	3–12	64[e]
Kohn[a]	1992	18	4	9	83

[a] Randomisierte, plazebokontrollierte Doppelblindstudie
[b] Nur endoskopische Bewertung der Läsionen im neoterminalen Ileum
[c] Unter tuberkulostatischer Therapie Rezidiv nach 8 Monaten
[d] Unter tuberkulostatischer Therapie Rezidiv bei 2 Patienten (40%) nach 12 und 13 Monaten
[e] Unter Monotherapie mit Clofazimin Rezidiv bei 4 Patienten (16%) nach 12 Monaten

wurden. Es fanden sich nur punktuell signifikante Unterschide zwischen beiden Gruppen. Mehrfach ließen sich tendenzielle Veränderungen in einer Gruppe ohne statistische Signifikanz nachweisen, so daß diese Studie ohne wesentliche Aussage bleibt. Begründet ist dies einmal in der Fortsetzung der konventionellen Therapie während der Studie, die zu einer völligen Unübersichtlichkeit von möglichen Wirkungen verschiedener verabreichter oder weggelassener Medikamente führt. Bei der Planung von neuen Studien sollten deshalb Patienten vor Studienbeginn in einen Zustand der Krankheitsaktivität gebracht werden, der den alleinigen Einsatz der Studienmedikamente erlaubt.

Unglücklicherweise unterschieden sich beide Gruppen gleich zu Studienbeginn signifikant in der Häufigkeit der Kortikosteroidtherapie, die eine schlüssige Interpretation der Ergebnisse völlig unmöglich macht. Einen möglichen Ausweg aus diesem Dilemma hätte möglicherweise die Bestimmung der Rezidivhäufigkeit dargestellt, die leider nicht durchgeführt wurde.

Wir bestimmten deshalb bei unseren 15 Patienten die Rezidiv- und Operationshäufigkeit und fanden einen deutlichen Unterschied zugunsten der behandelten Patienten, der eben nicht statistisch signifikant war (Tabellen 7–9). So hatten in der aktiven Gruppe nur 2 von 8 Patienten ein Rezidiv, in der Plazebogruppe hingegen 5 von 7 Patienten. Die Ermittlung des Kortisonverbrauchs ergab bereits keinen Unterschied mehr zwischen beiden Gruppen.

Die hier dargelegten Ergebnisse sind auf bakteriologischer, elektronenmikroskopischer, molekularbiologischer, serologischer und klinischer Ebene mit einer mykobakteriellen Ätiologie des M. Crohn vereinbar. Auch ein mit Mykobakterien nahe verwandtes Bakterium kommt hierfür in Frage. Ein eindeutiger Beweis einer Infektion steht noch aus. Sollte sich der M. Crohn als eine Infektionskrankheit bestätigen, stellt seine Heilbarkeit eine echte Zukunftsperspektive dar.

Literatur

1. Afdhal NH, Long A, Lennon J, Crowe J, O'Donoghue DP (1991) Controlled trial of antimycobacterial therapy in Crohn's disease. Clofazimine versus placebo. Dig Dis Sci 36: 449–453
2. Best WR, Becktel JM, Singleton JW, Kern F Jr. (1976) Development of a Crohns's disease activity index. National cooperative Crohn's disease study. Gastroenterology 70: 439–444.
3. Burnham WR, Lennard-Jones, JE, Stanford JL, Bird RG (1978) Mycobacteria as a possible cause of inflammatory bowel disease. Lancet ii: 693–696
4. Cellier C, De Benhouwer H, Faucheron JL, Carbonnel F, Berger A, Barbier JP, Portaels F (1993) Mycobacterium paratuberculosis, and avium subsp. silvaticum DNA cannot be detected in Crohn's disease tissues. Gastroenterology 104: A678
5. Chiodini RJ, van Kruiningen HJ, Merkal RS (1984) Ruminant paratuberculosis (Johne's disease): the current status and future prospects. Cornell Vet 74: 218–262
6. Chiodini RJ, van Kruiningen HJ, Merkal RS, Thayer WR Jr, Coutu JA (1984) Characteristics of an unclassified mycobacterium species isolated from patients with Crohn's disease. J Clin Microbiol 20: 966–971
7. Chiodini RJ, van Kruiningen HJ, Thayer WR, Coutu JA (1986) Spheroplastic phase of mycobacteria isolated from patients with Crohn's disease. J Clin Microbiol 24: 357–363
8. Chiodini RJ, van Kruiningen HJ, Thayer WR, Merkal RS, Coutu JR (1984) Possible role of mycobacteria in inflammatory bowel disease. I. An unclassified Mycobacterium species isolated from patients with Crohn's disease. Dig Dis Sci 29: 1073–1079
9. Colemont LJ, Pattyn SR, Michielsen PP, Pen JH, Pelckmans PA, van Maercke YM, Portaels F (1988) Acid-fast bacilli in Crohn's disease. Lancet i: 294–295
10. Coloe PJ, Wilks, CR, Lightfoot D, Tosolini FA (1986) Isolation of a Mycobacterium sp. resembling M. paratuberculosis from the bowel tissue of a patient with Crohn's disease. Aust Microbiol 7: 188
11. Crohn BB, Ginzburg L, Oppenheimer GD (1932) Regional ileitis. A pathologic and clinical entity. JAMA 99: 1323–1329
12. Dalziel TK (1913) Chronic interstitial enteritis. Br Med J 2: 1068–1070
13. Das PK, Blaauwgeers JLG, Slob AW, Yong SL, Rambukkana A (1989) Mycobacterial antibody (Myc-Ab) response in relation to Crohn's disease (CD). Gastroenterology 96: A 111
14. Elliott PR, Lennard-Jones JE, Burnham WR, White S, Stanford JL (1980) Further data on skin testing with mycobacterial antigens in inflammatory bowel disease. Lancet ii: 483–484
15. Fidler HM, Thurrell W, Johnson N McI, Rook GAW, McFadden JJ (1994) Specific detection of Mycobacterium paratuberculosis DNA associated with granulomatous tissue in Crohn's disease. Gut 35: 506–510
16. Gitnick G, Collins J, Beaman B, Brooks D, Arthur M, Imaeda T, Palieschesky M (1989) Preliminary report on isolation of mycobacteria from patients with Crohn's disease. Dig Dis Sci 34: 925–932
17. Graham DY, Markesich DC, Yoshimura HH (1987) Mycobacteria and inflammatory bowel disease. Results of culture. Gastroenterology 92: 436–442
18. Green EP, Tizard MLV, Moss MT, Thompson J, Winterbourne DJ, McFadden JJ, Hermon-Taylor J (1989) Sequence of characteristics of IS900, an insertion element identified in a human Crohn's disease isolate of Mycobacterium paratuberculosis. Nucleic Acids Res 17: 9063–9073
19. Haagsma J, Mulder CJJ, Eger A, Tytgat GNJ (1991) Mycobacterium paratuberculosis isolated from patients with Crohn's disease. Preliminary Dutch results. Acta Endosc 21: 255–260
20. Haga Y (1986) Mycobacteria in Crohn's disease. Jpn J Gastroenterol 23: 2325–2333
21. Hampson SJ, Parker MC, Saverymuttu SH, Joseph AE, McFadden J-JP, Hermon-Taylor J

(1989) Quadruple antimycobacterial chemotherapy in Crohn's disease: results at 9 months of a pilot study in 20 patients. Aliment Pharmacol Ther 3: 343–352
22. Järnerot G, Rolny P, Wickbom G, Alemayehu G (1989) Antimycobacterial therapy ineffective in Crohn's disease after a year. Lancet i: 164–165
23. Kelleher D, O'Brien S, Weir DG (1982) Preliminary trial of clofazimine in chronic inflammatory bowel disease. Gut 23: A 449
24. Kohn A, Prantera C, Mangiarotti R, Luzi C, Andreoli A (1992) Antimycobacterial therapy and Crohn's disease: a randomized placebo controlled trial. Gastroenterology 102: A 647
25. Koltun WA, Bloomer MM, Kauffman GL, Localio AR, Zarkower A (1993) Mycobacteria other than paratuberculosis may play a role in Crohn's disease. Gastroenterology 104: A726
26. McClure HM, Chiodini RJ, Anderson DC, Swenson RB, Thayer WR, Coutu JA (1987) Mycobacterium paratuberculosis infection in a colony of stumptail macaques (Macaca arctoides). J Infect Dis 155: 1011–1019
27. van Patter W (1952) Pathology and pathogenesis of regional enteritis. PhD thesis, Univ Minnesota, USA
28. Picciotto A, Gesu GP, Schito GC, Testa R, Varagona G, Celle G (1988) Antimycobacterial chemotherapy in two cases of inflammatory bowel disease. Lancet i: 536–537
29. Prantera C, Bothamley G, Levenstein S, Mangiarotti R, Argentieri R (1989) Crohn's disease and mycobacteria: two cases of Crohn's disease with high anti-mycobacterial antibody levels cured by dapsone therapy. Biomed Pharmacother 43: 295–299
30. Rachmilewitz D (1989) Coated mesalazine (5-aminosalicylic acid) versus sulphasalazine in the treatment of active ulcerative colitis: a randomised trial. Br Med J 298: 82–86
31. Relman DA, Schmidt TM, MacDermott RP, Falkow S (1992) Identification of the uncultured bacillus of Whipple's disease. N Engl J Med 327: 293–301
32. Reynolds DS (1963) The use of lead citrate at high pH as an electron opaque stain in electron microscopy. J Cell Biol 17: 208–212
33. Rook GAW, Stanford JL (1992) Slow bacterial infections or autoimmunity? Immunol Today 13: 160–164
34. Rosenberg WMC, Bell JI (1991) Mycobacterium paratuberculosis DNA cannot be detected in Crohn's disease tissues. Gastroenterology 100: A611
35. Rutgeerts P, Vantrappen G, van Isveldt J, Geboes K (1988) Rifabutin therapy in patients with recurrent Crohn's disease after ileocolonic resection. Gastroenterology 94: A 391
36. Sanderson JD, Moss MT, Tizard MLV, Hermon-Taylor J (1992) Mycobactrium paratuberculosis DNA in Crohn's disease tissue. Gut 33: 890–896
37. Schultz MG, Rieder HL, Hersh T, Riepe S (1987) Remission of Crohn's disease with antimycobacterial chemotherapy. Lancet ii: 1391–1392
38. Shaffer JL, Hughes S, Linaker BD, Baker RD, Turnberg LA (1984) Controlled trial of rifampicin and ethambutol in Crohn's disease. Gut 25: 203–205
39. Spurr AR (1969) A low-viscosity epoxy resin embedding medium for electron microscopy. J Ultrastruct Res 26: 31–43
40. Swift GL, Srivastava ED, Stone R et al. (1994) Controlled trial of anti-tuberculous chemotherapy for two years in Crohn's disease. Gut 35: 363–368
41. Thayer WR, Coutu JA, Chiodini RJ, van Kruiningen HJ (1988) Use of rifabutin and streptomycin in the therapy of Crohn's disease. Gastroenterology 94: A 458
42. Visuvanathan S (1990) The characterisation of pleomorphic acid fast organisms isolated from patients with inflammatory bowel disease. MD thesis, Univ London
43. Wakefield AJ, Sawyerr AM, Dhillon AP, Pittilo RM, Rowles PM, Lewis AAM, Pounder RE (1989) Pathogenesis of Crohn's disease: multifocal gastrointestinal infarction. Lancet ii: 1057–1062
44. Ward M, McManus JPA (1975) Dapsone in Crohn's disease. Lancet i: 1236–1237
45. Warren JB, Rees HC, Cox TM (1986) Remission of Crohn's disease with tuberculosis chemotherapy. N Engl J Med 314: 182
46. Wirostko E, Johnson L, Wirostko B (1987) Crohn's disease. Rifampin treatment of the ocular and gut disease. Hepato-gastroenterol 34: 90–93
47. Wu SWP, Pao CC, Chan J, Yen TSB (1991) Lack of mycobacterial DNA in Crohn's disease tissue. Lancet 337: 174–175

Virulenzfaktoren von Yersinia enterocolitica und die Immunantwort des Wirtes im experimentellen Mausinfektionsmodell

I.B. Autenrieth

Einleitung

Yersinia enterocolitica ist nach *Salmonella sp.* und *Campylobacter sp.* der häufigste Erreger bakterieller Enteritiden in Westeuropa. Die Übertragung von Y. enterocolitica auf den Menschen erfolgt hauptsächlich oral-alimentär durch kontaminierte Nahrungsmittel. Das wichtigste Erregerreservoir für den Menschen sind wahrscheinlich yersiniainfizierte Schweine.

Bei einer intestinalen Y. enterocolitica-Infektion kommt es zunächst zu einer Invasion der Keime in die Peyer-Plaques (PP), wobei die M-Zellen bei der Translokation wahrscheinlich eine wichtige Rolle spielen. In den PP vermehrt sich Y. enterocolitica hauptsächlich extrazellulär und verursacht eitrige Läsionen. In der Folge kann es zu einer Ausbreitung der Erreger mit Befall von mesenterialen Lymphknoten, Milz und Leber kommen. Beim Menschen werden in Abhängigkeit vom Alter und anderen Faktoren verschiedene Krankheitsbilder wie Enteritis, Enterokolitis und mesenteriale Lymphadenitis beobachtet. Bei immunsupprimierten Patienten treten aber auch generalisierte Yersiniaseptikämien auf. Ferner entwickeln etwa 10% der prädisponierten Patienten, insbesondere Patienten mit HLA B27, Folge- und Begleiterkrankungen (reaktive Arthritis, Erythema nodosum etc.), deren Pathogenese bis heute nicht genau bekannt ist. Jedoch wird eine immunpathologische Wirtsreaktion bei der Entstehung dieser Komplikationen vermutet.

Plasmid- und chromosomalkodierte Virulenzfaktoren von Yersinia enterocolitica

Für die Pathogenität von Y. enterocolitica sind sowohl plasmidkodierte als auch chromosomal kodierte Virulenzfaktoren verantwortlich. Alle humanpathogenen Yersinien tragen ein 70–75 Kb-großes Virulenzplasmid, das für über 20 verschiedene Proteine kodiert [13, 14]: sezernierte Proteine („yersinia outer proteins"; Yops), äußere Membranproteine (z.B. YadA) und verschiedene Zytosolpro-

W. F. Caspary et al. (Hrsg.) Ökosystem Darm VI

teine. Die Regulation der Expression der hierfür kodierenden Gene unterliegt einer komplizierten Steuerung und ist von Faktoren wie Temperatur, Kalziumkonzentration des Kulturmediums u. a. abhängig [13–15]. Von einigen plasmidkodierten Proteinen ist die Funktion bereits bekannt. Das Membranprotein Yersinia Adhäsin A (YadA) wird für verschiedene pathogene Funktionen verantwortlich gemacht: YadA vermittelt Adhärenz an Zellen und extrazelluläre Matrixproteine (Kollagen, Fibronektin), ferner Phagozytose- und Komplementlyseresistenz [26, 29, 33, 34]. Das sezernierte Protein YopH hat Protein-Tyrosin-Phosphataseaktivität und kann nach Yersiniawirtszellkontakt bestimmte Proteine in Makrophagen dephosphorylieren [18]. Möglicherweise ist YopH auch an der Vermittlung von Phagozytoseresistenz beteiligt [37]. YopM bindet Thrombin und inhibiert die Thrombozytenaggregation in vitro [28]. Yop D ist bei dem durch Yop E vermittelten zytotoxischen Effekt für Zellkulturen beteiligt [38].

Ein Teil der genannten Funktionen konnte auch in vivo mittels genetisch manipulierten *Yersinia*mutanten gezeigt werden. Die Ausschaltung einzelner Virulenzfaktoren, wie z. B. YadA, führt zu einem Verlust der Pathogenität von Y. enterocolitica im Tiermodell.

Neben den plasmidkodierten Faktoren wurden ferner 4 chromosomalkodierte Virulenzfaktoren charakterisiert. Das hitzestabile Enterotoxin (Yst) spielt wahrscheinlich für die Induktion der wäßrigen Enteritis eine wichtige Rolle [16]. Die Determinanten Inv (Invasin) und Ail („attachment invasion locus“) vermitteln Zellinvasivität von Yersinien im Zellkulturmodell in vitro [30]. Für die Humanpathogenität von Y. enterocolitica scheint jedoch nur Ail von Bedeutung zu sein [31]. Das Inv-Protein, welches in vitro für die Invasivität von Yersinien für bestimmte Zellinien von Bedeutung ist (Bindung an β-1-Integrine), kann ferner (in vitro) direkt an VLA-4 Integrine (α4β1) von T-Zellen binden und auf diese Weise T-Zellen kostimulatorisch aktivieren [11]. Inwiefern dieser Mechanismus in vivo von Bedeutung ist, wird derzeit untersucht.

Ein weiterer chromosomal kodierter Virulenzfaktor von Y. enterocolitica ist ein Eisenaufnahmesystem, welches aus Determinanten für Siderophorsynthese (Siderophor Yersiniabactin) und Rezeptor und Transportsystem (Siderophorexport und -import) besteht [9, 19, 27]. Dieses Siderophorsystem ist wahrscheinlich ursächlich für das unterschiedliche Pathogenitätspotential von „mausletalen“ (Serotyp O8, siderophorpositiv, LD 50 ca. 10^2) und „nichtmausletalen“ (Serotyp O3, siderophornegativ, LD 50 > 10^5) Y.-enterocolitica-Serotypen verantwortlich [24, 27].

Eisen ist im Wirt überwiegend an Transferrin (Serum) und Laktoferrin (Schleimhäute) gebunden und deshalb für Bakterien nicht direkt verfügbar [35]. Deshalb haben manche Mikroorganismen, u. a. Y. enterocolitica, Strategien, wie Siderophorsynthese und Aufnahmesysteme, entwickelt, um sich unter Eisenmangelbedingungen in Wirtsgeweben mit essentiellem Eisen (Fe^{III}) zu versorgen. Interessanterweise können Yersinien verschiedene, auch die von anderen Mikroorganismen produzierten Siderophore aufnehmen.

Der Eisenaufnahmemechanismus von Yersinien ist wahrscheinlich von großer klinischer Relevanz, denn Patienten, die mit Desferrioxamin B (Desferal), einem von *Streptomyces pilosus* produzierten Siderophor, wegen Eisenüberla-

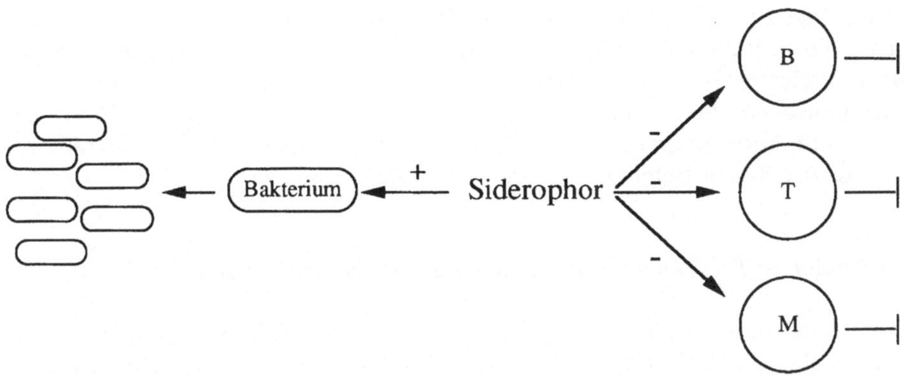

Abb. 1. Die duale Rolle mikrobieller Siderophore in der Pathogenese von bakteriellen Infektionen (*B* B-Lymphozyten; *T* T-Lymphozyten; *M* Makrophagen)

dung behandelt werden, haben ein erhöhtes Risiko für eine schwere Yersiniaseptikämie – insbesondere mit yersiniabactinnegativen Stämmen [36]. Diese unerwünschte Nebenwirkung von Desferrioxamin B ist wahrscheinlich auf eine duale Rolle von Desferrioxamin B im Infektionsgeschehen zurückzuführen ([2], Abb. 1). Zum einen fördern Siderophore das bakterielle Wachstum – so können Yersinien Desferrioxamin B als Eisenquelle nutzen [7, 36], zum andern hemmen Siderophore wichtige Komponenten des Immunsystems [2, 7, 17]. So können Siderophore, wie Desferrioxamin B, die Proliferation von T- und B-Zellen und die Zytokinproduktion und -sekretion von Makrophagen hemmen sowie die Produktion reaktiver Sauerstoffmetabolite in Granulozyten modulieren.

Tiermodelle zur Yersiniose

Aufgrund der Tatsache, daß Yersinien für Mensch und Nager gleichermaßen pathogen sind, verläuft die Yersiniose im Tiermodell ähnlich wie die Yersiniose beim Menschen. Deshalb sind die Tiermodelle zur Yersiniose von großer klinischer Relevanz. Neben dem Rattenmodell zur Erforschung der Yersinia-induzierten reaktiven Arthritis [25] und dem Kaninchenenteritismodell [16] ist das Yersiniamausmodell [4, 12] am besten etabliert und am geeignetsten für immunbiologische Untersuchungen zur Yersiniose.

Der Vergleich des Verlaufs der Yersiniose bei verschiedenen Mausinzuchtstämmen ergab, daß verschiedene Mausstämme eine unterschiedliche Resistenz bzw. Empfänglichkeit für Yersinien aufweisen [21, 22]. Im Gegensatz zu anderen experimentellen Infektionsmodellen, wie z. B. der Salmonellose, konnte kein eindeutiger Zusammenhang zwischen einem bestimmten Genlokus, wie Ity oder H-2, und der Empfänglichkeit von Mäusen für Yersinia hergestellt werden [22].

Die Verwendung bestimmter Inzuchtmausstämme wie BALB/c (Yersinia-empfänglich), C57BL/6 (Yersinia-resistent) und immundefekten Mausstämmen

(T-Zell-defiziente Nacktmäuse und SCID-Mäuse [T- und B-Zelldefekt]) ermöglicht, die protektiven Komponenten der yersiniaspezifischen Wirtsimmunantwort zu charakterisieren. Die Ergebnisse derartiger Untersuchungen könnten dazu beitragen, die bislang ungeklärte Ursache der unterschiedlichen Empfänglichkeit für Yersiniosen beim Menschen besser zu verstehen und neue therapeutische Konzepte zur Behandlung chronischer Yersiniosen zu entwickeln.

Rolle der zellulären Immunantwort gegen Yersinia enterocolitica

Histomorphologische Untersuchungen im parenteralen Yersinia-Infektionsmodell ergaben, daß die Organe des retikuloendothelialen Systems (Milz, Leber, Lungen) bei einer Yersiniose am ausgeprägtesten involviert sind [4, 5]. Neben eitrigen Läsionen (Abszesse) induziert Y. enterocolitica auch granulomartige Läsionen. Die immunhistologischen Analysen zeigen, daß neben CD11b/CD18-(Mac-1-Antigen-)positiven Phagozyten (Makrophagen, Monozyten und Granulozyten) sowohl CD4+ als auch CD8+αβ-T-Zellrezeptor-(αβ TCR-)positive T-Zellen in Yersinia-induzierten Läsionen akkumulieren [4–6]. Diese Befunde machten erstmals deutlich, daß T-Zellen eine Rolle in der Yersiniose spielen könnten. Dies war keineswegs zu erwarten, da Yersinien vorwiegend extrazellulär lokalisierte Bakterien sind [23], welche nach dem bislang akzeptierten Modell zur Immunität gegen bakterielle Infektionen in erster Linie von unspezifischen zellulären Faktoren (Phagozyten) oder unspezifischen (Komplement etc.) und spezifischen (Antikörper) humoralen Mechanismen eliminiert werden sollten [20].

Die Tatsache, daß athymische T-Zell-defiziente C57BL/6-Nacktmäuse um ein Vielfaches empfänglicher sind als immunkompetente C57BL/6-Mäuse, zeigt, daß den T-Zellen in Yersiniosen eine protektive Rolle zukommt [6]. Ferner fanden sich bei Yersinia-infizierten T-Zell-defizienten Mäusen weder Granulome noch demarkierte Abszesse, sondern vielmehr areaktive, nekrotische Läsionen. Diese Befunde deuten darauf hin, daß es sich bei der Yersinia-induzierten Granulom- und Abzeßformation um T-Zell-abhängige Gewebereaktionen handelt.

Weitere Untersuchungen zur Funktion Yersinia-spezifischer T-Zellen führten zur Isolierung und Etablierung von Yersinia-spezifischen T-Zell-Linien und -Klonen. Bei dem größten Teil Yersinia-spezifischer T-Zell-Klone handelt es sich um T-Helferzellen (Th1-Typ) mit dem Phänotyp CD4+ αβ TCR+ [1]. Diese Klone produzierten Inferon gamma und Interleukin-2 und könnten auf diese Weise zur Aktivierung von Markophagen führen. Überraschenderweise konnten auch CD8+-αβ-TCR+-T-Zellklone etabliert werden, deren Funktionen noch näher untersucht werden muß. Yersinia-spezifische γδ-TCR+-Klone konnten nicht identifiziert werden.

Durch Übertragungsexperimente konnte gezeigt werden, daß Yersinia-spezifische T-Zellen einen spezifischen Immunschutz gegen Y. enterocolitica vermitteln können. [1]. Dieser protektive Effekt wird wahrscheinlich durch Interferon γ vermittelt, da die gleichzeitige Applikation von neutralisierenden Anti-Inferon-γ-Antikörpern den protektiven Effekt der T-Zellen aufhebt. Die protektive

Rolle von T-Zellen und Interferon γ in der Yersiniose konnte kürzlich durch den Vergleich der Immunantwort von Yersinia-empfänglichen BALB/c und Yersinia-resistenten C57BL/6-Mäusen bestätigt werden [8, 10]: Yersinia-spezifische T-Zellen von C57BL/6-Mäusen produzieren bereits zu einem früheren Zeitpunkt nach Infektion größere Mengen von Interferon γ als diejenigenvon BALB/c-Mäusen. Darüber hinaus ist die Interferon-γ-mRNA-Produktion von Y.-enterocolitica-infizierten C57BL/6-Mäusen signifikant größer (2- bis 8fach) als die von BALB/c-Mäusen.

Interferon γ ist einer der wichtigsten Faktoren für die Aktivierung von Makrophagen. Letztere wiederum sind wahrscheinlich die entscheidende Effektorkomponente der Wirtsabwehr zur Elimination von Y. enterocolitica aus infizierten Geweben. Diese Hypothese wird durch die antiprotektive Wirkung von neutralisierenden Anti-Interferon γ oder Anti-Tumornekrosefaktor-α-Antikörpern in vivo bestätigt [2]. Darüber hinaus kommt es in der Leber bereits zu frühen Zeitpunkten nach Yersinieninfektion zu einer raschen und ausgeprägten Expression von mRNA-proinflammatorischen Zytokinen, wie Interleukin (IL)-1, IL-6, IL-12 und Tumornekrosefaktor α u. a. [10].

Die Charakterisierung der Antigenreaktivität Yersinia-spezifischer T-Zell-Klone ergab, daß keine plasmidkodierten Proteine (z. B. Yops oder YadA), sondern lediglich chromosomal kodierte Antigene von Y. enterocolitica erkannt werden. Dieses Spezifitätsmuster ist möglicherweise u. a. auf die In-vitro-Selektionsbedingungen mit hitzegetöteten Yersinien zur Etablierung der Klone zurückzuführen. Die weitere Antigenspezifitätsanalyse macht die Herstellung rekombinanter Antigene notwendig. Zu diesem Zweck wurden in einem ersten Schritt die 60-Kd-Hitze-Streß-Proteine (HSP60) von Y. enterocolitica O8 und O3 kloniert, sequenziert, in *E. coli* durch pQE-Vektor exprimiert und mittels Affinitätschromatographie (Nickelmatrix) gereinigt.

Hitze-Streß-Proteine (HSPs) werden bei Einwirkung von „Streß", wie z. B. Veränderung von Temperatur oder pH, während einer Infektion u. a., von Eukaryonten und Prokaryonten produziert. Ferner sind mikrobielle HSPs häufig immundominante Antigene für die Wirtsimmunantwort [40]. Dies konnte im Yersinia-Mausinfektionsmodell auf zellulärer und humoraler Ebene bestätigt werden [32]. Aufgrund der hohen Homologie zwischen HSPs von mikrobiellen Infektionserregern und Wirtszellen wurde vermutet, daß HSPs eine wichtige Rolle bei der Entstehung von Autoimmunkrankheiten spielen könnten [40]. Im Yersinia-Mausinfektionsmodell konnte diese Vermutung nicht bestätigt werden. Im Gegenteil: wir konnten erstmalig die protektive Rolle von HSP60-reaktiven T-Zellen in einem Infektionsmodell (Yersiniose) nachweisen [32].

Weitere Untersuchungen ergaben, daß etwa 25 % der Yersinia-spezifischen T-Zell-Klone das Yersinia-Hitze-Streß-Protein HSP60 erkennen. Durch enzymatische Spaltung und chromtographische Separation der Yersinia-HSP60-Peptidfragmente können nunmehr die erkannten T-Zell-epitope analysiert und das T-Zellrepertoire verschiedener Mausstämme untersucht und verglichen werden. Diese Untersuchungen könnten einen Beitrag zum Verständnis der unterschiedlichen Wirtsempfänglichkeit für Yersiniosen leisten.

Rolle der humoralen Immunantwort gegen Yersinia enterocolitica

Untersuchungen zur Rolle der humoralen Immunantwort bei Y.-enterocolitica Infektionen ergaben, daß der antikörpervermittelten Immunität bei einer Sekundärinfektion die entscheidende protektive Rolle zukommt. So schützen Antikörper, die gegen das äußere Membranprotein YadA gerichtet sind, gegen eine letale Yersinieninfektion, während die gegen Yersinia-LPS-Determinanten oder Yersinia-HSP60 gerichteten Antikörper keinen Immunschutz vermitteln [32, 39]. Durch diese Ergebnisse wurden die Voraussetzungen für die Entwicklung eines Impfstoffes geschaffen. Diese Beobachtungen unterstützen ferner die Hypothese, daß es sich bei Y. enterocolitica um einen typischen Vertreter der extrazellulären Erreger handeln muß, denn gegen die typischen Vertreter der fakultativ-intrazellulären Bakterien (Listerien, Mykobakterien) kann durch Transfer von spezifischen Antikörpern kein Immunschutz erzielt werden. Die Bildung von schützenden Yersinia-spezifischen Antikörpern ist aber strikt T-Zell-abhängig – so entwickeln T-Zell-defiziente Mäuse keine signifikante Yersinia-spezifische IgG-Antikörperantwort [6].

Intestinales Yersinia-Mausinfektionsmodell

Die o.g. experimentellen Befunde zur Immunantwort gegen Y. enterocolitica wurden im parenteralen Infektionsmodell erzielt und müssen nun im klinisch relevanteren, intestinalen Infektionsmodell bestätigt bzw. weiter verfolgt werden. Nach orogastraler Infektion von Mäusen kommt es zunächst zu einer Invasion von Yersinien – wahrscheilich via M-Zellen des follikelassoziierten Epithels

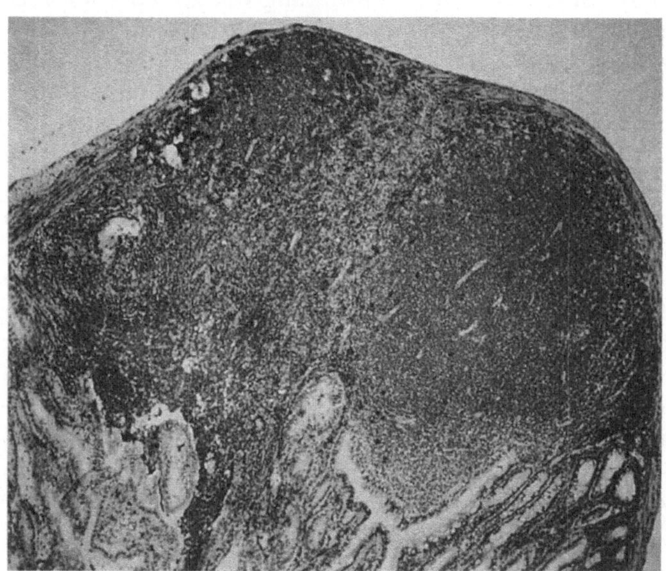

Abb. 2. Yersinia-induzierter Abszeß in den Peyer-Plaques einer Maus 7 Tage nach orogastraler Y.-enterocolitica-Infektion. Immunhistologische Färbung (PAP-Methode) mit Anti-Mac-1-Antikörpern. Braunes Signal bei Mac-1-positiven Phygozyten. Gegenfärbung: Hämalaun

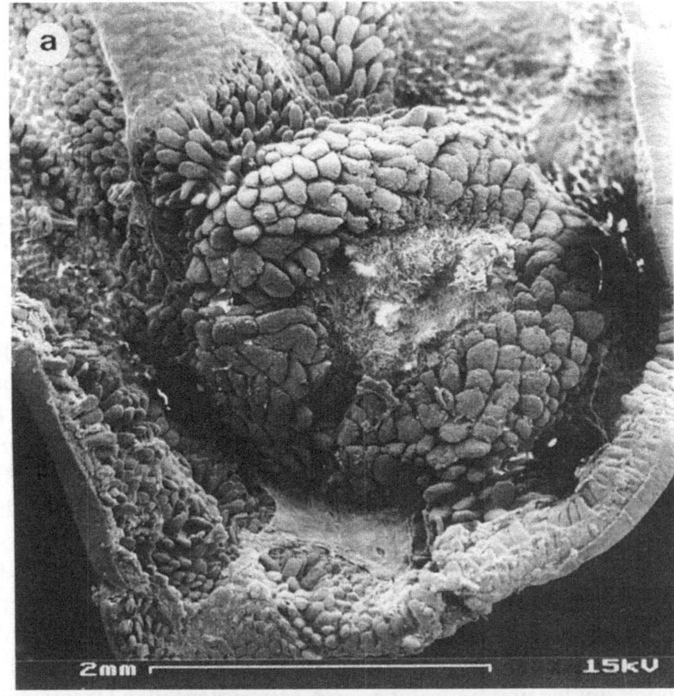

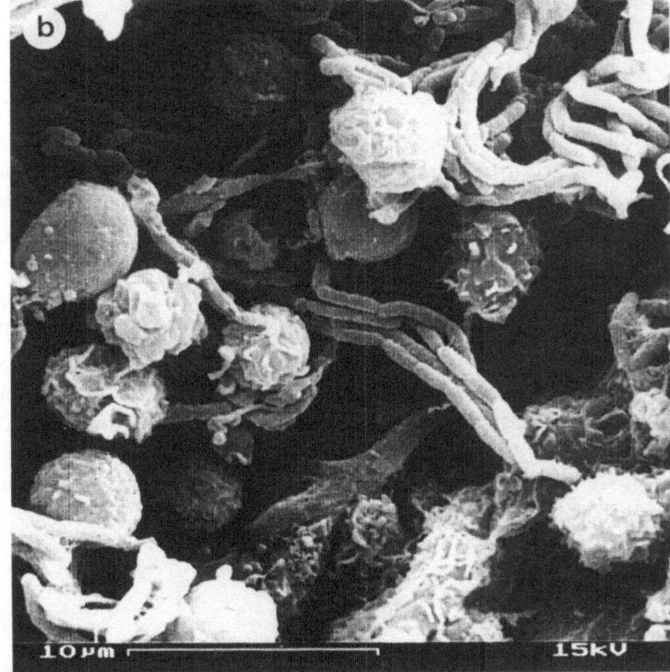

Abb. 3. Rasterelektronenmikroskopische Aufnahme eines Peyer-Plaques einer Maus 7 Tage nach orogastraler Infektion mit Y. enterocolitica. **a.** Übersicht (20×) über das Dome-Areal mit ödematösen Darmzotten und zerstörtem follikelassoziiertem Epithel. **b.** Ausschnitt (3000×), Dome-Areal mit Yersinien und Phagozyten

– in die Peyer-Plaques [23]. Dort vermehren sich die Erreger und rufen eine Entzündungsreaktion und die Einwanderung von Phagozyten hervor. Schließlich bilden sich Abszesse (Abb. 2), und in der Folge kommt es zur Zerstörung des follikelassoziierten Epithels (FAE) über den Lymphfollikeln der Peyer-Plaques (Abb. 3). Der Pathomechanismus dieses Prozesses ist bislang unklar. Sowohl Erregerfaktoren (Toxine etc.) als auch Wirtsfaktoren (Entzündung) könnten zur Zerstörung des FAE beitragen.

Erste Untersuchungen zur lokalen Immunantwort in den PP ergaben, daß vorwiegend Phagozyten an der lokalen Abwehr von Yersinien beteiligt sind. Der protektive Effekt von Phagozyten wird u. a. von Integrinmolekülen, wie Mac-1- und VLA-4 (α 4 Integrin) vermittelt (Autenrieth et al., unveröffentlicht). Diese Integrinmoleküle spielen einerseits bei der direkten Interaktion (z. B. Phagozytose) von Erreger und Wirt eine Rolle, andererseits sind sie bei der Rekrutierung/Transmigration von Effektorzellen in Yersinia-infizierte PP beteiligt. So können Anti-Mac-1-Antikörper die Phagozytose von Yersinien durch Makrophagen fast vollständig blockieren. Hieraus folgt, daß Yersinien durch Bindung an den Komplementrezeptor C3b von Makrophagen phagozytiert werden. Die Applikation von Anti-VLA-4-Antikörpern vor und nach intestinaler Yersinieninfektion führt indessen zu einer Reduktion der Yersinia-spezifischen Proliferation und Interferon-γ-Produktion von T-Lymphozyten in den PP, mesenterialen Lymphknoten und der Milz. Trotz dieser ersten vielversprechenden Resultate ist der Einfluß von intestinalen T-Zellen bei der lokalen Immunantwort der Yersiniose derzeit noch unklar und bedarf weiterer experimenteller Untersuchungen.

Zusammenfassung

Y. enterocolitica sind extrazellulär lokalisierte, enteropathogene Bakterien, die eine Vielzahl intestinaler und extraintestinaler Erkrankungen hervorrufen können. Sowohl plasmid- als auch chromosomalkodierte Virulenzfaktoren sind für die Pathogenität von Yersinien wichtig. Für einige Virulenzfaktoren ist eine direkte Interaktion mit Wirtszellen bzw. dem Immunsystem bekannt und auf molekularer Ebene charakterisiert. Während einer Primärinfektion sind (Yersinia-HSP60-)spezifische T-Zellen in Kooperation mit Makrophagen für die Elimination des Erregers verantwortlich. Dieser Prozeß wird durch Zytokine wie Interferon γ und Tumornekrosefaktor α vermittelt bzw. reguliert. Bei einer Sekundärinfektion sind YadA-spezifische Antikörper die wesentliche protektive Komponente. Die Charakterisierung der intestinalen Immunschutzmechanismen ist notwendig, um die Voraussetzungen für die Entwicklung eines oralen Impfstoffes zu schaffen.

Literatur

1. Autenrieth IB, Tingle A, Reske-Kunz A, Heesemann J (1992) T lymphocytes mediate protection to Yersinia enterocolitica in mice: characterization of murine T cell clones specific for Yersinia enterocolitica. Infect Immun 3: 1140–1149
2. Autenrieth IB, Hantke K, Heesemann J (1991) Immunosuppression of the host and delivery of iron to the pathogen: a possible dual role of siderophores in the pathogenesis of microbial infections. Med Microbiol Immunol 180: 135–141
3. Autenrieth IB, Heesemann J (1992) In vivo neutralization of tumor necrosis factor alpha and gamma interferon abrogates resistance to Yersinia enterocolitica in mice. Med Microbiol Immunol 181: 333–338
4. Autenrieth IB, Hantschmann P, Heymer B, Heesemann J (1993a) Immunohistological characterization of the cellular immune response against Yersinia enterocolitica in mice: evidence for the involvement of T lymphocytes. Immunobiology 187: 1–16
5. Autenrieth IB, Beer M, Hantschmann P, Vogel U, Preger S, Heymer B, Heesemann J (1993b) The cellular immune response against Yersinia enterocolitica in different inbred strains of mice: evidence for an important role of T lymphocytes. Int J Med Microbiol Virol Parasitol Infect Dis 278: 383–395
6. Autenrieth IB, Vogel U, Preger S, Heymer B, Heesemann J (1993c) Experimental Yersinia enterocolitica infection in euthymic and athymic T cell deficient C57BL/6 nude mice: comparison of time course, histomorphology and immune response. Infect Immun 61: 2585–2595
7. Autenrieth IB, Reissbrodt R, Saken E, Berner R, Vogel U, Rabsch W, Heesemann J (1994a) Desferrioxamine-promoted virulence of Yersinia enterocolitica in mice depends on both desferrioxamine type and mouse strain. J Infect Dis 169: 562–567
8. Autenrieth IB, Beer M, Bohne E, Kaufmann SHE, Heesemann J (1994b) Immune responses to Yersinia enterocolitica in susceptible BALB/c and resistant C57BL/6 mice: an essential role of interferon gamma. Infect Immun 62: 2590–2599
9. Bäumler AJ, Koebnik R, Stjiljkovic I, Heesemann J, Braun V, Hantke K (1993) Iron uptake systems of Yersinia enterocolitica – a survey. Zentralbl Bakt 278: 416–424
10. Bohn E, Heesemann J, Ehlers S, Autenrieth IB (1994) Early IFn-g mRNA expression is associated with resistance of mice against Yersinia enterocolitica. Infect Immun 62: 3027–3032
11. Brett SJ, Mazurov A, Charles I, Tite J (1994) The invasin protein of Yersinia spp. provides co-stimulatory activity to human T cells through interaction with β1 integrins. Eur J Immunol 23: 1608–1614
12. Carter P (1975) Pathogenicity of Yersinia enterocolitica for mice. Infect Immun 11: 164–170
13. Cornelis G, Laroche Y, Balligand G, Sory M, Wauters G (1987) Yersinia enterocolitica, a primary model for bacterial invasiveness. Rev Infect Dis 9: 64–87
14. Cornelis G, Biot T, Lambert de Rouvroit C, Michiels T, Mulder B, Sluiters C, Sory M, van Bouchaute M, Vanooteghem J (1989) The Yersinia Yop regulon. Mol Microbiol 3: 1455–1459
15. Cornelis G, Sluiters C, Delors I, Geib D, Kaniga K, Lambert des Rouvroit C, Sory M, Michiels T (1991) ymoA, a Yersinia enterocolitica chromosomal gene modulating the expression of virulence functions. Mol Microbiol 5: 1023–1034
16. Delor I, Cornelis G (1992) Role of Yersinia enterocolitica Yst toxin in experimental infection of young rabbits. Infect Immun 60: 4269–4277
17. Ewald JH, Heesemann J, Rüdiger H, Autenrieth IB (1994) Interaction of polymorphonuclear leukocytes with Yersinia enterocolitica: role of the Yersinia virulence plasmid and modulation by the iron-chelator desferrioxamine B. J Infect Dis 170: 140–150
18. Guan K, Dixon J (1990) Protein tyrosine phosphatase activity of an essential virulence determinant Yersinia. Science 249: 553–556
19. Haag H, Hantke K, Drechsel H, Stojiuljkovic I, Jung G, Zähner H (1993) Purification of Yersiniabactin: a siderophore and a possible virulence factor of Yersinia enterocolitica. J Gen Microbiol 139: 2159–2165
20. Hahn H, Kaufmann SHE (1981) The role of cell-mediated immunity in bacterial infections. Rev Infect Dis 3: 1221–1250

21. Hancock G, Schaedler R, MacDonald TT (1986) Yersinia enterocolitica infections in resistant and susceptible strains of mice. Infect Immun 53: 26–31
22. Hancock G, Schaedler W, MacDonald TT (1988) Multigenetic control of resistance against Yersinia enterocolitica in inbred strains of mice. Infect Immun 56: 532–533
23. Hanski C, Kutschka U, Schmoranzer HP, Naumann M, Stallmach A, Hahn H, Menge H, Riecken E (1989) Immunohistochemical and electron microscopic study of interaction of Yersinia enterocolitica serotype O:8 with intestinal mucosa during experimental enteritis. Infect Immun 57: 673–678
24. Heesemann J (1987) Chromosomal encoded siderophores are required for mouse virulence of enteropathogenic Yersinia species. FEMS Microbiol Lett 48: 229–233
25. Heesemann J, Gaede K (1989) Mechanisms involved in the pathogenesis of Yersinia infections. Rheumatol Int 9: 213–217
26. Heesemann J, Grüter L (1987) Genetic evidenve that the outer membrane protein YPO1 of Yersinia enterocolitica mediates adherence and phagocytosis resistance to human epithelial cells. FEMS Microbiol Lett 40: 37–41
27. Heesemann J, Hantke K, Vocke T, Saken E, Rakin A, Stlojiljkovic I, Berner R (1993) Virulence of Yersinia enterocolitica is closely associated with siderophore production, expression of an iron-repressible outer membrane polypeptide of 65,000 Da and pesticin sensitivity. Mol Microbiol 8: 397–408
28. Leung KY, Reisner B, Straley S (1990) YopM inhibits platalet aggregation and is necessary for virulence of Yersinia pestis in mice. Infect Immun 58: 3262–3271
29. Lian C, Hwang W, Pai C (1987) Plasmid mediated resistance to phagocytosis in Yersinia enterocolitica. Infect Immun 55: 1176–1183
30. Miller V, Falkow S (1988) Evidence for two genetic loci in Yersinia enterocolitica that can promote invasion of epithelial cells. Infect Immun 56: 1242–1248
31. Miller V, Farmer J, Hill W, Falkow S (1989) The ail locus is found uniquely in Yersinia enterocolitica serotypes commonly associated with disease. Infect Immun 57: 121–131
32. Noll A, Roggenkamp A, Heesemann J, Autenrieth IB (1994) A protective role of heat shock protein-reactive ab T cells in murine yersiniosis. Infect Immun 62 (in press)
33. Pai C, De Stephano L (1982) Serum resistance associated with virulence in Yersinia enterocolitica. Infect Immun 35: 605–611
34. Pilz D, Vocke T, Heesemann J, Brade V (1992) Mechanisms of YadA mediated serum resistance of Yersinia enterocolitica serotype O3. Infect Immun 60: 189–195
35. Rabsch W, Reissbrodt R (1992) Eisenversorgung von Bakterien und ihre Bedeutung für den infektiösen Prozeß. Bioforum 15: 10–15
36. Robins-Brown R, Prpic J (1985) Effects of iron and desferrioxamine on infections with Yersinia enterocolitica. Infect Immun 47: 774–779
37. Rosqvist R, Bolin I, Wolf-Watz H (1988) Inhibition of phagocytosis in Yersinia pseudotuberculosis: a virulence plasmid-encoded ability involving the Yop2b protein. Infect Immun 56: 2139–2143
38. Rosqvist R, Forsberg A, Wolf-Watz H (1991) Intracellular targeting of the Yersinia YopE cytotoxin in mammalian cells induces actin microfilament disruption. Infect Immun 59: 4562–4569
39. Vogel U, Autenrieth IB, Berner R, Heesemann J (1993) Role of plasmid-encoded antigens of Yersinia enterocolitica in humoral Immunity against secondary Y. enterocolitica infection in mice. Microbial Pathogen 14: 1–14
40. Young D (1992) Heat-shock proteins: immunity and autoimmunity. Curr Opin Immunol 4: 396–400

Die Bedeutung der Magensäure für die Integrität der autochthonen gastrointestinalen Flora

H. Menge

Einleitung

Dem menschlichen Organismus stehen zahlreiche immunologische und nichtimmunologische Mechanismen zur Verfügung, um die autochthone Flora des Gastrointestinaltraktes in qualitativer und quantitativer Hinsicht konstant zu erhalten. Die nichtimmunologischen defensiven Faktoren sind vorzüglich die Magensäure, das Sekret des exokrinen Pankreas, die propulsive gastrointestinale Motilität, die sessile Flora selbst und chemische Faktoren (z. B. Lysozym). An dieser Stelle soll dargestellt werden, inwieweit die von der Magenschleimhaut sezernierte Salzsäure eine erste Barriere gegenüber dem Eindringen von Keimen und insbesondere von enteropathogenen Bakterien aus der Umwelt darstellt und somit zur Konstanzerhaltung der autochthonen Flora beiträgt.

Physiologische bakterielle Besiedlung des Gastrointestinaltraktes

Die bakterielle Besiedlung des Intestinums ist nicht einheitlich. Sie weist in den einzelnen Anteilen des Verdauungstraktes deutliche quantitative und qualitative Unterschiede auf [18]. Prinzipiell nehmen von proximal nach distal die Gesamtkeimzahlen sowie die relativen und absoluten Zahlen der Anaerobier deutlich zu. Im Magen lassen sich nach einer Mahlzeit bis zu 10^5–10^6 Bakterien/ml Inhalt nachweisen [6]. Es handelt sich hierbei überwiegend um Keime der oropharyngealen Flora. Interdigestiv ist der Mageninhalt weitgehend steril [6]. Auch im Jejunum lassen sich in nüchternem Zustand mit den heute gebräuchlichen mikrobiologischen Techniken zumeist keine Bakterien nachweisen, lediglich bei ungefähr 40 % der Erwachsenen finden sich bis zu 10^4 Keime/ml Jejunalsaft. Mit dem Speisebrei in den oberen Dünndarm gelangte Bakterien führen nur für 1½ h zu vorübergehend erhöhten Keimzahlen [6]. Das Ileum ist regelmäßig besiedelt. 10^7–10^8 Keime/ml Inhalt sind dort anzüchtbar, die Flora besteht aus Aerobiern und Anaerobiern.

W. F. Caspary et al. (Hrsg.) Ökosystem Darm VI

Im Kolon findet sich die höchste bakterielle Besiedlung des Intestinaltraktes mit Keimzahlen von 10^{11}/ml Inhalt; hierbei handelt es sich weit überwiegend um Anaerobier.

pH-wertabhängige Bakterizidie des Magensaftes

Die Vorstellung, daß die gastrale Salzsäure eine wesentliche Schutzfunktion gegenüber dem Eindringen von Bakterien aus der Umwelt in das Intestinum darstellt, leitet sich aus der Beobachtung ab, daß die Magensäure eine bakterizide Wirkung besitzt. Dies ist von zahlreichen Arbeitsgruppen belegt worden. Hier sei exemplarisch auf die Studie von Gurian et al. [10] hingewiesen. Die Autoren konnten zeigen, daß Clostridium difficile bei pH-Werten des Magensaftes zwischen 2 und 4 innerhalb von 20–30 min weitgehend zu nicht mehr anzüchtbaren Formen zerstört wird. Diese pH-Werte führen innerhalb von 40 min zusätzlich zu einer Inaktivierung des Clostridium-difficile-Zytotoxins. pH-Werte zwischen 5 und 7,1 sind ohne wesentlichen Einfluß auf das Wachstum von Clostridium difficile und auf die Aktivität des Clostridium-difficile-Zytotoxins. Diese Befunde verdeutlichen, daß die bakterizide Wirkung des Magensaftes pH-abhängig ist und an eine regelrechte Säuresekretion der Magenschleimhaut gebunden ist. Eine Anhebung des pH-Wertes wird dementsprechend zu einer Verminderung der Bakterizidie des Magensaftes führen.

Ursachen einer Hyp- bzw. Anazidität des Magensaftes

Die häufigsten Ursachen einer Hyp- bzw. Anazidität des Magensaftes sind chronisch-atrophische Gastritiden, Magenresektionen und die Gabe säurehemmender oder säureneutralisierender Medikamente.

Ursachen einer verminderten Säuresekretion des Magens

- chronisch-atrophische Typ-A-Gastritis,
- chronisch-atrophische Typ-B-Gastritis,
- Magenresektionen,
- säuresekretionshemmende Medikamente
  - Histamin-H_2-Rezeptorantagonisten,
  - Protonenpumpen-Inhibitoren,
- säureneutralisierende Medikamente,
- Infektionskrankheiten:
  1) beim Tier
     - bei Befall mit
       -- Taenia taeniaeformis (Ratte) (durch direkte Schleimhautschädigung),
       -- Ostertagia (Schaf),
       -- Trichostrongylus colubriformis (Schaf),
       -- Trichostrongylus axei (Pferd),

-- Nochtia nochtiae (Primaten)
(durch Mediatoren),
-- Bakterien
(durch bakterielle Lipopolysaccharide);

2) beim Menschen
- bei fieberhaften Infektionen
-- Typhus,
-- Paratyphus,
-- Lungentuberkulose,
-- Bronchopneumonie
-- Lungenabszeß,
- bei parasitären Erkrankungen
-- Diphyllobothrium latum,
-- Ancylostoma duodenale,
-- Trypanosoma cruzei.

Weniger bekannt ist jedoch, daß auch Infektionskrankheiten – einschließlich parasitärer Erkrankungen – zu einer Hypazidität führen können. Die Ursachen hierfür sind noch weitgehend unklar. Aus der Veterinärmedizin ist bekannt, daß Parasiten eine direkte Schädigung der Magenschleimhaut hervorrufen oder über bisher nicht definierte Mediatoren eine Reduktion der Säuresekretion bewirken können. Derartige säuresekretionshemmende Mediatoren ließen sich sogar für einen Parasiten (Trichostrongylus culobriformis) nachweisen, der ausschließlich den Dünndarm des Schafes befällt [2]. Im Tierexperiment ließ sich zusätzlich aufzeigen, daß mit Fieber einhergehende bakterielle Infektionen zu einer Reduktion der Säuresekretion führen können. Lipopolysaccharide sind mit Wahrscheinlichkeit hierfür verantwortlich [20, 21, 30]. Entsprechende Befunde konnten ebenfalls beim Menschen erhoben werden. So findet sich bei einem Befall mit unterschiedlichen Parasiten in einem überdurchschnittlich hohen Prozentsatz eine verminderte Säuresekretion [28, 26], ein Befund, der auch bei verschiedenen mit Fieber einhergehenden Infektionskrankheiten zu erheben ist [5, 14]. Interessanterweise führt schon eine isolierte Erhöhung der Körpertemperatur zu einer Reduktion der Säuresekretion, wie an Probanden gezeigt werden konnte, deren Körpertemperatur in einer Wärmezelle auf 38–39 °C erhöht wurde [19].

Nach diesen Befunden können somit sehr unterschiedliche akute und chronische gastrointestinale oder extraintestinale Erkrankungen und auch Medikamente zu einer Reduktion der gastralen Säuresekretion und dementsprechend zu einer Minderung der bakteriziden Wirkung des Magensaftes führen.

Hypazidität des Magensaftes und das Auftreten akuter Gastroenteritiden

Ausgehend von der pH-abhängigen Bakterizidie des Magensaftes haben verschiedene Arbeitsgruppen in Probandenstudien, mit denen die Pathogenität enteritisauslösender Bakterien näher definiert werden sollte, den jeweiligen Erreger ohne oder mit Hemmung der Säuresekretion bzw. Neutralisation der Magensäure verabreicht. Die ersten Hinweise auf die Gastropathogenität von Helicobacter pylori resultieren aus einem solchen Experiment. Marshall [16] inokulierte sich den Erreger zunächst lediglich in nüchternem Zustand, Beschwerden traten hierunter nicht auf. Erst die Aufnahme des Keimes nach vorangehender Hemmung der Säuresekretion mit einem Histamin-H_2-Rezeptorantagonisten führte zu einer histologisch verifizierten, mit Beschwerden einhergehenden akuten Gastritis. Schon dieser Selbstversuch zeigt, daß eine medikamentös bedingte Hemmung der Säuresekretion des Magens und somit eine Minderung der bakteriziden Wirkung des Magensaftes das Auftreten einer akuten Gastritis nach der Inokulation eines gastropathogenen Keimes begünstigen kann.

Ähnliche Befunde wurden bei Probandenstudien mit enteropathogenen Keimen erhoben. Erhielten Freiwillige Choleravibrionen in gepufferter Salzlösung (pH 7,2) oral verabreicht, so waren 10^8 Erreger notwendig, um ein klinisch manifestes Krankheitsbild auszulösen. Wurden die Vibrionen jedoch zusammen mit 2 g $NaHCO_3$ (in 60 ml Aqua dest.) verabreicht, so gelang dies schon nach der Gabe von 10^4 Keimen [4]. Freiwilligenstudien mit Shigella flexneri bestätigen diese Befunde mit einer anderen Versuchsanordnung. Wurde der Erreger Probanden inokuliert, so ließ er sich mit Jejunum und Ileum nur nachweisen, wenn die Versuchspersonen zunächst $NaHCO_3$ oral erhalten hatten [7].

Diese Probandenstudien belegen, daß eine medikamentöse Anhebung des pH-Wertes – durch die Gabe säurehemmender oder säureneutralisierender Medikamente – zu akuten Gastritiden und auch zu akuten Enteritiden prädisponiert, und zwar dadurch, daß unter diesen Bedingungen eine geringere Keimzahl krankheitsauslösend sein kann oder es dem Erreger überhaupt erst ermöglicht wird, das Zielorgan zu erreichen. Es ist daher grundsätzlich zu erwarten, daß bei Patienten, die aufgrund der in der Übersicht genannten Ursachen eine verminderte oder fehlende Säuresekretion der Magenschleimhaut aufweisen, vermehrt akute Gastroenteritiden auftreten können.

Die Literatur hierzu ist allerdings spärlich und besteht weit überwiegend aus Einzelfallbeschreibungen und epidemiologischen Befunden. So berichtet Wingate [29] über einen Patienten, der wegen einer schweren Refluxoesophagitis über 2 Zeiträume mit Omeprazol (2mal 20 mg/Tag) behandelt wurde und jeweils in zeitlichem Zusammenhang hiermit an einer Salmonellenenteritis erkrankte. Aufgrund dieser und ähnlicher Beobachtungen müssen auch Patienten mit einer verminderten Säuresekretion aufgrund einer chronisch-atrophischen Gastritis oder nach Magenresektionen vermehrt zu Gastroenteritiden prädisponiert sein. Prospektive Studien liegen hierzu kaum vor. Nalin et al. [23] konnten jedoch an Probanden, die mit definierten Keimzahlen unterschiedlicher Vibrio-cholerae-Stämme oral infiziert wurden, zeigen, daß eine enge Beziehung zwischen der basalen Säuresekretion und der Schwere der Choleraerkrankung besteht. Freiwillige mit einer vor der Choleravibrioneninokulation gemessenen geringen Säuresekretion wiesen die schwersten Durchfälle auf.

Da eine geringere Säuresekretion zumeist Ausdruck einer chronisch-atrophischen Gastritis ist, weisen diese Befunde darauf hin, daß bei Patienten mit einer chronisch-atrophischen Gastritis die Inzidenz akuter Gastroenteritiden erhöht sein kann. Gleiches gilt mit Wahrscheinlichkeit auch für Patienten mit vorangegangenen Magenoperationen; denn anläßlich der Choleraepidemie in Italien im Jahre 1973 wiesen in Apulien 27 % der Erkrankten Magenoperationen in der Vorgeschichte auf, während dies bei den nicht erkrankten Familienmitgliedern nur zu 1 % der Fall war [1]. Eine ähnliche Beziehung zwischen vorangegangenen Magenoperationen und dem gehäuften Auftreten einer akuten Gastroenteritis ließ sich auch für Salmonellenenteritiden aufzeigen [9].

Die vorangehend dargelegten Befunde lassen es somit insgesamt wahrscheinlich erscheinen, daß eine verminderte Säuresekretion der Magenschleimhaut das Auftreten akuter Gastroenteritiden begünstigt. Ein entsprechender Zusammenhang wurde bisher für folgende Infektionskrankheiten beschrieben: Typhus, Paratyphus, Salmonellenenteritis, Shigellenruhr, Cholera, Clostridium-difficile-Kolitis, Bruzellose und den Befall mit den Parasiten Giardia lamblia, Strongyloides stercoralis oder Diphyllobothrium latum. Allerdings scheint dieser Zusammenhang in gemäßigten Klimazonen weniger bedeutungsvoll zu sein als in tropischen, wenig industrialisierten Gebieten. Dort stellen Hypazidität und Malnutrition wesentliche prädisponierende Faktoren für schwer verlaufende infektiöse Gastroenteritiden dar [23].

Hypazidität des Magensaftes und das Auftreten einer chronischen bakteriellen Fehlbesiedlung

Chronische Gastritiden und Magenoperationen mit resezierenden Verfahren sind die hauptsächlichsten Ursachen einer langdauernden, sich teilweise über Jahrzehnte erstreckenden Hyp- bzw. Anazidität. Henning [11] konnte schon 1930 zeigen, daß bei dem Fortschreiten einer chronischen Gastritis von der chronischen Oberflächengastritis hin zur chronisch-atrophischen Gastritis – mit begleitender Hypazidität und nachfolgender Anazidität – zunehmend höhere Keimzahlen im Magenlumen nachweisbar sind. Dieser Befund wurde folgend in zahlreichen Studien bestätigt. Mit den heute üblichen mikrobiologischen Kulturtechniken lassen sich – wie erwähnt – im säurelosen Magen ungefähr 10^6 Bakterien/ml aufzeigen [6]. Hierbei handelt es sich weit überwiegend um Keime der oropharyngealen Flora.

Inwieweit dieser chronischen bakteriellen Fehlbesiedlung des Magens ein Krankheitswert zukommt, ist bisher noch unklar. Besonders tierexperimentelle Studien weisen jedoch auf einen Zusammenhang zwischen der bakteriellen Kolonisation des Magens und dem Magenkarzinom hin. Grundlage dieser Untersuchungen ist die Beobachtung, daß die bei einer Anazidität im Magen nachweisbaren Bakterien teilweise dazu befähigt sind, oral aufgenommene Nitrate in

Nitrosamine und Nitrosamide zu konvertieren und daß einige dieser N-Nitroso-Verbindungen bedeutende Kanzerogene sind. So lassen sich durch die orale Gabe des Nitrosamins N-Methyl-N-Nitro-N-Nitrosoguanidin bei einigen – jedoch nicht bei allen – Säugetieren regelmäßig Magenkarzinome induzieren [24]. Beim Menschen sind die entsprechenden Befunde weniger einheitlich. Unzweifelhaft ist zunächst, daß in Europa ungefähr 10% der Patienten mit einer chronisch-atrophischen Typ-A-Gastritis nach einem Zeitraum von durchschnittlich 15 Jahren ein Magenkarzinom entwickeln. Zusätzlich besteht eine enge Beziehung zwischen der Nitrataufnahme einer Population und der jeweiligen Magenkarzinommortalität (die hauptsächlichste Nitratquelle in der Nahrung sind Gemüse) [22]. Zudem besteht zwischen den pH-Werten und der Konzentration der N-Nitroso-Verbindungen im Magensaft eine enge Korrelation (die höchsten Konzentrationen werden bei Patienten mit einem Magenkarzinom oder einer perniziösen Anämie und nach Magenteilresektionen gefunden) [27].

Vor dem Hintergrund dieser tierexperimentellen Befunde und der beim Menschen erhobenen epidemiologischen Daten läßt sich daher folgende, vorzüglich auf den Befunden von Correa [15] aufbauende Hypothese zur Entstehung des Magenkarzinoms formulieren: Das sich über einen Zeitraum von Jahrzehnten erstreckende Fortschreiten einer chronischen Oberflächengastritis hin zu einer chronisch-atrophischen Gastritis führt über eine zunehmende Abnahme der Säuresekretion zur Anazidität. Da über 90% der chronischen Gastritiden Helicobacter-pylori-induzierte chronische Typ-B-Gastritiden sind, ist eine erfolgreiche Infektion mit dem Erreger die häufigste Ursache einer verminderten oder fehlenden Säuresekretion des Magens. Die nächsthäufigen Ursachen sind die chronische Typ-A-Gastritis und Magenoperationen mit resezierenden Verfahren. Parallelgehend zur fortschreitenden Abnahme der Säuresekretion findet sich eine Zunahme der bakteriellen Besiedlung des Magenlumens, die teilweise zur Bildung von N-Nitroso-Verbindungen befähigt ist. Diese Karzinogene können dann erneut über einen langjährigen Zeitraum die Entstehung eines Magenkarzinoms induzieren.

Diese prinzipielle Sequenz der Ereignisse kann vorzüglich durch zwei Faktoren modifiziert werden. Zunächst besteht eine hochsignifikante Korrelation zwischen einer erfolgreichen Infektion mit Helicobacter pylori und der konsekutiven Entwicklung eines Magenkarzinoms [8, 25]. Da das Fortschreiten der chronischen Typ-B-Oberflächengastritis hin zur chronisch-atrophischen Gastritis sich jedoch über einen Zeitraum von Jahrzehnten erstreckt, ist eine Infektion schon in der Jugend zur folgenden Entwicklung eines Magenkarzinoms notwendig. Eine Infektion im Erwachsenenalter prädisponiert somit nicht mehr zur Entstehung eines Magenkarzinoms. Den zweiten modifizierenden Faktor stellt mit Wahrscheinlichkeit die Ernährung dar. Bei Personen mit einem hohen Anteil frischen Gemüses und Früchten in der Nahrung finden sich weniger Magenkarzinome [3]. Dies ist möglicherweise darauf zurückzuführen, daß einige Vitamine antioxidative Eigenschaften besitzen [13] und somit die Wirkung freier Radikale auf die Magenschleimhaut reduzieren oder aufheben. Treffen diese Vorstellungen zu, so könnte der höhere sozioökonomische Standard in den Industrieländern mit einer vitaminreicheren Ernährung sowie besseren hygienischen Verhältnissen und einer hierdurch bedingten, erst im späteren Lebensalter erworbenen Helicobacter-pylori-Besiedlung der Magenschleimhaut der Grund für die Abnahme des Magenkarzinoms bei den dort lebenden Populationen sein.

Da eine verminderte Säuresekretion zu einer kontinuierlichen bakteriellen Fehlbesiedlung des Magens führt, lag zugleich die Schlußfolgerung nahe, daß konsekutiv auch eine bakterielle Überwucherung des Dünndarmes stattfinden müßte. Dementsprechend konnten Drasar et al. [6] nachweisen, daß bei Patienten mit einer Achlorhydrie Bakterien häufiger und in höheren Konzentrationen im Dünndarm vorhanden sind als bei Probanden mit einer Normazidität. Andererseits war bei 30% der Patienten mit einer Achlorhydrie der Jejunalsaft steril, so daß trotz hoher Keimzahlen im Magen keine Besiedlung des Dünndarmes stattgefunden hatte. Dieser überraschende Befund wurde von McLoughlin et al. [17] bei Patienten mit unterschiedlichen Magenoperationen näher untersucht. Die Autoren konnten nachweisen, daß selbst bei Patienten mit einer trunkalen Vagotomie und Gastroenterostomie keine bakterielle Kolonisation des Jejunums auftrat. Erst wenn neben einer reduzierten Säuresekretion und dem Verlust der Integrität der Pylorusregion zusätzlich ein IgA-Mangel vorlag, ließ sich eine signifikante Keimbesiedlung des oberen Dünndarms aufzeigen. Diese Befunde verdeutlichen, daß eine bakterielle Besiedlung des Magens nicht notwendigerweise auch mit einer Keimbesiedlung des oberen Intestinaltrakts einhergehen muß. Erst wenn weitere Faktoren, die physiologischerweise der Konstanterhaltung der autochthonen intestinalen Flora dienen, fortfallen, kann somit eine bakterielle Fehlbesiedlung des Intestinums manifest werden.

Die Auswirkungen einer durch eine Hypazidität bedingten bakteriellen Fehlbesiedlung von Magen und Dünndarm auf die Digestion und Absorption der oral aufgenommenen Nahrung sind zumeist weniger schwerwiegend als unter einer mikrobiellen Kolonisation bei intestinalen Divertikeln oder Strikturen [12]. Liegt eine Achlorhydrie vor, so finden sich überwiegend Aerobier, die zudem kaum zur Dekonjugation von konjugierten Gallensäuren befähigt sind. Relativ häufig findet sich ein Vitamin-B_{12}-Mangel [12]. Seltener läßt sich eine milde Folsäuremalabsorption nachweisen, die jedoch nicht auf die bakterielle Fehlbesiedlung, sondern auf einen höheren intraluminalen pH-Wert im oberen Jejunum zurückzuführen ist. Andererseits können die Folsäurespiegel auch erhöht sein, da Keime der überwuchernden Flora teilweise zur Folsäurebildung befähigt sind. Champagne [12] wies zusätzlich darauf hin, daß ein niedriger pH-Wert für die Löslichkeit einiger Mineralien wie Zink, Kupfer, Nickel, Kobalt, Magnesium, Eisen und Kalzium von Bedeutung sein könnte und bei einer Anazidität entsprechende Mangelzustände auftreten könnten. Klinische Hinweise hierfür liegen jedoch bisher nicht vor, und für Kalzium konnte sogar gezeigt werden, daß dessen Resorption aus Fleisch unabhängig vom pH-Wert des Magensaftes ist. Dieselbe Autorin wies zusätzlich darauf hin, daß bei höheren pH-Werten eine zunehmende Bindung von Mineralien an in der Nahrung enthaltene Ballaststoffe stattfindet und somit deren Verfügbarkeit herabgesetzt werden könnte, ohne daß diese Interaktionen bisher näher untersucht worden seien.

Insgesamt sind die Auswirkungen einer Hypazidität des Magensaftes mit einer konsekutiven bakteriellen Fehlbesiedlung des Magens und – bei dem Fortfall weiterer protektiver Faktoren – des Dünndarms auf die Digestion und Absorption von Nahrungsbestandteilen jedoch mit Wahrscheinlichkeit gering; denn Lindenbaum konnte an ungefähr 500 Patienten mit einer perniziösen Anämie, die eine ausreichende Vitamin-B_{12}-Substitution erhielten, über einen Zeitraum von 10 Jahren beobachten, daß lediglich ein leichter Eisenmangel auftrat, andere Mangelzustände jedoch nicht aufzuzeigen waren [12]. Und selbst bei 1000 Patienten mit einer trunkalen Vagotomie und Drainageoperation fanden sich nur 7 Erkrankte mit beeinträchtigenden Durchfällen [17].

Zusammenfassung

Der Magensaft besitzt eine bakterizide Wirkung. Sie ist pH-abhängig und besonders ausgeprägt bei chronisch-atrophischen Gastritiden, nach Magenresektionen und unter der Einnahme säuresekretionshemmender oder säureneutralisierender Medikamente reduziert. Patienten mit einer Hyp- oder Anazidität des Magensaftes sind daher prinzipiell zum vermehrten Auftreten akuter Gastroenteritiden prädisponiert. In gemäßigten Klimazonen ist die klinische Bedeutung dieser Prädisposition jedoch gering. Chronisch-atrophische Gastritiden und Magenresektionen führen zudem zu einer langjährigen bakteriellen Besiedlung des Magens und teilweise auch des Intestinums. Eine derartige Fehlbesiedlung des Magens fördert wahrscheinlich die Entstehung des Magenkarzinoms. Anazidität und bakterielle Kolonisation von Magen und Dünndarm können zudem zu einer Maldigestion und Malabsorption mit konsekutiven Mangelzuständen (besonders von Vitamin B_{12}) führen.

Literatur

1. Baine WB, Zampieri A, Mazzotti M, Angioni G, Greco D, Di Gioia M, Izzo E, Gangarosa EJ, Pocchiari F (1974) Epidemiology of cholera in Italy in 1973. Lancet II: 1370–1374
2. Barker IK, Tichen DA (1982) Gastric dysfunction in sheep infected with Trichostrongylus colubriformis, a nematode inhabiting the small intestine. Int J Parasitol 12: 345–356
3. Block G, Patterson B, Subar A (1992) Fruit, vegetables and cancer prevention: A review of the epidemiological evidence. Nutrit Cancer 18: 1–29
4. Cash RA; Music SI, Libonati JP, Snyder MJ, Wenzel RP, Hornick RB (1974) Response of man to infection with Vibrio cholerae. I. Clinical, serologic, and bacteriologic responses to a known inoculum. J Infect Dis 129: 45–52
5. Chang HC (1933) Gastric secretion in fever and infectious diseases. J Clin Invest 12: 155–169
6. Drasar BS, Shiner M, McLeod GM (1969) Studies on the intestinal flora. I. The bacterial flora of the gastrointestinal tract in healthy and achlorhydric persons. Gastroenterology 56: 71–79
7. DuPont HL, Hornick RB, Snyder MJ, Libonati JP, Formal SB, Gangarosa EJ (1972) Immunity in Shigellosis. I. Response of man to attenuated strains of Shigella. J Infect Dis 125: 5–11
8. Formann D, Newell DG, Fullerton F, Yarnell JW, Stacey AR, Wald N, Sitas T (1991) Association between infection with Helicobacter pylori and risk of gastric cancer: evidence from prospective investigation. BMJ 302: 1302–1305
9. Gianella RA, Broitman SA, Zamchek N (1972) Gastric acid barrier to ingested microorganisms in man: studies in vivo and in vitro. Gut 13: 251–256

10. Gurian L, Ward TT, Katon RM (1982) Possible foodborne transmission in a case of pseudomembranous colitis due to clostridium difficile. Influence of gastrointestinal secretions on clostridium difficile infection. Gastroenterology 83: 465–469
11. Henning N (1930) Arch Verdauungskr 47: 1–59 (zit nach: Stockbruegger RW [1985] Bacterial overgrowth as a consequence of reduced gastric acidity. Scand J Gastroentrol, Suppl 111: 7–16
12. Holt PR, Rosenberg IH, Russel RM (1989) Causes and consequences of hypochlorhydria in the elderly. Dig Dis Sci 34: 933–937
13. Krinsky NI (1992) Mechanism of action of biological antioxidants (43429) PSEBM 200: 248–254
14. Kruger AL (1943) Gastric acidity in pulmonary tuberculosis. Am J Dig Dis 10: 111–114
15. Lechago J, Correa P (1993) Prolonged achlorhydria and gastric neoplasia: Is there a causal relationship? Gastroenterology 104: 1554–1557
16. Marshall BJ, Armstrong JA, McGechie DB, Glancy RJ (1985) Attempt to fulfill Koch's postulates for pyloric Campylobacter. Med J Aust 142: 436–439
17. McLoughlin GA, Hede JE, Temple JG, Bradley J, Chapman DM, McFarland J (1978) The role of IgA in the prevention of bacterial colonization of the jejunum in the vagotomized subject. Br J Surg 65: 435–437
18. Menge H (1992) Ökologie des Darmes. In: Goebell H (Hrsg) Gastroenterologie. Urban & Schwarzenberg, München Wien Baltimore, S 60–64
19. Meyer J, Cohen SJ, Carlson AJ (1918) Contribution to the physiology of the stomach. XLVI. Gastric secretion during fever. Arch Intern Med 21: 354–365
20. Mimura T, Muto N, Tanaka J, Oshita H, Onishi N, Aonuma S (1977) Effects of the gastric juice inhibitory substance from Streptomyces bottropensis on gastric secretion and experimental ulcers in rats. Chem Pharmacol Bull 25: 897–903
21. Mimura T, Muto N, Tsujibo H, Onishi N, Aonuma S (1977) Purification and partial characterisation of the gastric ulcer inhibitory substance from culture filtrate of Bacillus subtilis H. Chem Pharmacol Bull 25: 2770–2774
22. Mirvish SS (1983) The etiology of gastric cancer. Intragastric nitrosamide formation and other theories. JNCI 71: 630–647
23. Nalin DR, Levine RJ, Levine MM, Hoover D, Bergquist E, McLaughlin J, Libonati J, Alam J, Hornick RB (1978) Cholera, non-Vibrio cholera, and stomach acid. Lancet II: 856–859
24. Ohgaki H, Kawachi T, Matsukura N, Morino K, Miyamoto M, Sagimura T (1983) Genetic control of susceptibility of rats to gastric carcinoma. Cancer Res 43: 3663–3671
25. Parsonnet J, Friedmann GD, Vandersteen DP, Chang Y, Vogelman DEE, Orentreich N, Sibley RK (1991) Helicobacter pylori infection and the risk of gastric cancer. N Engl J Med 325: 1127–1131
26. Pimparkar BD, Sharma P, Satoskar RS, Raghavan P, Kinare SG (1982) Anaemia and gastrointestinal function in ancylostomiasis. Postgrad J Med 28: 51–63
27. Reed PI, Smith PLR, Haines K, House FR, Walters CL (1981) Gastric juice N-nitrosamines in health and gastroduodenal disease. Lancet II. 550–552
28. Salokannel J (1970) Intrinsic factor in tapeworm anaemia. Acta Med Scand 188, Suppl 517: 1-51
29. Wingate DL (1990) Acid reduction and recurrent enteritis. Lancet I: 222
30. Wyllie JH, Limbosch JM, Nyhus LM (1967) Inhibition of gastric acid secretion by bacterial lipopolysaccharide. Nature (London) 215: 879

Isolierung einer antibiotikaähnlichen Substanz aus Saccharomyces boulardii

T. Friedland, J. Seifert, G. Krupp

Einleitung

Die Hefe Saccharomyces boulardii wird seit vielen Jahren mit ausgezeichnetem Erfolg gegen Diarrhöen eingesetzt, seien sie nun chronisch und von mehr oder weniger unbekannter Ursache [1] oder akut, durch Antibiotika [2, 3] oder virale [4] bzw. bakterielle Infektionen [5, 6] hervorgerufen. Erst in den letzten Jahren konnten verläßliche Erkenntnisse zusammengetragen werden, die sich auf den Wirkmechanismus der Hefe beziehen. Bis weit in die 80er Jahre hinein galt S. boulardii als ein Organismus, dessen therapeutischer Wert auf der Beeinflussung der Darmflora beruht. Man nahm an, daß durch das Auftreten dieser Hefe im Darm das im Falle einer Diarrhö bestehende ökologische Ungleichgewicht der ca. 400 Bakterienarten wieder ins physiologische Gleichgewicht gebracht werde, wobei der Mechanismus, der dieses leisten sollte, völlig im unklaren blieb.

Durch die Forschungsarbeiten der letzten Jahre aber konnte gezeigt werden, daß der therapeutische Wert der Hefe S. boulardii auf sehr konkreten Wirkmechanismen beruht. Der unscharfe Begriff „Symbioselenkung" muß also zugunsten der nun bekannten und teils gut beschriebenen Wirkmechanismen aufgegeben werden.

So konnte mehrfach unabhängig voneinander gezeigt werden, daß die Hefe einen unspezifisch stimulierenden Effekt besonders auf das darmständige Immunsystem hat [7, 8], wodurch die Abwehrbereitschaft des Körpers gegen diarrhöauslösende Bakterien gesteigert wird. Hierauf beruht auch der prophylaktische Nutzen der Hefe z. B. bei der Reisediarrhö [5, 9].

Als zweiter wichtiger Wirkmechanismus wurde eine Aktivität von S. boulardii gegen bakterielle Toxine beschrieben [10–13]. Proteasen, die S. boulardii sezerniert, sollen die Toxinrezeptoren zerstören, so daß die Toxine nicht mehr ihre pathogenen Eigenschaften entfalten können [13].

Der dritte Mechanismus, mit dessen Hilfe S. boulardii diarrhöauslösende Bakterien in der Entfaltung ihrer Pathomechanismen behindert, ist die Fähigkeit der Hefezellen, jeweils ca. 100 Typ-1-Fimbrien-tragende Bakterien zu binden.

W. F. Caspary et al. (Hrsg.) Ökosystem Darm VI

Solchermaßen gebundene Bakterien können sich nicht an die Darmmukosa anheften, ein Vorgang der aber essenziell für die Entfaltung der Pathomechanismen ist [14].

In unserer Arbeitsgruppe am Institut für experimentelle Chirurgie in Kiel haben wir uns um einen weiteren, in der Literatur immer wieder postulierten und diskutierten [15–19] Wirkmechanismus gekümmert: den Keimantagonismus. Wir gingen hierbei von der Hypothese aus, daß S. boulardii einen Stoff synthetisiert, der antibiotische Eigenschaften besitzt.

Material und Methoden

Zur Überprüfung der Hypothese bzw. um der chemischen Natur des Wirkstoffes nahezukommen, etablierten wir zunächst als Biotest den Agardiffusionstest, mit dessen Hilfe eine antibiotische Aktivität von S. boulardii nachgewiesen werden sollte. Auf eine Sabouraud-Glukose-Agarplatte wurden sensitive Bakterien, eingebettet in eine Weichagarschicht (5 % Agar-Agar), aufgebracht. In ein in der Mitte befindliches Stanzloch wurde 20fach konzentrierter S.-boulardii-Kulturüberstand einpipetiert und über Nacht bei 37 °C inkubiert. Neben dem Kulturüberstand wurden auch verschiedene Puffergemische mit abgestuften Pufferkapazitäten und pH-Werten in diesem Modell getestet. So konnten wir den Einfluß physikalischer Faktoren auf die bakterielle Vermehrungsrate untersuchen.

Bevor der Kulturüberstand genauer analysiert werden konnte, mußten irrelevante Begleitstoffe abgetrennt werden. Die Abtrennung erfolgte einerseits durch Extraktion mit 1-Butanol und andererseits durch die Dialyse unter der Verwendung von Membranen mit definierten Porengrößen (Molekulargewichts-cutt-off > 300 000 Da, abgestuft zwischen 300 000 und 1000 Da und < 1000 Da). Die Extrakte wie auch die Fraktionen definierter Molekulargewichtsbereiche wurden im Biotest auf ihre Wirksamkeit hin untersucht. Im Anschluß an diese Vorbehandlung erwies sich die Dünnschichtchromatographie als eine besonders geeignete Methode zur weiteren Fraktionierung des Kulturüberstandes. Diese Methode vereinigt mehrere Vorteile auf sich: Die Durchführung einer dünnschichtchromatographischen Trennung ist schonend und schnell, sie läßt sich ohne großen zusätzlichen Aufwand sehr leicht vom Mikromaßstab (analytisch) in den Makromaßstab (präparativ) überführen, und sie ist zudem ausgesprochen kostengünstig. Zwar ist das Auffinden einer geeigneten mobilen Phase ohne Vorwissen über das zu trennende Gemisch ein Problem, das überwiegend durch eine empirische Suche gelöst werden muß, einige Voruntersuchungen des Kulturüberstandes von S. boulardii (Extraktionsversuche mit Lösungsmitteln der eluotropen Reihe) erlaubten es jedoch, daß hier eine gerichtete Suche erfolgen konnte.

Zur Auffindung der antibakteriell wirksamen Fraktion der Kulturüberstandes von S. boulardii wurde zunächst ein lediglich 3 · 6 cm messendes Testchromatogramm (Kieselgel-60 Platten, E. Merck Nr. 5553) entwickelt. Auf diesem Chromatogramm des extrahierten und dialysierten Kulturüberstandes wurden unter UV-Licht von 254 bzw. 365 nm Wellenlänge die einzelnen Banden detektiert und mit Bleistift markiert. Das Screening der einzelnen Banden des Testchromatogramms hinsichtlich ihrer antibakteriellen Wirksamkeit erfolgte nun mit Hilfe der Bioautographie [20]. Hierzu wurde dieses mit einem sensible Bakterien enthaltenden Weichagar überschichtet und bei 37 °C über Nacht inkubiert.

Entsprechende nicht der Bioautographie unterzogene 20 · 20 cm große Chromatogramme wurden im Bereich der als wirksam erkannten Bande eluiert. Nach erneuter Chromatographie (Rechromatographie) wurde auch das Rechromatogramm der Bioautographie unterzogen. Hiernach schloß sich erneut die Elution der antibakteriell wirksamen Bande an. Diese Fraktion, in der der gesuchte Stoff weitgehend von Begleitstoffen isoliert vorlag, wurde nun mit Hilfe der analytisch genaueren Gaschromatographie auf ihre Zusammensetzung hin untersucht. Die Probe wurde direkt aus der wäßrigen Lösung auf die Trennsäule gegeben (Säulenlänge 12 m, Innendurchmesser 0,2 cm, belegt mit einem 1,0 µm dicken Cross-link-Methylsilikonfilm, Trägergas: Helium). Mit Hilfe eines dem Gaschromatographen angeschlossenen Massenspektroskopes (Fourier-Transform-Spektrometer, Wellenzahlenbereich 4000–600 cm^{-1}, Velocity 7 cm/s) ließen sich die Massenspektren der einzelnen Fraktionen aufnehmen und mit gespeicherten Standardspektren vergleichen.

Auch mit Hilfe der HPLC wurde das durch Extraktion und Dialyse aufbereitete Überstandskonzentrat von S. boulardii fraktioniert. Hierbei fand eine RP18-Säule Verwendung, als Eluens fand ein Gemisch aus 85 % Wasser und 15 % Acetonitril (v/v) Verwendung. Das Screening der einzelnen im Minutenabstand gesammelten Fraktionen hinsichtlich der antibiotischen Aktivität erfolgte durch den Agardiffusionstest. Die Untersuchungen zur chemischen Natur der antibakteriell wirksamen Fraktion erfolgten identisch wie nach der dünnschichtchromatographischen Trennung mit Hilfe der Gaschromatographie und der Massenspektroskopie.

Um die Verträglichkeit der isolierten Substanz in vivo abschätzen zu können, wurde einer Ratte 1 ml aufgereinigtes, d.h. konzentriertes, extrahiertes, dialysiertes und 2mal chromatographiertes Überstandskonzentrat von S.boulardii in die Vena cava injiziert. Die Ratte war aufgrund einer bereits zweistündigen schweren OP (Lymphdrainage aus dem Ductus thoracicus) stark vorgeschwächt.

Ergebnisse und Diskussion

Durch den Agardiffusionstest konnten wir Hemmhöfe erzeugen, die anzeigen, daß der Kulturüberstand von S. boulardii antibakterielle Eigenschaften besitzt. Dieses Ergebnis ist als solches allerdings nicht neu. Bereits 1975 konnten Brugier u. Patte [18] zeigen, daß S. boulardii in gemeinsamer Flüssigkultur mit Bakterien deren Vermehrung hemmt. Da die Agardiffusionsmethode aber weitaus variierbarer ist als eine Flüssigkultur, ließ sich mit ihr erstmalig eindeutig zeigen, daß der Hemmung der bakteriellen Vermehrung weder physikalische Effekte noch Konkurrenz um Nährstoffe zugrunde liegen. Gerade die Beteiligung dieser beiden Effekte aber konnte bei dem Flüssigkulturverfahren nie ganz ausgeschlossen werden. So bewirkt nicht die Hefezellsuspension, sondern ein zellfreier Kulturüberstand die Hemmhöfe. Eine Konkurrenz um Nährstoffe fällt hiermit als mögliches Erklärungsschema also aus. Auch werden die Hemmzonen nicht durch Veränderung des pH-Milieus verursacht. Durch die in diesem Modell eingesetzten Puffergemische konnten keine auch nur annähernd vergleichbaren Hemmhöfe erzeugt werden.

Mit der Erkenntnis also, daß sich in der Hemmhofbildung eine antibiotische Komponente des S.-boulardii-Kulturüberstandes offenbart, ergab sich gleichzeitig die Frage nach deren Wirkspektrum. Sowohl nach der Literatur als auch anhand eigener Untersuchungen zeigte sich, daß der antibiotische Effekt von S.boulardii gegenüber einem breiten Bakterienspektrum zu beobachten ist ([2, 16–18, 21–27], Tabelle 1).

Tabelle 1. Von S. boulardii beeinflußte Bakterienstämme.

Stamm	Quelle	Stamm	Quelle
Streptococcus pneumoniae	[28]	Clostridium difficile	[21]
E. coli V 10 907	(eigene Ergebnisse)	Staphylococcus aureus	[18]
E. coli C 600	(eigene Ergebnisse)	Shigella atyphisch	[18]
E. coli O 157	(eigene Ergebnisse)	Proteus mirabilis	[18]
E. coli O2:H6	[28]	Proteus vulgaris	[18]
E. coli K 12	[18]	Salmonella typhi	[18]
Enterococcus faecium	(eigene Ergebnisse)	Salmonella typhimurium	[18]
Klebsiella pneumoniae	(eigene Ergebnisse)		
Klebsiella ozytoca	(eigene Ergebnisse)		
Pseudomonas aeruginosa	[18]		

Die Vielzahl von Stoffen, die in der im Biotest eingesetzten Probelösung enthalten sind, forderte eine möglichst quantitative Abtrennung irrelevanter Begleitstoffe.

Als erste Stoffgruppe konnten die Proteine ausgeschlossen werden, da weder Kochen bei unterschiedlichen pH-Werten noch die Behandlung mit Proteinase K die antibakterielle Wirksamkeit des S.-boulardii-Kulturüberstandes veränderten.

Die Dialyse erlaubte es, in einem ersten Separationsschritt alle störenden Moleküle mit einem Molekulargewicht von mehr als 1000 Da abzutrennen, ohne daß das Dialysat seine antibakterielle Wirksamkeit verlor.

Die Versuche, das wirksame Agens zu extrahieren, ergaben, daß der antibiotisch wirksame Metabolit mit 1-Butanol abzutrennen ist. Dieses in Verbindung mit der Tatsache, daß die wirksame Fraktion nativ in wäßriger Lösung vorliegt, war eine wichtige Voraussetzung für die Entwicklung einer für die chromatographische Trennung geeigneten mobilen Phase. Ein Gemisch aus Ethanol, Butanol und Wasser in dem Volumenverhältnis von 3 : 4 : 0,5 erwies sich als ein leistungsfähiges Eluens.

Trotz der Vorbehandlung mit Dialyse und Extraktion wies das entwickelte Chromatogramm immer noch mehr als 20 unterschiedliche Banden auf. Mit Hilfe der Bioautographie ließ sich aber eindeutig einer Fraktion des Chromatogramms die antibakterielle Aktivität zuordnen. Auch nach der Elution zeigte

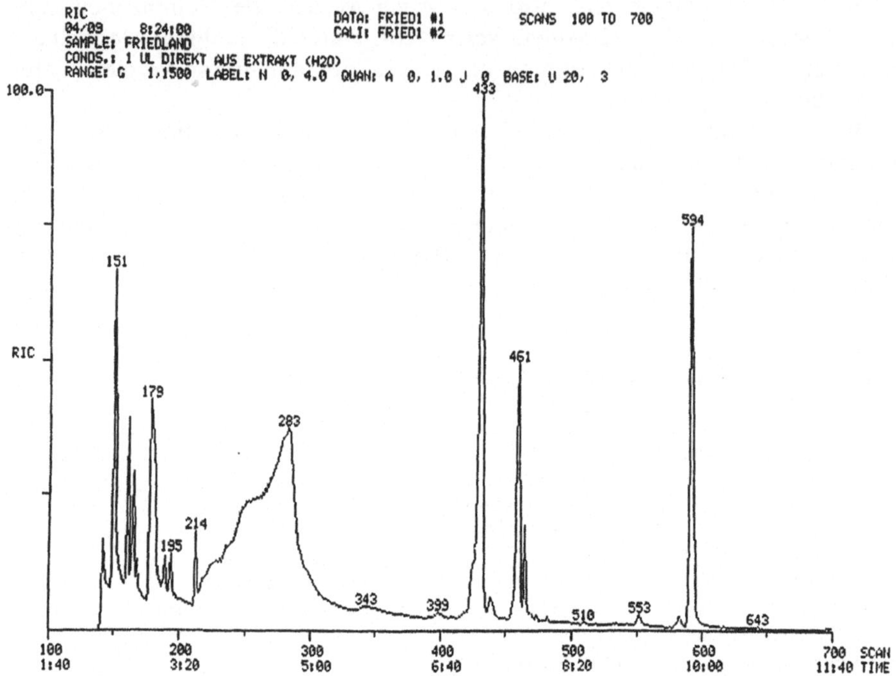

Abb. 1. Gaschromatogramm des durch Dialyse, Extraktion und 2malige Dünnschichtchromatographie aufgereinigten Kulturüberstandes von Saccharomyces boulardii

diese Fraktion im Biotest wiederum ihre antibiotische Wirksamkeit. Eine erneute chromatographische Trennung mit darauf folgender Elution ergab eine Lösung, die so weit von Begleitstoffen befreit war, daß eine Untersuchung mit Gaschromatographie und Massenspektroskopie erfolgversprechend schien.

Die gaschromatographische Trennung machte deutlich, daß die eingesetzte Probelösung immer noch aus mehreren Komponenten besteht. Diese unterschieden sich aber hinsichtlich ihrer Quantität deutlich. Bis auf eine stark konzentrierte Fraktion lagen alle anderen in sehr geringen Konzentrationen vor (Abb. 1).

Die Untersuchung der einzelnen Stoffe mit dem Massenspektrometer ergab, daß einige Stoffe sehr wahrscheinlich von der Hefe selbst stammen, z. B. Prolin oder Glukopyranose, andere Stoffe aber durch den Aufbereitungsprozeß in die Probe eingetragen wurden. So repräsentiert z. B. einer der Peaks die Phthalsäure, einen Weichmacher für Kunststoffe, wie sie für Laborgefäße verwendet werden. Das Massenspektrum der Hauptfraktion allerdings entsprach mit hoher Übereinstimmung (86,6%) einem Stoff, der auf den ersten Blick weder in die eine noch in die andere Kategorie zu gehören schien: Glutarsäure 3-(1,2-Diphenylpropyliden-)Monomethylester (Abb. 2).

Auf den zweiten Blick jedoch weisen die Komponenten, aus denen dieser Stoff zusammengesetzt ist, Parallelen zu biologisch weit verbreiteten Substanzen auf,

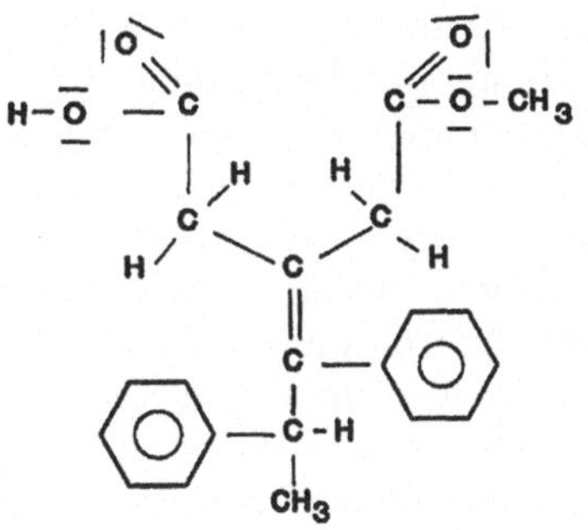

Abb. 2. Strukturformel des Glutarsäurederivates

wie die Glutarsäure oder das Propangerüst. Es ist allerdings nicht exakt die in Abb. 2 wiedergegebene Substanz, die in der Probe vorliegt, sondern lediglich ein Molekül, das das gezeigte Grundgerüst aufweist, dessen Substituenten aber mehr oder weniger abweichen.

Interessanterweise kamen wir zu diesem Ergebnis mit beiden im Methodenteil geschilderten Fraktionierungsmethoden. Durch die Trennung der Komponenten des S.-boulardii-Kulturüberstandes mit Hilfe der HPLC ließ sich ebenfalls einer diskreten Fraktion die gesuchte antibiotische Eigenschaft zuordnen. Diese Fraktion hat eine Retentionszeit zwischen 3 und 4 min. Nach einem weiteren Aufreinigungsschritt durch einen rechromatographischen Lauf ergab die gaschromatographische Untersuchung ein Chromatogramm, das dem nach der dünnschichtchromatographischen Trennung erhaltenen verblüffend ähnelte. Auch hier zeigten sich einige gering konzentrierte Begleitstoffe und daneben eine Hauptfraktion. Auch der Abgleich der Massenspektren der einzelnen Komponenten einschließlich der Hauptfraktion mit den gespeicherten Vergleichsspektren führte zu denselben Stoffvorschlägen wie Prolin, Glukopyranose, Phthalsäure, aber auch dem erwähnten Glutarsäurederivat.

Die Wahrscheinlichkeit, daß es sich bei dieser Substanz tatsächlich um die gesuchte Wirksubstanz handeln könnte, wird dadurch erhöht, daß die Eigenschaften dieser Substanz eng mit denen des Kulturüberstandes von S. boulardii übereinstimmen. So zeigte sich bei den Untersuchungen mit dem Biotest, daß der S.-boulardii-Kulturüberstand seine Wirkung in Abhängigkeit vom pH-Wert entfaltet. Betrachtet man nun die Substanz hinsichtlich ihres Verhaltens bei unterschiedlichen pH-Werten, so ist zu erwarten, daß aufgrund der beiden vorhandenen Säuregruppen (eine ist mit Methanol verestert) bei niedrigem pH-Wert eine Protonierung und bei erhöhtem pH-Wert eine Dissoziation stattfinden wird. Die Abhängigkeit der Wirksamkeit von Antibiotika vom pH-Wert des umgebenden Milieus ist ein durchaus bekanntes Phänomen, so daß diese Eigenschaft der Wirksubstanz keine Besonderheit darstellt. Auch mit der Tatsache, daß die gesuchte Wirksubstanz ein Molekulargewicht von weniger als 1000 Da aufweisen muß, steht diese Substanz mit ihrem Molekulargewicht von 338 Da in Übereinstimmung. Schließlich korreliert auch die Tatsache, daß die wirksame Fraktion aus wäßriger Lösung mit 1-Butanol extrahierbar ist mit der hier aufgeführten Substanz. Betrachtet man einerseits die beiden Arylreste, so wird deutlich, daß hierin die Löslichkeit in dem organischem Lösungsmittel begründet liegt, während die beiden Säuregruppen für die Löslichkeit in wäßriger Phase verantwortlich gemacht werden können.

Mit diesem Ergebnis ist es erstmals gelungen, den Keimantagonismus von S. boulardii gegenüber verschiedenen Bakterien auf einen konkreten Stoff zurückzuführen. Bisher war die Existenz eines solchen Stoffes lediglich aufgrund deduktiver Interpretation von Versuchsergebnissen postuliert worden.

Wie ist nun aber dieses Ergebnis im Kanon der unterschiedlichen Wirkmechanismen von S. boulardii zu bewerten? Betrachtet man die verschiedenen Mechanismen im Zusammenhang, so scheint zwar die bakterielle Hemmung durch einen Metaboliten der Hefe ein sehr wichtiger Wirkmechanismus zu sein, allerdings nicht der alleinige. Der Antitoxineffekt, die Bakterienbindung und auch die Immunstimulation sind ebenfalls wichtige Wirkprinzipien. Es ist zum jetzigen Zeitpunkt jedoch nicht zu entscheiden, ob überhaupt und wenn ja welchem dieser Mechanismen die Hauptrolle zukommt. Sicher ist, daß alle die beschriebenen Wirkmechanismen zusammen ein sehr abgerundetes Bild der Wirksamkeit der Hefe S. boulardii gegen die Diarrhö ergeben.

Sollten weitere Untersuchungen die hier geschilderten Ergebnisse bestätigen und insbesondere den hier wiedergegebenen Wirkstoff oder ein eng verwandtes Derivat endgültig als wirksames Agens verifizieren, so haben wir möglicherweise eine Verbindung gefunden, die die Muttersubstanz für eine neue Antibiotikafamilie sein könnte. Hierfür spricht auch die sich in ersten Versuchen abzeichnende gute Verträglichkeit des Wirkstoffes in vivo. So überlebte die stark vorgeschwächte Ratte die Injektion der aufgereinigten antibakteriell wirksamen Fraktion weitere 2 h, ohne dabei Anzeichen von Beeinträchtigungen zu zeigen. Der Operateur stellte im Gegenteil fest, daß sich sowohl Blutdruck wie auch Puls und Atmung der Ratte zunehmend normalisierten.

Literatur

1. Plein K, Hotz J (1993) Therapeutic Effects of Saccharomyces boulardii on mild residual symptoms in a stable phase of Crohn's disease with special respect to chronic diarrhea – A pilot study. Z Gastroenerol 31, 129–134
2. Surawicz CM, McFarland LV, Elmer GW et al. (1989) Treatment of recurrent Clostridium difficile colitis with vancomycin and Saccharomyces boulardii. Am J Gastroenterol 84, 1285–1287
3. Surawicz CM, Elmer GW, Speelman, P et al. (1989) Prevention of antibiotic-associated diarrhea by Saccharomyces boulardii: A prospective study. Gastroenterology 96, 981–988
4. Chapoy P (1985) Traitement des diarrhées aigues infantiles: Essai controlé de Saccharomyces boulardii. Ann Pédiat 32, 61–63
5. Kollaritsch HH, Tobüren D, Scheiner O et al. (1988) Prophylaxe der Reisediarrhoe: Ergebnisse einer doppelblinden, plazebokontrollierten Studie über die Wirksamkeit von Saccharomyces boulardii. Münch Med Wochenschr 38, 671–674
6. Höchter W, Chase D, Hagenhoff D et al. (1990) Saccharomyces boulardii bei akuter Erwachsenendiarrhoe. Münch Med Wochenschr 132, 188–192
7. Petzold K, Müller E (1986) Tierexperimentelle und zellbiologische Untersuchungen zur Wirkung von Saccharomyces-cerevisiae-Hansen-CBS 5926 bei der unspezifischen Steigerung der Infektionsabwehr. Arzneim Forsch 36, 1085–1088
8. Buts JP, Bernasconi P, van Craynest HP et al. (1986) Response of human and rat small intestinal mucosa to oral administration of Saccharomyces boulardii. Pediatr Res 20, 192–196
9. Kollaritsch HH, Holst H, Grobava P et al. (1993) Prophylaxe der Reisediarrhoe mit Saccharomyces boulardii. Fortschr Med 9, 152–156
10. Toothaker RD, Elmer GW (1984) Prevention of clindamycin-induced mortality in hamsters by Saccharomyces boulardii. Antimicrob Agents Chemother 26, 552–556
11. Castex FG, Corthier G, Jouvret S et al. (1989) Prevention of experimental Pseudomembranous cecitis by Saccharomyces boulardii: Topographical histology of the mucosa, bacterial counts and analysis of toxin production. Microökol Ther 19, 241–250
12. Czerucka DJL, Nano JL, Bernasconi P et al. (1991) Response aux toxines A et B de Clostridium difficile d'une lignée de cellules épithéliales de rat IRD 98. Effet de Saccharomyces boulardii. Gastroenterol Clin Biol 15, 22–27
13. Pothoulakis C, Kelly CP, Joshi HA et al. (1993) Saccharomyces boulardii inhibits Clostridium difficile toxin A binding and enterotoxicity in rat ileum. Gastroenterology 104, 1108–1115
14. Gedek B, Amselgruber W (1990) Mikrobieller Antagonismus: Zur Eliminierung von enteropathogenen E.-coli-Keimen und Salmonellen aus dem Darm durch Saccharomyces boulardii. In: Ottenjann R, Müller J,Seifert J (Hrsg) Ökosystem Darm II. Springer, Berlin Heidelberg New York, S 180–188
15. Gedek B (1987) Antagonistisches Wirkprinzip von Saccharomyces cerevisiae gegenüber pathogenen Keimen im Darm. Therapiewoche 37, 2587–2588
16. Gedek B, Hagenhoff G (1988) Orale Verabreichung von lebensfähigen Zellen des Hefestammes Saccharomyces cerevisiae Hansen CBS 5926 und deren Schicksal während der Magen-Darm-Passage. Therapiewoche 38, 33–40
17. Böckeler W, Thomas G (1989) In-vitro-Studien zur destabilisierenden Wirkung lyophilisierter Saccharomyces-cerevisiae-Hansen-CBS 5926-Zellen auf Enterobakterien. Läßt sich diese Eigenschaft biochemisch erklären? In: Müller J, Ottenjann R, Seifert, J (Hrsg) Ökosystem Darm. Springer, Berlin Heidelberg New York, S 142–153
18. Brugier S., Patte F. (1975) Antagonisme in vitro entre l'Ultra Levure et différents germes bactériens. Med (Paris) 4: 3–8
19. Parfentjev IA (1953) A fraction of commercial yeast which protects against bacterial infection. A preliminary note. Yale J Biol Med 26, 75–76
20. Horrowitz W (Hrsg) (1975) Methods of analysis of the Association of the Official Analytical Chemists, 12th edn. AOAC POBox 540, Benjamin Franklin Stadion, Washington DC 20044
21. Corthier G, Dubos F, Ducluzeau R (1986) Prevention of Clostridium difficile induced mortality in gnotobiotic mice by Saccharomyces boulardii. Can J Mikrobiol 32, 894–896

22. Bizot M (1955) Phénomènes d'antagonisme entre divers micro-organismes: levures et bactéries. Presse Med 63, 1251–1252
23. Okawa Y, Okura Y, Hashimoto K et al. (1982) Protective effect of D-mannan of baker's yeast against Staphylococcus aureus infection in mice. Carbohydr Res 108, 328–1324
24. Massot J, Descondois M, Astoin J (1982) Protection par Saccharomyces boulardii de la diarhée à Escherichia coli du souriceau. Ann Pharm Fr 40, 445–449
25. Ducluzeau R, Bensaada M (1982) Effet comparé de l'administration unique ou en continu Saccharomyces boulardii sur l'établissement de diverses souches de Candida dans le tractus digestif de souris gnotoxéniques. Ann Microbiol (Inst Pasteur) 133B, 491–501
26. Seguela JP, Massot J, Nesson J et al. (1978) Action d'un Saccharomyces lors d'une infestation experimentale à Candida albicans chez le rat normal et chez le rat traité par antibiotique. Bull Soc Med 2, 199–202
27. Friedland T, Seifert J (1990) Untersuchungen zur in-vitro-Wechselwirkung zwischen Saccharomyces boulardii und Enterobakterien. In: Ottenjann R, Müller J, Seifert J (Hrsg) Ökosystem Darm II. Springer, Berlin Heidelberg New York, S 168–177
28. Petzold K, Müller E. (1986) Tierexperimentelle und zellbiologische Untersuchungen zur Wirkung von Saccharomyces cerevisiae Hansen CBD 5926 bei der unspezifischen Steigerung der Infektionsabwehr. Arzneim Forsch 36, 1085–1088

Mykoserologische Untersuchungen zur Saccharomyces-boulardii-Therapie bei pädiatrischen Mukoviszidosepatienten

J. Müller, N. Remus, K.H. Harms

Einleitung

Saccharomyces boulardii (SB, Perenterol) wird bei oraler Applikation in vivo ein antagonistischer Effekt gegen Candida albicans zugeschrieben [1]. Die vorliegende Studie diente der Prüfung der Wirksamkeit und Verträglichkeit von SB als oraler Therapie bei Mukoviszidosepatienten unter Cephalosporin- oder Cotrimoxazoldauerbehandlung zur Reduktion der Candidakonzentration im Intestinum.

Zusätzlich wurden umfangreiche mykoserologische Untersuchungen zur Bewertung des Sicherheitsaspektes durchgeführt: Die Frage nach dem Risiko einer generalisierten Besiedlung mit der therapeutisch eingesetzten Hefe Saccharomyces boulardii (Perenterol) gründet sich auf einen Analogieschluß: Candidaarten sind unbestritten Erreger opportunistischer Mykosen von beträchtlicher epidemiologischer Bedeutung, die sich aus dem kommensalen gastrointestinalen Reservoir der Risikopatienten selbst speisen [3, 4, 12]. Gelegentlich werden seltene weitere Hefepilze kasuistisch als Erreger opportunistischer Mykosen beschrieben. Daher drängt sich der Eindruck auf, schlechthin jeder für den abwehrkompetenten menschlichen Wirt apathogene Pilz – also auch SB – könne beim infektabwehrgeschwächten Risikopatienten eine opportunistische Mykose verursachen. Daß der therapeutische Einsatz von SB Untersuchungen zur Beurteilung des Sicherheitsaspektes verlangt, wurde daher frühzeitig gefordert und gebahnt [9, 10].

Patienten, Material und Methoden

Patienten

In die Studie eingeschlossen wurden pädiatrische Mukoviszidosepatienten unter Cephalosporin- oder Cotrimoxazoldauerbehandlung, die in einem Vorscreening $\geq 10^6$ Candidazellen pro Gramm Stuhl aufwiesen. Die Gesamtzahl der Patienten betrug n = 25, die Verumgruppe umfaßte n = 13, die Placebogruppe n = 12 Patienten.

W. F. Caspary et al. (Hrsg.) Ökosystem Darm VI

Therapie

Die Therapie bestand aus 3mal 250 mg = 750 mg Perenterol täglich, 3 Wochen lang gegeben. Dies entspricht einer Gesamtdosis von 15,75 g = $2,8 \cdot 10^{11}$ Saccharomyceshefezellen.

Untersuchungsmaterialien

Von jedem Patienten wurden an den Tagen 0 (= Therapiebeginn), 3, 7, 14, 21 (= Therapieende), 28, 35 und 42 Stuhlproben gewonnen (insgesamt 8 Proben). Ferner wurden von jedem Probanden an den Tagen 0 (= Therapiebeginn), 21 (= Therapieende) und 42 Serumproben gewonnen (insgesamt 3 Proben; Tabelle 1). Das Untersuchungsmaterial wurde auf die folgenden Parameter getestet:

Tabelle 1. Untersuchungsmaterial pro Proband (8 Stuhlproben, 3 Serumproben)

	Entnahmetage							
Stuhl	0	3	7	14	21	28	35	42
Serum	0				21			42
	Therapie ——————————>							

Laboruntersuchungen an Stuhlproben:

HDQ: Hefediagnostik quantitativ und qualitativ:
Mikroskopisches Präparat, Quantifizierung, Artdifferenzierung.
Untere Nachweisgrenze: 100 Hefezellen pro Gramm Stuhl [5, 8].

CML: Candida-Mannanantigen-Nachweis: Eigensystem [13].
Untere Nachweisgrenze: 15 ng Mannan/ml,
entsprechend 300 Hefezellen pro Gramm Stuhl.

SML: Saccharomyces-Mannanantigen-Nachweis: Eigensystem [13].
Untere Nachweisgrenze: 15 ng Mannan/ml,
entsprechend 300 Hefezellen pro Gramm Stuhl
Kreuzreaktivität zwischen CML und SML:
Titer $\leq 1:2$

Laboruntersuchungen an Serumproben
Antikörpernachweise

CHAT: Candida-Hämagglutinationstest LD [11, 13],
CIFT: Candida-Immunfluoreszenztest LD [13],
CID: Candida-Immunpräzipitationstest (Pasteur-Antigen) [13],
SDA: Saccharomyces-cerevisiae-Direktagglutination
(CBS 5926 = S. boulardii) Eigensystem [13],
SIFT: Saccharomyces-cerevisiae-Immunfluoreszenztest
(CBS 5926) Eigensystem [13].

Antigen-Nachweise
CML: Candida-Mannanantigen-Nachweis [13],
SML: Saccharomyces-Mannanantigen-Nachweis [13],
CRT: Candida-RAMCO-Antigen-Nachweis [13].

Die Studie wurde als randomisierte Doppelblindstudie durchgeführt: Die Zuordnung der Patienten zur Verum- bzw. Placebogruppe wurde erst nach Abschluß des klinischen Studienteils und nach Erhebung und Dokumentation sämtlicher Labordaten entschlüsselt.

Ergebnisse

Laboruntersuchungen an Stuhlproben

Die Stuhluntersuchungen ließen keine Beeinflussung durch die Perenteroltherapie erkennen: Die intestinale Candidabesiedlung persistierte in quantitativ gleichbleibender Konzentration über den gesamten Beobachtungszeitraum.

Saccharomyces boulardii wurde in der Verumgruppe bei 11 von 13 Probanden aus Stuhlproben isoliert. In der Placebogruppe waren sämtliche Stuhlproben über die gesamte Beobachtungsdauer hinweg Saccharomyces-negativ (Tabelle 2). Die Verteilung der Isolierungshäufigkeit von SB aus Stuhlproben in der Verumgruppe ist in Tabelle 3 dargestellt; der Häufigkeitsschwerpunkt lag eindeutig in der Therapieperiode.

Candidamannanantigen wurde in der Verumgruppe nur bei 2 von 13 Probanden, in der Placebogruppe nur bei 3 von 12 Probanden nachgewiesen (Tabelle 4).

Tabelle 2. Isolierungshäufigkeit von S. boulardii aus Stuhlproben: Zahl der Probanden

Verumgruppe	Placebogruppe
11/13	0/12

Tabelle 3. Isolierungshäufigkeit von S. boulardii aus Stuhlproben: Häufkeitsverteilung der Einzelbefunde

Verum-Gruppe								
Tag	0	3	7	14	21	28	35	42
Positiv: χ/13	1	6	4	4	7	0	1	1
	Therapie ——————————>							

Tabelle 4. Mannanantigennachweis in Stuhlproben (Zahl der positiven Probanden)

	Candida-Mannanantigen CML	Saccharomyces-Mannanantigen SML
Verum	2/12	10/13
Placebo	3/12	9/12

Tabelle 5. Saccharomycesmannanantigen-Nachweis in Stuhlproben SML: Antigentiter-Mittel der Einzelbeobachtungen

Verumgruppe	Placebogruppe
1 : 11,2 n = 33/101	1 : 5,7 n = 19/92

Tabelle 6. Saccharomycesmannanantigen-Nachweis in Stuhlproben (SML): Häufkeitsverteilung der Positivbefunde

Tag	0	3	7	14	21	28	35	42	Σ
Verum	3	4	3	4	5	5	5	4	33
Placebo	1	2	1	2	4	5	2	2	19
Gesamt	4	6	4	6	9	10	7	6	52
	Therapie ———————————>								

Saccharomycesmannanantigen wurde in der Verumgruppe bei 10 von 13 Probanden, in der Placebogruppe bei 9 von 12 Probanden nachgewiesen (Tabelle 4). Dabei betrug der durchschnittliche Antigentiter sämtlicher Positivbefunde der Verumgruppe 1 : 11,2, der durchschnittliche Antigentiter in der Placebogruppe 1 : 5,7 (Tabelle 5). Die Verteilung der Häufigkeitsnachweise des Saccharomycesmannanantigens über die Beobachtungszeit hinweg ist in Tabelle 6 dargestellt. Hier ergibt sich keine eindeutige Korrelation der Positivbefunde zur Therapieperiode.

Laboruntersuchungen an Serumproben

Die Interpretation der Candidaserologie deckte bei 8 der 25 Studienprobanden (= 32%) pathognomonische Werte auf (s. Übersicht). Diese bestanden beim individuellen Probanden darin, daß bei mindestens 2 der 3 Seren der CHAT und der CIFT ≥ 1280 und der Immundiffsionstest (CID) zusätzlich oder bei sämtlichen 3 Serumproben allein positiv war. Da bei sämtlichen Studienprobanden der Candida-RAMCO-Antigennachweis (CRT) negativ war und die Patienten keine infektiologische Akutsymptomatik aufwiesen, handelt es sich bei den Candidaserologisch positiven Patienten offenbar um solche mit einer chronischen Candidose, deren klinisches Korrelat zu eruieren einer gesonderten Studie vorbehalten ist.

Candida-Antikörpernachweise:
CHAT, CIFT, CID:
Pathognomonische Befunde bei 8/25 Mukoviszidosepatienten = 32%.

In der Saccharomycesserologie erwiesen sich 10 (= 40%) der 25 Studienprobanden in der Direktagglutination (SDA) und in der Immunfluoreszenz (SIFT) als positiv (s. Übersicht). Diese Saccharomycesantikörpertiter waren nur bei

Patienten zu beobachten, die auch hohe Candidaantikörpertiter aufwiesen. Die Absorption dieser Seren durch Candida-albicans-Kulturzellen führt sowohl für die Candida- als auch die Saccharomycesserologie zur Seronegativität. Sämtliche erhobenen Saccharomycesantikörper sind daher als geringtitrige Kreuzreaktionen anzusehen, bedingt durch beide Hefearten gemeinsame Mannanpartialantigene [11].

Saccharomycesantikörpernachweise:
Positivbefunde:

SDA ≧ 1 : 8	SIFT ≧ 1 : 16	
Verumgruppe	Placebogruppe	Gesamt
6/13	4/12	10/25

Kein Titeranstieg im Beobachtungszeitraum

Sämtliche Serumproben sowohl der Verum- als auch der Placebogruppe waren negativ im Candidamannanantigennachweis wie auch im Saccharomycesmannanantigennachweis.

Diskussion

Die Ergebnisse der Stuhluntersuchungen zeigen, daß bei den Probanden die kommensale Candidabesiedlung durch Perenterol nicht zu beeinflussen war. Dies steht im Widerspruch zu den Befunden anderer Autoren [Übersicht bei 1]. Eine Erklärung hierfür wird in der Tatsache gesehen, die die Candidaflora unserer Probanden ausnahmslos eine kommensale war, denn keiner der Probanden hatte während der Laufzeit der Studie Darmsymptome: Es ist eine allgemeine Erfahrung, daß die kommensale intestinale Hefeflora – ganz im Gegenteil zu Hefen in Infektsituation – selbst durch Antimykotika quantitativ nicht zu beeinflussen ist [10, 12].

Saccharomyces boulardii, die im Perenterol enthaltene Hefe, wird nicht in die kommensale Darmflora integriert, sondern nach Therapieende schnell eliminiert: Dies belegen die negativen Kulturergebnisse, und das entspricht auch früheren experimentellen Erfahrungen [2]. Hier muß allerdings die untere Nachweisgrenze der Hefekulturmethode bedacht werden: Hefen in einer Konzentration ≤ 100 Zellen pro Gramm Stuhl sind aus technischen Gründen nicht nachweisbar. Daß sich geringe Saccharomyceskonzentrationen eventuell noch länger halten, dafür spricht einerseits ein gelegentlicher kultureller Positivbefund nach Therapieende (s. Tabelle 3), v. a. aber der Saccharomyces-Antigennachweis auch nach dem Therapiezeitraum (s. Tabelle 6).

Die Ergebnisse des Saccharomycesmannanantigennachweises (SML) werfen allerdings ein weiteres Problem auf: Dieses Antigen wurde nicht nur in der Verum-, sondern auch in der Placebogruppe nachgewiesen, deren Probanden Saccharomyceszellen gar nicht erhalten hatten. Da an der Spezifität des Nachweissystems kein Zweifel besteht (keine Kreuzreaktion mit dem Candidamannanantigennachweis), spiegelt sich in den Positivbefunden der Placebogruppe offenbar eine allgemeine Saccharomycesmannanantigenzufuhr über die Nahrung wider, die durchaus plausibel erscheint. Mit der Akzeptanz dieser Interpretation wären allerdings dann auch die Saccharomycesantigenbefunde der Verumgruppe kritisch zu sehen: Auch hier müßte ein Teil der Positivrate einer nutritiven Saccharomycesantigenzufuhr neben der Perenteroltherapie zugeordnet werden. Diese Interpretation würde fernerhin den Fortbestand der Positivbefunde über den Perenteroltherapiezeitraum hinaus erklären. Denkbar wäre jedoch auch eine Persistenz der Positivrate trotz kultureller Negativität für Saccharomyces über eine Art Mannanantigendepot an Wirtszellpopulationen im Intestinaltrakt mit Mannoserezeptoren an deren Oberfläche.

Obwohl sämtliche Probanden eine beträchtliche intestinale Candidabesiedlung aufwiesen (Einschlußkriterium für die Studie), spiegelte sich dies nicht in entsprechend hohen Raten positiver Candidamannanantigennachweise CML wider (s. Tabelle 6). Dies kann damit erklärt werden, daß Candidazellen in kommensaler Besiedlung nur geringgradig Mannanantigen an der Zellwandoberfläche ausbilden im Gegensatz zur Infektsituation, in der pro Hefezelle ein Vielfaches an Antigen gebildet und dieses auch ins Infektmilieu freigesetzt wird [2, 6, 7].

Die Candida-serologischen Untersuchungen deckten als Nebenbefund der Studie einen unerwartet hohen Anteil (32%) von Patienten mit hochgradig pathognomonischen Befunden auf. Dies führt zwingend zu der Schlußfolgerung, daß diese Probanden entweder intermittierend akute Candidoseepisoden durchmachen oder an einer chronischen Candidose leiden. Offensichtlich ist die Mukoviszidose in höherem Ausmaß, als bisher vermutet, eine Risikosituation für eine Candidose. Diesem Phänomen sollte Aufmerksamkeit geschenkt werden.

Die in dieser Studie erfaßten Saccharomycesantikörper beruhen eindeutig auf Kreuzreaktionen von Candidaantikörpern. Hieraus kann der Schluß gezogen werden, daß eine Perenteroltherapie nicht zur Aufimmunisierung des Wirtes gegen Saccharomyces boulardii führt. Indirekt kann aus dem Antikörper- wie aus den Antigennachweisbefunden gefolgert werden, daß bei oraler Perenteroltherapie keine Saccharomyceszellen in die Zirkulation eindringen und es auch zu keiner Saccharomycesfungämie kommt. Damit besteht auch nicht die Gefahr der Entstehung einer „Saccharomykose" bei immunabwehrgeschädigten Risikopatienten, wie dies für die Candidose gilt. Weiterhin wird durch die orale Perenteroltherapie auch die Candidaserologie in ihrer Aussagefähigkeit nicht beeinträchtigt und damit das Ergebnis einer früheren Studie zu dieser Problematik [2] bestätigt.

Zusammenfassung

Saccharomyces boulardii (SB; Perenterol) wird bei oraler Applikation in vivo ein antagonistischer Effekt gegen Candida albicans zugeschrieben. Die vorliegende doppelblinde Studie diente der Prüfung der Wirksamkeit und Verträglichkeit von SB als oraler Therapie bei Mukoviszidosepatienten unter Cephalosporin- oder

Cotrixomazoldauerbehandlung zur Reduktion der Candidakonzentration im Intestinum; zusätzlich wurden umfangreiche mykoserologische Untersuchungen zur Bewertung des Sicherheitsaspektes durchgeführt.

Die intestinale Candidabesiedlung wurde durch die Perenteroltherapie nicht reduziert. SB vermag im menschlichen Gastrointestinaltrakt keine dauerhafte kommensale Mikroflora aufzubauen, sondern hat den Charakter eines passageren Mikroorganismus. Die Studie belegt die Unbedenklichkeit der Perenteroltherapie hinsichtlich einer hypothetisch möglichen Saccharomyces-boulardii-Fungämie und einer denkbaren Verfälschung der Candidaserologie.

Literatur

1. Hagenhoff G (1989) Antagonismus von Saccharomyces cerevisiae Hansen CBS 5926 gegen Candida albicans in vitro/in vivo (Review). In: Müller J, Ottenjann R, Seifert J (Hrsg) Ökosystem Darm, Bd 1. Springer, Berlin Heidelberg New York Tokyo, S 179–184
2. Kappe R, Müller J (1987) Cultural and serological follow – up of two oral administrations of baker's yeast to a human volunteer. Mycoses 30: 357–368
3. Kappe R, Müller J (1987) Tieflokalisierte Mykosen. Mykosen [Suppl 1] 30: 87
4. Müller J (1976) Pilzinfektionen im Gefolge antibiotischer Therapie. MMW 118: 669–672
5. Müller J (1976) Die Erregerdiagnostik der systemischen Pilzerkrankungen mit besonderer Berücksichtigung quantitativer Methoden. Chemotherapy [Suppl] 22: 56–86
6. Müller J (1978) Immunobiological aspects of Candida mycoses – a review of electronmicroscopic studies. Mykosen [Suppl 1]: 289–297
7. Müller J (1981) Endogene Mykosen und neuere Vorstellungen zu deren Pathomechanismen. Mykosen [Suppl 1] 24: 14–23
8. Müller J (1983) Mikrobiologische Diagnostik und Therapiekontrolle bei Sproßpilzmykosen (Candida- und Torulopsis-Mykosen). In: Meinhof W, Seeliger H, Wegmann T, Schönfeld H (Hrsg) Systemische Mykosen (Hahnenklee-Symposium 1982, p 83–99). Editiones Roche, Basel Grenzach-Wyhlen
9. Müller J (1989) Mykologische Aspekte der Therapie mit Saccharomyces cerevisiae Hansen CBS 5926. In: Müller J, Ottenjann R, Seifert J (Hrsg) Ökosystem Darm, Bd 1. Springer, Berlin Heidelberg New York Tokyo, S 157–160
10. Müller J (1990) Pathogene und apathogene Hefen im Intestinaltrakt. In: Ottenjann R, Müller J, Seifert J (Hrsg) Ökosystem Darm, Bd 2. Springer, Berlin Heidelberg New York Tokyo, S 189–192
11. Müller J (1991) Evaluation of new Candida hemagglutination test. Mycoses 34 [Suppl 1]: 63–67
12. Müller J (1993) Besonderheiten von Pilz-Keimträgern als Dauerausscheider. Zbl Hyg 194: 162–172
13. Müller J, Kappe R, Scheidecker I, Feßler R (1991) Die Serodiagnostik einheimischer,tieflokalisierter Mykosen. Methodenstandard 1991, Sektion Mykologie, Inst. f. Med. Mikrobiologie u. Hygiene, Freiburg i.Br.

IV. Zellbiologie der Darmepithelzelle

(Herausgeber: W.F. Caspary)

Kurzkettige Fettsäuren als „fuel" des Enterozyten

W. Scheppach

Die Epithelien des Dünn- und Dickdarms erhalten ihr energieliefernden Substrate bevorzugt von der Lumenseite und weniger von der Serosaseite. Dabei ist die Abhängigkeit des Kolonepithels von der luminalen Ernährung (ca. 70 % der Energiezufuhr) noch ausgeprägter als diejenige der Jejunal- bzw. Ileumschleimhaut (ca. 45 % der Energiezufuhr) [1]. Die bevorzugten Energieträger der Dünndarmepithelien sind Glutamin und Glukose [2]. Bei oraler Nahrungskarenz kann der Ausfall der luminalen Ernährung durch vaskulär anflutende Substrate (Glutaminfreisetzung aus dem Skelettmuskel und Ketonkörper aus dem Abbau unveresterter langkettiger Fettsäuren) kompensiert werden [3]. Die Kolonozyten bevorzugen als luminale Substrate kurzkettige Fettsäuren (KKFS), welche beim anaeroben Abbau (Fermentation) von Kohlenhydraten und Proteinen durch die Darmbakterien entstehen. Unter den KKFS spielt n-Butyrat als Energieträger für die Kolonmukosa eine weitaus wichtigere Rolle als Acetat und Propionat. Bei supprimierter Fermentation kann eine reduzierte luminale Ernährung des Kolonepithels weniger leicht durch vaskuläre Substrate (v. a. Ketonkörper) ersetzt werden [3]. Funktionelle und morphologische Veränderungen infolge eines Energiemangels sollten sich also am Kolon früher und ausgeprägter manifestieren als am Dünndarm (Abb. 1).

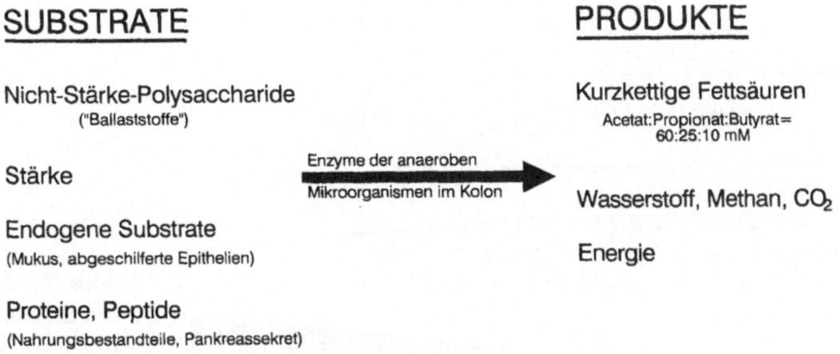

Abb. 1. Fermentation von Kohlenhydraten und Proteinen durch die anaerobe Mikroflora im Kolon. Schematische Übersicht über degradierte Substrate und entstehende Stoffwechselprodukte

W. F. Caspary et al. (Hrsg.) Ökosystem Darm VI

Butyratoxidation in normalen Kolonozyten

W. E. W. Roediger untersuchte die Oxidation von Butyrat und anderen Substraten (Glutamin, Glukose, Ketonkörper) an isolierten Kolonozyten in vitro [4–6]. Als Parameter dienten die Abnahme des O_2-Partialdrucks, die Konzentrationsabnahme von Substraten, die Konzentrationszunahme von Metaboliten (Laktat, Acetoacetat, β-Hydroxybutyrat, Alanin, Ammonium) und die Entstehung von $^{14}CO_2$ aus ^{14}C-markierten Substraten. Butyrat (10 mmol/l), Glukose (10 mmol/l) und Glutamin (5 mmol/l) steigerten die O_2-Verbrauch von Kolonozyten der Ratte um 30, 18 bzw. 17 %. Bei Koinkubation mit Butyrat (10 mmol/l) und Glutamin (5 mmol/l) zeigte sich, daß die Zellen Butyrat als energielieferndes Substrat bevorzugen: Die Bildung von $^{1}CO_2$ aus ^{14}C-Butyrat blieb durch Zusatz von Glutamin unverändert, während die Zugabe von nichtmarkiertem Butyrat zu ^{14}C-Glutamin die Entstehung von $^{14}CO_2$ um 39 % reduzierte [5].

Auch bei Kolonozyten vom Menschen konnte Roediger eine bevorzugte Metabolisierung von Butyrat zeigen: Bei Zugabe von Butyrat als einzigem Substrat betrug der O_2-Verbrauch durch Butyratoxidation 73 % im Colon ascendens und 75 % im Colon descendens. Bei Anwesenheit von Glukose änderten sich die Prozentzahlen geringfügig auf 59 bzw. 72 %. Umgekehrt supprimierte Butyrat in erheblichem Umfang die Glukoseoxidation: Bei Anwesenheit von Glukose als einzigem Substrat waren 85 % (Colon ascendens) bzw. 30 % (Colon descendens) des O_2-Verbrauchs auf Glukoseoxidation zurückzuführen. Diese Zahlen sanken auf 41 % (Colon ascendens) bzw. 16 % (Colon descendens) bei Koinkubation von Glukose und Butyrat [4]. Die Präfalenz des Kolonepithels für n-Butyrat als Energielieferant erstreckt sich nicht auf andere Fettsäuren mit größerer Kettenlänge (Oktanoat, Laurat, Myristat, Palmitat, Oleat) [6]. Der bevorzugte Metabolismus von n-Butyrat durch das Dickdarmepithel wurde von anderen Autoren am Rattenkolon bestätigt [7, 8]. Zusammenfassend kann festgestellt werden, daß das Kolonepithel von Mensch und Ratte die Fettsäure n-Butyrat als luminalen Energieträger bevorzugt. Diese Substratpräfenz ist besonders ausgeprägt im distalen Kolon, wohingegen im proximalen Kolon die für den Dünndarm typischen Substrate (Glutamin, Glukose) neben Butyrat auch eine Rolle spielen (Abb. 2).

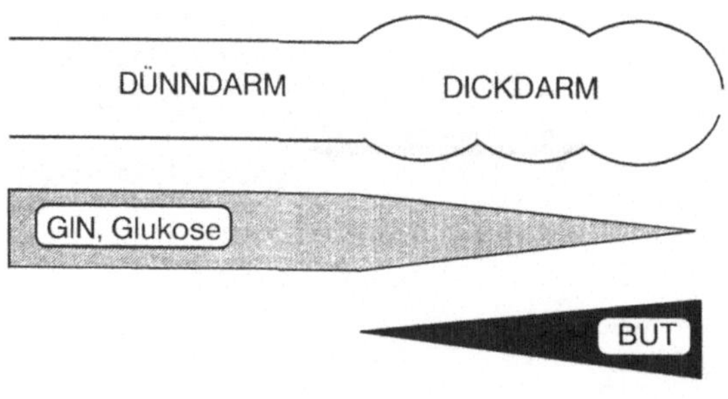

Abb. 2. Präferenz von Enterozyten und Kolonozyten für luminale Energieträger (*GIN* L-Glutamin, *BUT* n-Butyrat)

Butyratoxidation bei Colitis ulcerosa

Die Ätiologie der Colitis ulcerosa ist trotz intensiver Forschungsanstrengungen ungeklärt. Es handelt sich um eine Erkrankung der Kolonmukosa mit bevorzugtem Befall der distalen Dickdarmabschnitte. Verschiedene experimentelle Beobachtungen stützen die Hypothese, daß ein mukosaler Energiemangel ein frühes Ereignis in der Pathogenese sein könnte. Die Butyratoxidation von Kolonozyten ist bei Patienten mit Colitis ulcerosa gestört; unter Inkubation mit ^{14}C-Butyrat ist die Produktion von $^{14}CO_2$ bei inaktiver Kolitis um 49 % und bei aktiver Kolitis um 92 % niedriger als bei der Mukosa von gesunden Kontrollpersonen [9]. Kompensatorisch erhöht sich der Anteil von Glukose am Energiestoffwechsel (16 % bei Kontrollen, 73 % bei inaktiver Kolitis, 80 % bei aktiver Kolitis).

Auch Glutamin wird bei inaktiver Kolitis vermehrt oxidiert. Bei Colitis ulcerosa verhalten sich also die Kolonozyten bezüglich ihrer Substratpräferenz wie Dünndarmepithelien. Als Ursache der supprimierten Butyratoxidation wird ein Stoffwechselblock bei der zellulären Aufnahme oder beim mitochondrialen Metabolismus angenommen. Reduzierende Schwefelverbindungen (Natrium-Hydrogensulfid, Natrium-Methanethiol, Natrium-Mercaptoacetat) könnten für den genannten Stoffwechselblock verantwortlich sein [6, 10]. Diese werden im Kolonlumen durch sulfatreduzierende Bakterien gebildet; die Sulfatreduktion und die Methanbildung sind sich gegenseitig ausschließende Stoffwechselwege von spezialisierten Kolonbakterien beim Katabolismus von Wasserstoff [11]. Tatsächlich wurde bei Patienten mit Colitis ulcerosa die Methanexhalation vermindert [12] und die Prävalenz sulfatreduzierender Bakterien im Stuhl vermehrt gefunden [13]. In vitro supprimiert Natrium-Hydrogensulfid (NaHS, 2 mmol/l) die Butyratoxidation normaler menschlicher Kolonozyten aus dem Rektosigmoid signifikant um 75 %, nicht jedoch die Glukoseoxidation [10]. Der Angriffspunkt von NaHS ist wahrscheinlich ein Enzym der β-Oxidation der Fettsäuren (Butyryl-CoA-Dehydrogenase); hierfür spricht, daß NaHS wohl die Oxidation von Butyrat signifikant supprimiert, nicht jedoch diejenige von Crotonat [14]. In diesem Rahmen ist auch die Beobachtung interessant, daß Polysaccharide mit hohem Sulfatierungsgrad (Carrageenan, Dextransulfat) das Wachstum von sulfatreduzierenden Bakterien fördern und bei Versuchstieren reproduzierbar eine Kolitis erzeugen (Abb. 3).

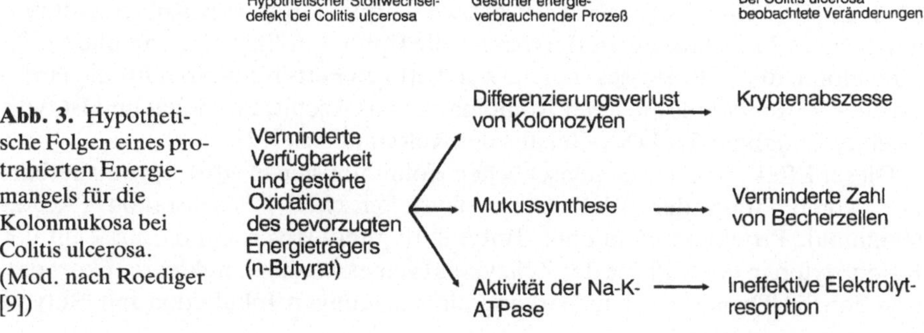

Abb. 3. Hypothetische Folgen eines protrahierten Energiemangels für die Kolonmukosa bei Colitis ulcerosa. (Mod. nach Roediger [9])

Folgen einer gestörten luminalen Ernährung für die Kolonmukosa

Eine Verminderung der Butyratoxidation hat funktionelle und strukturelle Veränderungen der Kolonmukosa zur Folge. Hierfür seien beispielhaft die Wirkungen von Butyrat auf die Natriumresorption, die Epithelpermeabilität und die Zellproliferation der Kolonozyten genannt.

Wie auch bei anderen Natrium transportierenden Epithelien nachgewiesen, besteht beim Kolonepithel eine enge Koppelung zwischen Energiestoffwechsel und Elektrolytresorption. Beim Fehlen von luminalem Butyrat als Energieträger sinkt die Resorptionsleistung der Kolonmukosa für Natrium signifikant ab [15]. Butyrat liefert jedoch nicht nur Energie für Transportvorgänge, sondern nimmt selbst am Ionenaustausch an der apikalen Membran teil. Überwiegend wird Butyrat durch einen spezifischen Anionencarrier gegen Bikarbonat ausgetauscht, wohingegen die nichtionische Diffusion von Butyrat auf parazellulärem Wege eine geringere Rolle zu spielen scheint [16]. Durch diesen Anionenaustausch wird ein Kationentransport von Natrium (nach intrazellulär) gegen Proton (nach extrazellulär) aktiviert. Obwohl die exakten Transportmechanismen noch umstritten sind, kann von einer Stimulation der Natrium- und Wasserresorption durch die Resorption von KKFS ausgegangen werden. Eine Störung des bakteriellen Fermentationsprozesses sollte also zu einer Verminderung des Natriumtransportes und klinisch zur Diarrhö führen. Eine solche Situation ist bei der antibiotikaassoziierten Diarrhö (ohne Beteiligung von Clostidium difficile) gegeben [17].

Es gibt auch Anhaltspunkte dafür, daß Butyrat die Reparation der Schleimhaut nach vorangegangener Schädigung fördert. M. G. Buell [18] studierte das in situ perfundierte Rattenkolon nach experimenteller Mukosaschädigung mittels Äthanol. Die Permeabilität der Schleimhaut für ^{51}Cr-EDTA (von der Blutseite zur Lumenseite) stieg im Kontrollexperiment (Perfusion mit NaCl) signifikant stärker an als unter Perfusion mit Natriumbutyrat (20 mmol/l). Die Erholung des Epithels verlief rascher mit Butyrat als mit NaCl. Dieser Befund könnte bei chronisch-entzündlichen Darmerkrankungen von Bedeutung sein.

Die intestinalen Epithelien weisen, ähnlich den Zellinien des hämatopoetischen Systems, eine hohe Proliferationsrate auf. Am Kolon beeinflußt die Verfügbarkeit luminaler Energieträger in hohem Maße die DNS-Synthese in den Krypten. Unter oraler Nahrungskarenz kommt es nach wenigen Tagen zur Schleimhautatrophie mit verminderter Zellteilungsrate und Abflachung der Mukosa [19]. Umgekehrt wird bei aktiver Fermentation von Kohlenhydraten durch die Kolonbakterien im Tierversuch die Epithelproliferation stimuliert [20]. Mediatoren dieses Prozesses sind die kurzkettigen Fettsäuren; so führt die Perfusion des Rattenkolons mit einer Kombination aus Acetat, Propionat und Butyrat zu einer Zunahme des DNS-Gehalts der Kolonmukosa [21].

Dieser Effekt ist auch an menschlichen Kolonbiopsien in vitro reproduzierbar: Die Kombination der 3 KKFS im physiologischer Konzentration (Acetat 60 mmol/l, Propionat 25 mmol/l, Butyrat 10 mmol/l) verdoppelt die Zahl der Kolonozyten in der S-Phase des Zellzyklus (gemessen durch nukleäre Inkorporation von ^{3}H-Thymidin). Die Wirkung einer alleinigen Inkubation mit Butyrat

(10 mmol/l) oder Propionat (25 mmol/l) entspricht derjenigen der Dreierkombination, während der Effekt von Acetat geringer ausgeprägt ist [22]. Die Stimulation der Zellproliferation durch KKFS wird nur in den basalen Kryptenkomparimenten beobachtet, d.h. in der physiologischen Proliferationszone. Eine Absenkung des pH-Wertes im Inkubationsmedium von 8,0 auf 6,0 ändert nicht die Wirkung von n-Butyrat auf die DNS-Synthese der Kolonozyten [23]. Daten aus Tierversuchen deuten darauf hin, daß die Stimulation der physiologischen Epithelproliferation im Kolon von klinischer Bedeutung sein könnte; Adaptationsprozesse nach Anlage von Kolonanastomosen [24] und nach subtotaler Dünndarmresektion (Kurzdarmsyndrom) [25, 26] könnten hierdurch gebahnt werden.

Schlußbetrachtung

Betrachtet man die Präferenz des Kolonepithels für bakterielle kurzkettige Fettsäuren entwicklungsgeschichtlich, so war der Prozeß der Nachverdauung im Kolon unter dem Gesichtspunkt der maximalen Ausschöpfung luminaler Energieträger wahrscheinlich unverzichtbar. Da einerseits ein Mangel an alternativen Energieträgern bestand, andererseits aber fermentierbare Kohlenhydrate („Ballaststoffe") reichlich verzehrt wurden, spezialisierten sich die Kolonozyten auf die Utilisation der beim Fermentationsprozeß anfallenden KKFS. Der Aspekt der Energiekonservierung im Kolon ist beim Menschen, der im Nahrungsüberfluß der Industriegesellschaft lebt, nicht bedeutsam. Die aufgezeigten experimentellen Daten sprechen jedoch dafür, daß KKFS bei der Aufrechterhaltung einer physiologischen Funktion und Struktur der Kolonschleimhaut eine wichtige Rolle spielen [27].

Literatur

1. Roediger WEW (1986) Metabolic basis of starvation diarrhoea: implications for treatment. Lancet i: 1082–1084
2. Windmueller HG, Spaeth AE (1978) Identification of ketone bodies and glutamine as the major respiratory fuels in vivo for postabsorptive rat small intestine. J Biol Chm 253: 69–76
3. Roediger WEW (1990) The starved colon – diminished mucosal nutrition, diminished absorption, and colitis. Dis Colon Rectum 33: 858–862
4. Roediger WEW (1980) Role of anaerobic bacteria in the metabolic welfare of the colonic mucosa in man. Gut 21: 793–798
5. Roediger WEW (1982) Utilization of nutrients by isolated epithelial cells of the rat colon. Gastroenterology 83: 424–429
6. Roediger WEW, Nance S (1990) Selective reduction of fatty acid oxidation in colonocytes: correlation with ulcerative colitis. Lipids 25: 646–652
7. Ardawi MSM, Newholme EA (1985) Fuel utilization in colonocytes of the rat. Biochem J 231: 713–719
8. Firmansyah A, Penn D, Lebenthal E (1989) Isolated colonocyte metabolism of glucose, glutamine, n-butyrate, and β-hydroxybutyrate in malnutrition. Gastroenterology 97: 622–629
9. Roediger WEW (1980) The colonic epithelium in ulcerative colitis: an energy-dificiency disease? Lancet ii: 712–715

10. Roediger WEW, Duncan A, Kapaniris O, Millard S (1993) Reducing sulfur compounds of the colon impair colonocyte nutrition: implications for ulcerative colitis. Gastroenterology 104: 802–809
11. Macfarlane GT, Cummings JH (1991) The colonic microflora, fermentation, and large bowel digestive function. In: Phillips SF, Pemberton JH, Shorter RG (eds) The large intestine: physiology, pathophysiology, and disease. Raven, New York, pp 51–92
12. MacKay LF, Eastwood MA, Brydon WG (1985) Methane excretion in man – a study of breath, flatus, and faeces. Gut 26: 69–74
13. Florin THJ, Gibson GR, Neale G, Cummings JH (1990) A role for sulfate reducing bacteria in ulcerative colitis? Gastroenterology 98: A 170
14. Roediger WEW, Duncan A, Kapaniris O, Millard S (1993) Sulfide impairment of substrate oxidation in rat colonocytes: a biochemical basis for ulcerative colitis? Clin Sci 85: 623–627
15. Roediger WEW, Deakin EJ, Radcliffe BC, Nance S (1986) Anion control of sodium absorption in the colon. J Exp Physiol 71: 195–204
16. Mascolo N, Rajendran VM, Binder HJ (1991) Mechanism of short-chain fatty acid uptake by apical membrane vesicles of rat distal colon. Gastroenterology 101: 331–338
17. Clausen MR, Bonnen H, Tvede M, Mortensen PB (1991) Colonic fermentation to short-chain fatty acids is decreased in antibiotic-associated diarrhea. Gastroenterology 101: 1497–1504
18. Buell MG (1993) Prophylactic sodium butyrate attenuates chemically-induced colonic mucosal and microvascular injury. Falk Symp. „Short Chain Fatty Acids“, Straßburg 8.–10.9.1993, Abstr C 9
19. Janne P, Carpentier Y, Willems G (1977) Colonic mucosal atrophy induced by a liquid elemental diet in rats. Dig Dis 22: 808–812
20. Goodlad RA, Ratcliffe B, Fordham JP, Wright A (1989) Does dietary fibre stimulate intestinal epithelial cell proliferation in germ free rats? Gut 30: 820–825
21. Kripke SA, Fox AD, Berman JM, Settle RG, Rombeau JL (1989) Stimulation of intestinal mucosal growth with intracolonic infusion of short-chain fatty acids. J Parenter Enteral Nutr 13: 109–116
22. Scheppach W, Bartram P, Richter A, Richter F, Liepold H, Dusel G, Hofstetter G, Rüthlein J, Kasper H (1992) Effect of short-chain fatty acids on the human colonic mucosa in vitro. J Parenter Enteral Nutr 16: 43–48
23. Bartram H-P, Scheppach W, Schmid H, Hofmann A, Dusel G, Richter F, Richter A, Kasper H (1993) Proliferation of human colonic mucosa as an intermediate biomarker of carcinogenesis: effects of butyrate, desoxycholate, calcium, ammonia, and pH. Cancer Res 53: 3283–3288
24. Rolandelli RH, Koruda MJ, Settle RG, Rombeau JL (1986) Effects of intraluminal infusion of short-chain fatty acids on the healing of colonic anastomosis in the rat. Surgery 100: 198–203
25. Koruda, MJ, Rolandelli RH, Settle RG, Zimmaro DM, Rombeau JL (1988) Effect of parenteral nutrition supplemented with short-chain fatty acids on adaptation to massive small bowel resection. Gastroenterology 95: 715–720
26. Kripke SA, DePaula JA, Berman JM, Fox AD, Rombeau JL, Settle RG (1991) Experimental short-bowel syndrome: effect of an elemental diet supplemented with short-chain triglycerides. Am J Clin Nutr 53: 954–962
27. Scheppach W (1994) Effects of short chain fatty acids on gut morphology and function. Gut Suppl 1: S35–S38

Luminale Nutrition – klinische Manifestation von Störungen im Haushalt kurzkettiger Fettsäuren

J. Stein, O. Schröder, W.F. Caspary

Einleitung

Kurzkettige Fettsäuren (SCFAs) umfassen eine Gruppe von aliphatischen Karbonsäuren mit einer Kettenlänge von bis zu maximal 7 Kohlenstoffatomen. Zusammen mit geringen Mengen anderer organischer Moleküle wie Methan, Kohlendioxyd, Laktat und Alkohol entstehen sie in den verschiedenen Abschnitten des Gastrointestinaltraktes von Mensch und Tier als Produkt der mikrobiellen Fermentation. Zwischen 85 und 95% der beim Abbau pflanzlichen Materials, wie z. B. Zellulose, Stärke und Zucker, produzierten SCFAs repräsentieren dabei alle in Essigsäure, Propionsäure und Buttersäure [1].

Die mikrobielle Fermentation ist für den Organismus deshalb von so außerordentlicher Bedeutung, da Säugetiere zur Spaltung hochpolymerer Kohlenhydrate selbst nicht in der Lage sind.

Aufgrund unterschiedlicher Nahrungszusammensetzung bildet der gastrointestinale Trakt von Omnivoren, wie z. B. Mensch und Ratte, geringere Mengen an kurzkettigen Fettsäuren als der von Herbivoren.

SCFAs liegen als schwache Säuren im Dickdarm zu mehr als 90% in anionischer Form vor. Unter allen untersuchten Säugetieren repräsentiert Acetat bzw. dessen Anion die am häufigsten vorkommende kurzkettige Fettsäure im Gastrointestinaltrakt. Darüber hinaus werden beträchtliche Mengen an Propionat und Butyrat produziert, deren Konzentrationen nahrungsabhängig jedoch eine starke Schwankungsbreite aufweisen. Aus diesem Grund kann sich das molare Verhältnis von Acetat zu Propionat und Butyrat zwischen 75 : 15 : 10 und 40 : 40 : 20 bewegen.

Tappeiner [2] wies 1882 als erster die Fermentierung von Zellulose zu Methan, Kohlendioxyd, Essigsäure, Propionsäure und Buttersäure durch Mikroorganismen im Intestinaltrakt von Wiederkäuern sowie von Pferden nach. Im Jahr 1891 untersuchte Mallevre [3] die Verstoffwechselung von Essigsäure bei Hasen und postulierte die Metabolisierung kurzkettiger Fettsäuren bei Wiederkäuern. Weitere 50 Jahre vergingen bis zur Entdeckung der Fermentation von Nahrung im Pansen von Wiederkäuern.

W. F. Caspary et al. (Hrsg.) Ökosystem Darm VI

Produktion von kurzkettigen Fettsäuren im gastrointestinalen Trakt

Die Konzentrationen kurzkettiger Fettsäuren in den einzelnen Abschnitten des Gastrointestinaltraktes hängen direkt von Quantität und Qualität der bakteriellen Flora sowie von Verweildauer und Zusammensetzung der Nahrung ab. Bei Herbivoren und Schweinen werden die höchsten Konzentrationen an kurzkettigen Fettsäuren im Zäkum gemessen, gefolgt vom Dickdarm. Die Konzentration von SCFAs im Lumen von Magen und Dünndarm bei Ratten und Kaninchen sind gering.

Bei Schweinen und Pferden werden geringfügig höhere Werte nur aufgrund einer bei diesen Tieren nachweisbaren gastrischen Fermentation registriert [4–6]. Diese Verhältnisse werden durch Messungen an Hasen und Waschbären bestätigt [7, 8]. Bei Hunden finden sich die höchsten Spiegel an kurzkettigen Fettsäuren im Kolonlumen [9].

Aus indirekten Schätzungen – SCFAs werden zu schnell vom Kolon absorbiert – ergibt sich beim Menschen eine tägliche Bildung von 200–700 mmol [10, 11]. Dabei sind die Konzentrationen von SCFAs im Dickdarm mit 131 mmol/kg des Dickdarminhalts im Zäkum am höchsten, während sie im distalen Kolon nur ca. 80 mmol/kg betragen [12]. Im Dünndarm dagegen sind die Konzentrationen allgemein sehr viel niedriger – Jejunum $\leq$ 1 mmol/kg und Ileum 13 mmol/kg des Darminhaltes (Abb. 1.).

Unter physiologischen Bedingungen fördert der distale Gastrointestinaltrakt von Säugetieren das Wachstum eines mikrobiellen Ökosystems mit Hunderten von Spezies anaerober Bakterien, Protozoen und Pilzen. Jede dieser Mikroorganismusspezies besetzt eine bestimmte Nische und fermentiert nur einen bestimmten Nahrungsanteil, doch ist allen eine mehr oder weniger große Produktion von SCFAs als Hauptendprodukt ihrer Metabolisierungstätigkeit gemein.

Hauptgattungen von Bakterien, die den Dickdarm von Mensch und Tier besiedeln, sind Bakteroiden, Eubakterien und Peptostreptokokken [13–15]. Außerdem finden sich im Kolon des Menschen Bifido- und Fusobakterien.

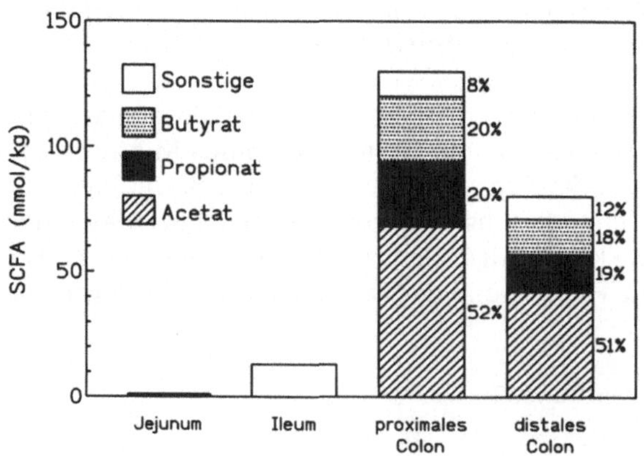

Abb. 1. Konzentrationen und molare Verhältnisse von SCFAs im Gastrointestinaltrakt nach Cummings et al. [12]. Für Jejunum und Ileum sind lediglich die Gesamtkonzentrationen von SCFAs angegeben.

Substrate und Reaktionswege für die Produktion

Als Hauptsubstrate der Fermentation fungieren lokalisationsunabhängig komplexe Kohlenhydrate pflanzlichen Ursprungs, die größtenteils aus Zellulose, Hemizellulose, Pektine, Stärke, Dextranen und löslichen Kohlenhydraten bestehen [12, 16]. Als Hauptendprodukte dieser Fermentation entstehen kurzkettige Fettsäuren, darunter besonders Acetat, Propionat und Butyrat sowie Kohlendioxyd und Methan. Bei den meisten Spezies wird anfallender Wasserstoff von methanogenischen Bakterien zur Reduktion von CO_2 zu Methan genutzt. Dagegen werden nur vernachlässigbare Konzentrationen von Methan im Magen verschiedener Säugetierarten und beim Menschen beobachtet [17], wahrscheinlich weil die Einnistung langsam wachsender methanogenischer Bakterien aufgrund einer kürzeren Nahrungsverweildauer verhindert wird [18] (Abb. 2).

Zelluloselytische Bakterien produzieren extrazellulär Zellulase und andere Enzyme, die Zellulose und Hemizelulose in Oligosaccharide und letztendlich in Glukose, Glukose-6-Phosphat, Fruktose-6-Phosphat und Triosephosphate spalten. Sowohl nichtzelluloselytische als auch zelluloselytische Organismen metabolisieren die Produkte der Zellulasereaktion und bilden direkt kurzkettige Fettsäuren.

Pektine und Hemizellulose werden zuerst zu Xylose und anderen Pentosen gespalten. Der Hauptweg der Pentoseutilisation verläuft wahrscheinlich über die Hexosesynthese, deren Endprodukte Fruktose-6-Phosphat und Triosephosphate dieselben wie im Falle der Fermentation von Zellulose sind. Stärke und Dextrane

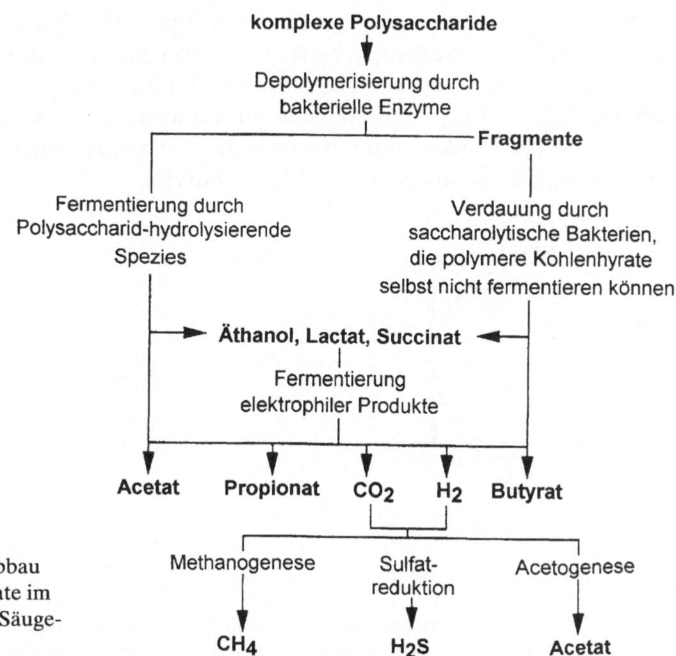

Abb. 2. Bakterieller Abbau komplexer Kohlenhydrate im Kolon von Mensch und Säugetier

werden zunächst durch Amylasen zu Maltose gespalten und in einem weiteren Schritt durch Maltasen in Glukose-1-Phosphat umgewandelt.

Die gebildeten Hexosen und Triosephosphate erscheinen in kaum meßbaren Konzentrationen in intestinalen Flüssigkeiten. Sie unterliegen vielmehr einer sofortigen Transformation zu Pyruvat über den Embden-Meyerhof-Weg der Glykolyse. Da Pyruvat ebenso schnell zu Acetat, Propionat und Butyrat metabilisiert wird, sind dessen Konzentrationen in intestinalen Flüssigkeiten gleichfalls sehr niedrig. Laktat kann grundsätzlich aus Pyruvat gebildet werden, faktisch stellt es aber kein wichtiges Zwischenprodukt dar [8, 19]. Niedrige pH-Werte begünstigen die Produktion von Laktat, da sie das Wachstum von Laktobazillen fördern [20] (Abb. 3). Alle Reaktionswege, die die Bildung von Acetat und Butyrat aus Pyruvat beschreiten, sind miteinander verknüpft [21] und weisen Acetyl-CoA als wichtigstes Endprodukt auf. Acetat und Butyrat können darüber hinaus direkt ineinander umgewandelt werden [22]. Für den mirkobiellen Metabolismus scheint dabei die Umwandlung von Butyrat zu Acetat aufgrund eines ATP-Nettogewinns von Vorteil zu sein.

Die Bildung von Propionat aus Pyruvat verläuft über 2 sich von der Produktion von Acetat und Butyrat aus Pyruvat unterscheidenden Reaktionswegen. Der erste Metabolisierungspfad vollzieht die Produktion von Oxalacetat und Succinat, der zweite involviert die Entstehung von Acrylat [21, 23]. Die C_5-haltige kurzkettige Fettsäure Valerat wird durch Kondensation von Acetat und Propionat gebildet [22].

Neben der Fermentation von Kohlenhydratpolymeren stellt die Proteolyse einen wichtigen Fermentationsprozeß dar, bei dem Peptide und Aminosäuren verstoffwechselt werden und die anfallende Energie für biosynthetische Prozesse zur Verfügung gestellt wird. Durch den Vorgang der Proteolyse, die weitestgehend von Bakterien vollzogen wird, werden die meisten Aminosäuren zu Ammonium, CO_2 und kurzkettigen Fettsäuren desaminiert [24, 25]. Es entstehen dabei nicht nur Acetat, Propionat und Butyrat sondern aus den verzweigtkettigen Aminosäuren Valin, Leukin und Isoleukin auch verzweigtkettige Fettsäuren, besonders Isobutyrat, Isovalerat und 2-Methylbutyrat.

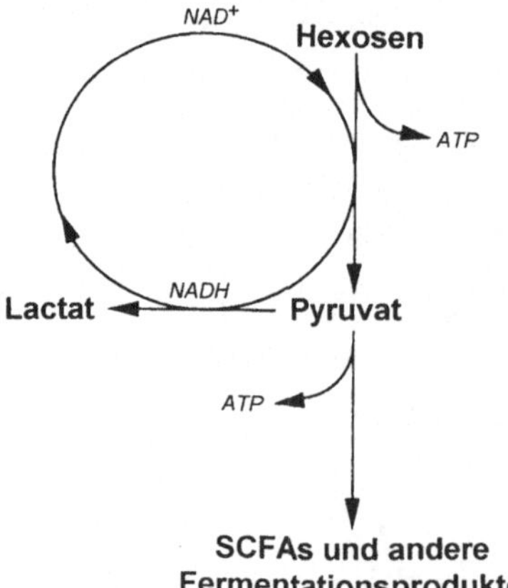

Abb. 3. Zyklus der Laktatbildung aus Kohlenhydraten im Gastrointestinaltrakt

Resorption kurzkettiger Fettsäuren

In allen tiefergelegenen Darmabschnitten erfolgt eine fast vollständige Resorption sämtlicher SCFAs. Über die dabei stattfindenen transmembranären Transportvorgänge wird derzeit kontrovers diskutiert. Die sich hartnäckig haltende Hypothese, wonach die Resorption kurzkettiger Fettsäuren auf einer einfachen Diffusion protonierter Karbonsäuren beruht, wurde in den letzten Jahren nicht zuletzt deswegen mehr und mehr in Frage gestellt, da bei annähernd neutralem pH-Wert des Kolonlumens [26] 90–99% der SCFAs in ionisierter und damit schwer permeabler Form vorliegen [27].

In den Vordergrund sind daher all jene Hypothesen gerückt, die den transmembranösen Transport von SCFAs mit bestimmten Transportsystemen in Verbindung setzen. Da SCFAs in hydrierter Form lipophile, gut membrandurchgängige Substanzen darstellen, erscheint eine Kopplung an einen Na^+/H^+-Antiporter durchaus denkbar; das Modell sieht den Austausch eines absorbierten Natriumions gegen ein Wasserstoffion zur luminalen Protonierung der Fettsäure vor, welche anschließend in nichtionischer Form die Membran permeieren kann [28].

Diskutiert werden zunehmend Interaktionen von SCFAs mit Anionentransportsystemen. So wurde für das menschliche Ileum eine elektroneutrale Aufnahme kurzkettiger Fettsäuren über ein DIDS- und SITS-sensitives Anionencarriersystem im Austausch gegen Bikarbonat beschrieben [29]. 1991 berichteten Mascolo et al. [30] über einen ähnlichen Anionencarrier, der an der apikalen Membran des distalen Rattenkolons lokalisiert ist. Dieses Transportsystem besitzt keine Sensitivität gegenüber DIDS, beruht aber ebenfalls auf einem Austausch von SCFAs gegen Bikarbonat (Abb. 4). Über die Existenz basolateraler Transportsysteme für kurzkettige Fettsäuren, wie sie schon für eine Reihe von anderen Anionen bekannt sind [31], liegt derzeit nur die Erkenntnis eines DIDS-sensitiven Anionenaustauschsystems mit Bikarbonat vor [32].

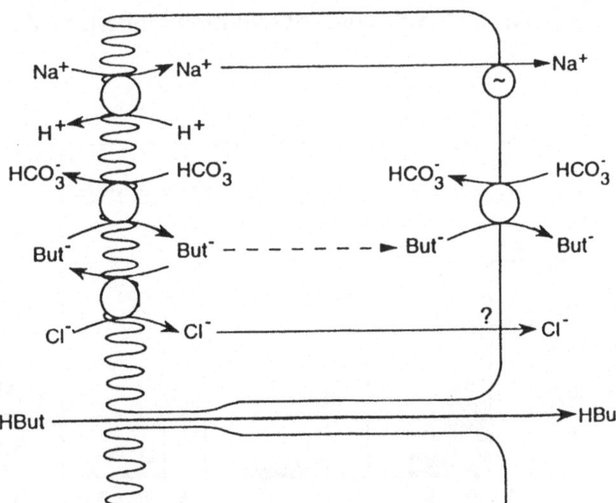

Abb. 4. Modell einer SCFA-stimulierten elektroneutralen NaCl-Resorption im Rattenkolon

Metabolismus von kurzkettigen Fettsäuren

Die mikrobielle Fermentation im gastrointestinalen Trakt leistet einen wesentlichen Beitrag zur Energiebilanz bei allen Säugetierspezies. Großmolekulare Kohlenhydrate sowie endogene Sekrete und abgeschilfertes Darmepithel werden verstoffwechselt und in kurzkettige Fettsäuren umgewandelt, welche wiederum fast vollständig an ihrem Produktionsort auch absorbiert werden. Die Metabolisierung der SCFAs erfolgt entweder direkt lokal oder in der Leber und peripherem Gewebe. Zwischen 60 und 75% der durch den Kohlenhydratabbau gewonnenen Energie werden vom Organismus verwertet [10, 33, 34]. Die verbleibenden 25–40% werden von den Mikroorganismen zu deren eigenem Stoffwechsel genutzt oder gehen als Wasserstoff oder Methan verloren.

Während Butyrat bereits im Kolon fast vollständig metabolisiert wird, gelangen ein Großteil des absorbierten Acetats und Propionats unverändert über die Vena porta in die Leber. Auch dort werden Propionat und Butyrat im Gegensatz zum Acetat in hohem Maße abgebaut, so daß diese kurzkettige Fettsäure rund 90% der im arteriellen und peripheren venösen Blut befindlichen SCFAs repräsentiert (Abb. 5).

Der Hauptanteil des Butyrats wird in der Kolonmukosa vieler Säugetierspezies zu Kohlendioxyd oder Ketonkörpern oxydiert [36–41]. Unter dem Einfluß von Aldosteron läßt sich eine Steigerung der β-Oxydation von Butyrat zur Kohlendioxyd feststellen [40] (Abb. 6).

Auf die herausragende Bedeutung von Butyrat in der Ernährung des Kolonozyten verwies erstmals Roediger im Jahre 1980 [37]. An isolierten menschlichen Kolonozyten konnte er einen rund 70%igen Beitrag der β-Oxydation von SCFAs, darunter hauptsächlich Butyrat, am gesamten O_2-Verbrauch des Dickdarms belegen; im distalen Anteil spielt dabei Butyrat als Energiequelle eine noch größere Rolle als in den mehr proximal gelegenen Abschnitten (Abb. 7).

Der Acetatmetabolismus variiert in den unterschiedlichen Darmsegmenten. Die höchste Acetataufnahme wird, ähnlich den meisten anderen kurzkettigen Fettsäuren, in den distalen Abschnitten registriert. Zumindest beim Kaninchen

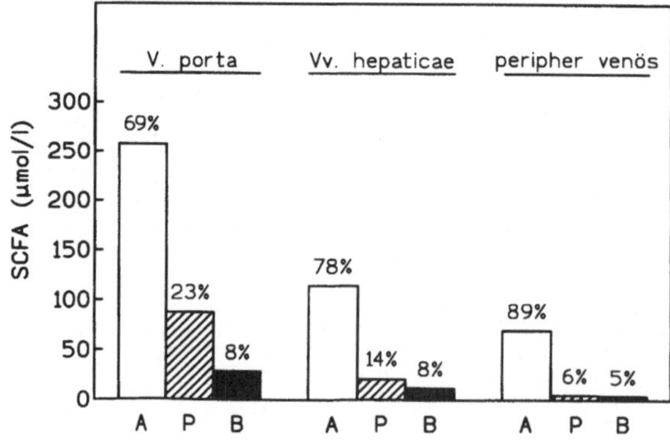

Abb. 5. Konzentration und molare Verhältnisse von Acetat (*A*), Propinat (*P*) und Butyrat (*B*) im menschlichen Blut (Nach Cummings et al. [35])

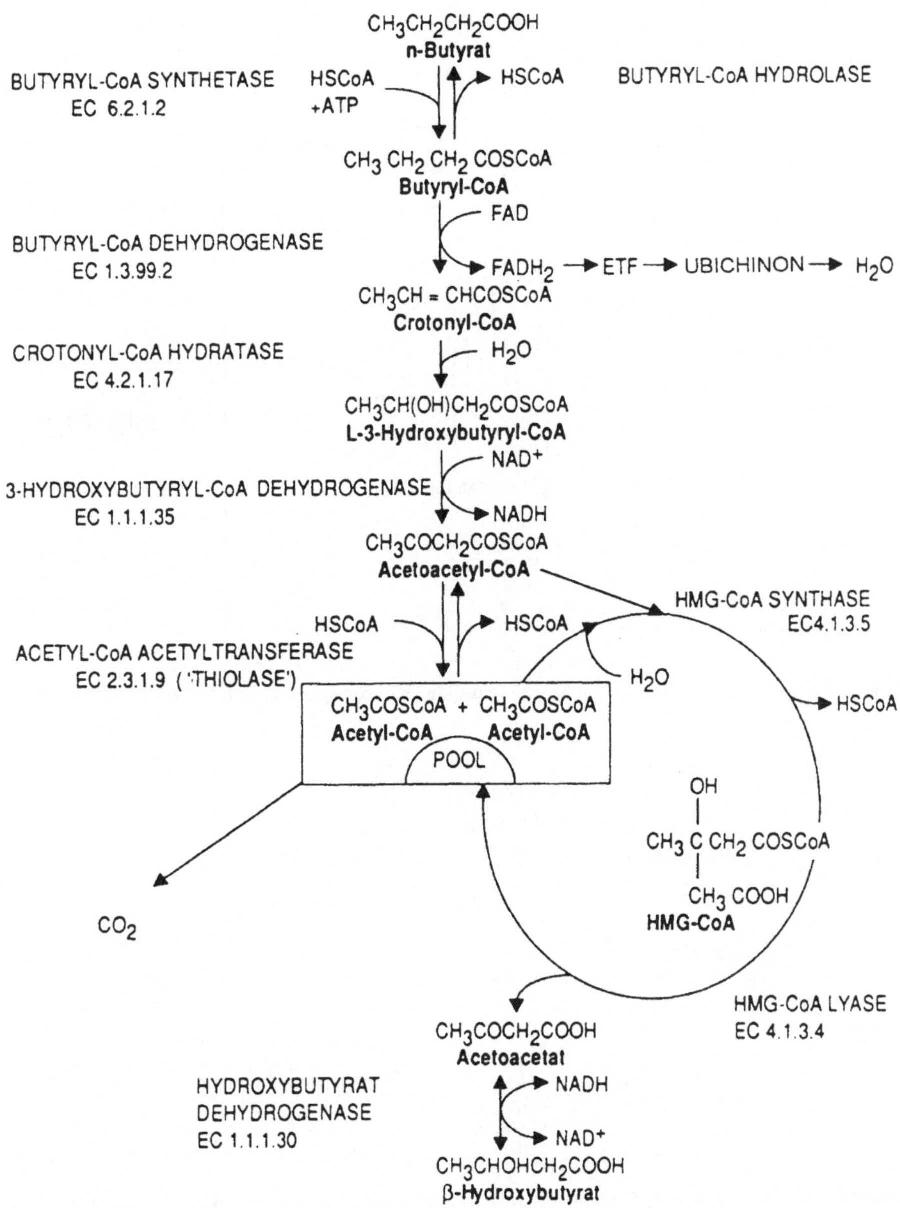

Abb. 6. Butyratoxydation im HMG-CoA-Zyklus (Lynen-Zyklus) zu Acetyl-CoA und Ketonkörpern

wird Acetat hauptsächlich in Aspartat und Glutamat umgewandelt, die einer weiteren Oxidation oder Proteinsynthese zur Verfügung stehen [43]. Daneben spielt diese kurzkettige Fettsäure eine zentrale Rolle in der Lipogenese und dient v. a. Fett- und Muskelgewebe als Energiequelle (Abb. 8).

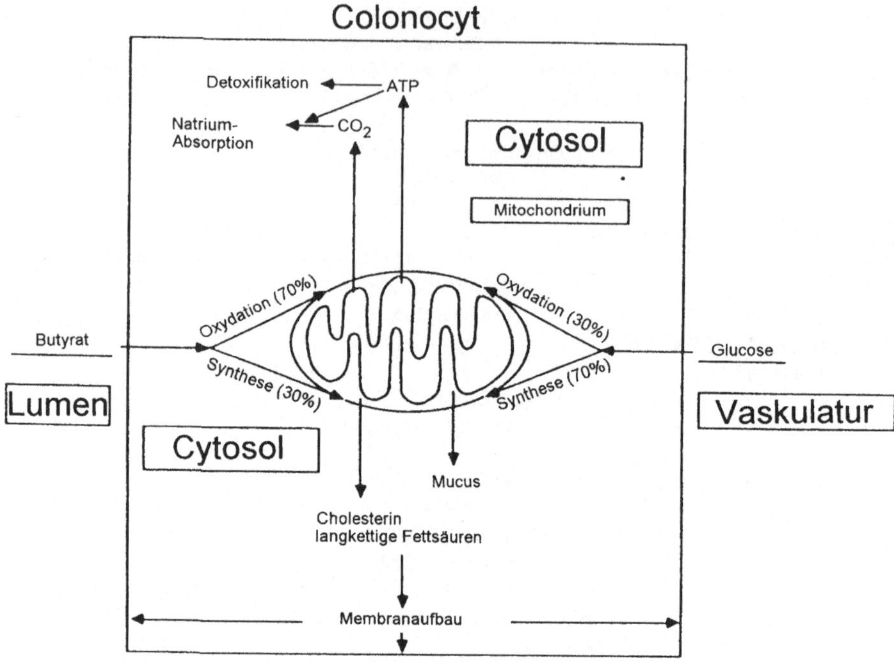

Abb. 7. Bedeutung von Butyrat im Stoffwechsel des Kolonozyten. (Nach Roediger et al. [42])

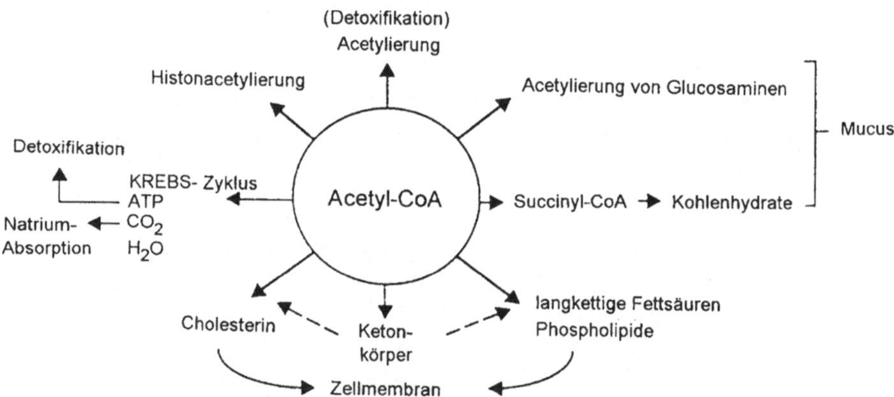

Abb. 8. Einfluß von Acetyl-CoA als Hauptendprodukt der β-Oxydation kurzkettiger Fettsären auf die Zellfunktion von Kolonozyten

Absorption und Metabolismus von Proprionat spielen für das Kaninchen im proximalen Kolon eine größere Rolle als im Zäkum [44]. Diese Fettsäure dient als Energiequelle für die Kolonmukosa, sie stellt aber auch die Ausgangssubstanz zur Produktion von Laktat und freien Aminosäuren dar [44, 45].

Metabolische Bedeutung kurzkettiger Fettsäuren

Kohlenhydratmetabolismus

Der Zusatz von fermentierbaren Kohlenhydraten zur Nahrung senkt den Blutglukosespiegel und damit auch den Insulinbedarf bei Diabetikern [46]. Der genaue Mechanismus dieser insulinantagonistischen Wirkung ist bis heute allerdings unbekannt. Vermutet wird ein Einfluß hochpolymerer Zucker auf den hepatischen Glukosemetabolismus über ihre Metabolite, die kurzkettigen Fettsäuren.

Tierexperimente dokumentieren, daß sowohl Acetatinfusionen [47] als auch Propionat – via Stimulierung der Insulinsekretion [48] – den Blutglukosespiegel senken. Unterschiedliche Effekte von Propionat auf die Glukoneogenese zeigen sich bei einzelnen Säugetierklassen: während diese kurzkettige Fettsäure für Wiederkäuer das Hauptsubstrat der Glukoneogenese darstellt [49], spielt es für die Glukoseproduktion des Pferdes nur eine untergeordnete Rolle [50].

Cholesterinmetabolismus

Kurzkettige Fettsäuren vermögen bei Mensch und Tier den Cholesterinspiegel im Blut zu senken. Ernährung mit bestimmten Ballaststoffen, wie z. B. Pektinen und einigen Kleiesorten, bewirken deshalb ein Absinken der Cholesterinkonzentration im menschlichen Blutplasma [51] sowie in Plasma und Leber von Ratten [52, 53]. Der hypocholesterinämische Effekt von Pflanzenfasern wird vermutlich hauptsächlich über Propionat vermittelt [52]. Dieser Stoff greift aller Wahrscheinlichkeit nach in die Regulation der Cholesterinsynthese ein. In Experimenten reduzierte mit der Nahrung zugeführtes Propionat die Aktivität der HMG-CoA-Synthetase in der Leber von Kälbern. Die Hemmung der HMG-CoA-Synthetase bewirkt wiederum eine Reduktion der Cholesterinsynthese, was einen Abfall der Blut- und Leberkonzentration von Cholesterin zur Folge hat. Zudem scheinen SCFAs die HMG-CoA-Reduktase, das für die Cholesterinsynthese geschwindigkeitsbestimmende Enzym, hemmen zu können [54] (Abb. 9).

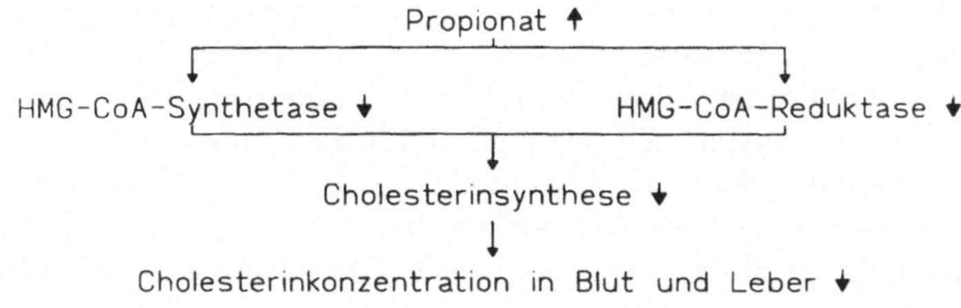

Abb. 9. Rolle von Propionat im Cholesterinmetabolismus

Gastrointestinaler Blutfluß

Schon lange bekannt ist eine Steigerung des gastrointestinalen Blutflusses durch Absorption und Verdauung von Kohlenhydraten und Fetten. Da SCFAs die Hauptprodukte mikrobieller Fermentation im Darm repräsentieren, liegt die Vermutung nahe, daß sie an der Vasodilatation im Dickdarm beteiligt sind.

Bei Hunden und Primaten ist die postprandiale Hyperämie im Gefäßsystem von Dünndarm und Pankreas am stärksten ausgeprägt [54–57], doch läßt sich eine Steigerung des Blutflusses auch in der Kolonmukosa beobachten. Die Perfusion mit SCFA-Lösungen in physiologischen Konzentrationen konnte den Blutfluß des Hundekolons um mehr als 20% erhöhen [58]. Perfusionsstudien einzelner SCFAs zeigten, daß ein signifikanter Anstieg des Blutflusses nur mit Acetat erzielt werden konnte. Ähnliche Ergebnisse erbrachten Untersuchungen bezüglich des zäkalen Blutflusses.

Der exakte Mechanismus dieser Stimulierung des gastrointestinalen epithelialen Blutflusses blieb bis heute unentdeckt. Da eine Steigerung der O_2-Aufnahme durch das Kolon nach Zusatz von SCFAs zu Perfusionslösungen nicht beobachtet werden konnte [58], liegt der Anstieg des Blutflusses aller Voraussicht nach nicht in einer Stimulierung des epithelialen Metabolismus oder in der Absorption durch kurzkettige Fettsäuren; sie greifen möglicherweise direkt als Vasodilatatoren an den epithelialen Gefäßen an.

Gastrointestinales Ephitel

Polysaccharide stimulieren die epitheliale Zellproliferation im Dickdarm von Tieren wie beispielsweise Ratten und Hamstern [59, 60]. Dieser Effekt wird mit der Präsenz bestimmter Fermentationsprodukte erklärt, da die Steigerung der Proliferationsrate nur in Gegenwart von Darmmikroben gefunden wird [60].

Kurzkettige Fettsäuren scheinen an diesem Vorgang beteiligt zu sein, da sie einzeln oder kombiniert in physiologischen Konzentrationen sowohl DNS-Synthese als auch Mitose anregen [61].

Unter täglicher Applikation von SCFAs in ilealen Fisteln von Ratten steigerte sich die Produktion von Kryptenzellen um das 3- bis 4fache über einen Zeitraum von mindestens 14 Tagen [60, 61]. Die erzielten Effekte waren dabei unabhängig vom pH-Wert des Darmlumens; sie waren ebenso bei Butyrat stärker ausgeprägt als bei Propionat oder Acetat. Erstaunlicherweise ergaben In-vitro-Versuche gegenteilige Ergebnisse [60, 62]. Die inhibitorische Wirkung in vitro bei gleichzeitiger Stimulation in vivo legen die Vermutung nahe, daß SCFAs über einen indirekten, systemisch vermittelten Mechanismus das epitheliale Wachstum stärker beschleunigen, als sie es durch ihre direkte Wirkung hemmen.

Für diesen systemischen Wirkmechanismus existieren 2 Hypothesen. Zum einen wird ein spezifischer Rezeptor für SCFAs postuliert, der am Rattenkolon bereits nachgewiesen werden konnte [63–66]. Zum anderen könnten die kurzkettigen Fettsäuren über eine humorale Vermittlung, wie z. B. durch Freisetzung von Insulin oder anderen trophischen aktiven Faktoren, das Wachstum des Darmepithels anregen.

Zur Rolle kurzkettiger Fettsäuren bei gastrointestinalen Erkrankungen

Infektiöse Diarrhö

Für die übertragbare Gastroenteritis des Schweines gilt dieser Zusammenhang als bewiesen [68]: Tiere, die mit dem Virus infiziert sind, entwickeln eine akute Enteritis mit massiven Flüssigkeitsverlusten aus dem Dünndarm. Junge Tiere entwickeln eine starke Diarrhö, da ihr Kolon nicht in der Lage ist, größere Mengen an Flüssigkeit zu absorbieren. Infizierte ältere Tiere können hingegen ihre Absorptionskapazität bis zum 7fachen steigern. Dieser Kompensationsmechanismus verhindert ausgeprägteren Durchfall und beruht auf der mikrobiellen Fermentation im Kolon mit Produktion von SCFAs.

Studien an Patienten mit Cholera zeigen eine Verminderung der Natriumabsorption durch den Dickdarm mit resultierender massiver Flüssigkeitssekretion [69], die durch luminale Gabe von kurzkettigen Fettsäuren zum Teil aufgehoben werden kann [70]. Gleichzeitig sind die fäkalen Konzentrationen von SCFAs bei an Cholera erkrankten Menschen signifikant erniedrigt. Diese Studien belegen eine Beteiligung von SCFAs an dem gesteigerten Flüssigkeitsverlust bei dieser Erkrankung.

Über die genaue Ursache des Konzentrationsabfalls von SCFA im Kolon bei Cholera herrscht bislang Unklarheit. Möglich erscheinen ein Mangel an SCFA-Präkursoren durch verringerte Nahrungszufuhr oder auch eine verminderte Produktion von kurzkettigen Fettsäuren durch Veränderungen in der Mikroflora des Dickdarms.

Tatsächlich läßt sich im Fäzes von Patienten mit Cholera eine Verschiebung von anaeroben zu aeroben Bakterien beobachten, die zur Bildung von SCFAs nicht befähigt sind. Der massive Flüssigkeitsverlust bei der akuten Diarrhö durch Vibrio cholera läßt sich somit wahrscheinlich sowohl auf sekretorische Effekte des Enterotoxins als auch auf die Verminderung von SCFAs zurückführen.

Chologene Diarrhö

Die chologene Diarrhö stellt einen unerwünschten Effekt nach chirurgischer Resektion des terminalen Ileums oder Colon ascendens dar [71]. SCFAs können dabei die Reaktionen des Dickdarmepithels auf den Eintritt von Gallensäuren in das Kolon modifizieren [72]. Sie schützen vorzugsweise die Mukosa des proximalen Kolons vor den sekretorischen Effekten der Gallensäuren [72].

Postoperative Diarrhö, Malnutritionsdiarrhö und antibiotikaassoziierte Diarrhö

SCFAs werden von Kolonozyten als Energiequelle für ihre zahlreichen metabolischen Aufgaben verwendet [37, 38]. Für den Menschen steht dabei besonders die Verwertung von Butyrat im Mittelpunkt [38]. 70% des gesamten Energieverbrauchs im Kolon werden auf diese Weise gedeckt.

Nach abdominellen Operationen, besonders nach Verschluß einer temporären Kolostomie [73], treten Durchfälle gehäuft auf. Für diese postoperative Diarrhö wird der intraluminale Mangel an SCFAs verantwortlich gemacht, der z. T. durch Einnahme fermentierbarer Substrate ausgeglichen werden kann [73, 74].

Intraluminaler Mangel an kurzkettigen Fettsäuren kann in ähnlicher Weise den im terminalen Stadium der Malnutrition oft auftretenden Durchfall erklären. Dabei scheint der Durchfall eine Manifestation der organspezifischen Mangelernährung des Kolons darzustellen [75].

Bis zu 25 % der Patienten, die mit Breitspektrumantibiotika behandelt werden, entwickeln eine pseudomembranöse Enterokolitis mit den Symptomen einer Diarrhö. Ursache hierfür ist in rund 1/3 der Fälle die Besiedlung des Darmes mit dem toxinbildenden Clostridium difficile [76], ein Bakterium, das bei Suppression der normalen Darmflora proliferiert.

Eine pseudomembranöse Enterokolitis läßt sich auch unter Applikation bestimmter oraler Antibiotika, wie z. B. Clindamycin, beobachten. Dieses Antibiotikum unterdrückt einerseits die Produktion von SCFAs. Daneben verändert es aber auch deren molare Verhältnisse zuungunsten von Butyrat, der Hauptenergiequelle der Dickdarmepithelzelle [77, 78], was in der Folge über die Ausbildung eines Hungerkolons mit konsekutiver Epithelatrophie zur Entstehung von Durchfall führt (Abb. 10).

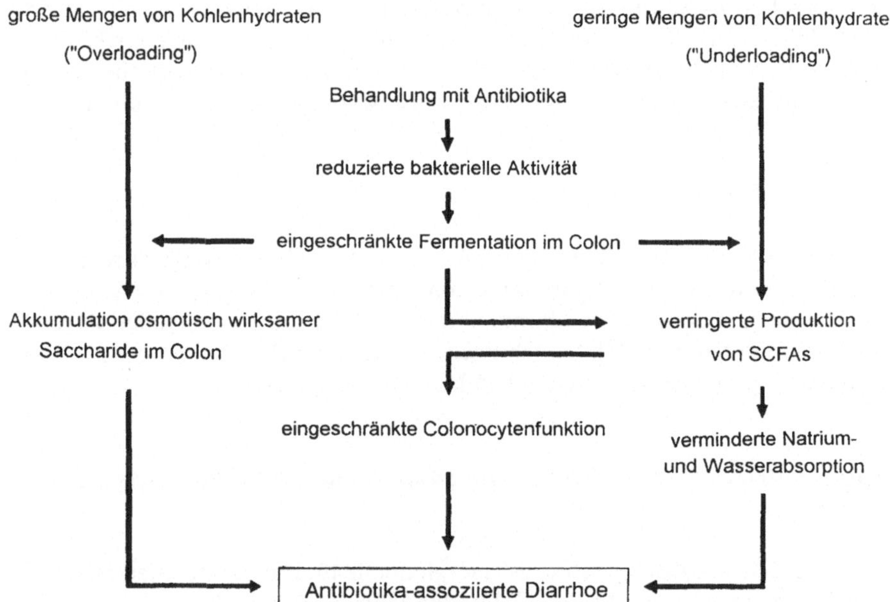

Abb. 10. Mögliche Mechanismen für das Entstehen und die Unterhaltung einer antibiotikaassoziierten Diarrhö

Colitis ulcerosa

Sowohl In-vitro- [79] als auch In-vivo-Versuche [80] konnten einen starken Abfall der Oxydation kurzkettiger Fettsäuren im Kolonozyten bei Colitis ulcerosa feststellen. Die Verminderung der SCFA-Oxydation persistiert dabei auch in remittierenden Phasen der Erkrankung. Die Reduktion der β-Oxydation kann jedoch aufgrund der ontogenetischen Adaptation des Dickdarmepithels an SCFAs als Hauptenergielieferanten durch nur unwesentlich gesteigerte Utilisation alternativer Brennstoffe, wie Glukose oder Glutamin, nicht aufgefangen werden.

Diese Beobachtungen führten zu der Hypothese, daß der gestörte SCFA-metabolismus zur Entstehung der Colitis ulcerosa beitragen könne [81]. Die charakteristische Ausbreitung der Erkrankung mit Beginn im distalen Rektum und konsekutiver Ausbreitung in mehr proximal gelegenen Darmabschnitten erhärtet dieses Hypothese, da das distale Kolon von allen Darmabschnitten am stärksten auf SCFAs als Energiequelle angewiesen ist. Tatsächlich führt die Behandlung an Colitis ulcerosa erkrankten Patienten mit rektal applizierten SCFAs zu einem deutlichen Rückgang der klinischen Symptome [82].

Als möglicher Pathomechanismus der Hemmung der Butyratoxydation könnten dabei die bei Patienten mit Colitis ulcerosa vermehrt in Kolonlumen und Fäzes [83] vorkommenden sulfatreduzierenden Bakterien in Betracht kommen. Diese Bakterien, unter ihnen besonders die Gattung Desulfovibrio und Desulfobulbus [84], sind für die Aufrechterhaltung eines anaeroben Milieus im Darmlumen verantwortlich, indem sie reduzierend wirkende Mercaptide und Mercapatofettsäuren produzieren [85].

In höheren Konzentrationen fungieren Mercaptofettsäuren dagegen als chemotaktische Agenzien und Aktivatoren von Markophagen sowie von neutrophilen Granulozyten [86]. Außerdem reduzieren Mercapto- wie auch Bromfettsäuren aus bislang unbekannten Gründen experimentell die Butyratoxidation in Kolonozyten, besonders in den distalen Abschnitten, was die Entstehung einer Kolitis zur Folge hat [87] (Abb. 11).

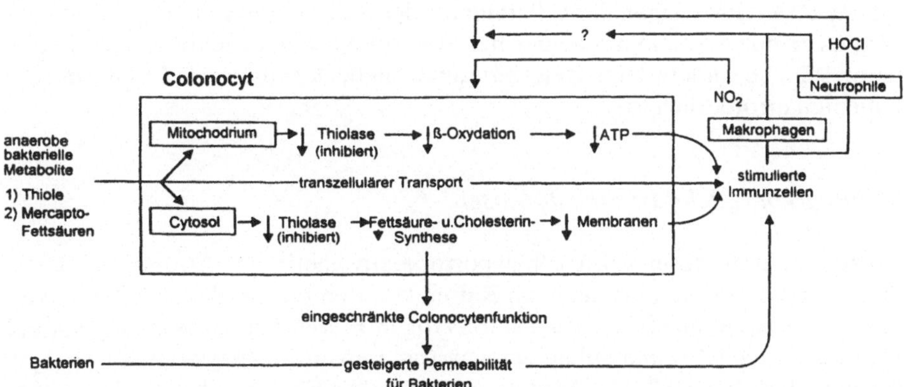

Abb. 11. Modell zur Ätiopathogenese von Colitis ulcerosa (Nach Roediger [88])

Möglicherweise spielen kurzkettige Fettsäuren auch bei einigen klinischen Manifestationen der Colitis ulcerosa eine Rolle. Die Fähigkeit der Kolonmukosa zur Absorption von SCFAs ist bei Erkrankten erheblich gestört [89, 90], obwohl die Fermentation von Kohlenhydraten wahrscheinlich nicht beeinträchtigt wird [91].

Diversionskolitis

Erstmals im Jahre 1981 erwähnt, beschreibt der Begriff der Diversionskolitis einen entzündlichen Prozeß, der besonders das distale Kolon und das Rektum im Anschluß an eine chirurgische Intervention zur Umleitung der fäkalen Ausstrombahn befällt [92]. Während der topische Einsatz von Kortikosteroiden in den meisten Fällen keine Besserung zeigt, klingt die Entzündung nach chirurgischer Reanastomosierung in der Regel wieder ab [92]. Auch die Anwendung rektaler Klismen von SCFAs führt zu einem Abklingen der Symptome bei gleichzeitig endoskopisch sichtbarer Darmschleimhautregeneration innerhalb eines Zeitraums von 4–6 Wochen. Bei ordnungsgemäßer Anwendung der SCFA-Klysmentherapie hält die Remissionsphase länger als ein Jahr an [93]. Als Hauptursache der Diversionskolitis wird deshalb heute eine extreme Form der Mangelernährung der Kolonmukosa angesehen, die durch rektale Applikation von kurzkettigen Fettsäuren zumindest gemildert werden kann.

Intestinale Adaptation

Ein experimentell erzeugter Bypass des Dickdarms reduziert bei Ratten Wachstum und Regeneration der Mukosa nicht nur im Kolon, sondern auch im Dünndarm. Dies läßt einen Einfluß von SCFAs für die Trophik des gesamten Gastrointestinaltrakts vermuten [94].

Nach ausgedehnter Dünndarmresektion führt die ausschließlich parenterale Ernährung zu intestinaler Atrophie der Mukosa [95]. Werden dieser parenteralen Ernährung aber kurzkettige Fettsäuren hinzugefügt, steigt zumindest im Ileum der mukosale Proteingehalt als Parameter der Zellproliferation an [95]. SCFAs können demnach von klinischem Nutzen im Anschluß an Resektionen des Dünndarms sein, besonders dann, wenn eine ausschließlich parenterale Ernährung des Patienten erforderlich ist.

Heilung von Dickdarmanastomosen

Dickdarmanastomosen verursachen postoperativ häufig eine Atrophie der Dickdarmmukosa [96]. Experimente an Ratten konnten zeigen, daß der Zusatz von fermentierbaren Substraten oder kurzkettigen Fettsäuren zur Nahrung sowohl Heilung als auch Zusammenhalt der Anastomosen im aufsteigenden Kolon signifikant verbesserten [97, 98]. Man vermutet, daß SCFAs über ihre wachstumsfördernden Effekte die Wundabdeckung durch Mukosaregeneration beschleunigen und somit eine ausgedehnte Entzündung durch Schutz vor eindringenden Bakterien verhindern.

Der Einfluß von SCFA auf die der Mukosa unterliegende Kollagenschicht ist bis heute unerforscht geblieben, obwohl die Submukosa hauptsächlich für den Zusammenhalt der Anastomosen verantwortlich gemacht wird. Die Steigerung der Dickdarmdurchblutung durch kurzkettige Fettsäuren [58] mag bei der Heilung von Anastomosen ebenfalls von Bedeutung sein.

Dickdarmneoplasien

SCFAs stimulieren das Zellwachstum und steigern den Zellumsatz der Kolonmukosa [59]. Untersuchungen an anästhesierten Ratten zeigten, daß die Perfusion des Dickdarms mit kurzkettigen Fettsäuren in physiologischen Konzentrationen in kürzester Zeit Mitosen im Kolonepithel induzierte. Als Hypothesen für diese proliferativen Effekte stehen die Senkung des pH-Wertes im Kolonlumen durch SCFAs [99] und die direkte Interaktion kurzkettiger Fettsäuren mit spezifischen Zellrezeptoren zur Diskussion [60]. Dabei wurde besonders Butyrat mit Interesse verfolgt, da es den Nukleinsäuremetabolismus beeinflußt [100]. Diese Substanz induziert in vielen Säugetierzellen, wie auch in verschiedenen menschlichen kolorektalen Tumorzellinien, eine Zelldifferenzierung [101–103]. Außerdem unterdrückt Butyrat das Wachstum dieser Zellinien und verlängert ihre Generationszeit. Der Einfluß von Butyrat auf Ernährung und Wachstum von Dickdarmzellen ist im distalen Kolon am stärksten ausgeprägt [35]. Der protektive Effekt von Polysacchariden in der kolorektalen Karzinogenese ist eng mit einer gesteigerten Proliferation der Kolonmukosa verbunden [104], was einen Einfluß von SCFAs nahelegt. Trotzdem bleibt zu bedenken, daß Butyrat unter bestimmten experimentellen Bedingungen das Wachstum von Dickdarmtumoren auch beschleunigen kann [105].

Cholelithiasis

Eine Verbindung zwischen dem Auftreten von Gallensteinen und verringerter Kohlenhydrataufnahme scheint durch Versuche erhärtet zu werden, in denen der Zusatz von Weizenkleie zur Nahrung zu einem Abfall des Cholesterinsättigungsindex zuvor übersättigter Galle führte [106, 107]. Ähnliche Resultate wurden mit der Gabe von Laktulose erzielt [108]. Den dabei zugrundeliegenden Wirkmechanismus erklärt man sich folgendermaßen: SCFAs induzieren über eine Erniedrigung des pH-Wertes im Kolon eine Veränderung des Gallensäurenmetabolismus im Dickdarm. Dies führt zu einem relativen Mangel an Deoxycholsäure [108] bei gleichzeitig vermehrter Produktion von Chenodeoxycholsäure. Diese Gallensäure vermag aber über eine Hemmung der HMG-CoA-Reduktase die Cholesterinsynthese zu unterdrücken und damit die Cholesterinsättigung der Galle zu senken.

Portalsystemische Enzephalopathie

Der klinische Nutzen des Einsatzes von Laktulose bei chronisch portalsystemischer Enzephalopathie beruht auf einer Veränderung der Fermentation im Kolon. Zum einen wird die bakterielle Inkorporation von Stickstoff gesteigert [109], zum anderen wird der Metabolismus des Ammoniums beeinflußt und gleichzeitig Ammonium durch SCFA-induzierte pH-Werterniedrigung im Darmlumen gebunden [110, 111].

Die Zufuhr vegetarischen Proteins scheint in der Therapie der chronisch portalsystemischen Enzephalopathie ebenso von Nutzen zu sein [112]. Die gesteigerte Fermentation im Kolon mitkonsekutiv vermehrter Produktion von kurzkettigen Fettsäuren ist dabei zumindest teilweise von Bedeutung.

Dünndarmmotilität

Schon 1912 konnte die Steigerung der Dünndarmperistaltik durch kurzkettige Fettsäuren – besonders durch Acetat – demonstriert werden [113]. In das menschliche Ileum infundierte SCFAs stimulieren dessen Motilität bis hin zu Bauchschmerzen, Krämpfen und gesteigertem Defäkationsdrang als Begleitsymptom [114]. Klinisch ähneln diese Befunde stark der auftretenden Symptomatik bei bakterieller Überwucherung des Dünndarms, in deren Verlauf es zu einer immensen Produktion kurzkettiger Fettsäuren kommt [115].

Literatur

1. Cummings JH, Macfarlane GT (1991) The control and consequences of bacterial fermentation in human colon. J Appl Bacteriol 70: 443–459
2. Tappeiner H (1884) Untersuchung über die Gährung der Cellulose insbesondere deren Lösung im Darmkanale. Z Biol 20: 52–134
3. Mallevre A (1891) Der Einfluß der als Gährungsprodukt der Cellulose gebildeten Essigsäure auf den Gaswechsel. Pfluegers Arch 49: 460–465
4. Argenzio RA, Southworth M (1975) Sites of organic acid production and absorption in the gastrointestinal tract of the pig. Am J Physiol 228: 454–464
5. Argenzio RA, Southworth M, Stevens CE (1974) Sites of organic acid production and absorption in the equine gastrointestinal tract. Am J Physiol 226: 1043–1050
6. Clemens ET, Stevens CE, Southworth M (1975) Sites of organic acid production and patterns of digesta movement in the gastrointestinal tract of swine. Br J Nutr 105: 759–768
7. Clemens ET, Stevens CE (1979) Sites of organic acid production and patterns of digesta movement in the gastrointestinal tract of the racoon. Br J Nutr 109: 1110–1117
8. Vernay MY (1987) Origin and utilization of volatile fatty acids and lactate in the rabbit: influence of the faecal excretion pattern. Br J Nutr 57: 371–381
9. Banta CA, Clemens ET, Krinsky MM, Sheffy BE (1979) Sites of organic acid production and patterns of digesta movement in the gastrointestinal tract of dogs. J Nutr 109: 1592–1600
10. Miller TL, Wolin MJ (1979) Fermentations by saccrolytic intestinal bacteria. Am J Clin Nutr 32: 164–172
11. Smith CJ, Bryant MP (1979) Introduction to metabolic activities of intestinal bacteria. Am J Clin Nutr 32: 149–157

12. Cummings JH (1981) Short chain fatty acids in the human colon. Gut 22: 763–779
13. Allison MJ (1984) Microbiology of the rumen and small and large intestine. In: Swenson MJ (ed) Dukes' physiology of domestic animals. Cornell Univ Press, Ithaca NY, pp 340–350
14. Finegold SM, Sutter VM, Mathiesen GE (1983) Normal indigenious intestinal flora. In: Hentges DJ (ed) Human intestinal Microflora in health and disease. Academic Press, London New York, pp 3–31
15. Hill MJ, Draser BS (1975) The normal colonic bacterial flora. Gut 16. 318–323
16. Cummings JH, Englyst HN (1987) Fermentation in the human large intestine and the available substrates. Am J Clin Nutr 45: 1243–1255
17. Stevens CE (1988) Comparative physiology of the vertebrate digestive system. Cambridge Univ Press, New York
18. Hume ID (1984) Microbioal fementation in herbivorous marsupials. Bioscience 34: 435–440
19. Alexander F, Davies ME (1963) Production and fermentation of lactate by bacteria in the alimentary canal of the horse and pig. J Comp Pathol Ther 73: 1–8
20. Vernia P, Latella G, Magliocca FM, Caprilli R (1987) Fecal organic anions in diarrhaeal diseases. Scand J Gastroenterol 22 Suppl 129: 105–109
21. Wolin MJ, Miller TL (1983) Interaction of microbial populations in cellulose fermentation. Fed Proc 42: 109–113
22. Gray FV, Pilgrim AF, Rodda HJ, Weller RA (1952) Nature and origin of volatile fatty acids in the rumen of the sheep. J Exp Biol 29: 57–68
23. Bergman EN, Reid RS, Murray MG, Brockway JM, Whitelow FG (1965) Interconversions and production of volatile fatty acids in the sheep rumen. Biochem J 97: 53–58
24. Blackburn TH (1965) Nitrogen metabolism in the rumen. In: Dougharty RM (ed) Physiology of digestion in the ruminant. Butterworths, (London) Washington, pp 322–334
25. Cotta MA, Hespell RB (1986) Protein and amino acid metabolism of rumen bacteria. In: Milligan LP, Grovum WL, Dobson A (eds) Control of digestion and metabolism in ruminants. Prentice Hall, Englewood Cliffs, pp 122–136
26. Bown RL, Gibson JA, Sladen GE, Hicks B, Dawson AM (1974) Effects of lactulose and other laxantives on ileal and colonic pH as measured by radiotelemetric device. Gut 15: 999–1004
27. Mc Neil NI, Ling KLE, Wagner J (1987) Mucosal surface pH of the large intestine of the rat and of normal and inflamed large intestine in man. Gut 28: 707–713
28. Binder HJ, Mehtha P (1989) Short-chain fatty acids stimulate active sodium and chloride absorption in vitro in rat distal colon. Gastroenterology 96: 989–996
29. Harig JM, Soergel KH, Barry JA, Ramaswamy K (1991) Transport of propionate by human ileal brush-border membrane vesicles. Am J Physiol 259: G776–G782
30. Mascolo N, Rajendran VM, Binder HJ (1991) Mechanism of short-chain fatty acid uptake by apical membrane vesicles of rat distal colon. Gastroenterology 101: 331–338
31. Knickelbein RG, Dobbins JW (1990) Sulfate and oxalate exchange for bicarbonate across the basolateral membrane of rabbit ileum. Am J Physiol 259: G807–G813
32. Rajendran VM, Binder HJ (1994) Short chain fatty acid stimulation of electroneutral Na-Cl absorption: Role of apical SCFA-HCO_3 and SCFA-Cl exchanges. In: Binder HJ, Cummings J, Soergel KH (eds) Short chain fatty acids. MTP, Lancaster, pp 104–116
33. Felming SE, Arce DS (1986) Volatile fatty acids: their production, absorption, utilization and roles in human health. Clin Gastroenterol 15: 787–814
34. Hungate RE (1966) The rumen and its microbes. Academic Press, New York
35. Cummings JH, Pomare EW, Branch WJ, Naylor CPE, Macfarlane GT (1987) Short chain fatty acids in human large intestine, portal, hepatic and venous blood. Gut 28: 1221–1227
36. Remesy C, Demigne C (1976) Partition and absorption of volatile fatty acids in the alimentary canals of the rat. Ann Rech Vet 7: 39–55
37. Roediger WEW (1980) Role of anaerobic bacteria in the metabolic welfare of the colonic mucosa in man. Gut 21: 793–798
38. Roediger WEW (1982) Utilization of nutrients by isolated cells of rat colon. Gastroenterology 83: 424–429

39. Ruppin H, Bar-Meir S, Soergel KH, Wood CM, Schmitt MG (1980) Absorption of short-chain fatty acids by the colon. Gastroenterology 78: 1500–1507
40. Vernay MY (1987) Effects of plasma aldosterone on butyrate absorption and metabolism in the rabbit proximal colon. Comp Biochem Physiol A Comp Physio 86: 657–662
41. Vernay MY, Marty JF (1984) Absorption and metabolism of butyric acid in rabbit hindgut. Comp Biochem Physiol A Comp Physio 77: 89–96
42. Roediger WEW (1990) The starved colon – Diminished mucosal nutrition, diminished absorption, and colitis. Dis Col Rect 33, 10: 858–862
43. Marty JF, Vernay MY, Abravanell GM (1985) Acetate absorption and metabolism in the rabbit hindgut. Gut 26: 562–569
44. Vernay MY (1987) Propinate absorption and metabolism in the rabbit hindgut. Gut 28: 1077–1083
45. Mottaz P, Worbe JF (1979) Synthèse de l'acide lactique par le caecum de rat au cours du transfer des acides gras volatils. Ann Biol Anim Biochem Biophys 19: 723–728
46. Jenkins DJA, Wolever TMS, Taylor RH, Reynolds D, Nineham R, Hockaday TDR (1980) Diabetic glucose control, lipids, and trace elements on long-term guar. Br Med J 280: 1353–1354
47. Asplund JM, Orskov ER, Hovell FD, Macleod NA (1985) The effect of intragastric infusion of glucose, lipids or acetate on fasting nitrogen excretion and blood metabolites in sheep. Br J Nutr 54: 189–195
48. Brockman RP (1982) Insulin and glucagon responses in plasma to intraportal infusions of propionate and butyrate in sheep (Ovies aries). Comp Biochem Physiol 73A: 237–238
49. Judson GJ, Anderson E, Luick JR (1968) The contribution of propionate to glucose synthesis in sheep given diets of diferent grain content. Br J Nut 22: 69–75
50. Ford EJH, Simmons HA (1985) Glucogenesis from caecal propionate in the horse. Br J Nutr 53: 55–60
51. Kirby RW, Anderson JW, Sieling B, Rees ED, Chen WL, Miller RE, Kay RM (1981) Oat-bran intake selectively lowers serum low-density lipoprotein cholesterol concentrations of hypercholesterolemic men. Am J Clin Nutr 34: 824–829
52. Chen WL, Anderson JW, Jennings D (1984) propionate may mediate the hypocholesterolemic effects of certain soluble plant fibres in cholesterol fed rats. Proc Soc Exp Biol Med 175: 215–218
53. Judd PA, Truswell AS (1985) The hypocholesterolaemic effects of pectins in rats. Br J Nutr 53: 409–425
54. Ide T, Okamatsu H, Sugano M (1978) Regulation by dietary fats of 3-hydroxy-3-methylglutaryl-coenzyme A reductase in rat liver. J Nutr 108: 601–612
55. Chou CC, Kvietys, PR, Post J (1978) Constituents of chyme responsible for postprandial intestinal hyperemia. Am J Physiol 235: H677–H682
56. Kvietys PR, Gallavan RH, Chou CC (1980) Contribution of bile to postprandial hyperemia. Am J Physiol 238: G284–G288
57. Vatner SF, Patrick TA, Higgins CB, Franklin D (1974) Regional circulatory adjustments to eating and digestion in conscious unrestrained primates. J Appl Physiol 36: 524–529
58. Kvietys PR, Granger DN (1981) Effect of volatile fatty acids on blood and oxygen uptake by the dog colon. Gastroenterology 80: 962–969
59. Ryan GP, Dudrick SJ, Copeland BM, Johnson LR (1979) Effects of various diets on colonic growth in rats. Gastroenterology 77: 658–663
60. Sakata T (1987) Stimulatory effect of short-chain fatty acids on epithelial cell proliferation in the rat intestine: a possible explanation for trophic effects of fermentable fibre, gut microbes and luminal trophic factors. Br J Nutr 58: 95–103
61. Sakata T, Yajima T (1984) Influence of short chain fatty acids on the epithelial cell division of the digestive tract. Q J Exp Physiol 69: 639–648
62. Wright JA (1973) Morphology and growth rate changes in Chinese hamster cells cultured in presence of sodium butyrate. Expl Cell Res 78: 456–460
63. Yajima T (1985) Contractile effect of short-chain fatty acids on the isolated colon of rat. J Physiol London 368: 667–678

64. Argenzio RA, Miller N, Von Engelhardt W (1975) Effect of volatile fatty acids on water and ion absorption from the goat colon. Am J Physiol 29: 997–1002
65. Jenkins HR, Schnackenburg U, Milla PJ (1987) Mechanism of transport of sodium and chloride and the effects of short-chain fatty acids in the human infant colon. Gut 28: 93
66. Roediger WEW, Moore A (1981) Effect of short-chain fatty acids on sodium absorption in isolated human colon perfused through vascular bed. Am J Dig Dis 26: 100–106
67. Phillips SF (1986) Asiatic cholera: Nature's Experiment? Gastroenterology 91: 1304–1306
68. Argenzio RA, Moon HW, Kemeny LJ, Whipp SC (1984) Colonic compensation in transmissible gastroenteritis of swine. Gastroenterology 86: 1501–1509
69. Farack UM, Gerze R, Keravis TM, Loeschke K (1988) Discrepancy between effects of cholera toxin on net fluid movement and cAMP levels in rat jejunum, ileum, and colon. Dig Dis Sci 33: 1153–1158
70. Molla AM, Molla A, Rhode J (1989) Turning off the diarrhea: The role of food and ORs. J Pediatr Gastoenterol Nutr 8: 81–84
71. Cummings JH, James WPT, Wiggins HS (1973) Role of the colon in ileal resection diarrhea. Lancet i: 344–347
72. Roediger WEW, Rigol G, Rae D (1984) Sodium absorption with bacterial fatty acids and bile salts in the proximal and distal colon as a guide to colonic resection. Dis Colon Rect 27: 1–5
73. Tilson MD, Fellner BJ, Wright HK (1976) A possible explanation for post-operative diarrhea after colostomy closure. Am J Surg 131: 94–97
74. Roediger WEW (1988) Bacterial short chain fatty acids and mucosal diseases of the colon. Br J Surg 75: 346–348
75. Roediger WEW (1986) The metabolic basis of starvation diarrhoea: Implications of treatment. Lancet i. 1082–1085
76. George WL, Rolf RD, Finegold SM (1982) Clostridium difficile and its cytotoxin in faeces of patients with antimicrobial agent associated diarrhoea and miscellaneous conditions. J Clin Microbiol 15: 1049–1053
77. Edwards CA, Duerden BI, Read NW (1986) Effect of clindamycin on the ability of a continous culture of colonic bacteria to ferment carbohydrate. Gut 27: 411–417
78. Hylla S, Stueck K, Stein J, Breves G (1993) The application of a semi-continous colon-stimulation-technique (Cositec) for studying the effect of clindamycin on microbial hindgut metabolism. Falk Symp 73, II.A3, Straßburg
79. Roediger WEW (1980) The colonic epithelium in ulcerative colitis: An energy deficiency disease? Lancet ii: 712–715
80. Roediger WEW, Lawson MJ, Kwok V, Kerr Grant A, Pannall PR (1984) Colonic bicarbonate output as a test of disease activity in ulcerative colitis. J Clin Pathol 37: 704–707
81. Roediger WEW (1987) The role of colonic mucosal metabolism in the pathogenesis of ulcerative colitis. In: Goebell H, Peskar BM, Malchow H (eds) Inflammatory bowel disease: Basic research and clinical implications. MTP, Lancaster, pp 69–78
82. Scheppach W, Sommer H, Kirchner T, Paganelli G-M, Bartram P, Christl S, Richter F, Dusel G, Kasper H (1992) Effect of butyrate enemas on the colonic mucosa in distal ulcerative colitis. Gastroenterology 103: 51–56
83. Florin THJ, Gibson GR, Neal G, Cummings JH (1990) A role for sulfate reducing bacteria in ulcerative colitis. Gastroenterology 98: A 170
84. Gibson GR, Macfarlane GT, Cummings JH (1993) Sulphate reducing bacteria and hydrogen metabolism in the human large intestine. Gut 34: 437–439
85. Roediger WEW, Duncan A, Kapaniris O, Millard S (1993) Reducing sulfur compounds of the colon impair colonocyte nutrition: Implications for ulcerative colitis. Gastroenterology 104: 802–809
86. Roediger WEW (1990) New directions in the aetiology of ulcerative colitis. Aust N Z J Surg 60: 167–169
87. Roediger WEW, Nance S (1990) Selective reduction of short chain fatty acid oxidation in colonocytes: correlation with ulcerative colitis. Lipids 25: 646–652
88. Roediger WEW (1990) The role of sulphur metabolism and mercapto fatty acids in the aetiology of ulcerative colitis. In: Goebell H, Ewe K, Malchow H, Koelbel C (eds) Inflammatory

bowel disease: Progress in basic research and clinical implications. MTP, Lancester, pp 17–27
89. Montgommery RD, Frazer AC, Hood C, Goodhart JM, Holland MR, Schneider R (1968) Studies of intestinal fermentation in ulcerative colitis. Gut 9: 521–526
90. Roediger WEW, Heyworth M, Willoughby P, Piris J, Moore A, Truelove SC (1982) Luminal ions and short chain fatty acids as markers of functional activity of the mucosa in ulcerative colitis. J Clin Pathol 35: 323–326
91. Rao SSC, Read NW, Holsworth CD (1987) Is the diarrhoea in ulcerative colitis related to impaired colonic salvage of carbohydrate? Gut 28: 1090–1094
92. Glotzer DJ, Glick ME, Goldman H (1981) Proctitis and colitis following diversion of the fecal stream. Gastroenterology 80: 438–441
93. Harig JM, Soergel KH, Komorowski RA, Wood CM (1989) Treatment of diversion colitis with short-chain fatty acid irrigation. N Engl J Med 320: 23–28
94. Sakata T (1988) Depression of intestinal cell production rate by hindgut bypass in rats. Scan J Gastroenterol 23: 1200–1202
95. Koruda MJ, Rolandelli RH, Settle RG, Zimmaro DM, Rombeau JL (1988) Effect of parenteral nutrition supplemented with short-chain fatty acids on adaption to massive small bowel resection. Gastroenterology 95: 715–720
96. Blomquist P, Jiborn H, Zederfelt B (1985) Effect of diverting colostomy on breaking strengh of anastomoses after resection of the left side on the colon. Am J Surg 149: 712–715
97. Rolandelli RH, Koruda MJ, Settle RG, Rombeau JL (1986) The effect of enteral feedings supplemented with pectin on the healing of colonic anastomoses in the rat. Surgery 99: 703–707
98. Rolandelli RH, Koruda MJ, Settle RG, Rombeau JL (1986) Effects of intraluminal infusion of short-chain fatty acids on the healing of colonic anastomosis in the rat. Surgery 100. 198–204
99. Lupton JR, Coder DM, Jacobs LR (1988) Long term effects of fermentable fibers on rat colonic pH and epithelial cell cycle. J Nutr 118, 840–845
100. Kruh J (1982) Effects of sodium butyrate, a new pharmacological agent, on cells in culture. Mol Cell Biochem 42: 65–82
101. Chung YS, Song IS, Erickson RH, Sleisenger MH, Kim YS (1985) Effect of growth and sodium butyrate on brush border membrane-associated hydrolases in human colorectal cancer cell lines. Cancer Res 45: 2976–2982
102. Tsao D, Shi Z, Wong A, Kim YS (1983) Effect of sodium butyrate on carcinoembryonic antigen production by human adenocarcinoma cells in culture. Cancer Res 43: 1217–1222
103. Whitehead RH, Young GP, Bhatal PS (1986) Effects of short chain fatty acids on a new human colon carcinoma cell line (LIM 1215). Gut 27: 1457–1463
104. Galloway DJ, Jarrett F, Boyle P, Boyle P, Indran M, Carr K, Owen RW, George WD (1987) Morphological and cell kinetic effects of dietary manipulation during colorectal carcinogenesis. Gut 28: 754–763
105. Freeman HJ (1986) Effects of differing concentrations of sodium butyrate on 1,2-dimethyl hydrazine induced rat intestinal neoplasie. Gastroenterology 91: 596–602
106. Pomare EW, Heaton KW, Low-Beer TS, Espiner HJ (1976) The effect of wheat bran upon bile acid salt metabolism and upon the lipid composition of bile in gallstone patients. Am J Dig Dis 21: 521–526
107. Watts JM, Jablonski P, Toouli J (1978) The effect of added bran to the diet on the saturation of bile in patients without gallstones. Am J Surg 135: 321–324
108. Thornton JR, Heaton KW (1981) Do colonic bacteria contribute to cholesterol gallstone formation? Effects of lactulose on bile. Br Med J 282: 1018–1020
109. Weber FL, Banwell JG, Fresard KM, Cummings JH (1987) Nitrogen in fecal bacterial, fiber, and soluble fractions of patients with cirrhosis: effects of lactulose and lactulose plus neomycin. J Lab Clin Med 110: 259–263
110. Down PF, Agostini L, Murison J, Wrong OM (1972) The interrelations of faecal ammonia, pH and bicarbonate: evidence of colonic absorption of ammonia by non-ionic diffusion. Clin Sci 43: 101–114

111. Weber FL (1979) The effect of lactulose on urea metabolism and nitrogen ecretion in cirrhotic patients. Gastroenterology 78: 518–523
112. Keshavarzian A, Meek J, Sutton C, Emery VM, Hughes EA, Hodgson HJF (1984) Dietary protein supplementation from vegetable sources in the management of chronic portal systemic encephalopathy. Am J Gastroenterol 79: 945–949
113. Bahrdt H, Bamberg K (1912) Untersuchungen über die Pathogenese der Verdauungsstörung im Säuglingsalter. III. Tierversuche über die Wirkung niederer organischer Säuren auf die Peristaltik. Z Kinderheilkd 3: 322–349
114. Kamath PS, Phillips SF, Zinsmeister AR (1988) Short-chain fatty acids stimulate ileal motility in humans. Gastroenterology 95: 1496–1502
115. Hoverstadt T, Bjorneklett A, Fausa O, Midtvedt T (1985) Short-chain fatty acids in the small-bowel bacterial overgrowth syndrome. Scand J Gastroenterol 20: 492–499

Das künstliche Darmmodell – veterinärmedizinische Möglichkeiten

G. Breves, K. Stück

Einleitung

Der mikrobielle Stoffwechsel im Dickdarm ist bereits seit längerer Zeit Gegenstand grundlegender experimenteller Untersuchungen. Dies erklärt sich aus der Tatsache, daß unter physiologischen Ernährungsbedingungen durch den fermentativen Mikrobenstoffwechsel und die dabei gebildeten kurzkettigen Fettsäuren (SCFA) ein signifikanter und je nach Art und Menge der aufgenommenen Nahrung variabler Beitrag zum Energiestoffwechsel des Wirtsorganismus geleistet werden kann. Darüber hinaus können Metabolite des mikrobiellen Dickdarmstoffwechsels sowohl protektive als auch begünstigende Einflüsse im Zusammenhang mit der Pathogenese verschiedener Darmerkrankungen ausüben.

Der Charakterisierung der physiologischen Grundlagen des mikrobiellen Dickdarmstoffwechsels sind unter In-vivo-Bedingungen enge methodische Grenzen gesetzt. Dies liegt v.a. daran, daß der Dickdarm ein dynamisches System darstellt, das durch einen diskontinuierlichen Zufluß aus dem Ileum, durch eine morphologisch und funktionell variable Kompartimentierung in den einzelnen Dickdarmabschnitten, durch unterschiedliche Transportleistungen des Dickdarmepithels und durch den diskontinuierlichen Abfluß gekennzeichnet ist. Mit der folgenden Arbeit soll eine semikontinuierliche Inkubationstechnik beschrieben werden, mit der sowohl die physiologischen Grundlagen als auch pathophysiologische Merkmale des mikrobiellen Dickdarmstoffwechsels untersucht werden können.

In-vitro-Methoden zur Inkubation von Dickdarminhalt

Untersuchungen zum mikrobiellen Stoffwechsel in den Vormägen der Wiederkäuer sind ein bereits seit langem etabliertes und damit klassisches Arbeitsgebiet der Verdauungsphysiologie. Daher sind In-vitro-Untersuchungstechniken zur Inkubation von Dickdarminhalt meist von entsprechenden Methoden des Vormagenstoffwechsels abgeleitet worden.

W. F. Caspary et al. (Hrsg.) Ökosystem Darm VI

Die Klassifizierung der verschiedenen In-vitro-Inkubationsmethoden erfolgt nach Henderickx u. Giesecke [8] in geschlossene, semipermeable und offene Verfahren. Bei den geschlossenen Systemen wird der Darminhalt als „batch culture“ inkubiert, ohne daß während des Versuches die Fermentationsprodukte abgeleitet werden, lediglich die Fermentationsgase können entweichen. Diese Technik, die meist ohne Substraterneuerung durchgeführt wird, ist lediglich für Kurzzeitversuche von wenigen Stunden geeignet. Infolge der Endproduktakkumulation und ausgeprägter pH-Änderungen treten mit zunehmender Inkubationsdauer Rückkopplungseffekte auf die Mikroorganismen auf, so daß die unter diesen Bedingungen gemessenen Stoffwechselleistungen nicht mit In-vivo-Verhältnissen gleichzusetzen sind. Derartige Techniken finden häufig Verwendung, um die mikrobielle Abbaubarkeit von Futtermitteln zu prüfen [9, 12].

Bei den semipermeablen Systemen befindet sich der zu inkubierende Darminhalt in einem Dialyseschlauch, der von einer austauschbaren Pufferlösung umgeben ist. Damit kann zwar die im geschlossenen System unvermeidliche Endproduktakkumulation verhindert werden, die Dauer des Versuchs wird jedoch durch Auflösungsprozesse des Dialyseschlauches begrenzt.

Die offenen Systeme sind dadurch gekennzeichnet, daß das Inkubationsgefäß kontinuierlich mit einer Pufferlösung perfundiert wird, um die Endprodukte der Fermentation abzuleiten. Wenn die regelmäßige Erneuerung des zu fermentierenden Substrates sichergestellt ist, können diese Systeme über mehrere Wochen aufrechterhalten werden. Dabei kann das zu fermentierende Substrat direkt oder in Nylonbeutel in das System eingebracht werden. Eine mittlerweile bereits klassische Methode dieser Art ist die von Czerkawski u. Breckenridge [5] etablierte „rumen simulation technique“. Sie wurde für Studien des mikrobiellen Dickdarmstoffwechsels modifiziert und im Rahmen der vorliegenden Untersuchungen verwendet.

Kolonsimulationstechnik

Das Prinzip dieser Methode besteht darin, daß im gasdichten anaeroben Milieu Dickdarminhalt aus dem Zäkum-/Kolonbereich von Schweinen im Inkubationsgefäß kontinuierlich mit einer isotonen Pufferlösung perfundiert wird, die in ihrer ionalen Zusammensetzung der Ileumflüssigkeit entspricht. Die aus dem Überlauf abfließende Suspension wird quantitativ bei getrennter Erfassung der Fermentationsgase gesammelt. In jedem Inkubationsgefäß befindet sich ein am Deckel und Boden perforiertes Innengefäß, das jeweils 2 Nylonbeutel mit definierter Porenweite (∅ 40 μm) enthält. In den Nylonbeuteln befindet sich eine bestimmte Menge an gefriergetrocknetem Partikelmaterial, das zusammen mit der flüssigen Phase ebenfalls aus dem oberen Dickdarm der Spendertiere gewonnen wird. Als zu fermentierendes Substrat wird in vitro also das Material angeboten, das die chemisch-enzymatische Verdauung im Magen-, Dünndarmbereich bereits passiert hat. Die Nylonbeutel werden alternierend in definierten Zeitabständen gewechselt. Die Innengefäße werden über eine Führungsschiene, die mit einem Elektromotor verbunden ist, kontinuierlich auf- und abbewegt,

(6 Hübe/min), um die gleichmäßige Durchmischung der Partikelphase mit der Dickdarmflüssigkeit zu gewährleisten. Die mikrobielle Darmflora wird dem System zugeführt, indem die 5 Fermentationsgefäße der Anlage mit frisch entnommenem und gazefiltriertem Darminhalt gefüllt werden; dieser wird von Schweinen gewonnen, denen am Übergang zwischen Zäkum und Kolon eine permanente Kanüle implantiert ist. Jedes Fermentationsgefäß hat ein Volumen von ca. 120 ml. Bei jedem Versuch dienen die ersten 7 Tage als Äquilibrierungsphase, während der lediglich die pH-Werte und Redoxpotentiale täglich gemessen werden. An die Äquilibrierungsphase schließt sich die eigentliche 7- bis 10tägige Versuchsphase an, in der die Meßgrößen des mikrobiellen Dickdarmstoffwechsels bestimmt werden. Dabei werden täglich die pH-Werte, Redoxpotentiale, SCFA-Produktionsraten sowie deren molare Proportionen, Gasbildung, Verdaulichkeiten der organischen Substanz, NH_3-N-Umsatzraten und die mikrobielle Proteinsynthese quantitativ gemessen. Damit können die physiologischen Grundlagen des mikrobiellen Dickdarmstoffwechsels charakterisiert werden. Die Methode bietet ferner die Möglichkeit, pathophysiologische Mechanismen zu untersuchen.

Variabilität der Meßgrößen und physiologische Varianzursachen

Variabilität innerhalb und zwischen den Inkubationsgefäßen

Innerhalb eines Inkubationsgefäßes waren die Variationskoeffizienten für die Meßgrößen pH, Redoxpotential, SCFA-Produktionsraten und molare SCFA-Proportionen während der 8tägigen Versuchsperiode unter 10%. Lediglich für den Abbau von Zellulose und Hemizellulose und die mikrobielle Proteinsynthese wurden Variationskoeffizienten zwischen 14 und 20% berechnet, was möglicherweise auf die jeweiligen Bestimmungsmethoden zurückzuführen ist. Die Variationskoeffizienten zwischen den 5 innerhalb eines Versuchs betriebenen Inkubationsgefäßen waren im Mittel um ca. 50% niedriger als die innerhalb eines Inkubationsgefäßes (Tabelle 1). Die hohe Reproduzierbarkeit der Methode konnte bestätigt werden, wenn einzelne Versuche unter identischen Bedingungen wiederholt wurden [3].

Mikrobieller Stoffwechsel in Abhängigkeit von Partikelverweilzeit und Flüssigkeitsturnover

Aus In-vivo-Studien an Schweinen ist bekannt, daß der mittlere Flüssigkeitsturnover im oberen Dickdarm etwa 5/Tag beträgt, d. h., die mittlere Flüssigkeitsverweildauer beträgt nahezu 5 h [2]. Diese Kenngrößen wurden auch unter In-vitrobedingungen eingehalten und mit den Auswirkungen eines um 50% reduzierten Flüssigkeitsturnovers verglichen. Die Verminderung des Flüssigkeitsturnovers führte zu einer signifikanten Reduktion von SCFA-Produktion und Verdaulichkeiten von organischer Substanz, Zellulose und Hemizellulose. Die pH-Werte blieben infolge der geringeren Pufferinfusionsrate niedriger (Tabelle 2).

Tabelle 1. Variabilität der Meßgrößen ($\bar{x} \pm SD$). (Nach [3])

Meßgrößen	Variabilität innerhalb eines Inkubationsgefäßes n = 8 Tage	Variabilität zwischen den Inkubationsgefäßen n = 5 Gefäßen
pH	6,17 ± 0,05	6,17 ± 0,02
Redoxpotential [mV]	−328 ± 6	−329 ± 2
SCFA-Produktion [mmol/Tag]	9,3 ± 0,9	10,0 ± 0,4
Molare SCFA-Proportionen		
Acetat [%]	58,4 ± 1,5	61,1 ± 1,7
Propionat [%]	31,8 ± 1,8	29,3 ± 1,6
Butyrat [%]	9,8 ± 1,0	9,7 ± 0,2
Verdaulichkeiten [%]		
Organische Substanz	37,4 ± 3,4	40,2 ± 2,0
Zellulose	22,6 ± 4,5	26,1 ± 2,6
Hemizellulose	28,8 ± 4,3	31,6 ± 2,1
Mikrobielle Proteinsynthese [mg/Tag]	267 ± 36	276 ± 10

Tabelle 2. Mikrobieller Stoffwechsel und Flüssigkeitsturnover (n = 5; $\bar{x} \pm SD$). (Nach [3])

	Flüssigkeitsturnover	
Meßgrößen	5 mal/Tag	2 mal/Tag
pH	6,20 ± 0,03	5,91 ± 0,03
SCFA-Produktion [mmol/Tag]	9,9 ± 0,3	6,7 ± 0,3
Verdaulichkeiten [%]		
Organische Substanz	38,6 ± 1,6	28,0 ± 0,9
Zellulose	22,6 ± 4,2	6,7 ± 1,2
Zemizellulose	30,7 ± 1,5	19,9 ± 2,0

Unter In-vivo-Bedingungen kann die mittlere Partikelverweilzeit je nach Art und Menge der aufgenommenen Nahrung variieren. Die Verlängerung der Partikelverweilzeit von 24 auf 48 h führte zu signifikanten Zunahmen der Verdaulichkeit von organischer Substanz, Zellulose und Hemizellulose. Die stimulatorischen Effekte von erhöhtem Flüssigkeitsturnover und verlängerter Partikelverweilzeit auf die mikrobielle Stoffwechselaktivität entsprechen Befunden, die unter In-vivo- und In-vitro-Bedingungen auch am Pansen erhoben wurden [4, 7].

Zusammensetzung der Nahrung und mikrobieller Dickdarmstoffwechsel

Um den Einfluß der Nahrungszusammensetzung auf mikrobielle Stoffwechselleistungen zu prüfen, wurden die als Spendertiere für Dickdarminhalt verwendeten Schweine an 3 verschiedene Rationen adaptiert. Durch unterschiedliche native Futtermittelkomponenten wurde in diesen Rationen das prozentuale Verhältnis zwischen Zellulose und Hemizellulose verändert. Mit der Abnahme des Zellulosegehaltes von 109 über 87 bis auf 44 g/kg nahm der Gehalt an Hemizellu-

Tabelle 3. Einfluß der Nahrungszusammensetzung auf den mikrobiellen Stoffwechsel (n = 5; x̄ ± SD). (Nach [1])

Zellulose [g/kg]	109	87	44
Hemizelluose [g/kg]	50	101	152
Meßgrößen			
pH	6,27 ± 0,04	6,36 ± 0,06	6,42 ± 0,01
SCFA-Produktion [mmol/Tag]	22,6 ± 1,9	8,0 ± 0,9	9,4 ± 0,4
Verdaulichkeiten der organischen Substanz [%]	43,7 ± 3,5	38,5 ± 1,8	34,0 ± 0,7
Mikrobielle Proteinsynthese [mg/Tag]	225,0 ± 19,0	269,0 ± 44,0	262,0 ± 20,0

lose von 50 über 101 bis auf 152 g/kg zu. Wenn die In-vitro-Untersuchungen mit dem Dickdarminhalt der an die Ration mit höchstem Zellulose- und niedrigstem Hemizellulosegehalt adaptierten Schweine durchgeführt wurde, wurden im Vergleich mit den beiden übrigen Rationen signifikant höhere Verdaulichkeiten von organischer Substanz, Zellulose und Hemizellulose und höhere SCFA-Produktionsraten gemssen. Aufgrund der höheren Intensität des fermentativen Stoffwechsels waren die pH-Werte der Inkubationsflüssigkeit signifikant niedriger. Die mikrobielle Proteinsynthese wurde durch die Veränderung der Gehalte an Zellulose und Hemizellulose nicht beeinflußt (Tabelle 3).

Die Untersuchungen zur Variabilität der mit dieser In-vitro-Methode erfaßten Meßgrößen und zur Charakterisierung physiologischer Varianzursachen des mikrobiellen Dickdarmstoffwechsels weisen die Kolonsimulationstechnik als eine geeignete und empfindliche Methode aus, um die physiologischen Grundlagen des Mikrobenstoffwechsels im Dickdarm zu untersuchen. Vergleichende In-vivo- und In-vitro-Studien haben ferner gezeigt, daß die mit dieser Inkubationsmethode gemessenen rationsbedingten Unterschiede den In-vivo-Verhältnissen weitgehend entsprechen.

Neben dem Studium grundlegender physiologischer Prozesse können mit der Kolonsimulationstechnik gezielt diejenigen Faktoren geprüft werden, die den mikrobiellen Stoffwechsel beeinflussen können, und die unter pharmakologischen Gesichtspunkten eingesetzt werden.

Modelluntersuchungen zur Wirkung von Saccharomyces boulardii auf den mikrobiellen Dickdarmstoffwechsel

Probiotika sind lebende Mikroorganismen, die bei Mensch und Tier unter unterschiedlichen Indikationen verabreicht werden. Während sie bei landwirtschaftlichen Nutztieren als Leistungsförderer eingesetzt werden, dienen sie in der Humanmedizin insbesondere der Durchfallbehandlung [6]. Es ist bislang nicht eindeutig geklärt, durch welche Mechanismen die Probiotikawirkungen vermittelt werden. Dabei werden sowohl Einflüsse auf die mikrobielle Population und ihre biochemischen Stoffwechselleistungen als auch immunologische Wirkungen diskutiert.

Tabelle 4. Wirkungen von *Saccharomyces boulardii* auf den mikrobielen Dickdarmstoffwechsel, Versuch 1 und 2 (*V 1* und *V 2*)

Meßgrößen	Kontrolle (n = 5) $\overline{X} \pm SD$	Dosis *Saccharomyces boullardii* [mg/Tag] 200	400	600	800	1000
				n = 2		
pH V 1	6,76 ± 0,03	6,80	6,67	6,67	6,57	6,62
V 2	6,69 ± 0,01	6,54	6,60	6,56	6,55	6,52
SCFA-Produktion	5,15 ± 0,29	5,59	6,43	6,47	7,92	7,44
[mmol/Tag]	4,12 ± 0,19	5,79	5,65	6,73	6,86	8,20
NH_3-N [mmol/l]	5,72 ± 0,46	6,75	7,05	7,75	8,75	8,73
	5,96 ± 0,09	6,83	7,08	7,93	8,40	9,28
Mikrobielle Protein-	93,2 ± 8,6	129,8	106,9	134,6	162,5	159,3
synthese [mg/Tag]	64,5 ± 10,0	142,2	187,8	120,5	168,8	240,5

Bei *Saccharomyces boulardii* handelt es sich um nichtpathogene Hefen, die beim Menschen v. a. zur Vorbeugung und Behandlung von Diarrhö und Kolitis eingesetzt werden [10, 11].

Um die möglichen Mechanismen der pharmakologischen Wirkung von *Saccharomyces boulardii* zu charakterisieren, wurde die Kolonsimulationstechnik als Untersuchungsmethode eingesetzt und die Meßgrößen des mikrobiellen Dickdarmstoffwechsels bei unterschiedlichen Dosierungen von *Saccharomyces boulardii* gemessen. Im Anschluß an die Äquilibrierungsphase wurden die 5 Inkubationsgefäße für die Dauer von 5 Tagen unter Kontrollbedingungen, d. h. ohne Hefezusatz, inkubiert. Anschließend wurde über 5 Tage *Saccharomyces boulardii* in Dosierungen von 200, 400, 600, 800 und 1000 mg/Tag in jeweils ein Inkubationsgefäß appliziert. Bislang wurden unter diesen Bedingungen 2 Versuche durchgeführt, deren Ergebnisse in Tabelle 4 dargestellt sind. Da jedem Inkubationsgefäß eine individuelle Dosis zugesetzt wurde, muß auf statistische Angaben verzichtet werden. In Tabelle 4 sind für beide Versuche für jede Dosis jeweils Mittelwerte der beiden letzten Applikationstage angegeben.

In beiden Versuchen nahmen die SCFA-Produktionen, die NH_3-N-Bildung und die mikrobielle Proteinsynthese mit steigender Dosis zu. Dies war von geringfügigen pH-Abnahmen begleitet. Damit ist *Saccharomyces boulardii* ein die Intensität des mikrobiellen Stoffwechsels stimulierender Effekt zuzuschreiben, was auf zwei mögliche Ursachen zurückzuführen sein könnte. Einerseits könnte es sich um einen stimulierenden Effekt der lebenden Hefezellen auf Dickdarmmikroorganismen handeln, der in einer höheren Stoffwechselintensität resultiert. Andererseits ist auf der Grundlage der bislang vorliegenden Versuchsergebnisse nicht auszuschließen, daß *Saccharomyces boulardii* selbst als mikrobiell abbaubares Substrat dient und daher dosisabhängig zu höheren Wachstumsintensitäten führt. Diese Frage soll in künftigen vergleichenden Studien mit lebenden und abgetöteten Hefen geklärt werden.

Zusammenfassung

Das komplexe mikrobielle Ökosystem „Dickdarm“ ist unter In-vivo-Bedingungen einer exakten quantitativen Charakterisierung nicht zugänglich. Daher wurde eine semikontinuierliche In-vitro-Inkubationsmethode vorgestellt, die zur Messung des mikrobiellen Dickdarmstoffwechsels geeignet ist. Sie zeichnet sich durch eine hohe Reproduzierbarkeit aus und ist zur Charakterisierung physiologischer Varianzursachen geeignet. Modelluntersuchungen mit lebenden Hefezellen haben gezeigt, daß auch die durch Probiotika induzierbaren Veränderungen des mikrobiellen Stoffwechsels nachgewiesen werden können.

Literatur

1. Breves G, Dreyer J (1991) Continuous in vitro incubation as a model to study microbial metabolism in the hindgut of pigs. Proc Nutr Soc 50: 76A
2. Breves G, Gädeken D (1988) Volumen und Retentionszeit der partikelfreien Flüssigkeit im Dickdarm von wachsenden Schweinen. Landbauf Völkenrode 38: 399–352
3. Breves G, Dreyer J, Oslage HJ (1991) In vitro studies on microbial hindgut metabolism in pigs. Adv Anim Physiol Anim Nutr 22: 89–92
4. Crawford RJ, Hoover WH, Knowlton PH (1980) Effects of solids and liquid flows on fermentation in continuous cultures. I. Dry matter and fibre digestion, VFA production and protozoa numbers. J Anim Sci 51: 975–985
5. Czerkawski JW, Breckenridge G (1977) Design and development of a long term rumen simulation technique (Rusitec). Br J Nutr 38: 271–384
6. Fuller R (1989) Probiotics in man and animals. J Appl Bacteriol 66: 365–378
7. Harrison DG, Beever DE, Thomson DJ, Osburn DF (1975) Manipulation of rumen fermentation in sheep by increasing the rate of flow of water from the rumen. J Agric Sci 85: 93–101
8. Henderickx HK, Giesecke D (1973) Verfahren zur Untersuchung des Stoffwechsels im Pansen. In: Giesecke D, Henderickx HK (Hrsg) Biologie und Biochemie der mikrobiellen Verdauung. BLV, München Bern Wien, S 126–134
9. Menke KH, Raab L, Salewski A, Steingass H, Fritz D, Schneider W (1979) The estimation of the digestibility and metabolizable energy content of ruminant feedingstuffs from the gas production when they are incubated with rumen liquor in vitro. J Agric Sci 93: 217–222
10. Surawicz CM, Elmer GW, Spleeman P, McFarland LV, Chinn J, van Belle G (1989a) Prevention of antibiotic-associated diarrhea by Saccharomyces boulardii: A prospective study. Gastroenterology 96: 981–988
11. Surawicz CM, Mc Farland LV, Elmer GW, Chinn J (1989b) Treatment of recurrent Chlostridium difficile colitis with vancomycin and Saccharomyces boulardii. Am J Gastroenterol 84: 1285–1287
12. Tilley JMA, Terry RA (1963) A two-stage technique for the in vitro digestion of forage crops. J Br Grassl Soc 18: 104–111

Die Invasion von Epithelzellen durch Shigella flexneri

T. Adam, M. Arpin, M.-C. Prévost, P. Gounon, P.J. Sansonetti

Shigella flexneri ist das am besten untersuchte ätiologische Agens der bakteriellen Ruhr, einer Erkrankung, an der jährlich weltweit mindestens 500 000 Menschen sterben [11]. Während die Shigellose in gemäßigten Klimazonen sporadisch oder in epidemischer Form auftritt, ist die von S. flexneri verursachte Erkrankung in subtropischen und tropischen Regionen endemisch.

Charakteristisch ist die geringe Infektionsdosis von weniger als 100 Bakterien [9]. Im Gegensatz zur Infektion mit S. dysenteriae scheinen bakterielle Toxine bei der Pathogenese der S.-flexneri-Infektion keine oder nur eine untergeordnete Bedeutung zu haben. Abbildung 1 gibt die nach heutigem Verständnis wesentlichen Etappen der S.-flexneri-Infektion wieder: Nach oraler Aufnahme des Erregers in den Gastrointestinaltrakt werden zunächst kolonständige M-Zellen infiziert [Perdomo et al., in press]. M-Zellen tragen keine Mikrovilli und stehen in engster räumlicher und funktioneller Beziehung zu Makrophagen und Lymphozyten. Die Bakterien durchwandern die M-Zellen und infizieren benachbarte Makrophagen, die quasi von M-Zellen ummantelt sind. Die infizierten Makrophagen werden durch shigellainduzierte Apoptose abgetötet [18] wobei Interleukin-1 freigesetzt wird [Zychlinsky et al., submitted]. Die Bakterien können jetzt polarisierte Enterozyten vom basolateralen Pol her infizieren [12]. Nach Eindringen des Parasiten in die Epithelzelle und Lyse der Vakuolenmembran können 2 Arten von intrazellulärer Bewegung des Parasiten beobachtet werden. Da Shigellen keine Flagellen besitzen, beruhen beide Bewegungsmechanismen auf parasiteninduzierter Aktivierung physiologischer Reaktionsmuster der Zelle.

Der IcsA-abhängige Bewegungstyp ist charakterisiert durch eine an einem Ende des Bakteriums lokalisierte, polarisierte Induktion von Aktinpolymerisation [1]. IcsA, ein sezerniertes, bakterielles Protein von 120 kD, bindet ATP und zeigt in vitro ATPase-Aktivität [7]. Die bakterieninduzierte Aktinpolymerisation führt zur Ausbildung von mehr als 10 µm langen Aktinschweifen. Diese komplexe, dynamische Zytoskelettstruktur, die auch das aktinbündelnde Protein Pla-

W. F. Caspary et al. (Hrsg.) Ökosystem Darm VI

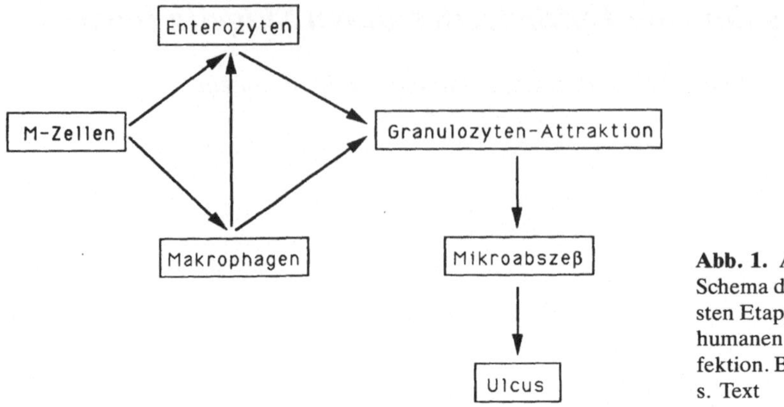

Abb. 1. Aktuelles Schema der wichtigsten Etappen der humanen Shigelleninfektion. Beschreibung s. Text

stin enthält [14], schiebt das Bakterium vor sich durch die Zelle. IcsA-negative Mutanten sind nicht in der Lage, diese Schweife und damit diesen Bewegungstyp zu induzieren [1]. Ein zweiter Bewegungstyp – „organelle-like movement" (OLM) – ist IcsA-unabhängig und wurde in vitro für Fibroblasten und polarisierte Epithelzellen beschrieben [16, 17]. Bei diesem Bewegungstyp scheinen die Bakterien entlang von präexistenten Mikrofilamenten bewegt zu werden. Die pathophysiologische Bedeutung dieses Bewegungstyps könnte in der Akkumulation der Bakterien auf einer Ebene innerhalb polarisierter Epithelzellen bestehen, auf der sich die zonula adhaerens sowie ein Ring filamentären Aktins befinden. Die Bakterien würden dann auf dieser Ebene entlang der Mikrofilamente zirkulieren. Dies würde aus der Sicht der Bakterien insofern Sinn machen, als sich die nächste Etappe – die horizontale, interzelluläre Ausbreitung der Infektion auf benachbarte Enterozyten – zumindest in vitro bevorzugt auf dieser Ebene abspielt.

Der bakterielle Parcours durch das Zytosol mittels der beschriebenen Bewegungsmechanismen ist beendet, sobald das Bakterium mit der Zellmembran selbst oder mitzytoplasmamembranassoziierten Strukturen in Kontakt kommt und interagiert. Die Infektion benachbarter Epithelzellen erfolgt dann über die Ausbildung bakterieller Protrusionen, die von der infizierten in die zu infizierende Zelle hineinreichen, wobei regelmäßig eine bakterielle Zellteilung beobachtet wird.

Die zellbiologischen Vorgänge, die diese interzelluläre Interaktion auslösen, werden auf molekularer Ebene noch nicht völlig verstanden. Jedenfalls kommt es – induziert durch das Bakterium – zur Aktivierung von Adhäsionsmolekülen, die den interzellulären Kontakt zwischen infizierter und zu infizierender Zelle modifizieren. So konnte kürzlich gezeigt werden, daß Cadherin für die interzelluläre Ausbreitung der Shigelleninfektion in Epithelzellen eine essentielle Rolle spielt [15]. Im weiteren kommt es – wahrscheinlich über Chemotaxis – zu einer Akkumulation von neutrophilen Granulozyten, die schließlich zur Ausbildung von Mikroabszessen führt [13]. Letztere können sich dann zu makroskopisch sichtbaren Abszessen oder zu mehr flächenhaften Ulzera vereinigen.

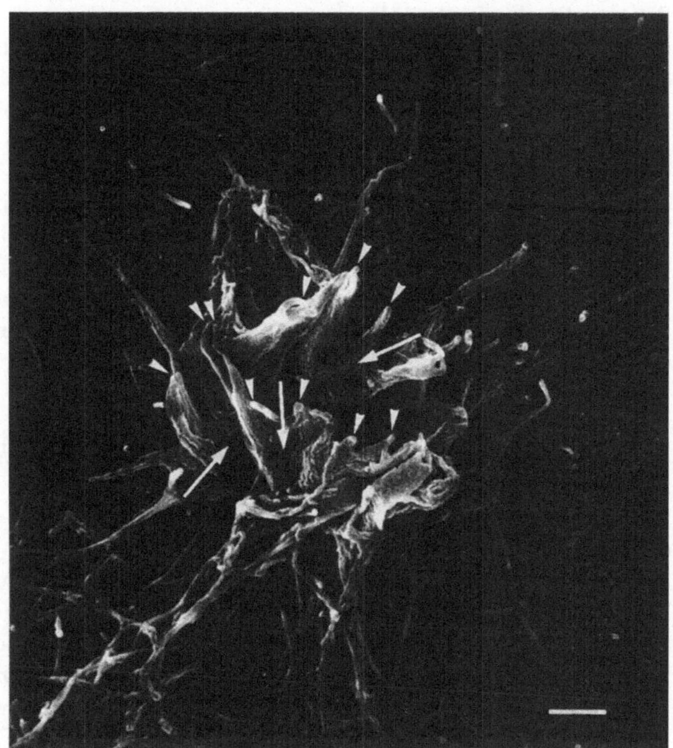

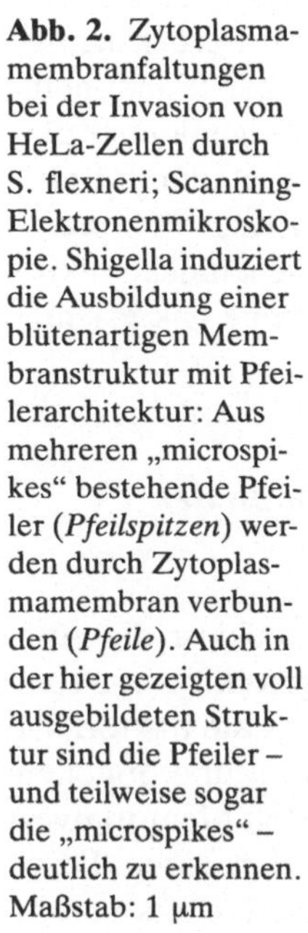

Abb. 2. Zytoplasmamembranfaltungen bei der Invasion von HeLa-Zellen durch S. flexneri; Scanning-Elektronenmikroskopie. Shigella induziert die Ausbildung einer blütenartigen Membranstruktur mit Pfeilerarchitektur: Aus mehreren „microspikes" bestehende Pfeiler (*Pfeilspitzen*) werden durch Zytoplasmamembran verbunden (*Pfeile*). Auch in der hier gezeigten voll ausgebildeten Struktur sind die Pfeiler – und teilweise sogar die „microspikes" – deutlich zu erkennen. Maßstab: 1 µm

Eine wesentliche Etappe bei der Pathogenese der Shigelleninfektion stellt die bakterielle Invasion der Enterozyten dar [10]. Dabei spielt die Funktion des zellulären Zytoskeletts eine entscheidende Rolle. So kann das Eindringen des Bakteriums in vitro durch Vorbehandlung der Zellen mit Cytochalasin B – einem Inhibitor der Aktinpolymerisation – gehemmt werden [8]. Die bakterielle Induktion von Aktinpolymerisation konnte auch direkt gezeigt werden [4]. Wir interessierten uns nun für die bakterieninduzierten Rearrangements des Zytoskeletts beim Eindringen von S. flexneri in Epithelzellen am Modell von HeLa-Zellen.

Scanning-EM-Studie zeigt bakterieninduzierte Verwerfungen der Zellmembran

Wir bedienten uns der Scanning-Elektronenmikroskopie zum Studium der morphologischen Veränderungen der Zytoplasmamembran beim Eindringen von S. flexneri in HeLa-Zellen. Dabei zeigte sich, daß S. flexneri die Ausbildung einer blütenartigen Membranstruktur mit Pfeilerarchitektur induziert. Abbildung 2 läßt die wesentlichen morphologischen Merkmale dieser Struktur erkennen: 2–4 „microspikes" (physiologische Zellausläufer von Epithelzellen) bilden

Pfeiler, die durch Zytoplasmamembran miteinander verbunden werden. Die Membranverbindungen reichen allerdings nie bis zur Pfeilerspitze, so daß die Pfeiler – und teilweise sogar die „microspikes“ – sichtbar bleiben. Es muß zunächst offen bleiben, inwieweit die hier beschriebenen morphologischen Strukturen den für Salmonellen beschriebenen „ruffles“ [6] ähnlich sind. Berücksichtigt man die unterschiedlichen Invasionsstrategien der beiden Erreger (Salmonella dringt in polarisierte Epithelzellen über den apikalen Pol ein, Shigella über den basolateralen Pol; Salmonella induziert eine Erhöhung des intrazellulären Kalziumspiegels, wohingegen bei der Shigellainvasion die zellulären Kalziumkonzentrationen nicht meßbar verändert werden), ist es durchaus wahrscheinlich, mikromorphologische Korrelate dieser Unterschiede auch auf der Ebene bakterieninduzierter Membranverwerfungen zu finden.

S. flexneri induziert De-novo-Polymerisation von Aktin an der bakteriellen Eintrittsstelle

Cytochalasin B – ein Inhibitor der Aktinpolymerisation – blockiert die Aufnahme von S. flexneri in HeLa-Zellen. Somit ist Aktinpolyermisation ein vom Parasiten ausgebeuteter, essentieller zellulärer Mechanismus für die bakterielle Invasion. Wir wollten nun wissen, in welchem morphologisch-funktionellen Zusammenhang filamentäres Aktin mit den bakterieninduzierten Membranveränderungen steht, wie sie mittels Scanning-EM beobachtet worden waren. Dazu stellten wir F-Aktin durch Markierung mit S1-Myosin dar. Diese Technik beruht auf der spezifischen Bindung von Myosinköpfen an filamentäres Aktin und erlaubt neben der spezifischen Markierung von F-Aktin auch die Darstellung der Orientierung dieser Mikrofilamente. Abbildung 3 gibt wesentliche Ergebnisse dieser Studie wieder. Nach einem initialen Membrankontakt induziert das Bakterium Aktinnukleation in/an der benachbarten Zytoplasmamembran (Abb. 3 a). Aktinnuklei sind Oligomere (2- bis 3mere) globulären Aktins. Die Aktinnukleationszonen sind unregelmäßig entlang der Zytoplasmamembran verteilt.

Nukleationszonen, die neben der bakteriozellulären Kontaktzone gelegen sind, werden durch Bindung der Mikrofilamente an die Membran und kontinuierliche Aktinpolymerisation zu zellulären Protrusionen. Nukleationszonen unter dem Bakterium können sich – wahrscheinlich aus sterischen Gründen – nicht zu Protrusionen entwickeln, sondern treten vermutlich mit dem subkortikalen Zytoskelett in Interaktion. Obwohl die neben dem Bakterium aufsteigenden Protrusionen nicht exakt der bakteriellen Silhouette folgen, kommt es zur Fusion solcher Protrusionen über dem Bakterium, wodurch der Parasit internalisiert wird. Schaut man sich die Rolle filamentären Aktins für die Architektur der zelulären Protrusionen im Detail an, so fällt auf, daß die Zellfortsätze von langen Aktinfilamenten getragen werden, die eng und in paralleler Orientierung gebündelt sind (Abb. 3 b). Diese Beobachtung ließ uns nach einem orientierungssensiblen aktinbündelnden Protein in den bakteriellen Eintrittsstellen suchen.

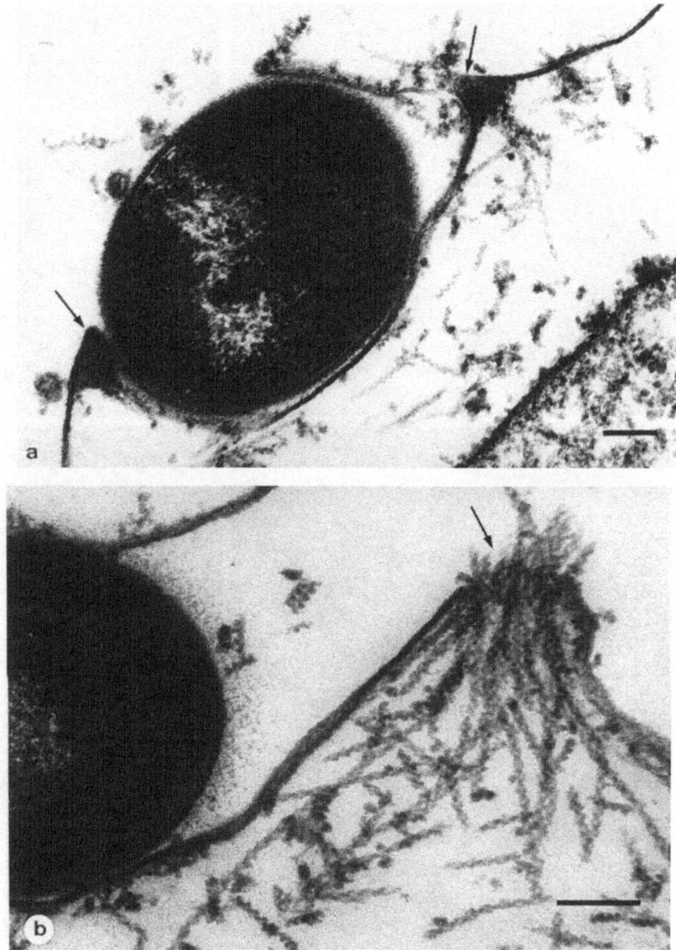

Abb. 3. Transmissions-EM-Studie der Rolle von F-Aktin. Spezifische Markierung filamentären Aktins durch S1-Myosine. **a** Zytoplasmamembranassoziierte Aktinnukleation (*Pfeile*) in unmittelbarer Nähe des eindringenden Bakteriums. **b** Bakterieninduzierte zelluläre Protrusion. Die Struktur besteht aus sehr dicht gepackten Aktinfilamenten paralleler Orientierung (*Pfeil*), deren positive Enden („barbed ends") zur Membran hinzeigen. Maßstab: 1 µm

Plastin wird in bakterielle Invasionszonen rekrutiert

Wie in Abb. 4 dargestellt, fanden wir Plastin, ein aktinbündelndes Protein von 68 kD [2, 3, 5], in den bakteriellen Eintrittszonen. In der Immunfluoreszenz fiel die Rekrutierung dieses Proteins in die zellulären Protrusionen auf (Abb. 4a). Mittels Immunogolddarstellung konnten wir das Reorganisationsmuster dieses Proteins bestätigen. Während die shigelleninduzierte Plastinrekrutierung mehrere µm von der bakteriellen Invasionsstelle weg reicht, kommt es bei enteropathogenen E. coli (EPEC) zu einer lokal sehr begrenzten Reorganisation dieses Proteins (Abb. 3).

Offensichtlich führen also die shigella- bzw. EPEC-spezifischen Signaltransduktionsketten zu differenter Akkumulation von Plastin. Man kann spekulieren, daß die räumlich sehr begrenzte Zytoskelettreorganisation bei EPEC für die geringe Invasionseffizienz dieses Bakteriums verantwortlich ist.

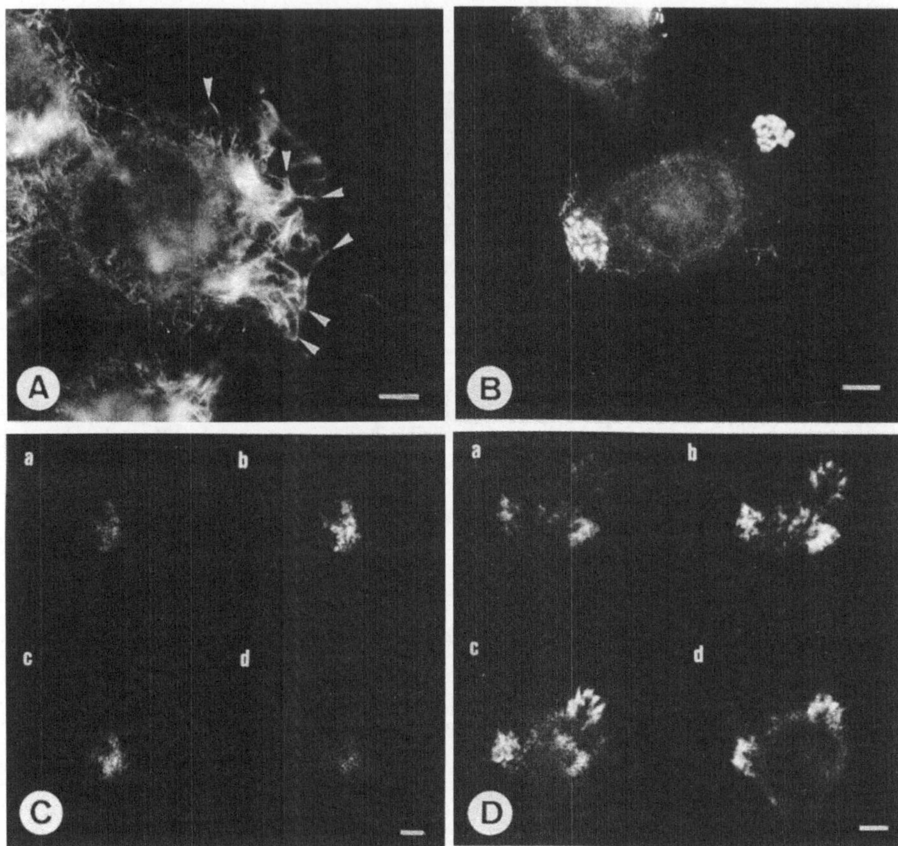

Abb. 4. Plastin wird in bakterielle Eintrittsstellen rekrutiert (**a, b** Standard Immunfluoreszenz; **c, d** Konfokale Laser-Scanning-Fluoresezenz, Schichtdicke 0,3 µm). **a, c, d** Infektion mit S. flexneri; **b.** Infektion mit enteropathogenen E. coli (EPEC) als Kontrolle **a.** Shigella konzentriert Plastin in bakterieninduzierten Protrusionen, die mehrere µm lang sein können (*Pfeilspitzen*). **b.** EPEC akkumuliert Plastin nur in unmittelbarer Umgebung des Bakteriums, was in einer scheinbaren Bakterienfärbung resultiert. **c.** L-Plastin wird nicht in den Protrusionen, sondern auf der Höhe subkortikalen Aktins konzentriert. **d.** T-Plastin wird in bakterieninduzierte Protrusionen rekrutiert. Es kommt so zu einem kranzartigen Fluoreszenzmuster, das in etwa komplementär ist zum Verteilungsmuster von L-Plastin (vgl. **c**). Maßstab: 2 µm

Die Plastinisoformen (T und L) zeigen unterschiedliche Verteilungsmuster innerhalb der bakteriellen Invasionszone

Wir wollten dann wissen, welche der beiden Plastinisoformen für die Bündelung von F-Aktin in den bakterieninduzierten Protrusionen in Frage kommt. Dazu transfizierten wir HeLa-Zellen mit Konstruktionen der beiden Isoformen, die ein Epitop eines monoklonalen Antikörpers enthielten. Nach Infektion der Zellen mit S. flexneri konnten wir somit die bakterieninduzierten Rekrutierungsmuster der beiden Isoformen mittels konfokaler Laser-Scanning-Fluoreszenzmikroskopie untersuchen. Dabei stellte sich heraus, daß nur T-Plastin in den zellulären Protrusionen akkumuliert (Abb. 4 d), während L-Plastin weiter ins Zellinnere in die subkortikale Region rekrutiert wird (Abb. 4 c). Diese Ergebnisse wurden durch Doppeltransfektion mit beiden Konstrukten und Doppelmarkierung beider Isoformen nach Infektion bestätigt. Es ist also die T-Isoform, die F-Aktin in den parasiteninduzierten Membranausstülpungen bündelt und damit einen wichtigen Beitrag zur funktionellen Architektur dieser Struktur leistet. Demgegenüber könnte die Funktion von L-Plastin in einer Interaktion mit der subkortikalen Aktinschicht bestehen, die eine Rolle spielen dürfte beim Hereinziehen des Bakteriums in die Zelle.

Ausblick

Das Studium der Interaktion von S. flexneri mit Wirtszellen gibt uns detaillierte Einblicke in fundamentale Pathogenitätsmechanismen virulenter Bakterien. Dabei erlaubt die Konstruktion von Mutanten die Charakterisierung potentieller bakterieller Virulenzfaktoren. Zum genaueren Verständnis der Wirkungsweise dieser Faktoren im Wirtsorganismus sind immer aufwendigere anatomisch-pathologische, zellbiologische und biochemische Untersuchungen notwendig. Man kann davon ausgehen, daß pathogene Bakterien mit zellulären Molekülen interagieren, die in Abwesenheit des Parasiten physiologische Funktionen in der Zelle erfüllen und deren Aktivierung im Rahmen einer bakteriellen Infektion lediglich ein Sonderfall ihrer physiologischen Funktion darstellt. Insofern kann das Verständnis bakterieller Pathogenitätsmechanismen nicht besser sein als das Verständnis der vom Parasiten ausgebeuteten physiologischen Funktion der Wirtszelle. Die bakterielle Induktion resultiert häufig in einer besonders starken Aktivierung physiologischer Reaktionskaskaden. Dies erlaubt z. B. die Beobachtung von bakterieninduzierten zellbiologischen Regulationsmustern, die als physiologische Phänomene sehr viel schwieriger – wenn überhaupt – nachweisbar sind. Die hier beschriebene differentielle Rekrutierung der beiden Plastinisoformen mag dafür ein Beispiel sein.

Die vom Parasiten bewirkte Überaktivierung physiologischer Systeme kann außerdem als Modell dienen für pathologische Zustände des Wirts, die nicht durch Infektion mit einem Mikroorganismus, sondern durch einen angeborenen oder erworbenen Regulationsdefekt einer physiologischen Reaktionskaskade verursacht sind. Es ist offensichtlich, daß intrazelluläre Parasiten in ganz besonderem Maße dazu geeignet sind, solche Einblicke in zellphysiologische Mechanismen zu gewähren. Wir sind deshalb zuversichtlich, mit Hilfe pathogener Bakterien als „Sonde" nicht nur zur Aufklärung bakterieller Pathogenitätsmechanismen, sondern auch zum besseren Verständnis zellbiologischer Vorgänge beitragen zu können.

Danksagung
Wir danken M. F. Carlier für die Überlassung von S1-Myosin, R. Hellio für die Anfertigung der Laserscanningaufnahmen sowie J. Mounier für exzellente technische Hilfe.

Literatur

1. Bernardini ML, Mounier J, d'Hautreville H, Coquis-Rondon M, Sansonetti PJ (1989) Identification of icsA, a plasmid locus of Shigella flexneri that governs bacterial intra- and intercellular spread through interaction with F-actin. Proc Natl Acad Sci USA 86: 3865–3871
2. Bretscher A (1981) Fimbrin is a cytoskeletal protein that crosslinkes F-actin in vitro. Proc Natl Acad Sci USA 78: 6849–6853
3. Bretscher A, Weber K (1980) Fimbrin, a new microfilament-associated protein present in microvilli and other surface structures. J Cell Biol 86: 335–340
4. Clerc P, Sansonetti PJ (1987) Entry of Shigella flexneri into HeLa cells: evidence for directed phagocytosis involving actin polymerization and myosin accumulation. Infect Immun 55: 2681–2688
5. De Arruda MV, Watson S, Lin CS, Leavitt J, Matsudaira P 81990) Fimbrin is a homologue of the cytoplasmic phosphoprotein plastin and has homologous with calmodulin and actin gelation proteins. J Cell Biol 111: 1069–1079
6. Francis CL, Rayan TA, Jones BD, Smith SJ, Falkow S (1993) Ruffles induced by Salmonella and other stimuli direkct macropinocytosis of bacteria. Nature (London) 365: 639–642
7. Goldberg MB, Bâzu O, Parsot C, Sansonetti PJ (1993) Unipolar localization and ATpase activity of IcsA, a Shigella flexneri protein involved in intracellular movement. J Bacteriol 175: 2189–2196
8. Halle TL, Morris RE, Bonventre PF (1979) Shigella infection of Henle intestinal epithelial cells: role of the host cell. Infect Immun 24: 887–894
9. Hornick RB (1978) Bacterial infections of the intestine. In: Weinstein L, Fields BN (eds) Seminars in infectious disease, chap 3. Stratton Intercontinental Medical, New York, pp 68–96
10. LaBrec WH, Schneider H, Magnani TJ and Formal SB (1964) Epithelial cell penetration as an essential step in pathogenesis of bacillary dysentery. J Bacteriol 88. 1503–1518
11. Maurelli AT (1992) Shigella inside and out: Lifestyle of the invasive and dysenteric. ASM News 58: 603–608
12. Mounier J, Vasselon T, Hellio R, Lesourd M, Sansonetti PJ (1992) Shigella flexneri enters human colonic Caco-2 epithelial cells through the basolateral pole. Infect Immun 60: 237–248
13. Perdomo J, Gunon P, Sansonetti P (1994) Polymorphonuclear leukocyte transmigration promotes invasion of colonic epithelial monolayer by Shigella flexneri. J Clin Invest 93: 633–643
14. Prévost MC, Lesourd M, Arpin M, Vernell F, Mounier J, Hellio R, Sansonetti PJ (1992) Unipolar reorganization of F-actin layer at bacterial division and bundling of actin filaments by plastin correlate with movement of Shigella flexneri within HeLa cells. Infect Immun 60: 4088–4099
15. Sansonetti PJ, Mounier J, Prévost MC, Mège RM (1994) Cadherin expression is required for the spread of Shigella flexneri between epithelial cells. Cell 76: 829–839
16. Vasselon T, Mounier J, Helio R, Sansonetti PJ (1993) Movement along actin filamets of the perijunctional area and De Novo polymerization of cellular actin are required for Shigella flexneri colonization of epithelial Caco-2 cell monolayers. Infect Immun 60: 1031–1040
17. Vasselon T, Mounier J, Prévost MC, Hellio R, Sansonetti PJ (1991) Stress fiberbased movement of Shigella flexneri within cells. Infect Immun 59: 1723–1732
18. Zychlinsky A, Prévost MC, Sansonetti PJ (1992) Shigella flexneri induces apoptosis in infected macrophages. Nature (London) 358. 167–169

Tierexperimentelle Modelle zur Charakterisierung der epithelialen Transport- und Barrierefunktion des Dünndarmes im Rahmen intestinaler Adaptationsprozesse

J.-D. Schulzke, M. Fromm, E.-O. Riecken

Adaptationsformen der Dünndarmschleimhaut

Die Dünndarmmukosa gehört zu den Geweben mit der höchsten Proliferationsrate im menschlichen Körper. Ihre Architektur wird durch ein sensibles Fließgleichgewicht aus Zellproliferation im Kryptenkompartiment, Wanderungsgeschwindigkeit der Enterozyten vom Kryptenboden bis zur Zottenspitze und der an der Zottenspitze stattfindenden Zellextrusion bestimmt. Insofern sind Morphologie und Funktion der Dünndarmschleimhaut keine statischen Größen, sondern können in Abhängigkeit von äußeren Einflüssen adaptativen Änderungen unterliegen. Trotz einer großen Zahl verschiedener endogener und exogener Einflüsse sind die dabei beobachteten Anpassungsvorgänge auf nur 3 Muster begrenzt, die als Hypertrophie, Atrophie und hyperregeneratorische Transformation bezeichnet werden (Abb. 1) [21].

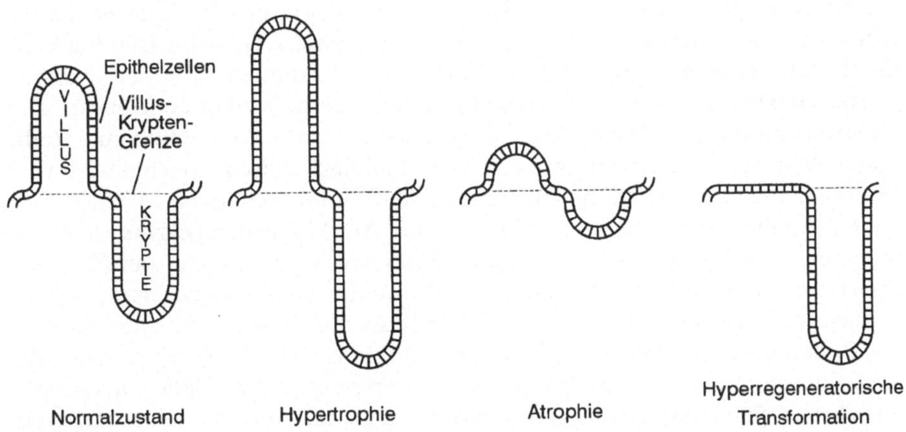

Abb. 1. Adaptationsformen der Dünndarmschleimhaut: Intestinale Hypertrophie, Atrophie und hyperregeneratorische Transformation.

W. F. Caspary et al. (Hrsg.) Ökosystem Darm VI

Die Hypertrophie der Dünndarmschleimhaut geht mit einer gesteigerten mitotischen Aktivität einher und ist durch eine parallele Zunahme von Zottenhöhe und Kryptentiefe charakterisiert. Verantwortlich für die Zunahme von Villushöhe und Kryptentiefe ist jedoch nicht ein Wachstum des einzelnen Enterozyten, sondern in erster Linie eine Zunahme der Zahl der Enterozyten, so daß per definitionem eine Hyperplasie vorliegt [12]. Diese Form der intestinalen Adaptation wird insbesondere beim Kurzdarmsyndrom beobachtet, d.h. in den verbleibenden Dünndarmabschnitten nach partieller proximaler oder distaler Dünndarmresektion.

Die zweite Form der intestinalen Adaptation, die Atrophie, weist demgegenüber eine verminderte mitotische Aktivität auf und ist durch eine parallele Reduktion von Zottenhöhe und Kryptentiefe charakterisiert [10, 21]. Eine intestinale Atrophie kann als Folge verschiedenartiger Einflüsse auftreten wie bei oraler Nahrungskarenz z.B. im Rahmen total parenteraler Ernährung, unter der Einwirkung ionisierender Strahlen und nach Zytostatikaeinnahme. Außerdem wird eine intestinale Atrophie in Dünndarmanteilen, die operativ aus der intestinalen Passage ausgeschaltet sind, gefunden. Am stärksten ausgeprägt ist diese Form der intestinalen Adaptation in ilealen Urinreservoiren nach Kock [20].

Bei der dritten Form der intestinalen Adaptation [21], der hyperregeneratorischen Transformation, ist – wie auch bei der Hypertrophie – die mitotische Aktivität gesteigert. Die Proliferationszone ist nicht mehr auf den unteren Teil der Krypte beschränkt, sondern weit nach apikal expandiert. Es resultiert wie bei der Hypertrophie eine ausgeprägte Tiefenzunahme der Krypten. Im Gegensatz zur Hypertrophie findet aufgrund eines schädigenden luminalen Einflusses jedoch eine vorzeitige Extrusion der Zellen aus dem Epithel statt, die letztlich für die Reduktion des Zottenkompartiments, im Einzelfall bis hin zur sog. flachen Schleimhaut, verantwortlich ist. Eine hyperregeneratorische Transformation tritt unter der Einwirkung luminaler Stressoren, wie z.B. beim Blindsacksyndrom, auf, bei dem unphysiologisch hohe Konzentrationen bakteriell dekonjugierter Gallensäuren und bakterielle Proteasen auf die Mukosa einwirken. Das Spektrum möglicher Ursachen ist aber sehr vielschichtig und umfaßt eine Reihe von intestinalen Infektionen, wie z.B. die Lambliasis einschließlich des Morbus Whipple, aber auch Krankheitsbilder, die über immunologische Mechanismen die Schleimhautarchitektur beeinflussen, wie Antikörpermangelsyndrome, das intestinale T-Zellymphom oder die einheimischen Sprue, bei der der Grad der hyperregeneratorischen Schleimhauttransformation am stärksten ausgeprägt ist.

Da trotz einer Vielzahl verschiedener Einflüsse auf die Schleimhautarchitektur das Reaktionsmuster auf nur 3 Typen beschränkt ist, ist schon sehr früh der Versuch unternommen worden, anhand tierexperimenteller Modelle funktionelle Aspekte solcher Adaptationen pars pro toto zu charakterisieren. Eine Hypertrophie kann dabei in Analogie zu den Veränderungen im menschlichen Kurzdarmsyndrom bei der Ratte im verbliebenen Dünndarm nach partieller Dünndarmresektion erzeugt werden [12]. Als Modell für eine intestinale Atrophie ist die selbstentleerende jejunale Blindschlinge bei der Ratte etabliert worden [10] und eine hyperregeneratorische Transformation wird in selbstfüllenden Blindschlingen des Dünndarmes bei der Ratte beobachtet [13]. Neben der Charakterisierung morphologischer und zellkinetischer Aspekte in diesen Modellen sind auch viele Untersuchungen zur Adaptation der intestinalen Funktion durchgeführt worden. Unter anderem eignen sich diese tierexperimentellen Modelle auch zum Studium der Adaptation des intestinalen Ionentransports.

Im folgenden werden eigene Befunde zur epithelialen Transport- und Barrierefunktion des Dünndarmes in 2 tierexperimentellen Modellen vorgestellt und zwar für die intestinale Hypertrophie und für die hyperregeneratorische Transformation der Dünndarmmukosa. Abschließend werden klinische Aspekte dieser beiden Adaptationsformen vor dem Hintergrund dieser experimentellen Befunde zu diskutiert.

Intestinale Hypertrophie der Dünndarmmukosa im experimentellen Kurzdarmsyndrom der Ratte

Eine Hypertrophie der Dünndarmschleimhaut wurde tierexperimentell durch 70%ige proximale Dünndarmresektion induziert [12, 23]. Die dabei in den verbleibenden Ileumabschnitten auftretende Adaptation von Struktur und Funktion der Dünndarmschleimhaut ist ein etabliertes Modell für das Kurzdarmsyndrom des Menschen (vgl. oben).

Die epithelialen Transport- und Barriereeigenschaften der Schleimhaut wurden 8 Wochen nach der Dünndarmresektion im Restileum untersucht und zwar im Vergleich zu Kontrollen, deren Darm lediglich einer Transsektion (ohne Resektion) unterworfen wurde. Der Adaptationszeitraum von 8 Wochen ist länger als die Adaptationsperioden, die in den meisten früheren Untersuchungen zur intestinalen Adaptation von Transportfunktionen unter diesen Bedingungen gewählt worden waren. Die Wahl dieses Zeitraumes basierte auf einer Arbeit von Freeman et al. [7], nach der ein Zeitraum von 6 Wochen für die Adaptation der Glukose-Aufnahme in Bürstensaumvesikel erforderlich war. Dies erklärt auch, daß in früheren Arbeiten mit kürzeren Adaptationsperioden von in der Regel 2–4 Wochen keine Änderungen der epithelialen Transport- und Barrierefunktion im Kurzdarm nachgewiesen werden konnten.

Die Messungen zur epithelialen Transport- und Barrierefunktion wurden in vitro in der Ussing-Kammer durchgeführt. Neben konventionellen Widerstandsmessungen und unidirektionalen Fluxmessungen mit ^{22}Na und ^{36}Cl wurden auch transmurale Impedanzmessungen vorgenommen, mit denen zwischen epithelialer und subepithelialer Leitfähigkeit diskriminiert werden kann und so der die intestinale Barrierefunktion bestimmende Widerstand der Epithelzellschicht in Anwesenheit subepithelialen Gewebes erfaßt werden kann. Impedanzanalytisch fand sich eine 20%ige Abnahme des Epithelwiderstandes von 27 auf 21 $\Omega \cdot cm^2$ im Kurzdarm (Tabelle 1) [23].

Da in „lecken Epithelien" wie dem Dünndarm die Permeabilität des Epithels durch die Eigenschaften der Schlußleisten („tight junctions") bestimmt ist [22], wurde untersucht, ob die Widerstandsabnahme durch strukturelle tight-junction-Veränderungen erklärt werden kann. Nach einer empirisch ermittelten Beziehung korreliert der elektrische Widerstand eines Epithels logarithmisch mit

Tabelle 1. Epitheliale Barrierfunktion im experimentellen Kurzdarmsyndrom. Impedanzanalyse am verbliebenen Ileum nach 70%iger proximaler Dünndarmresektion bei der Ratte (Kurzdarm) im Vergleich zu entsprechendem Kontrollileum (Operation mit Transsektion ohne Resektion des Darmes). Die Darmstücke wurden für die Messungen partiell gestrippt, d.h., die Tunica muscularis propria wurde entfernt. Der totale Widerstand der Darmwand (R^t) ist die Summe aus epithelialem (R^e) und subepithelialem Widerstand (R^{sub}). R^t/R^e ist der Korrekturfaktor für Kurzschlußstrom und Nettofluxe bezüglich des in Serie liegenden subepithelialen Widerstandsbeitrages. Alle Werte sind Mittelwerte ± SEM

$\Omega \cdot cm^2$	Epithelialer Widerstand (R^e)	Subepithelialer Widerstand (R^{sub})	R^t/Re	Anzahl (n)
Kontrollileum	27 ± 1	16 ± 2	1,6 ± 0.1	16
Kurzdarm	21 ± 1	25 ± 2	2,2 ± 0.1	19
p	< 0.001	< 0.01	< 0.01	

Tabelle 2. Tight junction-Morphometrie im experimentellen Kurzdarmsyndrom. Zahl der tight-junction-Stränge („strands") im Netzwerk der „tight junction" im verbliebenen Ileum nach 70%-iger proximaler Dünndarmresektion bei der Ratte (Kurzdarm) im Vergleich zu entsprechendem Kontrollileum (Operation mit Transsektion ohne Resektion des Darmes) an 4 verschiedenen Lokalisationen entlang der Krypt-Villus-Achse. Alle Werte sind Mittelwerte ± SEM, n.s. = nicht signifikant (Kurzdarm vs. Kontrolle)

Zahl der „strands"	Unterer Villus	Oberer Villus	Untere Krypte	Obere Krypte
Kontrollileum	5,81 ± 0,10 n = 141	5,95 ± 0,13 n = 100	6,02 ± 0,21 n = 55	6,60 ± 0,17 n = 50
Kurzdarm	5,91 ± 0,18 n = 46 n.s.	6,33 ± 0,16 n = 75 n.s.	6,21 ± 0,10 n = 193 n.s.	6,86 ± 0,11 n = 157 n.s.

der Zahl der tight junction-Stränge („strands") im Netzwerk der tight-junction [4, 5]. In den gefrierbruchelektronenmikroskopisch durchgeführten Untersuchungen ließ sich morphometrisch jedoch keine Veränderung der Zahl der tight-junction-Stränge im Netzwerk der tight junction im Kurzdarm nachweisen (Tabelle 2) [23].

Eine mögliche andere Erklärung für die beobachtete Permeabilitätszunahme im Kurzdarm könnte darin bestehen, daß sich zwar nicht die einzelne tight junction-Region verändert hatte, daß aber eine größere Oberfläche des Epithels in der Ussing-Kammer exponiert war. Bei der unter diesem Aspekt durchgeführten Oberflächenmorphometrie der Mukosa mittels Mikrodissektion fand sich unter Bezug auf die serosale Fläche eine Zunahme der mukosalen Oberfläche im Kurzdarm um 30% (Daten nicht gezeigt [23]), die größenordnungsmäßig der Abnahme des Epithelwiderstands entsprach. Dabei beruhte diese mukosale Oberflächenvergrößerung in erster Linie auf einer Zunahme der Villushöhe. Da auch alle Transportraten auf jeweils 1 cm^2 serosale Oberfläche des Darmes bezogen werden, ist die Zunahme der mukosalen Oberfläche in der Tat geeignet, die beobachtete Widerstandsabnahme in der hypertrophierten Kurzdarmmukosa sowohl qualitativ als auch quantitativ zu erklären. Dies bedeutet aber auch, daß

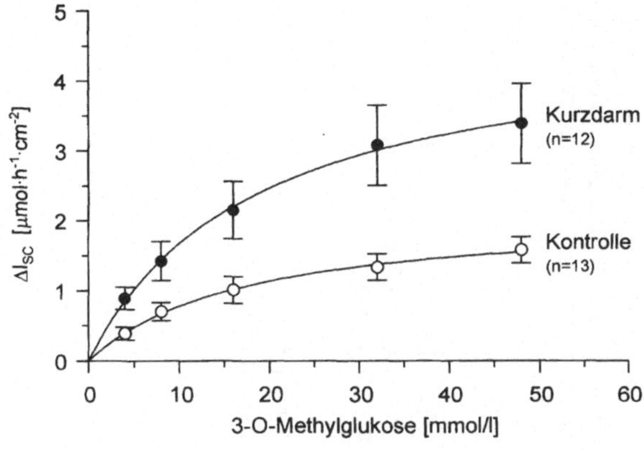

Abb. 2. Anstieg des Kurschlußstromes (ΔI_{SC}) in der Ussing-Kammer als Funktion der 3-o-Methyl-Glukose-Konzentration in der Badlösung im Rest-Ileum nach 70%iger proximaler Dünndarmresektion und entsprechendem Kontrollileum. In der reziproken Auftragung betrug $\Delta I_{SC\,max}$ 2,0 ± 0,3 µmol·h^{-1}cm^{-2} (n = 13) in der Kontrolle und 5,0 ± 1,0 µmol·h^{-1}cm^{-2} (n = 12; p < 0,01) im Kurzdarm. K_m betrug 17 ± 2 mmol/l (n = 13) in der Kontrolle und 20 ± 2 mmol/l (n = 12; n. s.) im Kurzdarm

die eigentliche Dichtheit („tightness") des Epithels, die ja durch das Verhältnis von transzellulärer und parazellulärer Leitfähigkeit definiert wird [3], nicht verändert ist.

Neben der epithelialen Barrierefunktion wurden im weiteren aktive (zelluläre) Ionentransportsysteme untersucht. Als wichtigster Befund ergab sich eine Zunahme der maximalen Transportrate (V_{max}) des Na-Glukose-Kotransportsystems auf 250 % der Norm unter den Bedingungen des Kurzdarmsyndroms, während die Michaelis-Konstante (K_m) dieses Transportsystems konstant blieb (Abb. 2) [23]. Dies deutet darauf hin, daß bei unveränderten Eigenschaften des einzelnen Transporters die Zahl der Transportstellen im Kurzdarm zunahm. In der weiteren Untersuchung der dafür verantwortlichen Mechanismen konnte zwar elektronenmikroskopisch eine Zunahme der Mikrovillusoberfläche morphometrisch dokumentiert werden, jedoch nur in einer Größenordnung von 20 % [23]. Der Haupteffekt beruhte also demnach weder auf einer Zunahme der mukosalen Oberfläche des Darmes noch der Mikrovillusoberfläche, sondern auf einer gesteigerten Expression von Transportproteinen in der Kurzdarmmukosa. Im Gegensatz zum Na-Glukose-Kotransport zeigten andere epitheliale Transportsysteme wie die mittels unidirektionaler ^{22}Na- und ^{36}Cl-Fluxmessungen charakterisierte elektroneutrale NaCl-Resorption keine gesteigerten Umsatzraten im Kurzdarmsyndrom (Tabelle 3) [23]. Demnach unterliegt auch die epitheliale Transportfunktion im Kurzdarmsyndrom einer differentiellen Adaptation, ähnlich wie dies bereits früher für die Aktivität verschiedener Bürstensaumenzyme gezeigt werden konnte [21]. Teleologisch macht dies auch Sinn, da auf diese Weise nicht nur dem Elektrolytverlust, sondern auch der Kohlenhydratmalabsorption im Kurzdarmsyndrom kompensatorisch begegnet wird. Daß der Na-Glukose-Kotransport quantitativ gesehen ohnehin zu den wichtigsten Resorptionssystemen des Darmes zählt, wird durch Erfahrungen mit der Wirksamkeit oraler Rehydratationlösungen in der Therapie von Diarrhöen belegt, da dafür geeignete Trinklösungen im einfachsten Falle lediglich ein Natriumsalz und Glukose enthalten müssen.

Tabelle 3. Unidirektionale Na- und Cl-Fluxe im experimentellen Kurzdarmsyndrom. Widerstand der Darmwand (*R*) in $\Omega \cdot cm^2$, Kurzschlußstrom (I_{SC}) und Na- und Cl-Fluxe (*J*) in $\mu mol \cdot h^{-1} cm^{-2}$ (*ms* von mukosal nach serosal, *sm* von serosal nach mukosal) im verbliebenen Ileum nach 70%iger proximaler Dünndarmresektion (Kurzdarm) und in entsprechendem Kontrollileum. J_R Residualflux. I_{SC} und Fluxe sind vor (Rohdaten) und nach Korrektur (korrigierte Daten) auf den Subepithelwiderstand aufgeführt. Alle Werte sind Mittelwerte ± SEM, *n. s* nicht signifikant. (Kurzdarm vs. Kontrolle)

	R	I_{SC}	J_{Na}^{net}	J_{Na}^{ms}	J_{Na}^{sm}	J_{Cl}^{net}	J_{Cl}^{ms}	J_{Cl}^{sm}	J_R	Anzahl (n)
Rohdaten:										
Kontrolle	41 ± 1	1,3 ± 0,1	2,0 ± 0,3	12,7 ± 0,5	10,7 ± 0,3	2,2 ± 0,3	12,7 ± 0,3	10,5 ± 0,3	1,5 ± 0,4	13
Kurzdarm	49 ± 3	1,3 ± 0,1	2,2 ± 0,5	10,5 ± 0,8	8,3 ± 0,5	2,4 ± 0,6	11,5 ± 0,8	9,2 ± 0,6	1,5 ± 0,3	16
p	< 0.05	n.s.	n.s.	< 0.05	< 0.01	n.s.	n.s.	n.s.	n.s.	
Korrigierte Daten:										
Kontrolle	2,1 ± 0,2	3,2 ± 0,5			3,4 ± 0,6			2,3 ± 0,7		
Kurzdarm	2,8 ± 0,3	4,8 ± 1,2			5,2 ± 1,3			3,2 ± 0,7		
p	n.s.	n.s.			n.s.			n.s.		

Über die ausgeführte Adaptation der Villus- und Mikrovillusoberfläche hinaus treten unter den Bedingungen des Kurzdarmsyndroms noch weitere Anpassungen auf, die die Resorptionsleistung des Dünndarmes steigern. So kommt es zu einer Zunahme von Umfang und Länge des verbliebenen Dünndarms [21] und auch zu Veränderungen der Dünndarmmotilität, die die Kontaktzeit von Ingesta und Darmwand verlängern [28]. Quantitativ gesehen gehört die hier von uns charakterisierte Steigerung der Expression des Na-Glukose-Kotransports jedoch zu den ausgeprägtesten Anpassungen der Schleimhaut nach Dünndarmresektion.

Aus der Sicht des Klinikers macht dieses breite Spektrum von z. T. sehr ausgeprägten Adaptationsvorgängen verständlich, warum selbst ausgedehnte Dünndarmresektionen bis zu einem Restdünndarm von nur 1 m Länge bisweilen noch kompensiert werden können, solange nur das terminale Ileum erhalten bleibt, da die in diesem Dünndarmabschnitt lokalisierte Vitamin B12- und Gallensäureresorption von anderen Dünndarmabschnitten nicht übernommen werden kann.

Hyperregeneratorische Transformation der Dünndarmschleimhaut im experimentellen Blindsacksyndrom der Ratte

Eine hyperregeneratorische Transformation der Dünndarmschleimhaut wurde tierexperimentell in selbstfüllenden jejunalen Blindschlingen der Ratte induziert (Abb. 3) [26, 27]. Dies ist ein etabliertes Modell zum Studium der intestinalen Struktur und Funktion unter den Bedingungen eines hyperregeneratorischen Schleimhautumbaues [11, 13] wie er u. a. auch beim Blindsacksyndrom des Menschen gefunden wird (vgl. oben).

Aufgrund der Stase des Darminhalts im Blindsack kommt es zu einer bakteriellen Fehlbesiedlung des Dünndarmes. Dabei ist die Stase der Ingesta per se [11] neben der erhöhten Konzentration bakteriell dekonjugierter Gallensäuren und der direkten Einwirkung bakterieller Enzyme für die hyperregeneratorische Transformation der Schleimhaut verantwortlich. Die Veränderungen des Dünndarmes in der selbstfüllenden Blindschlinge beschränken sich jedoch nicht nur auf die Schleimhautgeometrie. Auch der Durchmesser des Dünndarmes insgesamt nimmt deutlich zu. Außerdem ist die Darmwand verdickt, wofür in erster Linie eine Verbreiterung der Tunica muscularis verantwortlich ist, die als Folge der Stase des Darminhaltes i. S. einer Arbeitshypertrophie der Darmmuskulatur auftritt.

Messungen zur epithelialen Transport- und Barrierefunktion der Mukosa unter diesen Bedingungen wurden 4 Wochen nach chirurgischer Anlage der selbstfüllenden jejunalen Blindschlingen mit der Ussing-Technik in vitro durchgeführt. Mit einer transmuralen Impedanzanalyse wurde zunächst der Widerstand der Epithelzellschicht in Anwesenheit des subepithelialen Gewebes gemessen (Tabelle 4) [26]. Dabei fand sich ein deutlicher Anstieg des Epithelwiderstandes von 10 auf 29 $\Omega \cdot cm^2$. Da die Verdreifachung des Epithelwiderstandes quantitativ weit über die parallel dazu auftretende Zunahme der mukosalen Oberfläche hinausgeht (Daten nicht gezeigt, [26, 27]], ist von einer Zunahme der „tightness" des Epithels auszugehen. Die daneben beobachtete Zunahme

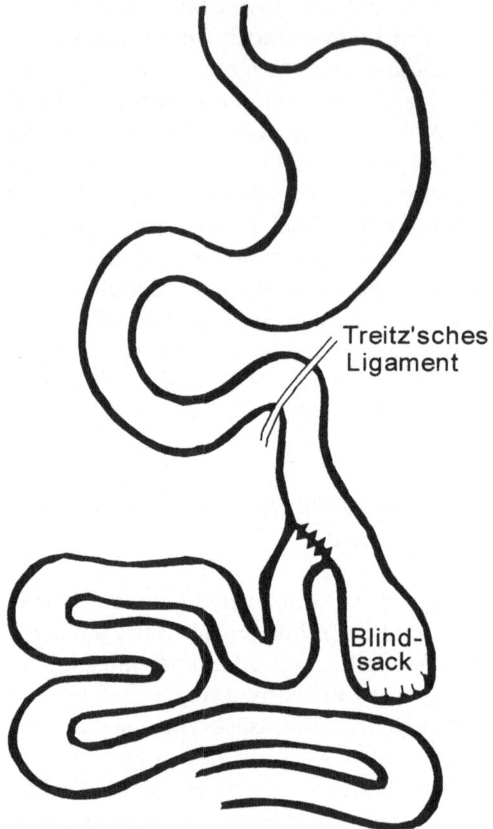

Abb. 3. Chirurgisch bei der Ratte (12 cm distal des Treitz-Ligaments) angelegte selbstfüllende Blindschlinge als ein tierexperimentelles Modell zum Studium einer hpyerregeneratorischen Transformation der Dünndarmmukosa

des Widerstands des subepithelialen Gewebes hatte ihr strukturelles Korrelat in der Hypertrophie der Tunica muscularis in der selbstfüllenden Blindschlinge, ist für die intestinale Barrierefunktion in vivo aber ohne Bedeutung, da die für die Resorptionseigenschaften des Darmes in vivo wichtigen intestinalen Kapillaren unmittelbar unterhalb der Epithelzellschicht verlaufen und engen Kontakt zu den Epithelzellen haben.

Als strukturelles Korrelat für die Verdreifachung des Epithelwiderstandes fand sich in der Gefrierbruchelektronenmikroskopie ein Anstieg der Zahl der horizontalen Stränge im Netzwerk der tight junction im Villuskompartiment (Tabelle 5) [27]. Darüberhinaus war die Zahl aberrranter strands unterhalb des Netzwerkes der tight junction in den selbstfüllenden Blindschlingen erhöht und damit die Gesamttiefe der tight junction verbreitert (Daten nicht gezeigt [27]), ein Befund, der auf einen gesteigerten Einbau von tight junction-Elementen in das Netzwerk der tight junction und damit auf eine Aktivierung der tight junction hindeutet. Wir interpretieren diese Veränderungen der tight junctions als einen aktiven Adaptationsprozeß unter den Bedingungen des experimentellen Blindsacksyndroms (s. unten).

Tabelle 4. Epitheliale Barrierefunktion im experimentellen Blindsacksyndrom. Impedanzanalyse in selbstfüllenden jejunalen Blindschlingen der Ratte (Blindsack) und entsprechendem Kontrolljejunum. Der totale Widerstand der Darmwand (R^t) ist die Summe aus epithelialem (R^e) und subepithelialem Widerstand (R^{sub}). R^t/ R^e ist der Korrekturfaktor für aktive Transportraten (Kurzschlußstrom und Nettoflux) auf den in Serie liegenden subepithelialen Widerstandsbeitrag. Alle Werte sind Mittelwerte ± SEM, *n. s.* nicht signifikant (Blindsack vs. Kontrolle).

$\Omega \cdot cm^2$	Epithelialer Widerstandt (R^e)	Subepithelialer Widerstand (R^{sub})	R^t/R^e	Anzahl (n)
Kontrolljejunum	10 ± 2	40 ± 3	5,2 ± 0,8	9
Blindsack	29 ± 6	69 ± 10	3,8 ± 0,7	9
p	< 0.01	< 0.05	n. s.	

Tabelle 5. Tight-junction-Morphometrie im experimentellen Blindsacksyndrom. Zahl der horizontal orientierten tight-junction-Stränge („strands") im Netzwerk der „tight junction" im Kontrolljejunum und in der selbstfüllenden jejunalen Blindschlinge bei der Ratte (Blindsack) an 4 Regionen entlang der Krypt-Villus-Achse. Alle Werte sind Mittelwerte ± SEM, *n. s.* nicht signifikant (Blindsack vs. Kontrolle).

Strand-Zahl	Unterer Villus	Oberer Villus	Untere Krypte	Obere Krypte
Kontrolljejunum	4,80 ± 0,15 (56)	5,74 ± 0,11 (108)	5,81 ± 0,11 (181)	6,30 ± 0,20 (79)
Blindsack	5,23 ± 0,14 (47)	5,73 ± 0,22 (37)	5,56 ± 0,12 (146)	5,89 ± 0,10 (300)
p	< 0.05	n. s.	n. s.	n. s.

Im Anschluß an diese Untersuchungen zur epithelialen Barriere wurden aktive Ionentransportsysteme unter den Bedingungen des experimentellen Blindsacksyndroms charakterisiert. Das Na-Glukose-Kotransportsystem wurde als 3-o-Methyl-Glukose-induzierter Kurzschlußstromanstieg in der Ussing-Kammer kinetisch erfaßt (Abb. 4) [26]. Bei unveränderter K_m fand sich eine Reduktion der maximalen Reaktionsgeschwindigkeit (V_{max}) dieses Transportsystems auf 20% des Kontrollwertes. In Bürstensaumvesikelstudien konnte im folgenden gezeigt werden, daß dies durch eine Reduktion der Zahl der Transportproteine in der apikalen Membran der Enterozyten bedingt war [14]. Darüber hinaus waren weitere mit der Ussing-Technik in der selbstfüllenden Blindschlinge charakterisierte Ionentransportsysteme, wie u. a. die elektrogene Na-Resorption, gestört (Daten nicht gezeigt [25]). Dies bedeutet, daß unter der Einwirkung luminaler Noxen im experimentellen Blindsacksyndrom eine Störung epithelialer Ionenresorptionssysteme auftritt, die zu der Malabsorption und Diarrhö im Blindsacksyndrom beiträgt. Daneben spielt für die Pathogenese dieser Diarrhö auch die durch die bakteriell dekonjugierten Gallensäuren im Kolon induzierte Chloridsekretion eine Rolle.

Vergleicht man diese Befunde mit den bei der einheimischen Sprue am menschlichen Jejunum erhobenen (vgl. das Kapitel „Die physiologische Barrierefunktion des Dünndarmes" in diesem Buch), bleibt festzustellen, daß in beiden Situationen eine Störung des Na-Glukose-Kotransportsystems nachweisbar ist, daß aber im Blindsacksyndrom die tight junction kompensatorisch gegenreguliert ist, während bei der stärker ausgeprägten Hyperregeneration (mit „total fla-

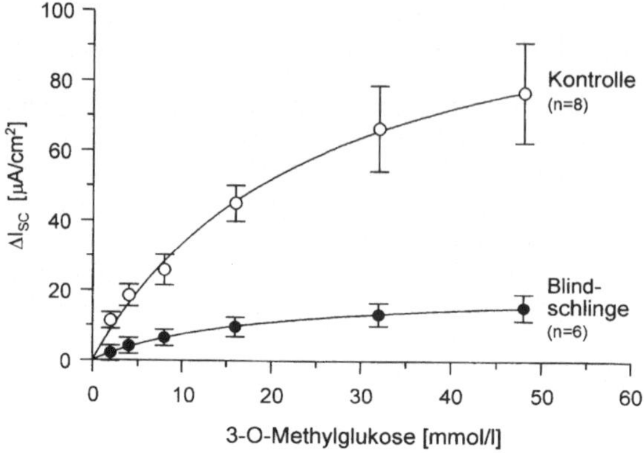

Abb. 4. Anstieg des Kurzschlußstromes (ΔI_{SC}) in der Ussing-Kammer als Funktion der 3-o-Methyl-Glukose-Konzentratin in der Badlösung in der selbstfüllenden jejunalen Blindschlinge der Ratte und entsprechendem Kontrolljejunum. In der reziproken Auftragung betrug $\Delta I_{SC\,max}$ 101 ± 20 µA/cm² (n = 8) in der Kontrolle und 23 ± 7 µA/cm² (n = 6) (p < 0,01) in der selbstfüllenden Blindschlinge. K_m betrug 18 ± 5 mmol/l (n = 8) in der Kontrolle und 17 ± 3 mmol/l (n = 6) (n. s.) in der selbstfüllenden Blindschlinge.

cher Schleimhaut“) bei der einheimischen Sprue die epitheliale Barriere durch die Verminderung der Zahl der strands im Netzwerk der „tight junction“ und durch das Auftreten von Strand-Diskontinuitäten hochgradig gestört ist. Ein dazwischenliegender Funktionszustand der „tight junction“ wurde von uns kürzlich im ilealen J-Pouch nach Kolektomie beobachtet [24]. Die Ileumschleimhaut war hier ebenfalls hyperregeneratorisch transformiert, der Epithelwiderstand als Ausdruck der Barrierefunktion lag aber im Bereich des Epithelwiderstands der Kontrollgruppe.

Bei der Interpretation dieser Vorgänge gehen wir teleologisch von der Vorstellung aus, daß die Adaptation der tight junction im experimentellen Blindsacksyndrom einen aktiven zellulären Prozeß darstellt, der als Mechanismus geeignet ist, einem passiven Verlust von Teilchen ins Darmlumen hinein unter den Bedingungen eines gestörten Na-Glukose-Kotransports entgegenzuwirken. Diese Interpretation lehnt sich dabei eng an die der Arbeitsgruppen von Pappenheimer [15–19] und von Madara [1, 2, 8, 9] an, die zeigen konnten, daß die epitheliale Barriere des Dünndarmes nach Zugabe von Glukose oder Aminosäuren durchlässiger wird und die annehmen, daß diese Widerstandsabnahme einem Teil der Solute eine passive Aufnahme i. S. eines Solvent-drag-Mechanismus ermöglicht (bezüglich der Details dieser Hypothese und der experimentellen Evidenz dafür sei hier auf das Kapitel „Die physiologische Barrierefunktion des Dünndarmes“ in diesem Buch verwiesen). Entlang dieser Argumentationslinie erscheint es sinnvoll, wenn bei Auftreten einer Störung des Na-Glukose-Kottransports die epitheliale Barriere abgedichtet wird. Dementsprechend muß die durch die gestörte tight-junction-Struktur erhöhte Durchlässigkeit der epithelialen Barriere bei der einheimischen Sprue als ein pathologisches Prinzip angesehen werden, das zusätzlich zu der bekannten malabsorptiven Komponente i. S. eines Leckfluxmechanismus [6] zu der Diarrhö bei der einheimischen Sprue beiträgt.

Literatur

1. Atisook K, Carlson S, Madara JL (1990) Effects of phlorizin and sodium on glucose-elicited alterations of cell junctions in intestinal epithelia. Am J Physiol 258: C77–85
2. Atisook K, Madara JL (1991) An oligopeptide permeates intestinal tight junctions at glucose-elicited dilatations. Gastroenterology 100: 719–724
3. Boulpaep EL, Sackin H (1980) Electrical analysis of intraepithelial barriers. In: Bronner F, Kleinzeller A, Boulpaep EL (eds) Current topics in membranes and transport, vol 13. Academic Press, New York, pp 169–197
4. Claude P (1978) Morphological factors influencing transepithelial permeability: A model for the resistance of the zonula occludens. J Membr Biol 39: 219–232
5. Claude P, Goodenough DA (1973) Fracture faces of zonulae occludentes from tight and leaky epithelia. J Cell Biol 58: 390–400
6. Fasano A, Baudry B, Pumplin DW, Wasserman SS, Tall BD, Ketley JM, Kaper B (1991) Vibrio cholerae produces a second enterotoxin, which affects intestinal tight junctions. Proc Natl Acad Sci USA 88: 5242–5246
7. Freeman HJ, Ellis ST, Johnston GA, Kwan WC, Quamme GA (1988) Sodium-dependent D-glucose transport after proximal small intestinal resection in rat. Am J Physiol 255: G292–297
8. Madara JL, Pappenheimer JR (1987) Structural basis for physiological regulation of paracellular pathways in intestinal epithelia. J Membr Biol 100: 149–164
9. Madara JL, Parkos C, Colgan S, Nusrat A, Atisook K, Kaoutzani P (1992) The movement of solutes and cells across tight junctions. Ann NY Acad Sci 664: 47–60
10. Menge H, Bloch R, Schaumlöffel E, Riecken EO (1970) Transportstudien, morphologische, morphometrische und histochemische Untersuchungen zum Verhalten der Dünndarmschleimhaut im operativ ausgeschalteten Jejunalsegment der Ratte. Z Gesamte Exp Med 153: 74–90
11. Menge H, Germer CT, Stössel R, Simes G, Hahn H, Riecken EO (1987) Pathogenesis of the mucosal hyperplasia in self-filling blind loops of rat jejunum: a morphometric study in germ free animals. Gut 28: 175–180
12. Menge H, Hopert R, Alexopoulos T, Riecken EO (1982) Three-dimensional structure and cell kinetics at different sites of rat intestinal remnants during the early adaptive response to resection. Res Exp Med 181: 77–94
13. Menge H, Köhn R, Dietermann KH, Lorenz-Meyer H, Riecken EO, Robinson JWL (1979) Structural and functional alterations in the mucosa of self-filling blind loops in rats. Clin Sci 56: 121–131
14. Menge H, Murer H (1983) Funktionelle Charakterisierung der Bürstensaummembranen selbstfüllender Blindschlingen des Rattenjejunums. Z Gastroenterol 21: 381–382
15. Pappenheimer JR (1987) Physiological regulation of transepithelial impedance in the intestinal mucosa of rats and hamsters. J Membr Biol 100: 137–148
16. Pappenheimer JR (1993) On the coupling of membrane digestion with intestinal absorption of sugars and amino acids. Am J Physiol 265: G409–417
17. Pappenheimer JR, Dahl CE, Karnovsky ML, Maggio JE (1994) Intestinal absorption and excretion of octapeptides composed of D amino acids. Proc Natl Acad Sci USA 91: 1942–1945
18. Pappenheimer JR, Reiss KZ (1987) Contribution of solvent drag through intercellular junctions to absorption of nutrients by the small intestine. J Membr Biol 100: 123–136
19. Pappenheimer JR, Volpp K (1992) Transmucosal impedance of small intestine: correlation with transport of sugars and amino acids. Am J Physiol 263: C480–493
20. Philipson BM, Kock NG, Jagenburg R, Ahren C, Robinson JWL, Menge H (1983) Functional and structural studies of ileal reservoirs used for continent urostomy and ileostomy. Gut 24: 392–398
21. Riecken EO, Zeitz M, Stallmach A, Schulzke JD, Menge H, Gregor M (1989) Growth and transformation of the small intestinal mucosa – importance of connective tissue, gut-associated lymphoid tissue and gastrointestinal regulatory peptides. Gut 30: 1630–1640
22. Schultz SG (1977) The role of paracellular pathways in isotonic fluid transport. Yale J Biol Med 50: 99–113

23. Schulzke JD, Fromm M, Bentzel CJ, Zeitz M, Menge H, Riecken EO (1992) Epithelial ion transport in the experimental short bowel syndrome of the rat: Increased glucose-dependent Na-absorption is the main adaptive response. Gastroenterology 102: 497–504
24. Schulzke JD, Fromm M, Gogarten W, Gebhard H, Schröder P, Riecken EO (1993) Epithelial ion transport in the ileal J-pouch after proctocolectomy in the rat. Scand J Gastroenterol 28: 533–539
25. Schulzke JD, Fromm M, Menge H, Riecken EO (1985) Der gestörte Elektrolyttransport im experimentellen Blindsacksyndrom. Schweiz Med Wochenschr 115: 1032
26. Schulzke JD, Fromm M, Menge H, Riecken EO (1987) Impaired intestinal Na- and Cl-transport in the blind loop syndrome of the rat. Gastroenterology 92: 693–698
27. Schulzke JD, Fromm M, Zeitz M, Menge H, Riecken EO, Bentzel C (1990) Regulation of the tight junction during impaired ion transport in the experimental blind loop syndrome of the rat. Res Exp Med 190: 59–68
28. Wittmann T, Crenner F, Koenig M, Grenier JF (1988) Adaptive changes in postprandial motility after intestinal resection and bypass. Dig Dis Sci 33: 1370–1376

V. *Helicobacter pylori: chronische Gastritis und Karzinogenese*

(Herausgeber: M. Kist)

Molekulargenetische Grundlagen der Motilität von Helicobacter pylori

S. Suerbaum, C. Josenhans

Allgemeines zur bakteriellen Motilität

Beweglichkeit ist eine Eigenschaft, die bei heterotrophen Organismen aller Entwicklungsstufen gefunden wird und diese in die Lage versetzt, ihre Energieversorgung optimal zu gestalten, negative Einflüsse zu meiden und eine für ihre Vermehrung günstige Umgebung zu erreichen und dauerhaft zu besiedeln. Obwohl Bakterien verschiedene Möglichkeiten der Beweglichkeit haben, wird im folgenden nur noch von der mit Abstand effektivsten (und am besten untersuchten) Form bakterieller Motiltiät die Rede sein: der flagellenvermittelten Beweglichkeit. Die von Geißeln (Flagellen), hochspezialisierten Fortbewegungsorganellen, vermittelte Motilität ist bei sehr ursprünglichen Arten (z. B. methanogenen oder halophilen Organismen) ebenso zu finden wie bei ubiquitären Umweltbesiedlern und den hochentwickelten speziell angepaßten Krankheitserregern des Menschen.

Beweglichkeit stellt jedoch einen erheblichen Energiekostenfaktor dar (bei Salmonellen wird berechnet, daß mindestens 5 % der Stoffwechselenergie für die Motilität aufgebracht werden müssen), so daß sie trotz der Vorteile, die Beweglichkeit bietet, in der phylogenetischen Entwicklung mancher hochspezialisierter Keime sekundär verlorengegangen ist (oder durch andere Formen der Motilität wie die Fähigkeit zu Bewegung innerhalb eukaryontischer Zellen – Shigella – ersetzt worden ist) und außerdem aus Gründen der Energieeinsparung einer komplexen Regulation unterliegt.

Am intensivsten wurde die bakterielle Beweglichkeit bisher an Enterobakteriazeen wie Salmonellen und Escherichia coli untersucht. Ein komplizierter Apparat von mehr als 50 verschiedenen Strukturproteinen und regulatorischen Elementen spielt zusammen, um dem Organismus die Beweglichkeit zu ermöglichen [16, 30].

W. F. Caspary et al. (Hrsg.) Ökosystem Darm VI

Aufbau und Funktionsweise der prokaryontischen Flagelle

Der Hauptteil des bakteriellen Flagellums besteht im Gegensatz zur eukaryontischen Geißel nicht aus kontraktilen Strukturelementen, sondern aus einem weitgehend starren, in sich leicht helikal gewundenen Stab, dem sog. Filament. Das Filament ist ein Polymer aus – mit einigen Ausnahmen, die später noch zu nennen sein werden – vielen identischen oder sehr ähnlichen Proteinuntereinheiten, den Flagellinmonomeren. Am proximalen Ende des Filaments schließt sich ein Übergangsstück an, der sog. Flagellenhaken („hook"), der ebenfalls ein Polymer aus einer einzigen Proteinuntereinheit ist. Der Flagellenhaken sitzt wiederum dem Basalkörper des Flagellums auf, der aus mehreren verschiedenen Übergangsproteinen sowie Teilen des Flagellenmotors besteht und in der bakteriellen Zellhülle verankert ist. Der Flagellenmotor wird von einer Protonen- oder Na^+-Pumpe an der Bakterienmembran angetrieben, die über den Haken das gesamte Filament in eine propellerartige Rotation versetzt. Kontinuierliche Drehung der Geißel in eine Richtung führt zu einer gerichteten Bewegung, während sich eine Änderung der Drehrichtung als sog. „Taumeln" (ungerichtete Bewegung) des Bakteriums bemerkbar macht.

Diese verschiedenen Bewegungsarten werden von entsprechenden Umweltreizen gesteuert (Chemotaxis). Die Untereinheiten sowohl des Hakens als auch des Filaments sind so angeordnet, daß in der Mitte des Stabes ein zentraler Kanal freibleibt, dessen Durchmesser ausreicht, um die Flagellinuntereinheiten ans Ende des Filaments zu transportieren, wo sie zur Verlängerung angebaut werden. Bei einigen Bakterienspezies (darunter Helicobacter pylori, aber auch Vibrionen und einige Pseudomonadenarten) ist das Flagellenfilament von einer membranartigen Flagellenhülle umgeben, über deren Funktion bisher wenig bekannt ist [26].

Während die Grundstruktur des Flagellums bei allen Bakterien sehr konstant ist, kann die Anzahl und Anordnung der Flagellen an der Bakterienzelle außerordentlich variieren. Dies stellt eine Anpassung des Geißelapparats an das Habitat des Bakteriums dar.

Bei Salmonella, E. coli und Bacillus subtilis wird seit fast 2 Jahrzehnten an den molekularen Grundlagen der Beweglichkeit gearbeitet. Die für die Beweglichkeit erforderlichen Gene werden 3 großen Gruppen zugeordnet:

1) die Gene, die für den strukturellen Apparat des Flagellums kodieren und die dazugehörigen regulatorischen Gene,

2) die Gene für den in der Bakterienzellhülle verankerten Motor, dessen Elemente für die Umsetzung von Energie in Bewegung zuständig sind, und

3) die große Gruppe der chemotaxisassoziierten Gene.

Die wesentlichen Elemente der Beweglichkeit bei gramnegativen und grampositiven Organismen sind konserviert; die strukturellen ebenso wie die regulatorischen Proteine weisen, soweit bekannt, signifikante Ähnlichkeit auf. Zur Ergänzung verweisen wir auf die Übersichtsartikel von Jones u. Aizawa [16] (bakterielle Motilität) und von Wilson u. Beveridge [30] (Flagellenfilamente und Motilität), in denen auch die hier nicht zitierte Literatur gefunden werden kann.

Motilität als Virulenzfaktor

Da Beweglichkeit auch bei apathogenen Mikroorganismen vorkommt, gehört sie nicht zu den Virulenzfaktoren in der engsten Fassung der „molekularen Koch'schen Postulate". Bei einer Reihe von Krankheitserregern hat die Motilität jedoch einen ganz besonderen Stellenwert, da sie die Ansiedelung und Festsetzung eines Bakteriums an einer ganz bestimmten Stelle im Körper des Wirtes erst möglich macht und somit für das Entstehen der Infektion essentiell ist (Kolonisationsfaktoren), während die Überlebensfähigkeit in vitro nicht beeinträchtigt wird. Dies trifft in besonderem Maße im Gastrointestinaltrakt des Menschen zu, wo der Erreger sich ständig gegen die Peristaltik durchsetzen und an einen ganz bestimmten Ort gelangen muß, um sich dort anzusiedeln. Daher sind gerade zahlreiche Vertreter darmpathogener Bakterien mit einer hohen oder überdurchschnittlichen Beweglichkeit augestattet. Der Beweis für die Bedeutung der Motilität für die Virulenz der Bakterien ist bislang experimentell (durch Prüfung unbeweglicher Mutanten in geeigneten Tiermodellen) für Vibrio sp. [13], Salmonellen [4], Campylobacter sp. [21] und auch Helicobacter pylori [7] erbracht worden.

Die Bedeutung der Beweglichkeit zeigt sich auch in den vielfältigen Variationen des Flagellenapparats, die sich bei pathogenen Bakterien als Anpassung an bestimmte ökologische Nischen finden. Solche Anpassungen betreffen nicht nur den Geißelapparat (Zahl und Anordnung der Geißeln, Hülle, Starrheit, Durchmesser und Windungshub der Filamentspirale); es existieren bei manchen Bakterien darüber hinaus Sonderformen der Motilität wie die Möglichkeit zu intrazellulärer Bewegung unter Ausnutzung des Zytoskeletts des Wirts (Shigellen, Listerien).

Bei Salmonellen können die Flagellenbestandteile und somit filamentspezifische Epitope ausgewechselt/variiert werden, was es den Bakterien ermöglicht, der menschlichen Immunabwehr zeitweilig zu entgehen (Phasenvariation). Hier zeigt sich die große Bedeutung der Beweglichkeit für die Krankheitserreger.

Bedeutung der Motilität bei Helicobacter pylori

Auch bei Helicobacter pylori und andern Vertetern der gastrischen Helicobacterspezies (H. mustelae und H. felis) spielt die Beweglichkeit der Bakterien eine große Rolle bei der Besiedelung der Magenschleimhaut. Helicobacter pylori besitzt (wie auch Campylobacter jejuni) eine gegenüber E. coli stark erhöhte Beweglichkeit in viskösen Medien, was mutmaßlich eine Anpassung an das Milieu des Magenschleims ist [15].

Diese Bedeutung der Motilität für die Pathogenese der H.-pylori-Infektion ist im Tiermodell der H.-pylori-Infektion des gnotobiotischen Ferkels untermauert worden. Eaton et al. [6, 7] konnten zeigen, daß die Kolonisierungsfähigkeit schwach beweglicher Bakterienvarianten stark herabgesetzt war. Über die Bedeutung der Motilität als Kolonisierungsfaktor hinaus wird angenommen, daß diese Fähigkeit auch wesentlich für die Persistenz der Krankheitserreger im

Magenschleim verantwortlich ist, weil nur eine bewegliche Population in der Lage ist, ein Bakterienreservoir im kontinuierlich sezernierten Mukus aufrechtzuhalten [3]. Dieses Reservoir im Mukus ist wahrscheinlich eine Voraussetzung für die Chronizität der Infektion, weil der Mukus einen Schutz vor dem Wirtsimmunsystem, der Magensäure und Antibiotika gewährt.

Diese Hypothese wird ebenfalls durch erste tierexperimentelle Ergebnisse gestützt. Während bei weitgehend normal beweglichen H.-pylori-Isolaten die Ferkel nach 21 Tagen noch besiedelt waren, überlebten Varianten mit 30% Restbeweglichkeit nur 6 Tage in den Tieren [7]. Letzte Klarheit über die Bedeutung der Beweglichkeit in der Pathogenese der H.-pylori-Infektion werden aber erst Experimente mit molekulargenetisch hergestellten und exakt charakterisierten Mutanten erbringen.

Aufbau des Flagellenapparats von Helicobacter sp.

Helicobacter pylori besitzt ein unipolares Bündel von 2–7 Flagellen, die einzeln von einer Flagellenhülle umgeben sind [10]. Für die hohe Beweglichkeit des Bakteriums ist wahrscheinlich auch dessen langgestreckte, leicht spiralig gewundene Form verantwortlich. Das eng verwandte Bakterium Helicobacter mustelae, ein natürlicher Erreger von Gastritis bei Frettchen [9], ist etwas kleiner, leicht gebogen, und wird von ebenfalls 2–7 Flagellen vorangetrieben, die auch von einer Hülle umgeben, jedoch sowohl an den Enden des Bakteriums als auch lateral angeordnet sind [23]. H. mustelae ist in Motilitätsmedien unter Laborbedingungen etwas beweglicher als H. pylori, so daß geringfügige Veränderungen der Beweglichkeit besser erfaßt werden können. Die experimentelle Infektion von Frettchen mit H. mustelae stellt ein wichtiges Tiermodell der gastrischen Helicobacterinfektion dar, und molekulargenetische Untersuchungen an H. mustelae haben wesentlich zur Aufklärung der komplexen Struktur von Helicobacterflagellen beigetragen [17, 27].

Die Helicobacterflagellenhülle hat ähnliche Komponenten wie die äußere Membran gramnegativer Bakterien (Proteine, Lipopolysaccharide und Phospholipide) und dient wahrscheinlich dem Schutz der säurelabilen Flagellenfilamente vor der Desintegration durch die Magensäure [11].

Molekulargenetische Charakterisierung der Flagellingene von Helicobacter pylori und H. mustelae

Etwa 5 Jahre nach der ersten erfolgreichen Anzüchtung von H.-pylori-Stämmen im Labor begangen die ersten Arbeitsgruppen, sich mit der Charakterisierung des Geißelapparats von H. pylori zu beschäftigen. Geis et al. [10] beschrieben 1989 die erstmalige Reinigung und Charakterisierung des Hauptbestandteils der H.-pylori-Flagellen, des FlaA-Flagellins, welches bei H.-pylori-Zellen bis zu 2% der Gesamtproteinmenge ausmacht. Etwas später konnten Konstrzynska et al. [18] zeigen, daß das Filament kein Homopolymer aus einer einzigen Flagellinuntereinheit ist, sondern daß es eine zweite Flagellinspezies (FlaB) gibt, die in wesentlich geringerer Menge exprimiert wird. Das Hauptflagellin, FlaA, mit einem etwas geringeren Molekulargewicht, wird demnach in großen Mengen gebildet und macht den größten Teil des Filamentes aus. Das zweite Flagellin, FlaB, wird in sehr viel geringeren Mengen (ca. 1/15) exprimiert und findet sich nur im proximalen Teil des Filaments in der Nähe des Flagellenhakens. Leying et al. [19] gelang es, das für das Hauptflagellin FlaA kodierte Gen (*flaA*) zu klonieren und zu charakterisieren. Das von der Nukleotidsequenz abgeleitete Polypeptid hat ein Molekulargewicht von 53 kDa. Wenig später gelang es uns, mit Hilfe des *flaA*-Gens von H. pylori ein Flagellingen aus Helicobacter mustelae zu isolieren [28]. Wie sich herausstellte, kodiert dieses Gen nicht für das Haupflagellin von H. mustelae, sondern für das zweite Flagellin FlaB mit einem etwas höheren Molekulargewicht von 54 kDa. Durch Einsatz dieses H.-mustelae-Gens als Sonde konnten wir auch das homologe *flaB*-Gen von H. pylori klonieren [28]. Durch Einsatz der Polymerasekettenreaktion (PCR) konten wir zuletzt auch das für das Hauptflagellin FlaA von H. mustelae kodierende Gen klonieren [17]. Hinweise auf die Existenz weiterer Flagellingene von H.pylori oder H.mustelae konnten nicht gefunden werden.

Die Nukleotidsequenzanalyse der Gene ergab, daß alle Helicobacterflagelline v. a. in den amino- und carboxyterminalen Bereichen sehr homolog zu anderen bakteriellen Flagellinproteinen sind. Hohe Konserviertheit in diesen Bereichen ist eine Eigenschaft aller bakteriellen Flagelline, weil diese Bereiche für die Ausschleusung der Monomere und die Fähigkeit des Moleküls, ein geordnetes Filamentpolymer zu bilden, verantwortlich sind. Die FlaA-Flagellinproteine von H. pylori und H. mustelae zeigen 73% Identität, und die FlaB-Flagelline besitzen 82% identische Aminosäuren. Im Gegensatz dazu weisen die beiden FlaA-Proteine nur geringere Homologien mit den beiden FlaB-Proteinen auf, was dafür spricht, daß es sich bei diesen beiden Flagellintypen tatsächlich um funktionell und antigenetisch unterschiedliche Moleküle handelt. Diese Unabhängigkeit der beiden Flagellingene wird dadurch unterstützt, daß sie bei H. pylori an ganz unterschiedlichen Orten des bakteriellen Chromosoms gefunden werden.

Einige dieser Befunde stehen im auffälligem Gegensatz zur Gattung Campylobacter (C. jejuni/C. coli). Die Vertreter der Gattung Campylobacter (der H. pylori ja am Anfang zugerechnet wurde) weisen in Hinblick auf die Organisation des Geißelapparats vielfältige grundsätzliche Ähnlichkeiten mit Helicobacter sp. auf. Campylobacter jejuni und Campylobacter coli besitzen 1–2 polar angeordnete Flagellen (ohne Flagellenhülle) und exprimieren ebenfalls in einer Geißel 2 Flagelline, FlaA und FlaB, in sehr unterschiedlichen Mengen. Bei Campylobacter sind jedoch sowohl die Proteine als auch die *flaA*- und *flaB*-Gene fast identisch und im Genom nebeneinander angeordnet [14, 22]. Sie sind daher wahrscheinlich aus einer Duplikation eines Flagellingens entstanden, während die Gene bei Helicobacter möglicherweise in der Phylogenese unabhängig voneinander akquiriert worden sind [2].

Sowohl bei H. pylori als auch bei H. mustelae wird die Expression der 2 Flagellingene unabhängig voneinander reguliert. Die Expression der *flaA*-Gene wird von einem σ^{28}-Promotor gesteuert, einem Promotortyp, der bei vielen Bakterien für die Regulation flagellenassoziierter Gene der späten Phase zuständig ist. Die *flaB*-Gene dagegen besitzen einen σ^{54}-Promotor, was auf eine separate Regulation als Reaktion auf sich ändernde Umweltbedingungen hindeutet. Die Funktionsfähigkeit dieser Promotoren wurde bei H. pylori durch Primerextensionsanalysen nachgewiesen [19, 28].

Untersuchungen zur Funktion der Flagellinuntereinheiten: Konstruktion und Charakterisierung isogener FlaA- und FlaB-defizienter Mutanten von H. pylori und H. mustelae

Daß die Filamente von Bakteriengeißeln nicht nur aus einer Flagellinuntereinheit bestehen, sondern einen sog. komplexen Aufbau aus 2 oder mehreren Flagellinen aufweisen, wurde in letzter Zeit noch bei einigen anderen Bakterienspezies gefunden. So haben z.B. Rhizobiumarten 2 Flagelline [25], Caulobacter crescentus 3 Flagelline [5] und Halobacterien 5 Flagelline [12]. Die Funktion der komplexen Flagelle ist bisher noch weitgehend unklar. Bei Rhizobium wurde beschrieben, daß die komplexe Struktur eine Versteifung der Flagelle bewirkt, die möglicherweise in bestimmten (viskösen) Medien zu einer Verbesserung der Beweglichkeit führen könnte [29]. Die Untersuchung an isogenen Flagellinmutanten von Campylobacter coli haben zu dem Ergebnis geführt, daß beide Flagellinuntereinheiten zur Ausbildung einer voll funktionsfähigen Geißel notwendig sind [14].

Wir haben zur Klärung der Funktion der beiden Flagellinuntereinheiten von Helicobacter sp. isogene Mutanten von H. pylori und H. mustelae erzeugt, die kein FlaA oder FlaB mehr bilden können, bzw. Doppelmutanten, die weder FlaA noch FlaB exprimieren. Die Konstruktion der Mutanten basiert auf dem Prinzip des homologen Allelenaustausches zwischen dem bakteriellen Chromosom und einem „Suicide-Plasmid“, auf dem das zu mutagenisierende Gen, unterbrochen von einem Resistenzmarker, enthalten ist (Abb. 1). Diese Methode der Inaktivierung von Genen wurde bei H. pylori in der Arbeitsgruppe von Labigne entwickelt [8]. Die entsprechenden Plasmide werden durch Elektroporation in H.-pylori-Zellen eingeschleust und können dort mit dem Wildtypallel auf dem Chromosom

▷

Abb. 1. Schematische Darstellung der Konstruktion von isogenen Einfach- und Doppelmutanten von H. pylori durch homologe Rekombination. **1)** In das klonierte H.-pylori *flaB*-Gen wird ein Kanamycinresistenzgen (Km) einkloniert, das das Flagellingen unterbricht. Das so konstruierte Plasmid wird gereinigt. **2)** Durch Anwendung eines starken elektrischen Feldes (Elektroporation) wird die Plasmid-DNS in einen H.-pylori-Wildstamm hineingebracht. Durch Ausplattieren auf kanamycinhaltigen Agarplatten werden kanamycinresistente Bakterien selektioniert. **3)** Die resultierenden Km-resistenten Mutanten haben durch homologe Rekombination das intakte Flagellingen durch die unterbrochene Kopie des Plasmids ausgetauscht (das Plasmid kann sich in H. pylori nicht replizieren) und sind dadurch Km-resistent geworden, haben aber die Fähigkeit zur Synthese des *FlaB*-Flagellins verloren. **4)** In das klonierte *flaA*-Gen wird ein Chloramphenicolresistenzgen (Cm) einkloniert. **5)** Das resultierende Plasmid wird dann durch Elektroporation in die vorher konstruierten *flaB*-Mutanten eingebracht. **6)** Die resultierenden Transformanten sind Km- und Cm-resistente Doppelmutanten und können weder FlaA- noch FlaB-Flagellin bilden.

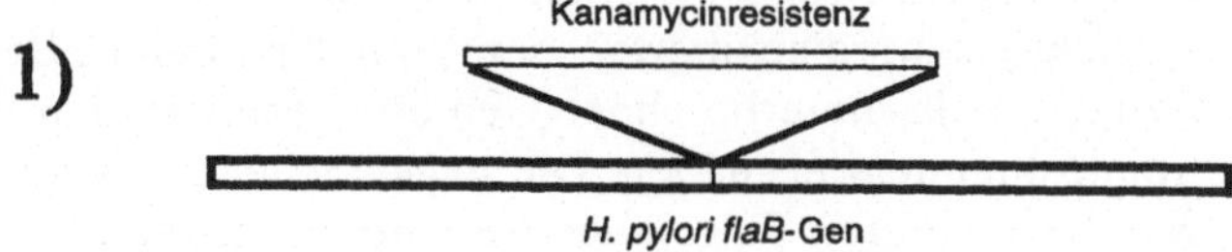
1)
Kanamycinresistenz
H. pylori flaB-Gen

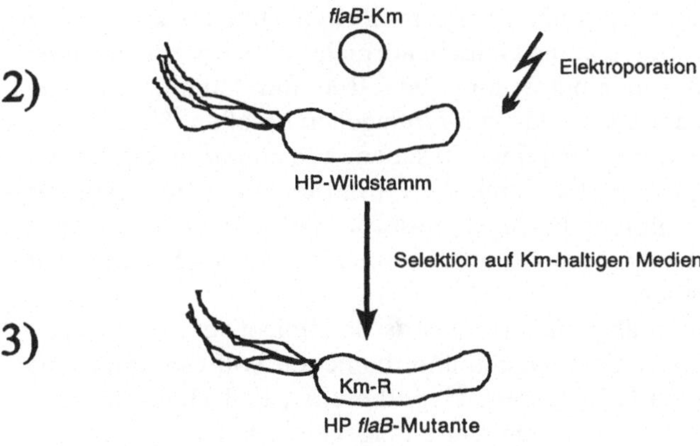
flaB-Km
2)
Elektroporation
HP-Wildstamm
Selektion auf Km-haltigen Medien
3)
Km-R
HP flaB-Mutante

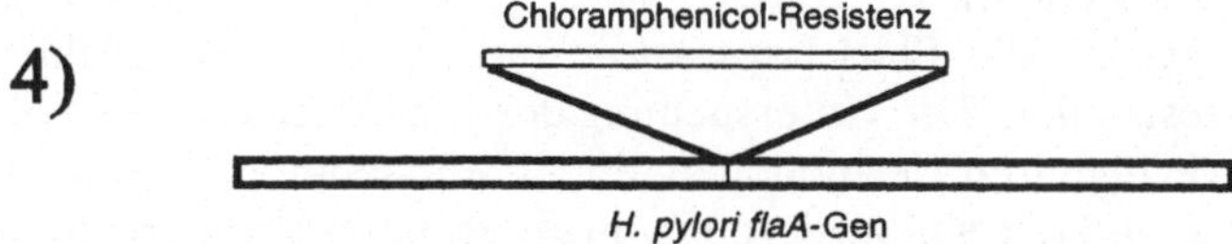
4)
Chloramphenicol-Resistenz
H. pylori flaA-Gen

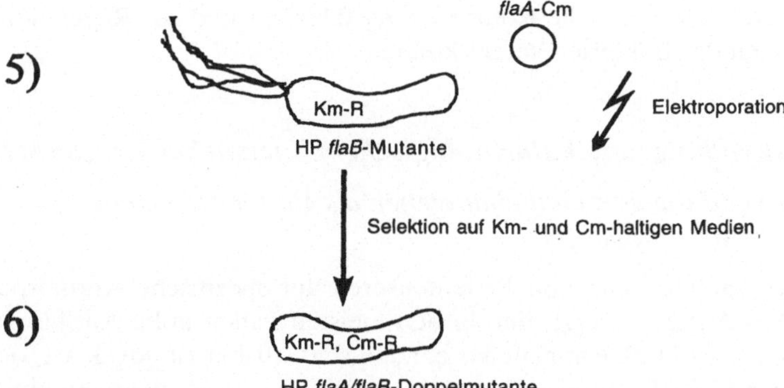
flaA-Cm
5)
Km-R
Elektroporation
HP flaB-Mutante
Selektion auf Km- und Cm-haltigen Medien
6)
Km-R, Cm-R
HP flaA/flaB-Doppelmutante

rekombinieren. Nach dem Verlust des „Suicide-Plasmids" können nur diejenigen Bakterien auf selektiven Medien überleben, die durch homologe Rekombination das intakte Gen durch das unterbrochene Gen ersetzt und so den Resistenzmarker in ihr Chromosom integriert haben. Die so gewonnenen „Knock-out-Mutanten" in einem oder mehreren Flagellingenen wurden im Elektronenmikroskop und in verschiedenen Beweglichkeitstests charakterisiert.

Elektronenoptische Untersuchungen (Abb. 2) zeigten keinen Unterschied zwischen H. pylori/H.-mustelae-Wildtyp und den *flaB*-Mutanten in der Länge oder Morphologie der Flagellen. In Motilitätstests zeigten die *flaB*-Mutanten allerdings eine deutlich geringere Beweglichkeit als der Wildtyp. Die *flaA*-Mutanten konnten keine Geißeln normaler Länge mehr ausbilden, sondern zeigten im elektronenmikroskopischen Bild nur stummelförmige Flagellen, die maximal 1/5 der Länge der Wildtypflagellen besaßen. Vereinzelt waren leere Flagellenhüllen normaler Länge zu sehen, was darauf hindeutet, daß die Form der Hülle nicht nur passiv durch die Form des Filaments bestimmt wird, sondern einem selbständigen Formgebungsprozeß unterliegt. Die Doppelmutanten beider Helicobacterspezies können keine Flagellen mehr ausbilden und sind nicht mehr beweglich.

Wir konnten also auch für gastrische Helicobacterspezies zeigen, daß nur in Anwesenheit beider Flagellinuntereinheiten voll funktionsfähige Geißeln entstehen können [17]. Unsere Hypothese ist, daß Helicobacter die Möglichkeit hat, die Zusammensetzung seiner Flagellen bzw. das Mengenverhältnis von FlaA zu FlaB in Anpassung an verschiedene Umweltbedingungen, wie z. B. die Viskosität des Mediums, zu variieren. Wir versuchen z. Z. mit Hilfe von Reportergenanalysen, Stimuli zu indentifizieren, die die Hochregulation der FlaB-Produktion anstoßen können. Alm et al. [1] konnten in ähnlichen Untersuchungen an Campylobacter coli einen Einfluß von Mg^{2+}-Ionen, Temperatur und pH-Wert des Mediums auf die FlaB-Expression und auf die Beweglichkeit von *flaA*-Mutanten feststellen. Die Untersuchung der verschiedenen Helicobactermutanten in den verfügbaren Tiermodellen, dem Frettchenmodell für die Infektion mit H. mustelae und der Kolonisierung von gnotobiotischen Ferkeln mit H. pylori, ist z. Z. im Gange. Sie wird die Frage der Bedeutung der Motilität für die Pathogenese gastrischer Helicobacterinfektionen endgültig klären können. Diese Experimente werden ebenfalls weitere Hinweise zur Rolle der zwei Flagellinuntereinheiten für die Kolonisierungsfähigkeit und zur Regulation der Beweglichkeit der Bakterien liefern können.

Anwendung molekularbiologischer Untersuchungen zur Motilität

Verwendung von Geißelantigenen als Bestandteil eines H.-pylori-Impfstoffs

Die Untersuchung von Patientenseren auf spezifische Antikörper gegen H.-pylori-Antigene zeigt, daß in den meisten Fällen hohe Antikörpertiter gegen FlaA- und FlaB-Antigene vorhanden sind. Bisher ist ungeklärt, ob Antikörper gegen Flagellinantigene Schutz gegenüber einer H.-pylori-Infektion verleihen

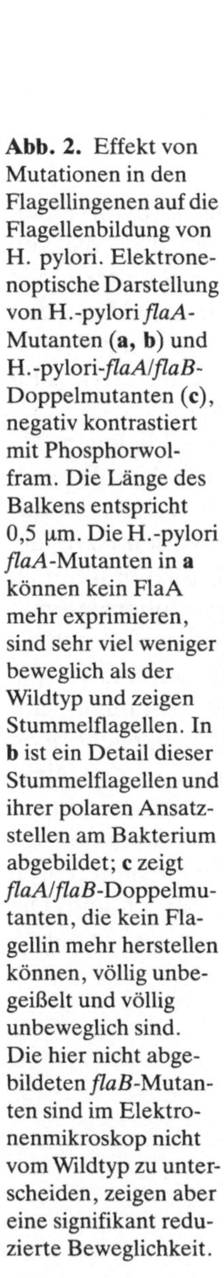

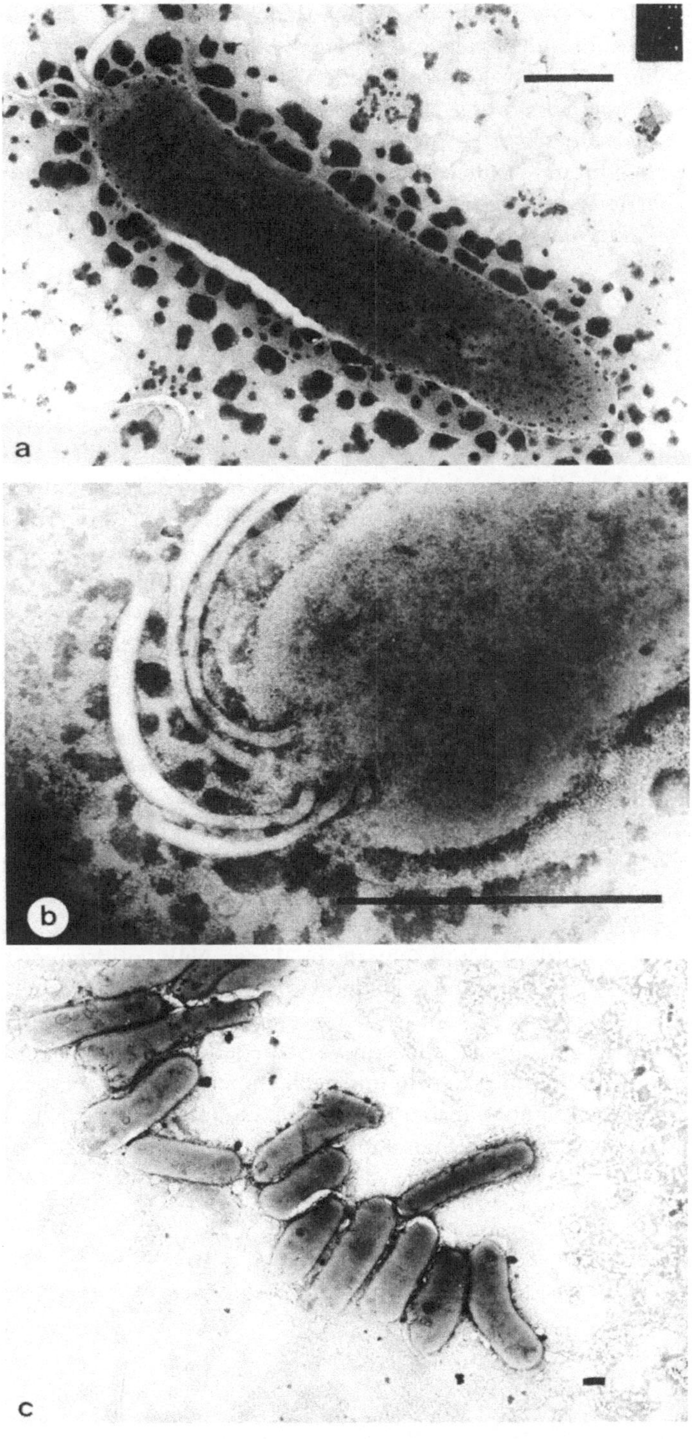

Abb. 2. Effekt von Mutationen in den Flagellingenen auf die Flagellenbildung von H. pylori. Elektronenoptische Darstellung von H.-pylori *flaA*-Mutanten (**a, b**) und H.-pylori-*flaA*/*flaB*-Doppelmutanten (**c**), negativ kontrastiert mit Phosphorwolfram. Die Länge des Balkens entspricht 0,5 μm. Die H.-pylori *flaA*-Mutanten in **a** können kein FlaA mehr exprimieren, sind sehr viel weniger beweglich als der Wildtyp und zeigen Stummelflagellen. In **b** ist ein Detail dieser Stummelflagellen und ihrer polaren Ansatzstellen am Bakterium abgebildet; **c** zeigt *flaA*/*flaB*-Doppelmutanten, die kein Flagellin mehr herstellen können, völlig unbegeißelt und völlig unbeweglich sind. Die hier nicht abgebildeten *flaB*-Mutanten sind im Elektronenmikroskop nicht vom Wildtyp zu unterscheiden, zeigen aber eine signifikant reduzierte Beweglichkeit.

können. Während dies bei Bakterien mit Flagellen ohne Hülle in der Regel der Fall ist, bestehen wegen der Flagellenhülle bei H. pylori Zweifel daran, ob Flagellinantikörper die Motilität der Bakterien hemmen können. Vorläufige Untersuchungen in unserem Labor haben gezeigt, daß es nicht möglich war, mit einem Antiserum gegen H.-pylori-Flagellenfilamente die Beweglichkeit der Bakterien zu hemmen. Untersuchungen der Flagellenhülle sind ebenfalls im Gange, möglicherweise führen diese zur Identifizierung von Antigenen, die im Rahmen einer Vakzine verwendet werden könnten.

Untersuchung der Flagellingene zum Zweck der molekularen Typisierung

Schon seit einigen Jahren ist bekannt, daß die Spezies Helicobacter pylori einen ungewöhnlich großen Grad von genomischer Variabilität aufweist, d. h., daß verschiedene Stämme von H. pylori sich in der DNA-Sequenz bestimmter Gene unterscheiden. Diese genomische Varibilität kann durch verschiedene Methoden (z. B. Restriktionsanalyse genomischer DNS, Restriktionsfragmentpolymorphismen) sichtbar gemacht und für eine molekulare Typisierung, z. B. zum Zweck epidemiologischer Analysen, eingesetzt werden [20, 24].

Unsere Untersuchungen der Flagellingensequenzen an verschiedenen H.-pylori-Stämmen haben gezeigt, daß die genomische Variabilität auch im Bereich der Flagellingene existiert. Wir haben daher eine Methode entwickelt, um mit relativ geringem Zeitaufwand die Nukleotidsequenz eines 300 Basenpaare langen Teils des *flaB*-Flagellingens eines beliebigen Patientenisolats zu bestimmen (Abb. 4). Im ersten Schritt dieses Verfahrens wird dabei der zu sequenzierende Teil des Gens durch die Polymerasekettenreaktion (PCR) amplifiziert, das PCR-Produkt dann gereinigt und mit der Hilfe eines Sequenzierautomaten die Nukleotidsequenz bestimmt. Bisher wiesen alle so untersuchten Stämme (mit Ausnahme der Stämme, die vom selben Patienten oder von Familienangehörigen isoliert wurden) Unterschiede in dieser Nukleotidsequenz auf, so daß diese Sequenz den Stamm wie ein individueller Fingerabdruck charakterisieren kann. Diese Methode erlaubt es daher, eindeutig zu entscheiden, ob 2 Stämme (beispielsweise Stämme, die von verschiedenen Familienangehörigen isoliert werden, oder Stämme, die vor und nach Therapie isoliert werden) identisch sind. Die Methode erlaubt darüber hinaus eine Quantifizierung des Grades der Verwandtschaft zwischen den Stämmen.

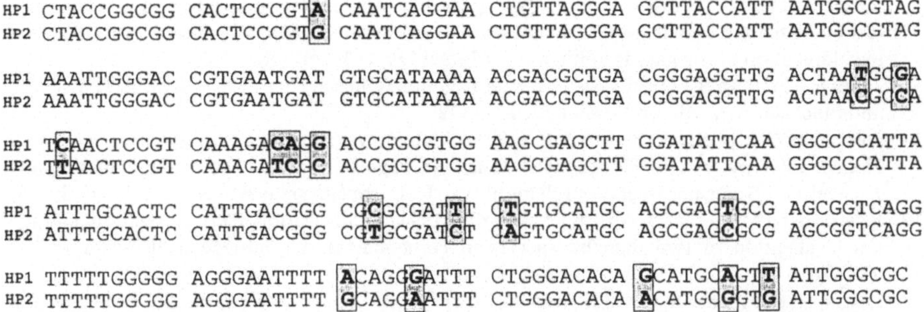

Abb. 4. Beispiel für die Stammtypisierung von H.-pylori-Stämmen durch direkte Sequenzierung eines PCR-amplifizierten Fragments des *flaB*-Gens. Die Abbildung zeigt die Nukleotidsequenz eines 299 Basenpaare langen Fragments des *flaB*-Gens für 2 H.-pylori-Stämme (HP 1 und HP 2). Die Nukleotidsequenzen der beiden Stämme unterschieden sich in 16 Positionen (5,4%). Durch Bestimmung dieser Sequenz kann ein „individueller Fingerabdruck" eines H.-pylori-Stamms ermittelt werden, der problemlos in Datenbanken erfaßt und mit den Sequenzen anderer Stämme verglichen werden kann

Literatur

1. Alm RA, Guerry P, Trust TJ (1993) The Campylobacter sigma 54 flaB flagellin promoter is subject to environmental regulation. J Bacteriol 175: 4448–4455
2. Alm RA, Guerry P, Trust TJ (1993) Significance of duplicated flagellin genes in Campylobacter. J Mol Biol 230: 359–363
3. Blaser MJ (1994) Helicobacter pylori: microbiology of a „slow" bacterial infection. Trends Microbiol 1: 255–260
4. Carsiotis M, Weinstein DL, Karch H, Holder IA, O'Brien AD (1984) Flagella of Salmonella typhimurium are a virulence factor in infected C57BL/6J mice. Infect Immun 46: 814–818
5. Driks A, Bryan R, Shapiro L, DeRosier DJ (1989) The organization of the Caulobacter crescentus flagellar filament. J Mol Biol 206: 627–636
6. Eaton KA, Morgan DR, Krakowka S (1989) Campylobacter pylori virulence factors in gnotobiotic piglets. Infect Immun 57: 1119–1125
7. Eaton KA, Morgan DR, Krakowka S (1992) Motility as a factor in the colonisation of gnotobiotic piglets by Helicobacter pylori. J Med Microbiol 37: 123–127
8. Ferrero RL, Cussac V, Courcoux P, Labigne A (1992) Construction of isogenic urease negativemutants of Helicobacter pylori by allelic exchange. J Bacteriol 174: 4212–4217
9. Fox JG, Correa P, Taylor NS, Lee A, Otto G, Murphy JC, Rose R (1990) Helicobacter mustelae-associated gastritis in ferrets. An animal model of Helicobacter pylori gastritis in humans. Gastroenterology 99. 352–361
10. Geis G, Leying H, Suerbaum S, Mai U, Opferkuch W (1989) Ultrastructure and chemical analysis of Campylobacter pylori flagella. J Clin Microbiol 27: 436–441
11. Geis G, Suerbaum S, Forsthoff B, Leying H, Opferkuch W (1993) Ultrastructure and biochemical studies of Helicobacter pylori flagellar sheath. J Med Microbiol 38: 371–377
12. Gerl L, Deutzmann R, Sumper M 81989) Halobacterial flagellins are encoded by a multigene familiy. Identification of all five gene products. FEBS Lett 244: 137–140
13. Guentzel MN, Berry LJ (1975) Motility as a virulence factor for Vibrio cholerae. Infect Immun 11: 890–897
14. Guerry P, Alm RA, Power ME, Logan SM, Trust TJ (1991) Role of two flagellin genes in Campylobacter motility. J Bacteriol 173: 4757–4764

15. Hazell SL, Lee A, Brady L, Hennessy W (1986) Campylobacter pyloridis and gastritis: association with intercellular spaces and adaption to an environment of mucus as important factors in colonization of the gastric epithelium. J Infect Dis 153: 658–663
16. Jones CJ, Aizawa S-I (1991) The bacterial flagellum and flagellar motor: structure, assembly and function. Adv Microb Physiol 32: 109–172
17. Josenhans C, Labigne A, Suerbaum S (1994) Comparative functional studies on the motility of Helicobacter pylori and Helicobacter mustelae flagellin mutants: Both flagellin subunits, FlaA and FlaB, are necessary for full motility in Helicobacter species. J Bacteriol (submitted)
18. Kostrzynska M, Betts JD, Austin JW, Trust TJ (1991) Identification, characterization, and spatial localization of two flagellin species in Helicobacter pylori flagella. J Bacteriol 173: 937–946
19. Leying H, Suerbaum S, Geis G, Haas R (1992) Cloning and genetic characterization of a Helicobacter pylori flagellin gene. Mol Microbiol 6: 2863–2874
20. Majewski SI, Goodwin CS (1988) Restriction endonuclease analysis of the genome of Campylobacter pylori with a rapid extraction method: evidence fo considerable genomic variation. J Infect Dis 157: 465–471
21. Morooka T, Umeda A, Amako K (1985) Motility as an intestinal colonization factor for Campylobacter jejuni. J Gen Microbiol 131: 1973–1980
22. Nuijten PJ, van Asten FJ, Gaastra W, van der Zeijst BA (1990) Structural and functional analysis of two Campylobacter jejuni flagellin genes. J Biol Chem 265: 17798–17804
23. O'Rourke J, Lee A, Fox JG (1992) An ultrastructural study of Helicobacter mustelae and evidence of a specific association with gastric mucosa. J Med Microbiol 36: 420–427
24. Owen RJ, Fraser J, Costas M, Morgan D, Morgan DR (1990) Signature patterns of DNA restriction fragments of Helicobacter pylori before and after treatment. J Clin Pathol 43: 646–649
25. Pleier E, Schmitt R (1989) Identification and sequence analysis of two related flagellin genes in Rhizobium meliloti. J Bacteriol 171: 1467–1475
26. Sjoblad RD, Emala CW, Doetsch RN (1983) Invited review: bacterial flagellar sheaths: structures in search of a function. Cell Motil 3: 96–103
27. Suerbaum S, Geis G, Josenhans C, Opferkuch W (1992) Biochemical studies of Helicobacter mustelae fatty acid composition and flagella. Infect Immun 60: 1695–1698
28. Suerbaum S, Josenhans C, Labigne A (1993) Cloning and genetic characterization of the Helicobacter pylori and Helicobacter mustelae flaB flagellin genes and construction of H. pylori flaA- and flaB-negative mutants by electroporation-mediated allelic exchange. J Bacteriol 175: 3278–3288
29. Trachtenberg S, DeRosier DJ, Aizawa S, Macnab RM (1986) Pairwise perturbation of flagellin subunits. The structural basis for the differences between plain and complex bacterial flagellar filaments. J Mol Biol 190: 569–57
30. Wilson DR, Beveridge TJ (1993) Bacterial flagellar filaments and their component flagellins. Can J Microbiol 39: 451–472

Immunmodulation durch Helicobacter pylori

R.A. Hatz, G. Meimarakis, E. Bayerdörffer, M. Stolte, T. Kirchner, H.-J. Krämling, G. Enders

Eine Vielzahl epidemiologischer Studien belegt die enge Assoziation der *Helicobacter pylori*-Besiedlung der Magenschleimhaut mit dem Auftreten bestimmter gastroduodenaler Erkrankungen. Die chronische aktive Gastritis vom B-Typ ist nahezu 100 % mit dem Nachweis von *H. pylori* korreliert. Ähnliches gilt auch für das Ulcus duodeni (95 %) und das Ulcus ventriculi (80 %) [5]. Die gezielte Eradikationstherapie von *H. pylori* führt in einem hohen Prozentsatz zum Abheilen von Ulzera bei einer geringen Rezidivrate [2]. Trotz dieser eindeutigen Hinweise auf einen kausalen Zusammenhang zwischen der *H. pylori*-Infektion und der Ulkuserkrankung ist nur wenig hinsichtlich der Pathogenese der entzündlichen Veränderungen in der Mukosa bekannt [9].

Die *H. pylori*-assoziierte Gastritis ist durch ein ausgeprägtes granulozytäres und mononukleäres Zellinfiltrat in der Lamina propria der Magenmukosa charakterisiert. Die Zusammensetzung des Infiltrats beschreibt der Pathologe mit den Begriffen „Aktivität" (Granulozyten) und „Grad" (Lymphozyten) der Gastritis. Histologisch kann eine gute Korrelation zwischen der Dichte der bakteriellen Besiedlung auf dem Epithel und der Intensität dieses zellulären Infiltrates aufgezeigt werden [1]. Darüber hinaus kommt es nur bei der *H. pylori*-assoziierten Gastritis zum Auftreten von Lymphfollikeln in der Lamina propria [21]. Sowohl systemisch als auch lokal ist eine ausgeprägte humorale Immunantwort (IgG, IgM, IgA) gegen Oberflächenmembranproteine des Bakteriums nachzuweisen. Es ist bezeichnend, daß der chronisch erkrankte Patient trotz scheinbar adäquater Immunantwort den Keim nur selten zu eliminieren vermag. Nur in 10 % ist eine Spontanheilung nachzuweisen. Damit bleibt die chronisch-aktive Entzündung der Magenschleimhaut bei den meisten Individuen über viele Jahre bestehen, was den Übergang in die chronisch-atrophische Gastritis mit Manifestation einer intestinalen Metaplasie begünstigt. *H. pylori* könnte auch einen wichtigen prädisponierenden Kofaktor für die Entstehung des Magenkarzinoms darstellen [8, 17].

W. F. Caspary et al. (Hrsg.) Ökosystem Darm VI

Das Ziel der hier dargestellten Untersuchungen war die Charakterisierung der beiden wesentlichen Komponenten der Entzündungsreaktion gegenüber *H. pylori*, die granulozytäre und lymphozytäre Immunantwort:

1) funktionelle Untersuchungen zur direkten Granulozytenaktivierung durch H.-pylori-Membranpräparationen,

2) immunhistochemische und durchflußzytometrische Analyse des lymphozytären Infiltrats unter Verwendung einer neuentwickelten Kulturmethode.

Patienten und Methoden

Untersuchungen zur Charakterisierung und Isolierung des Lymphozyteninfiltrats bei der *H. pylori*-assoziierten Gastritis wurden an Magenmukosabiopsien von Patienten, die sich einer aus klinischen Gründen indizierten Routinegastroskopie unterzogen, durchgeführt. Die Experimente zur Granulozytenaktivierung wurden mit heparinisiertem peripherem Blut gesunder Probanden mit bekannten *H. pylori*-Status vorgenommen. Alle Patienten und Probanden wurden über die geplanten Untersuchungen aufgeklärt und stimmten der Teilnahme zu. Patienten mit folgenden Begleiterscheinungen wurden von der Studie ausgeschlossen: Malignom, blutendes Ulkus, Diabetes mellitus oder andere Stoffwechselstörungen. Zudem sollte eine Einnahme von Steroiden, Omeprazol, Wismutpräparaten, Antibiotika, nichtsteroidalen Antiphlogistika, Sucralfat oder Anticholinergika in den letzten 4 Wochen nicht erfolgt sein.

Nach Blutentnahme zur Serumgewinnung erfolgte eine Ösophago-Gastro-Duodenoskopie mit der Entnahme von 2 · 2 mm großen Biopsiepartikeln aus definierten Regionen in Antrum und Corpus. Je 2 Biopsien aus jeder Region wurden sofort in 3,7 %igem neutralem Formaldehyd für die histologische Begutachtung fixiert, je 2 weitere Biopsien wurden in flüssigem Stickstoff tiefgefroren und bei −70 °C aufbewahrt. Zwei Antrumbiopsien dienten dem mikrobiologischen Keimnachweis (Port-A-Cult-Medium, Becton & Dickinson, Heidelberg), und 4 wurden direkt in ein Kulturmedium (s. unten) gegeben und zur Lymphozytenkultur verwendet.

Der *H. pylori*-Status des Patienten wurde serologisch mittels ELISA, bakteriologisch mittels Kultur und histologisch mittels HE^- und Whartin-Starry-Färbung ermittelt. Es wurden die Anti-*H. pylori*-IgG-Antikörper im Serum der Patienten und Probanden mit einem eigens dafür entwickelten ELISA [6] bestimmt. Ein Patient war nur dann *H. pylori*-negativ, wenn alle 3 Detektionsverfahren keinen positiven Nachweis lieferten. Die histologische Einteilung der Präparate erfolgte nach der Sydney-Klassifikation für Gastritiden [19]. Diese beinhaltet die Einteilung der Gastritis nach dem Grad und Aktivität der Entzündung und die Dichte der *H. pylori*-Besiedlung auf dem Epithel. Für diese morphologischen Parameter wurde eineIerergraduierung vorgeschlagen: normal, geringgradig, mittelgradig und hochgradig (0–3).

Untersuchungen zur Granulozytenaktivierung

H.-pylori-Antigenpräparation
Die Antigenpräparation erfolgte aus einer Suspension eines *H. pylori*-Referenzstammes (NCTC 11637) durch Ultraschallyse. Nachfolgend wurde das wäßrige Lysat bei 1000 g für 20 min zentrifugiert und der Überstand dialysiert. Dieser wurde dann auf eine Proteinkonzentration von 1 mg/ml eingestellt und für die Stimulation der Granulozyten in verschiedenen Verdünnungen verwendet. Die LPS-Konzentration der Präparation lag unter der Nachweisgrenze von 0,1 ng/ml eines Testkits (BioWhittaker, England).

Granulozytenadhärenz
Isolierte Granulozyten (Zentrifugation und 2-Stufen-Percoll-Gradient) wurden mit der *H. pylori*-Antigenpräparation (25 µg/ml) in Mikrotiterplatten, die mit Rinderserumalbumin (Serva, Heidelberg) beschichtet waren, für 30 min bei 37 °C inkubiert. Danach wurden die Platten gewaschen und die verbleibenden Zellen mit dH_20 lysiert. Im Lysat erfolgte die Bestimmung der Myeloperoxidaseaktivität als Maß für die Zahl der anhaftenden Granulozyten. Das Ergebnis wurde auf die Myeloperoxidaseaktivität definierter Granulozytenzahlen bezogen.

Aktivierung von Granulozyten
Zur In-vitro-Aktivierung peripherer Granulozyten wurde verdünntes Vollblut $1 \cdot 10^6$ WBC/ml) mit verschiedenen Konzentrationen der *H. pylori*-Antigenpräparation bei Raumtemperatur für 30 min inkubiert. Danach erfolgte die Färbung mit den fluoreszenzmarkierten Antikörpern, anti-CD18 (Dakopatts, Glostrup, Dänemark) und Anti-CD11a/b/c (Becton & Dickinson, Mountain View) bei 4 °C für 30 min. Nach 2maligem Waschen der Zellen wurden die Erythrozyten lysiert (Lysing-solution, Becton & Dickinson, Mountain View) und die Zellsuspension fixiert. Anschließend erfolgte die Analyse der Fluoreszenzintensität mit einem Durchflußzytometer (Becton & Dickinson, Heidelberg).

Charakterisierung des lokalen lymphozytären Zellinfiltrats

Quantitative Immunhistochemie
5 µm dicke Gefrierschnitte wurden für 10 min bei 4 °C in reinem Aceton fixiert. Anschließend wurden die Schnitte für 1 h in einer feuchten Kammer mit monoklonalen Antikörpern gegen folgende Oberflächenmoleküle inkubiert: CD3, CD22, CD4, CD8, CD45RO (= UCHL-1), CD103 (= HML-1), TCRα/β und TCRγ/δ (Tabelle 1). Die endogene Peroxidase wurde durch Inkubation mit 0,5 %igem H_2O_2/Methanol für 20 min blockiert. Danach erfolgte die Inkubation für 30 min mit einem peroxidasemarkierten Zweitantikörper (Kaninchen-anti-Maus-IgG, Dakopatts, Dänemark) und zur Verstärkung des Signals mit einem weiteren peroxidasemarkierten Antikörper (Ziege-anti-Kaninchen-IgG, medac GmbH, Hamburg). Der Antikörperkomplex konnte nach der Entwicklung mit

DAB/H_2O_2 als rotbraunes Reaktionsprodukt nachgewiesen werden. Die Schnitte wurden mit Mayer-Hämalaun gegengefärbt. Die quantitative Auswertung der kodierten Schnitte erfolgte mikroskopisch durch Zählung der gefärbten Zellen (Zeiss, Oberkochen) bei 400facher Vergrößerung. Zehn Felder mit jeweils einer Fläche von 0,0625 m^2 wurden pro Schnitt gezählt und gemittelt. Mindestens 2 Serienschnitte der gleichen Biopsie wurden ausgewertet.

Kultur und durchflußzytometrische Bestimmung der Lymphozytensubpopulationen

Vier Antrumbiopsien wurden mehrmals in Ca^{2+}/Mg^{2+}-freier Hanks-Pufferlösung, die mit Antibiotika und Antimykotika (200 IE/ml Penizillin, 200 µg/ml Streptomycin, Kanamycin und Nystatin) versetzt war, gewaschen und in 40–60 kleine Stücke zerteilt. Diese wurden auf Mikrotiterplatten in 100 µl Kulturmedium (HEPES-gepuffertes RPMI 1640 mit 10% fötalem Kälberserum und 10% inaktiviertem humanem AB-Serum), das mit denselben Antibiotika/Antimykotika wie oben angegeben und mit den Mitogenen Phytohämagglutinin (10 µg/ml) und Concanavalin A (1 µg/ml) versetzt war, bei 37 °C in 5% CO_2 inkubiert. Am 4. und 10. Tag der Kultur erfolgte der Zusatz von rekombinantem Interleukin 2 in einer Konzentration von 2 IE/ml (Boehringer, Mannheim). Am 14. Kulturtag wurden die vitalen Lymphozyten über einen Ficoll-Gradienten abgetrennt. Die Vitalität der Zellen, wie sie durch Anfärbung mit Ethidiumbromid und Acridin bestimmt wurde, war größer als 90%. Durch Fluoreszenzmarkierung mit monoklonalen Antikörpern gegen die Determinanten, CD3, CD4, CD8, CD103 (= HML-1), TCRα/β und TCRγ/δ wurden die Subpopulationen durchflußzytometrisch (Becton & Dickinson, Heidelberg) bestimmt (Tabelle 1).

Tabelle 1. Verwendete Antikörper

Spezifität	Bezeichnung	mAk, Verdünnung	Quelle
CD3	Pan-T-Zellenmarker	T-Zellen, 1 : 400	Becton & Dickinson, Mountain View, CA
CD22	Pan-B-Zellenmarker	B-Zellen, 1 : 100	Dakopatts, Glostrup, Dänemark
CD4	Helferzellen	Leu 3a, 1 : 200	Becton & Dickinson, Moutain View, CA
CD8	Suppressorzellen/zytotoxische Zellen	Leu 2b, 1 : 500	Becton & Dickinson, Moutain View, CA
CD45RO	Gedächtniszellen	UCHL-1, 1 : 100	Dakopatts, Glostrup, Dänemark
CD103	„human mucosal lymphocytes"	HML-1, 1 : 100	Becton & Dickinson, Moutain View, CA
TCRα/β	T-Zellrezeptor α/β	TCRβl, 1 : 50	Becton & Dickinson, Moutain View, CA
TCRα/β	T-Zellrezeptor α/β	TCRβl, 1 : 50	Dianova, Hamburg
TCRγ/δ	T-Zellrezeptor γ/δ	TCRδl, 1 : 50	Becton & Dickinson, Moutain View, CA
TCRγ/δ	T-Zellrezeptor γ/δ	TCRδl, 1 : 20	T Cell Diagnostics, Cambridge

Statistik

Die statistische Auswertung erfolgte mit dem Mann-Whitney-Wilcoxon-Rangsummentest mit Hilfe des Softwareprogramms SPSS/PC+ ver. 3.1

Ergebnisse

In-vitro-Granulozytenaktivierung

Werden Granulozyten durch bakterielle Bestandteile stimuliert, so zeigen sie eine vermehrte Adhärenz an Oberflächen. Um eine Aussage darüber zu erhalten, ob eine *H. pylori*-Antigensuspension eine solche Stimulation hervorruft, wurde ein Testsystem zur Messung der Granulozytenadhärenz entwickelt. Der Anteil der Granulozyten, die sich nach Zugabe von 25 μg/ml Antigenpräparation an BSA-beschichteten Platten anhefteten, stieg von 3 % bei den Kontrollen auf 14 % an. Um zum Vergleich eine maximale Granulozytenanheftung zu erzielen, wurde das bakterielle Tripeptid fMLP (formyl-Methionin/Leucin/Phenylalanin) eingesetzt. Damit läßt sich eine maximale Adhärenz von 25 % der zugegebenen Zellen erreichen.

Da eine gesteigerte Adhärenz peripherer Granulozyten durch Adhäsionsmoleküle vermittelt werden kann, wurde in weiterführenden Untersuchungen die Expression der β2-Integrine auf der Zelloberfläche nach Antigenreiz untersucht. Die β2-Integrine gehören zur Gruppe der Adhäsionsmoleküle, die primär die Adhärenz von Leukozyten am Gefäßendothel durch Rezeptor-/Gegenrezeptor-Interaktion vermitteln. Als wichtigstes Granulozytenintegrin wird der CD11/

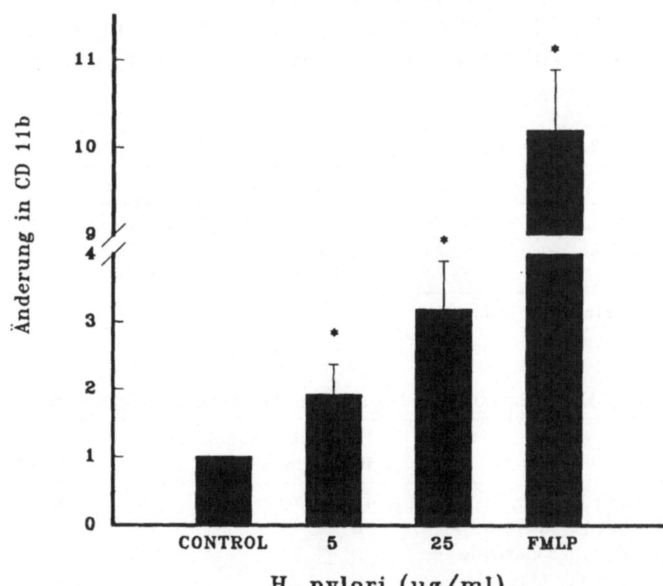

Abb. 1. Expression des β2-Integrins CD11b/CD18 auf der Granulozytenoberfläche nach Zugabe von H-pylori-Antigensuspension (*p < 0,05)

CD18-Komplex angesehen, dessen Ligand, CD54 (= ICAM-1), auf dem Endothel zu finden ist [10]. Dieser Komplex besteht neben der β2-Kette (CD18) aus 3 möglichen α-Ketten, CD11a, CD11b und CD11c. Zunächst war nach Zugabe der Antigensuspension zu den isolierten Granulozyten eine deutliche Steigerung der CD18-Expression zu beobachten. Die genauere Untersuchung der dazugehörigen α-Kette ergab, daß dieser Anstieg allein durch eine Erhöhung des CD11b/CD18-Dimers (= Mac 1) bedingt war (Abb. 1). Die Expression des CD11b/CD18-Komplexes war um das 3,5fache erhöht. Zur maximalen Stimulation wurde wiederum fMLP verwendet, was eine 10,4fache Steigerung bewirkte. CD11a und CD11c blieben unverändert. Es war kein Unterschied in der Granulozytenaktivierung zwischen serologisch *H. pylori*-positiven und negativen Probanden zu verzeichnen.

Lymphozytäres Infiltrat

Biopsien von insgesamt 56 Patienten wurden untersucht. Die beiden Gruppen der *H. pylori*-positiven und *H. pylori*-negativen Patienten waren bezüglich Geschlechtsverteilung und Alter vergleichbar (Tabelle 2). Das ELISA-Ergebnis zeigte eine enge Korrelation mit dem histologischen Grad der Gastritis (Tabelle 3).

Die immunhistochemische Differenzierung des lymphozytären Infiltrats im subepithelialen Kompartiment (= Lamina propria) zeigte eine signifikant höhere Präsenz von T-Lymphozyten (CD3) in der *H. pylori*-assoziierten Gastritis als in der normalen Mukosa (Abb. 2). Dagegen war kein Unterschied in der Anzahl der B-Lymphozyten (CD22) zu beobachten. Die Analyse der T-Zellsubpopulationen ergab eine signifikante Zunahme sowohl der T-Helfer (CD4) als auch der T-Suppressor-zytotoxischen (CD8) Lymphozyten bei der *H. pylori*-Gastritis. Allerdings blieb das Verhältnis beider Populationen (CD4/CD8) mit

Tabelle 2. Patientengruppe

	HP-negativ	HP-positiv	Summe
Männlich	6 (42,0)[a]	17 (58,4)	23 (54,1)
Weiblich	9 (61,3)	24 (50,0)	33 (53,1)
Gesamt	15 (53,6)	41 (53,5)	56 (53,5)

[a] Mittleres Alter in Jahren

Tabelle 3. Korrelation zwischen serologischem und histologischem Befund

	HP-antikörpernegative Patienten	HP-antikörperpositive Patienten
Normale Mukosa	15	0
Geringgradige Gastritis	0	3
Mittelgradige Gastritis	0	32
Hochgradige Gastritis	0	6

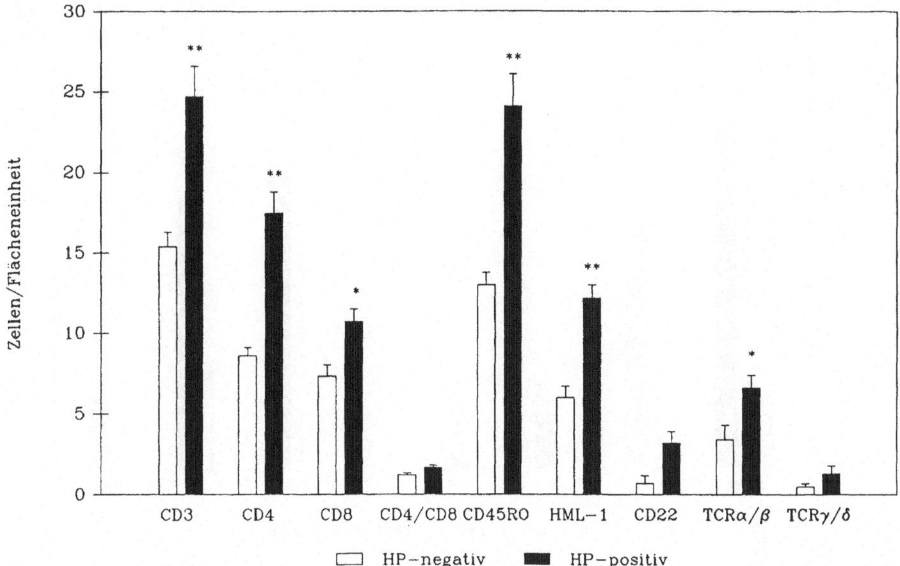

Abb. 2. Immunhistochemische Quantifizierung des lymphozytären Zellinfiltrats in der normalen Magenmukosa und bei der *H. pylori*-assoziierten Gastritis ($^{*}p < 0.05$ und $^{**}p < 0.01$)

1,2 ± 0,1 in der *H. pylori*-negativen Gruppe und 1,7 ± 0,1 in der *H. pylori*-positiven Gruppe unverändert.

Die Determinanten CD45RO und CD103 (= HML-1) stellen 2 Aktivierungsmarker dar, die erst nach Antigenkontakt des T-Lymphozyten auf der Oberfläche exprimiert werden. 85% aller T-Zellen in beiden Patientengruppen waren CD45RO+, d.h., gehörten zu der Gruppe der Gedächtnis-T-Lymphozyten („memory-T-cells"). CD103 war auf ca. der Hälfte der T-Zellen zu finden. Entgegen Berichten anderer Untersucher [9] fand sich kein Unterschied in der Zahl der γ/δ-T-Zellrezeptortragenden Lymphozyten zwischen beiden Gruppen. Die Zahl α/β-Rezeptortragender Lymphozyten war in der Gastritisgruppe signifikant erhöht.

Tabelle 4. Charakterisierung der Lymphfollikel

	LF-Rand	LF-Zentrum
CD3	+++	++
CD22	+	+++
CD4	+++	+
CD8	++	+
CD45RO	+++	++
HML-1	+	Sehr wenige
TCRα/β	+	0
TCRγ/δ	0	0

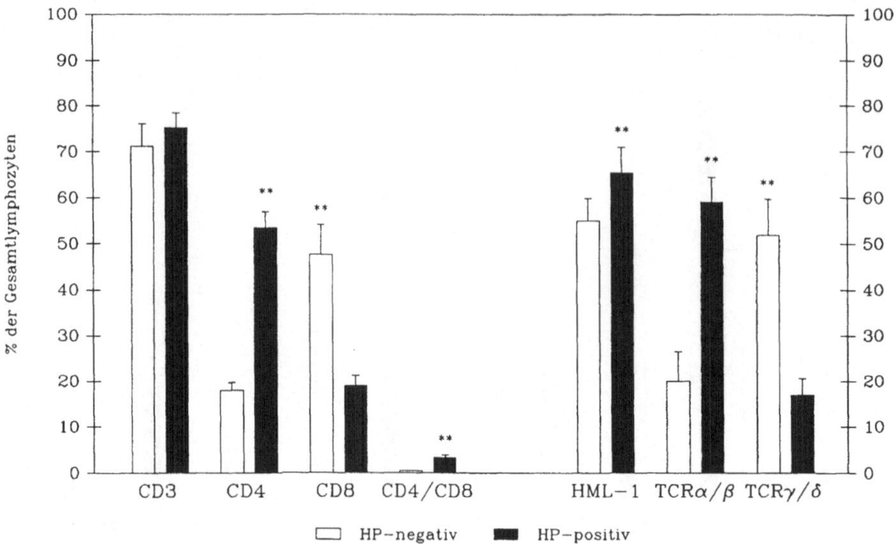

Abb. 3. Durchflußzytometrische Charakterisierung der aus Magenschleimhautbiopsien gewonnenen Lymphozytenkultur (nach 14 Tagen) (**$p < 0{,}01$).

Eine semiquantitative Charakterisierung der Lymphozytenzusammensetzung der nur bei *H. pylori*-Gastritis anzutreffenden Lymphfollikel ist in Tabelle 4 angegeben. Während das Zentrum primär aus B-Lymphozyten besteht, setzt sich der Randwall des Lymphfollikels überwiegend aus CD4+, CD45RO+ und TCRα/β+ T-Zellen zusammen.

Die Organkultur menschlicher Magenbiopsien zur Isolierung lokal infiltrierender T-Lymphozyten wurde mit dem Hintergrund entwickelt, die Antigenspezifität der so gewonnenen Lymphozyten zu analysieren. Aufschluß darüber könnten wichtige Kenntnisse zur Immunpathogenese der *H. pylori*-Gastritis liefern und Hinweise auf ein immundominantes Antigen geben, was als Vakzin geeignet wäre. Mit Hilfe von PHA/Con A lassen sich aus den Biopsien Lymphozyten stimulieren, wovon 75 % in beiden Patientengruppen CD3+ am Ende der Kultur sind (Abb. 3). Bei den *H. pylori*-positiven Patienten erhält man eine signifikant höhere Anzahl an CD4+- und TCRα/β+-Lymphozyten, während man bei der *H. pylori*-negativen Gruppe eine selektive Vermehrung der CD8+- und TCR-γ/δ+-Zellen verzeichnen kann.

Diskussion

Helicobacter pylori wird bei bestimmten gastroduodenalen Erkrankungen (Typ-B-Gastritis, Ulcus duodeni et ventriculi, Magenkarzinom, MALT-Lymphom des Magens, Morbus Menetrier) als ein wichtiger Kofaktor in der Entstehung angesehen [4, 20]. Trotzdem verwundert es, daß die überwiegende Mehrheit (ca. 90 %) der chronisch infizierten Individuen zwar eine histopathomorphologisch

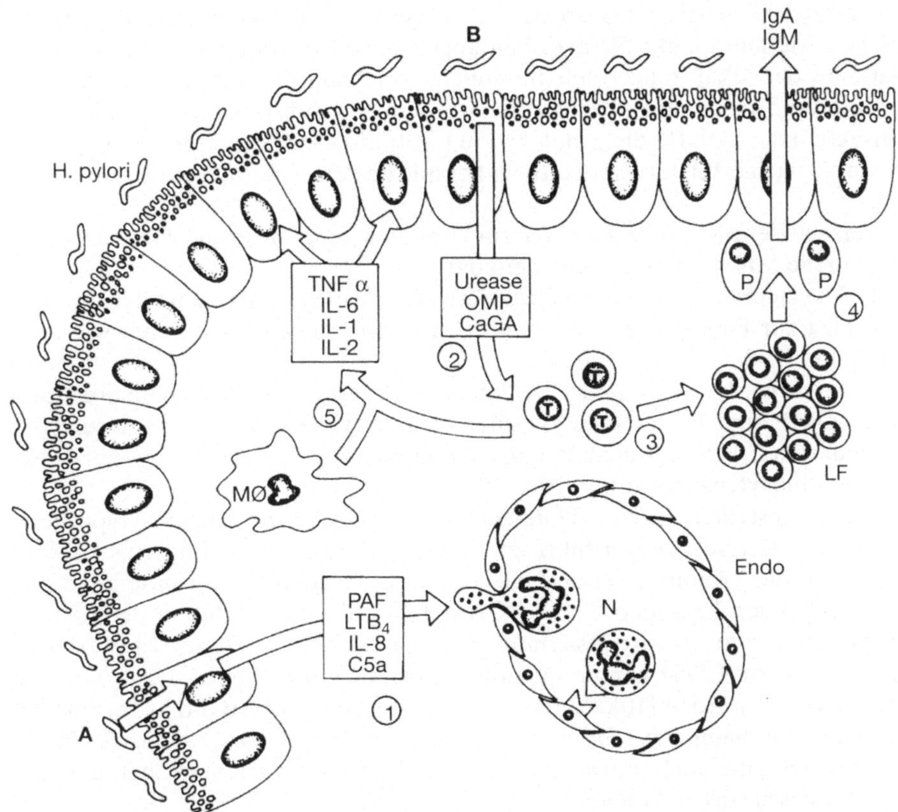

Abb. 4. Schematisierte Darstellung der lokalen Immunantwort bei der *Helicobacter pylori*-assoziierten Gastritis: **A**: Bakterienbestandteile oder -produkte stimulieren direkt die Freisetzung chemotaktischer Substanzen aus dem Epithel [1), die ihrerseits die Emigration von Granulozyten ins Gewebe bewirken. **B**: Bestandteile oder Produkte des Bakteriums (2) permeieren die Epithelbarriere und führen zur direkten Granulozytenaktivierung mit anschließender transendothelialer Emigration (vermittelt durch Rezeptor-/Gegenrezeptor-Interaktion CD11b/CD18 und CD54). Antigenspezifische CD4+ T-Lymphozyten induzieren die Differenzierung der B-Lymphozyten (3) in Plasmazellen, die spezifische IgM- und IgA-Antikörper produzieren (4). Diese werden nach Ankoppelung an die sekretorische Komponente ins Magenlumen sezerniert. Aktivierte T-Lymphozyten und Makrophagen setzen proinflammatorische Zytokine frei (5), die direkt zur Epithelschädigung führen können. *CD5a* Komplementfaktor 5a; *Cag A* cytotoxin-associated gene A; *IL* Interleukin; *LTB_4* Leukotrien B_4; *OMP* „outer membrane protein" (bakterielle Oberflächenmembranbestandteile); *PAF* plättchenaktivierender Faktor; *TNFα* Tumor-Nekrose-Faktor-α).

manifeste Gastritis unterschiedlicher Ausprägung aufweist, aber asymptomatisch bleibt. Diese Unterschiede können zum einen auf der Variabilität der *H. pylori*-Stämme untereinander bezüglich ihrer Virulenzfaktoren und Antigenprofile beruhen (z. B. zytotoxin- und nichtzytotoxinproduzierende Stämme) und zum anderen auf der genetisch bedingten Variation in der Immunantwort des Einzelnen gegenüber *H. pylori* [11].

Die *H. pylori*-assoziierte Gastritis stellt sicherlich den gemeinsamen pathogenetischen Ausgangspunkt für die oben angegebenen Erkrankungen dar. Je nach Ausmaß der lokal induzierten Immunantwort kann die Schwelle zur klinisch manifesten Erkrankung überschritten werden. So prädisponiert eine hohe Gastritisaktivität – Maß für die ganulozytäre Infiltration – zur Ulkusentstehung oder, wenn sie nach erfolgter Eradikationstherapie bestehen bleibt, zum Ulkusrezidiv [3].

Verschiedene Mechanismen, die zur Granulozytenaktivierung und -einwanderung in die Mukosa führen, sind denkbar.

1) Die Interaktion der Epithelzelle mit *H. pylori*-Bestandteilen oder -Produkten führt zur Freisetzung von chemotaktisch wirksamen Mediatoren wie PAF. LTB_4 und IL-8.

2) Lösliche Antigene und Produkte wie Urease, Oberflächenmembranproteine (OMP) und das zytotoxinassoziierte Gen A (CaGA) gelangen aufgrund der veränderten Epithelpermeabilität in die Lamina propria und führen somit direkt zur Granulozytenaktivierung (Abb. 4)

Die dargestellten In-vitro-Untersuchungen belegen die letztere Hypothese. Eine *H. pylori*-Suspension führt zur Hochregulation des β_2-Integrins CD11b/CD18 auf der Granulozytenoberfläche. Dieses vermittelt die Bindung an den entsprechenden Liganden CD54 (ICAM-1) auf dem Endothel in der Lamina propria, was zum Austritt des Granulozyten in das Gewebe führt. Eine erhöhte Expression von CD54 konnte in Biopsaten von *H. pylori*-infizierten Patienten nachgewiesen werden [10]. Aktivierte Granulozyten können direkt zur lokalen Schleimhautschädigung führen. Sie erzeugen hochreaktive O_2-Spezies, H_2O_2, O_2^- und OH^-, die die Lipidverbindungen der Epithelzellmembran angreifen und so zytotoxisch wirken können.

Das lymphozytäre Infiltrat in der normalen Magenmukosa und bei der *H. pylori*-assoziierten Gastritis ist bisher nur unzureichend untersucht [12, 14, 16]. Es liegen Hinweise vor, daß T-Lymphozyten evtl. eine Schlüsselrolle in der Entstehung des niedrigmalignen MALT-Lymphoms des Magens einnehmen. Hussel et al. konnten zeigen, daß B-Lymphoblasten, die aus niedrigmalignen Lymphomen isoliert wurden, nur in Anwesenheit von CD4+ T-Lymphozyten auf Antigenreiz proliferieren [13]. Zudem ist aus mehreren Untersuchungen bei immunologisch vermittelten Dünndarmerkrankungen (z. B. Morbus Crohn und Colitis ulcerosa) bekannt, daß aktivierte T-Lymphozyten Faktoren produzieren, die zu einer Proliferationshemmung und zu einem Vitalitätsverlust intestinaler Zellen führen [7, 15]. Die dargelegten Untersuchungen zeigen, daß die *H. pylori*-assoziierte Gastritis ein T-lymphozytäres Infiltrat in der Lamina propria aufweist, was auf eine lokale T-Zellaktivierung hindeutet. Die T-Zell-Differenzierungsantigene, CD4+-, CD45RO+, HML1+, sind vermehrt auf Lymphozyten in der Lamina propria der Magenmukosa anzutreffen und markieren spezielle Subpopulationen, die nach Stimulation mit „recall-Antigenen" mit einer vermehrten Proliferation antworten könnten und indirekt über freigesetzte Immunmediatoren die Epithelzelle schädigen könnten [18]. Das Ausmaß der lymphozytären Infiltration korreliert eng mit der Aktivität und dem Grad der Gastritis. Der Nachweis ihrer Antigenspezifität steht noch aus.

Darüber hinaus zeigen diese Untersuchungen, daß es möglich ist, Lymphozytenkulturen aus menschlichen Magenschleimhautbiopsien durch polyklonale Stimulation zu gewinnen und sie durchflußzytometrisch zu charakterisieren. Dabei zeigt sich, daß Lymphozyten aus Mukosabiopsien *H. pylori*-positiver Patienten sich bezüglich ihrer Kultivierbarkeit von *H. pylori*-negativen Patienten unterscheiden. Während ein hoher Anteil CD4+-Helferzellen und TCRα/β-tragende T-Zellen (59%) bei *H. pylori*-positiven Patienten am Ende der Kultur nachzuweisen sind, findet man in der *H. pylori*-negativen Patientengruppe primär CD8+-Suppresorzellen und TCRγ/δ-tragende T-Zellen (52%). Dies wird auch durch das veränderte Verhältnis von CD4/CD8 deutlich (3,4 in der Gastritisgruppe und 0,5 in der Kontrollgruppe).

Die hier durchgeführte polyklonale Stimulation scheint für bestimmte Interleukin-2-Rezeptor-tragende Subpopulationen zu selektionieren. Gegenstand aktueller Untersuchungen ist, die Überprüfung der Antigenspezifität dieser T-Zellen in der *H. pylori*-positiven Patientengruppe.

Die *H. pylori-assoziierte Gastritis stellt den gemeinsamen Ausgangspunkt für eine Reihe verschiedenster gastroduodenaler Erkrankungen dar. Sie wird durch die intensive Auseinandersetzung des mukosalen Immunsystems mit dem bekannten Antigen H. pylori* charakterisiert. Insofern ist sie ein ausgesprochen geeignetes Modell, auch grundsätzliche Prinzipien der Interaktion zwischen dem Magen-Darm-assoziierten Immunsystem und einem Antigen zu untersuchen.

Danksagung
Diese Arbeit wurde durch Forschungsstipendien der Chiles Foundation, Portland, Oregon, USA, und der Friedrich-Baur-Stiftung, München, ermöglicht.

Literatur

1. Bayerdörffer E, Lehn N, Hatz RA, Mannes GA, Oertel H, Sauerbruch T, Stolte M (1992) Difference in expression of Helicobacter pylori gastritis in antrum and body. Gastroenterology 102: 1575–1582
2. Bayerdörffer E, Mannes GA, Sommer A, Höchter W, Weingart J, Hatz R, Lehn N, Ruckdeschel G, Dirschedl P, Stolte M (1993) Long-term follow-up after eradication of Helicobacter pylori with a combination of omeprazole and amoxycillin. Scand J Gastroenterol (Suppl 196) 28: 19–25
3. Bayerdörffer E, Miehlke S, Lehn N, Mannes GA, Sommer A, Höchter W, Hatz R, Stolte M (1993) Chronic type B gastritis as an important denominator of peptic ulcer healing. Eur J Gastroenterol and Hepatol (Suppl 3) 5: 99–105
4. Bayerdörffer E, Ritter MM, Hatz R, Brooks W, Ruckdeschel G, Stolte M (1994) Healing of protein losing hypertrophic gastropathy by eradication of Helicobacter pylori – Is Helicobacter pylori a pathogenic factor in Menetrier's disease? (in press)
5. Blaser MJ (1987) Gastric Campylobacter-like organisms, gastritis and peptic ulcer disease. Gastroenterology 93: 371–383
6. Brooks WP, Meimarakis G, Hatz RA, Bayerdörffer E, Enders G, Krämling H-J (1994) Isolation and phenotypical characterization of T-lymphocytes isolated from the gastric mucosa of patients with and without Helicobacter pylori. In: Gasbarrini/Pertolani (eds) Basic and clinical aspects of H. pylori infection. Springer, Berlin Heidelberg New York, pp 113–118

7. Deem RL, Shanahan F, Targan SR (1991) Triggered mucosal T cells release tumour necrosis factor alpha and interferon-gamma which kill human colonic epithelial cells. Clin Exp Imunol 83: 79–84
8. Forman D (1993) An international association between Helicobacter pylori infection and gastric cancer. Lancet 341: 1359–1362
9. Hatz RA, Brooks WP, Krämling H-J, Enders G (1992) Stomach immunology and Helicobacter pylori infection. Curr Opin Gastroen 8: 993–1001
10. Hatz RA, Brooks WP, Enders G, von Jan NCS, Seidl G, Bayerdörffer E, Stolte M, Krämling H-J (1993) Characterization of vascular adhesion molecules in H. pylori infected human gastric mucosa. Acta Gastroenterol Belg 56: 51
11. Hatz R, Bayerdörffer E, Lehn N, Enders G (1994) Immune response in Helicobacter pylori infection – Implications for treatment of gastroduodenal disease. Clin Immunother 2 (4): 295–306
12. Hood CJ, Lesna M (1993) Immunocytochemical quantitation of inflammatory cells associated with Helicobacter pylori infection. Br J Biomed Sci 50: 82–88
13. Hussel T, Issacson PG, Crabtree JE, Spencer J (1993) The response of cells from low-grade B-cell gastric lymphomas of mucosa-associated lymphoid tissue to Helicobacter pylori. Lancet 342: 571–574
14. Kirchner T, Melber A, Fischbach W, Heilmann KL, Müller-Hermelink HK (1990) Immunological patterns of the local immune response in Helicobacter pylori gastritis. In: Malfertheimer P, Ditschuneit H (eds) Helicobacter pylori, gastritis and peptic ulcer. Springer, Berlin Heidelberg New York, pp 213–222
15. Lionette P, Breese E, Braegger CP et al. (1993) T-cell activation can induce either mucosal destruction or adaptation in cultured human fetal small intestine. Gastroenterology 105: 373–381
16. Papadimitriou CS, Ioachim-Velogianni EE, Tsianos B, Moutsopoulos HM (1988) Epithelial HLA-DR expression and lymphocyte subsets in gastric mucosa in type B chronic gastritis. Virchows Arch A (Pathol Anat) 413: 197–204
17. Parsonnet J, Friedman GD, Vandersteen DP, Chang Y, Vogelman JH, Orentreich N, Sirley RK (1991) Helicobacter pylori infection and the risk of gastric carcinoma. N Engl J Med 325: 1127–1131
18. Pirzer UC, Schönharr A, Fleischer B, Hermann E, Meyer zum Büschenfelde K-H (1991) Reactivity of infiltrating T lymphocytes with microbial antigens in Crohn's disease. Lancet 338: 1238–1239
19. Price AB (1991) The Sydney System: Histological division. J Gastroenterol Hepatol 6: 209–222
20. Stolte M (1992) Helicobacter pylori gastritis and gastric MALT-lymphoma. Lancet 339: 745–746
21. Stolte M, Eidt S (1989) Lymphoid follicles in antral mucosa: immune response to Campylobacter pylori? J Clin Pathol 42: 1269–1271

Einfluß einer langfristigen Säuresuppression auf die Malignomentstehung im Magen

R. Lamberts

Malignome des Magens gehören heute mit einer Inzidenz von ca. 10,5 % immer noch zu den häufigsten malignen Tumoren. Ihr Vorkommen ist regional sehr unterschiedlich, hat jedoch fast überall auf der Welt in den letzten Jahrzehnten ständig abgenommen. Histologisch liegen in ca. 88 % der Fälle Adenokarzinome vor, daneben werden Lymphome (3 %), Leiomyosarcome (1,7 %) und in ca. 0,3 % Karzinoide, d.h. von den endokrinen Zellen der Mukosa ausgehende Tumoren gefunden [31]. Die Vielfalt der in der Magen- und Intestinalmukosa vorkommenden Zellen bestimmt die histologische Zusammensetzung der Magenkarzinome. Da sich diese Tumoren in ihren Entstehungsbedingungen teilweise deutlich voneinander unterscheiden, soll im folgenden auf die exokrine und die endokrine Komponente sowie die sich daraus entwickelnden Malignome getrennt eingegangen werden.

Die häufigste Gruppe der Magenmalignome, die Adenokarzinome, können nach unterschiedlichen Gesichtspunkten eingeteilt werden.

a) *Anatomische Lokalisation*: Ca. 50 % aller Magenkarzinome sind in der pylorischen Mukosa im Antrum lokalisiert, der Rest findet sich im Corpus/Fundus (ca. 25 %) oder der gastroösophagealen Übergangsregion (ca. 27 %), mit ansteigender Häufigkeit der kardianahen Tumoren innerhalb der letzten Jahre [1, 29].

b) *Makroskopische Wachstumsformen* [30]: es werden superfizielle (6–10 %, entsprechend dem Magenfrühkarzinom [34]), polypoide (7 %), exulzerierende (36 %), infiltrierend/exulzerierende (25 %) und die diffus infiltrierenden (scirrhösen) Läsionen (Linitis plastica, ca. 26 %) unterschieden, die die Grundlage der Borrmann-Klassifikation [3] bilden.

c) *Histologische Klassifikation*: Die Adenokarzinome sind aus unterschiedlichen Zellen zusammengesetzt, die sich in verschiedene Richtungen differenzieren können. Die Zusammensetzung spiegelt das Vorkommen dieser Zellen in der normalen und metaplastischen Mukosa wider [12]. Neben der reinen morphologischen Untersuchung können die Zellen durch Anfärbung ihrer Sekretionspro-

W. F. Caspary et al. (Hrsg.) Ökosystem Darm VI

dukte mittels Histo- oder Immunzytochemie, durch ultrastrukturelle Untersuchungen oder Nachweis bestimmter Markersubstanzen (z. B. CEA, Pepsinogene, neutrale oder saure Mukoproteine etc.) näher klassifiziert werden [40].

Seit den Arbeiten von Lauren [27] unterscheiden wir einen intestinalen von einem diffusen Typ des Adenokarzinoms (mit einer relativen Häufigkeit von 53 bzw. 33 %). Der intestinale Typ ist gekennzeichnet durch epitheliale Zellen, die Drüsenformationen aufbauen und regelrechter Dünndarmmukosa sehr ähnlich sehen. Dieser Typ findet sich überwiegend in Regionen mit einer hohen Adenokarzinominzidenz, er wird oft auf dem Boden einer chronisch atrophischen Gastritis oder intestinalen Metaplasie angetroffen und weist eine im Vergleich zu dem diffusen Typ günstigere Langzeitprognose auf [32, 33].

Der diffuse Typ dagegen ist gekennzeichnet durch einen geringeren Differenzierungsgrad, die epithelialen Zellen liegen in Zellverbänden oder einzeln im Stroma, ohne den Aufbau von Drüsenstrukturen erkennen zu lassen. Der diffuse Typ hat eine ungünstigere Langzeitprognose und tritt häufiger sporadisch auf, ein vermehrtes Vorkommen zusammen mit intestinaler Metaplasie ist nicht beschrieben [33].

Das regional unterschiedliche Vorkommen dieser Subtypen sowie ihr unterschiedlicher morphologischer Hintergrund läßt vermuten, daß neben genetischen Einflüssen [5, 18] (überwiegend beim diffusen Typ) auch Umweltfaktoren (vorwiegend beim intestinalen Typ) eine wesentliche ätiologische Rolle spielen (z. B. die Helicobacter-pylori-Infektion [35], auf die an anderer Stelle bereits näher eingegangen worden ist).

Der intestinale Typ des Adenokarzinoms des Magens ist in einem hohen Prozentsatz der Fälle (ca. 80–90 %) mit einer atrophischen Gastritis vergesellschaftet [6]. Es wird daher davon ausgegangen, daß der Malignomentstehung ein langdauernder chronischer Entzündungsprozeß vorausgeht, der über eine chronische Inflammation zu einer zunehmenden Atrophie, Verlust der zellulären Differenzierung, Dysplasie und schließlich zur Neoplasie führt [7]. Diese Theorie wird durch folgende Beobachtungen unterstützt:

1) Geschwister von Patienten mit Magenkarzinomen haben ein erhöhtes Risiko, ebenfalls an einem Magenkarzinom zu erkranken [23, 24]. Bei dieser Patientengruppe wurde von Kekki et al. [24] ein gehäuftes Vorkommen einer atrophischen Gastritis der Antrum- und Corpusmukosa zu einem früheren Lebenszeitpunkt als bei Kontrollpersonen nachgewiesen.

2) In einer von Siurala durchgeführten Langzeituntersuchung [20] über 11–14 Jahre an Verwandten von Patienten mit Magenkarzinom, perniziöser Anämie oder Kontrollpersonen war das spätere Auftreten von Karzinomen signifikant korreliert mit dem positiven Nachweis einer atrophischen Gastritis oder einer intestinalen Metaplasie zu Beginn der Studie.

3) In kolumbianischen Bevölkerungsgruppen mit einer bekannten unterschiedlichen hohen Karzinominzidenz korreliert die Inzidenz gut mit dem Nachweis einer atrophischen Gastritis oder einer intestinalen Metaplasie [4].

4) Es ist geschätzt worden, daß ca. 10 % der Patienten mit einer chronisch atrophischen Gastritis in skandinavischen Ländern in einem Beobachtungszeitraum von 19–23 Jahren ein Magenkarzinom entwickeln im Vergleich zu 0,6 %

in der Kontrollgruppe. Das relative Risiko, an einem Magenkarzinom zu erkranken, wird bei Patienten mit schwerer chronisch atrophischer Gastritis in einer finnischen Bevölkerungsgruppe mit 18,1 im Antrum und einem Faktor 4,6 in der Corpusmukosa angegeben [38].

Zusammenfassend muß daher heute davon ausgegangen werden, daß die chronisch atrophische Gastritis mit oder ohne intestinale Metaplasie als ein wesentlicher Risikofaktor für die Entstehung des Magenkarzinoms angesehen werden muß. Daneben bestehen weitere sog. präkanzerogene Läsionen wie die hyperplastische Gastropathie oder der M. Menetrier, der Magen nach vorangegangener partieller Gastrektomie, Adenome, epitheliale Polypen oder das chronische peptische Ulcus ventriculi, auf die an dieser Stelle nicht näher eingegangen werden soll [31].

Da die intragastrale Säureproduktion (neben der Helicobacter-pylori-Infektion [13]) einen der wesentlichen aggressiven Faktoren für die Entstehung der Gastritis darstellt [37], sind Auswirkungen einer langfristigen Reduktion der Säuresekretion auf die Entwicklung der chronisch atrophischen Gastritis und damit des Malignoms zu postulieren. Diese Forderung wird unterstützt durch die Beobachtung, daß eine zunehmende atrophische Gastritis der Antrummukosa das Karzinomrisiko erhöht, die der Corpusmukosa dagegen das Karzinomrisiko eher zu verringern scheint [38]. In bezug auf die Säuresekretion des Magens kann die atrophische Corpusgastritis mit deutlicher Reduktion der Parietalzellmasse einer funktionellen Blokkade der Säuresekretion durch Medikamente gleichgesetzt werden. Diese Beobachtung erklärt auch, warum beide Magenregionen in diesem Zusammenhang prinzipiell unabhängig voneinander untersucht werden sollten [19, 43, 44].

Es ist in der Literatur keine Studie vorhanden, die das therapeutische Konzept einer Säuresuppression im Hinblick auf den Endpunkt „Reduktion des Magenkarzinomrisikos" untersucht. Derartige Studien müßten an einem großen Patientenkollektiv über viele Jahre (> 15) durchgeführt werden, um zu einer statistisch relevanten Aussage zu gelangen. So können nur indirekte Rückschlüsse auf die Veränderung prädisponierender Faktoren, wie z. B. das Auftreten einer chronisch atrophischen Gastritis, zur Beantwortung dieser Fragestellung herangezogen werden.

Eigene Untersuchungen

Wir haben Mitte der 80er Jahre eine Studie über die Auswirkungen einer langfristigen Säuresuppression mit dem H^+K^+-ATPase-Inhibitor Omeprazol auf die endokrinen Zellen der Corpusmukosa begonnen. Im Verlauf dieser Studie sind zahlreiche Daten zur Frage des Fortschreitens der Antrum- und Corpusgastritis gewonnen worden, die in diesem Zusammenhang von Interesse sind [25]. Diese Daten beziehen sich ausschließlich auf ein Kollektiv von Patienten mit chronischen peptischen Ulzerationen des oberen Gastrointestinaltraktes (Refluxösophagitis, rezidivierende Ulcera ventriculi und duodeni), die über einen Zeitraum von 5–8 Jahren mit Omeprazol in einer Dosierung zwischen 20 und 60 mg (im Mittel 40 mg/Tag) behandelt wurden.

In dieser Studie wurde – in Zusammenarbeit mit dem italienischen Pathologen Prof. Solcia von der Universität Pavia – die Gastritis entsprechend der Ausdehnung des entzündlichen Infiltrates innerhalb der Mukosa klassifiziert [normal – oberflächlich – interstitiell – (prä-)atrophisch] und entsprechend der Zusammensetzung des entzündlichen Infiltrates aus segmentkernigen Granulozyten und deren Lokalisation ein Aktivitätsgrad zwischen 0 und 3 (innerhalb der Lamina propria, intraepithelial, im Lumen der Drüsenschläuche) festgesetzt.

Ergebnisse

Unter einer langfristigen Suppression der Magensäuresekretion mit dem Protonenpumpeninhibitor Omeprazol über einen Beobachtungszeitraum von 5 Jahren nahmen leichte Schweregrade der Corpusgastritis von 33,9 auf 60% zu (Tabelle 1). In dem gleichen Zeitraum stieg jedoch auch der Prozentsatz schwerer atrophischer Veränderungen signifikant von 1,8 auf 20,8%. Ein sicherer Einfluß des Geschlechts auf die Progression der Corpusgastritis fand sich nicht. Zwischen dem Schweregrad der Gastritis und der Aktivität bestand – unabhängig von der Dauer der Omeprazoltherapie – eine gute Korrelation. Gleichzeitig bestand eine eindeutige Korrelation zwischen der Höhe der Serumgastrinspiegel und der Gastritis (Schweregrad und Aktivität). Diese Zusammenhänge sind in der Literatur mehrfach beschrieben worden [14, 39, 42].

Die Entwicklung der Gastritis in der Antrummukosa zeigte gegenüber dem Corpus einige Abweichungen, die in Tabelle 2 verdeutlicht sind. In dem untersuchten Patientenkollektiv überwog zu Beginn der Omeprazoltherapie eine Gastritis mittleren Schweregrades (83,3%); sowohl die normale Mukosa und die milde Oberflächengastritis, aber auch schwere (prä-)atrophische Formen ließen sich nur in einem geringen Prozentsatz nachweisen (12,5 bzw. 4,2%).

Nach 5jähriger Omeprazoltherapie hatten insbesondere milde Gastritisgrade auf insgesamt 60% zugenommen, eine (prä-)atrophische Mukosa wurde in keiner Biopsie nachgewiesen. Dieser „Trend" zur Ausheilung der Gastritis war im Gegensatz zur Corpusmukosa unabhängig von der Höhe der Gastrinspiegel (s. auch [39]). Auch im Antrum konnte wieder ein eindeutiger Zusammenhang zwischen Schweregrad und Aktivität der Gastritis beobachtet werden (s. auch [14]), die Abnahme der Aktivität ging dem morphologisch nachweisbaren Rück-

Tabelle 1. Entwicklung des Schweregrades (in %) der Corpusgastritis unter 5jähriger Omeprazoltherapie (*n* Zahl der Patienten)

Gastritis / Corpus	Ausgangswerte	1	2	3	4	5 Jahre
Normal	10.7	10.6	13.6	18.9	21.4	29.2
Mild oberflächlich	23.2	16.7	32.2	34.0	35.7	29.2
Moderat oberflächlich	41.1	40.9	30.5	17.0	14.3	8.3
Interstitiell	23.2	27.3	18.6	22.6	21.4	12.5
(Prä-)atrophisch	1.8	4.5	5.1	7.6	7.2	20.8
n	56	66	59	53	42	24

gang der Gastritis um ca. 2–3 Jahre voraus. Eine Gegenüberstellung der Entwicklung der Corpus- und Antrumgastritis wurde in Tabelle 3 vorgenommen. Hier finden sich Patienten mit identischem Schweregrad auf der Diagonalen, alle Werte rechts oberhalb der Diagonalen kennzeichnen eine stärkere Ausprägung der Gastritis im Antrum, diejenigen Werte links unterhalb der Diagonalen schwerere gastritische Veränderungen im Corpus. Vor Beginn der Omeprazoltherapie zeigten 15/48 = 31,3% der Patienten einen identischen Schweregrad der Gastritis im Antrum und Corpus, in 24/48 = 50% war die Antrum-, in 9/48 = 18,75% die Corpusmukosa stärker entzündlich verändert (Tabelle 3).

Nach 5 Jahren kontinuierlicher Omeprazoltherapie fanden sich folgende Korrelationen: identischer Schweregrad in 7/24 = 29,2%, Überwiegen entzündlicher Veränderungen im Antrum in 7/24 = 29,2%, im Corpus in 10/24 = 41,7%. Diese Zahlen deuten auf eine voneinander unabhängige Entwicklung der Gastritis in beiden Magenregionen mit einer über die Zeit zunehmenden Betonung gastritischer Veränderungen im Corpusbereich [28, 43, 44]. Diese Beobachtung sollte vor dem Hintergrund gesehen werden, daß sich immer noch fast die Hälfte der Magenkarzinome primär in der Antrummukosa auf dem Boden einer schweren atrophischen Gastritis entwickeln.

Neben der atrophischen Gastritis muß auch das Vorkommen einer intestinalen Metaplasie als ein möglicher prädisponierender Faktor für die Entstehung von Magenkarzinomen angesehen werden [4, 30]. In unserem Patientengut schwankte die Häufigkeit der kompletten intestinalen Metaplasie im Magen-

Tabelle 2. Entwicklung des Schweregrades (in %) der Antrumgastritis unter 5jähriger Omeprazoltherapie (*n* Zahl der Patienten)

Gastritis (5) Antrum	Ausgangswerte	1	2	3	4	5 Jahre
Normal	0	5.2	5.7	5.9	14.3	16.0
Mild oberflächlich	12.5	25.9	34.0	35.3	31.0	44.0
Moderat oberflächlich	50.0	37.9	45.3	39.2	38.1	24.0
Interstitiell	33.3	27.6	11.3	15.7	14.3	16.0
(Prä-)atrophisch	4.2	3.4	3.8	4.0	2.4	0
n	48	58	53	51	42	25

Tabelle 3. Korrelation zwischen Schweregrad der Antrum- und Corpusgastritis zu Therapiebeginn (*n* Zahl der Patienten). Die Diagonale entspricht einem identischen Schweregrad in Antrum und Corpus

Antrum		0	1	2	3	4	5	n
Gastritis Corpus	0	**0**	3	2	0	0	0	5
	1	0	**0**	5	5	0	0	10
	2	0	0	**11**	7	0	2	20
	3	0	2	6	**4**	0	0	12
	4	0	1	0	0	**0**	0	1
	5	0	0	0	0	0	**0**	0
	n	0	6	24	16	0	0	48

corpus zwischen 0 und 8,6%, im Antrum lagen die Werte um den Faktor 3-4 höher (16–33%), ein signifikanter Anstieg wurde unter der Therapie nicht beobachtet.

Die intestinale Metaplasie (IM) kann mit Hilfe von Enzym- und Mucinhistochemie in verschiedene Subtypen eingeteilt werden [22]. So unterscheiden wir eine komplette oder Typ-I-intestinale Metaplasie mit regelrechtem Mikrovillibesatz der Enterozyten und Becherzellen, die überwiegend saure Mucine und nur geringe Mengen an Sulphomucinen sezernieren, von der Typ-II- oder inkompletten intestinalen Metaplasie. Bei dieser Form, die weiter in einen Typ IIa und IIb subklassifiziert wird, ist die Differenzierung der Enterozyten inkomplett oder fehlend, und es werden große Mengen an sauren Sulphomucinen sezerniert. In der ursprünglichen Arbeit von Jass u. Filippe aus dem Jahr 1980 [21] wurde eine eindeutige Assoziation zwischen der Typ-IIb-IM und dem Vorkommen der intestinalen Form der Adenokarzinome nachgewiesen, diese Assoziation konnte jedoch in Follow-up-Untersuchungen nicht bestätigt werden [11, 36]. Die Relevanz des Nachweises der intestinalen Metaplasie Typ IIb für die Magenkarzinogenese wird daher weiterhin kontrovers beurteilt. Für die anderen Formen der IM fehlt jedoch jeder Beweis für einen Zusammenhang mit der Entwicklung von Magenkarzinomen. Bei den in unserer Studie ausgewerteten Magenbiopsien fand sich lediglich die komplette oder Typ-I-Form der intestinalen Metaplasie.

Zusammenfassend kann man daher feststellen, daß eine langdauernde Suppression der Magensäuresekretion im Antrum zu einer eindeutigen Reduktion der entzündlichen Veränderungen führt und damit einen wesentlichen Progressionsfaktor für die Entwicklung des Magenkarzinoms ausschaltet. In der Corpusmukosa dagegen kann die Entwicklung zur Atrophie von einem bestimmten Schweregrad der entzündlichen Veränderungen an nicht mehr beeinflußt werden. Diese eigengesetzliche Progression der Corpusgastritis scheint unabhängig von der Therapie den natürlichen Verlauf peptischer Magenerkrankungen zu repräsentieren, da sie auch in einer unbehandelten Patientengruppe mit abgeheilten Ulcera ventriculi von Maroos et al. [28] nachgewiesen werden konnte.

Auf die sehr viel selteneren mesenchymalen Tumoren des Magens soll in diesem Zusammenhang nicht eingegangen werden. Dagegen werden in einem zweiten Abschnitt noch einige Anmerkungen zu den endokrinen Zellen und den von ihnen ausgehenden malignen Tumoren der Magenmukosa gemacht.

Es ist seit der Einführung des Protonenpumpeninhibitors Omeprazol in die Therapie peptischer Erkrankungen des oberen Gastrointestinaltraktes bekannt, daß die durch die potente Säuresekretionsinhibition hervorgerufene Hypergastrinämie zu einer Proliferation der argyrophilen Zellen der Corpusmukosa führt [2 8, 15, 16, 26]. In bis zu 40% weiblicher Ratten wurde unter einer hochdosierten lebenslangen Therapie mit Omeprazol die Entwicklung von Karzinoiden beobachtet [16]. Dabei handelt es sich um endokrine Tumoren, zusammengesetzt aus argyrophilen Zellen, die ein invasives Wachstumsmuster mit Infiltration der Submukosa zeigen, jedoch praktisch nie metastasieren.

1988 wurde von einer internationalen Expertengruppe eine Klassifikation des Wachstumsmusters nichtantraler endokriner Zellen der Magenmukosa beim Menschen vorgenommen [41]. Hinter dieser Einteilung steht der Versuch, hyperplastische Zellveränderungen ohne erhöhtes präkanzerogenes Potential von dysplastischen Veränderungen mit einem erhöhten Risiko einer malignen Entartung voneinander abzugrenzen. Die qualitative Analyse unseres Biopsiematerials anhand dieser Klassifikation kam zu folgenden Ergebnissen [25]:

Bereits zu Beginn der Omeprazoltherapie waren alle qualitativen Formen der argyrophilen Zellhyperplasie vorhanden. Im Beobachtungszeitraum nahm ein normales Wachstum argyrophiler Zellen von initial 64,3 auf 33,3 % nach 5 Jahren ab, im gleichen Zeitraum kam es zu einer Verdoppelung mikronodulärer Hyperplasieformen von 8,9 auf 16,7 %. Dysplastische argyrophile Zellveränderungen wurden zu keinem Zeitpunkt beobachtet.

Die Zunahme schwerer Hyperplasiegrade wurde überwiegend in der Gruppe der Patienten mit deutlicher Hypergastrinämie (im Mittel > 240 pg/ml während des gesamten Beobachtungszeitraumes) beobachtet – diese Patientengruppe machte 23 % des gesamten Patientenguts aus.

Neben der Korrelation zwischen argyrophilem Zellwachstum und Hypergastrinämie bestand ein Zusammenhang zwischen dem Hyperplasiegrad und dem Schweregrad der Gastritis. Dies wurde zunächst evident durch eine auffallende Anhäufung endokriner Mikronoduli in Arealen mit nahezu kompletter Schleimhautatrophie, was bestätigt wurde durch eine statistische Analyse: so stieg der prozentuale Anteil von Biopsien mit mikronodulärer Hyperplasie von 3,4 % (= 10/298) bei normaler Mukosa oder milder Oberflächengastritis über 19,6 % (= 32/163) bei der interstitiellen Gastritis auf bis zu 45,3 % (= 24/53) bei der (prä-)atrophischen Gastritis signifikant an (Tabelle 4). Diese eindeutige Korrelation ist auch von anderen Autoren an anderen Patientenkollektiven beobachtet worden [17, 42].

Zusammenfassend kann also bezüglich des endokrinen Anteils der Magenmukosa festgestellt werden, daß eine langfristige Suppression der Säuresekretion über den Mechanismus der Hypergastrinämie zu einer Proliferation der argyrophilen Zellen im Sinne hyperplastischer/hypertropher, jedoch nicht dysplastischer Veränderungen führt. Diese ist qualitativ meßbar als eine Zunahme der diffusen, linearen und mikronodulären Wachstumsmuster argyrophiler Zellen. Es besteht eine enge Korrelation dieser Veränderungen sowohl zu dem Ausmaß der Hypergastrinämie als auch zu dem Schweregrad der Gastritis.

Tabelle 4. Korrelation zwischen Schweregrad der Gastritis und qualitativer argyrophiler Zellhyperplasie (*n* Zahl der ausgewerteten Biopsien)

Gastritis	Argyrophile Zellhyperplasie					
	Normal	Diffus	Linear	Mikro-nodulär	Adenoma-toid	n
Normal	84	36	4			124
Mild oberflächlich	110	48	6	10		174
Moderat oberflächlich	97	34	7	5		143
Interstitiell	82	32	17	31	1	163
Präatrophisch	11	9	9	24		53
n	384	159	43	70	1	657

Da Hypergastrinämie und atrophische Corpusgastritis beim Menschen zwei voneinander abhängige Variablen darstellen [39], ist eine eindeutige kausale Verknüpfung nicht möglich [10].

Zusammenfassung

Die „Ausheilung“ der Antrumgastritis unter Langzeit-Omeprazol-Therapie stellt eine wichtige Beobachtung im Hinblick auf eine mögliche Reduzierung des Magenkarzinomrisikos dar. Die geringere Beeinflußbarkeit schwererer Grade der Corpusgastritis durch Omeprazol läßt es erforderlich erscheinen, weitere therapeutische Bemühungen auf eine möglichst frühzeitige Beeinflussung der Entzündungsreaktion in der Corpusmukosa zu konzentrieren, um das Fortschreiten dieses Prozesses zu unterbrechen.

Literatur

1. Antonioli DA, Goldman H (1982) Changes in the location and type of gastric adenocarcinoma. Cancer 50: 775–781
2. Axelson J, Hakanson R, Rosengren E et al. (1988) Hypergastrinemia induced by acid blokkade evokes enterochromaffine-like (ECL) cell hyperplasia in chicken, hamster and guineapig stomach. Cell Tissue Res 254: 511–516
3. Borrmann R (1926) Geschwülste des Magens und Duodenums. In: Henke F, Lubarsch O (Hrsg) Handbuch der speziellen pathologischen Anatomie und Histologie. Springer, Berlin, Heidelberg, New York, S 865
4. Correa P, Cuello C, Duque E (1970) Carcinoma and intestinal metaplasia of the stomach in Colombian migrants. J Natl Cancer Inst 44: 297–306
5. Correa P, Haenszel W, Tannenbaum S (1982) Epidemiology of gastric carcinoma: review and future prospects. Natl Cancer Inst Monogr 62: 129–134
6. Correa P (1985) Chronic gastritis as a cancer precursor. Scand J Gastroenterol 20 (Suppl 104): 131–136
7. Correa P (1988) A human model of gastric carcinogenesis. Cancer Res 48: 3554–3560
8. Creutzfeldt W, Stöckmann F, Conlon JM et al. (1986) Effect of short- and long-term feeding of omeprazole on rat gastric endocrine cells. Digestion 35 (Suppl 1): 84–97
9. Creutzfeldt W (1988) The achlorhydria-carcinoid sequence: role of gastrin. Digestion 39: 61–79
10. Creutzfeldt W, Lamberts R (1991) Is hypergastrinaemia dangerous to man? Scand J Gastroenterol 26 (Suppl 180): 179–191
11. Ectors N, Dixon MF (1986) The prognostic value of sulphomucin positive intestinal metaplasia in the development of gastric cancer. Histopathology 10: 1271–1277
12. Fiocca R, Villani L, Tenti P et al. (1987a) Characterization of four main cell types in gastric cancer: foveolar, mucopeptic, intestinal columnar and goblet cells: an histologic, histochemical and ultrastructural study of „early“ and „advanced“ tumours. Pathol Res Pract 182: 308–325
13. Fiocca R, Villani L, Turpini F et al (1987b) High incidence of campylobacter-like organisms in endoscopic biopsies from patients with gastritis, with or without peptic ulcer. Digestion 38: 234–244
14. Fiocca R, Villani L, Luinetti O et al. (1992) Helicobacter colonization and histopathological profile of chronic gastritis in patients with or without dyspepsia, mucosal erosion and peptic ulcer: a morphological approach to the study of ulcerogenesis in man. Virchows Archiv A (Pathol Anat) 420: 489–498

15. Hakanson R, Oscarson J, Sundler F (1986) Gastrin and the trophic control of gastric mucosa. Scand J Gastroenterol 21 (Suppl 118): 18–30
16. Havu N (1986) Enterochromaffine-like cell carcinoids of gastric mucosa in rats after life-long inhibition of gastric acid secretion. Digestion 35 (1): 42–55
17. Havu N, Maaroos HI, Sipponen P (1991) Argyrophil cell hyperplasia associated with chronic atrophic gastritis in gastric ulcer disease. Scand J Gastroenterol 26 (Suppl 186): 90–94
18. Hoskins LC, Loux HA, Britten A et al. (1965) Distribution of ABO blood groups in patients with pernicious anemia: gastric carcinoma associated with pernicious anemia. N Engl J Med 273: 633–637
19. Ihamäki T, Kekki M, Sipponen P et al. (1985) The sequelae and course of chronic gastritis during a 30-34-year bioptic follow-up study. Scand J Gastroenterol 20: 485–491
20. Ihamäki T, Sipponen P, Varis et al. (1991) Characteristics of gastric mucosa which precede occurrence of gastric malignancy: results of long-term follow-up of three family samples. Scand J Gastroenterol 26 (Suppl 186): 16–23
21. Jass JR (1980) Role of intestinal metaplasia in the histogenesis of gastric carcinoma. J Clin Pathol 33: 801–810
22. Jass JR, Filippe MI (1981) The mucin profile of normal gastric mucosa, intestinal metaplasia and its variants and gastric carcinoma. Histochem J 13: 931–939
23. Kekki M, Ihamäki T, Varis K et al. (1991a) Chronic gastritis profiles in sibs of probands calculated to carry a highly increased risk of gastric carcinoma. Scand J Gastroenterol 26 (Suppl 186): 29–32
24. Kekki M, Siurala M, Ihamäki T (1991b) Enrichment of combined antral and corpus atrophic gastritis („combined AG") in sibs of gastric carcinoma patients. Scand J Gastroenterol 26 (Suppl 186): 24–28
25. Lamberts R, Creutzfeldt W, Strüber HG et al. (1993) Longterm omeprazole therapy in peptic ulcer disease: gastrin, endocrine cell growth and gastritis. Gastroenterol 104: 1356–1370
26. Larsson H, Carlsson E, Mattson H et al. (1986) Plasma gastrin and gastric enterochromaffin-like cell activation and proliferation. Gastroenterol 90: 391–399
27. Lauren P (1965) The two histological main types of gastric carcinoma. Diffuse and so-called intestinal type carcinoma: an attempt at histoclinical classification. Acta Pathol Microbiol Scand 64: 31–49
28. Maaroos HI, Salupere V, Uibo R et al. (1985) Seven-year follow-up study of chronic gastritis in gastric ulcer patients. Scand J Gastroenterol 20: 198–204
29. Meyers WC, Damiano RJ Jr, Rotolo FS et al. (1987) Adenocarcinoma of the stomach: changing patterns over the last 4 decades. Ann Surg 205: 1–8
30. Ming SC (1977) Gastric carcinoma: a pathobiological classification. Cancer 39: 2475–2485
31. Ming SC (1992) Adenocarcinoma and other malignant epithelial tumors of the stomach. In: Ming SC, Goldman H (eds) Pathology of the gastrointestinal tract. Saunders, Philadelphia, pp 584–617
32. Morson BC, Sobin LH, Grundmann E et al. (1980) Precancerous conditions and epithelial dysplasia in the stomach. J Clin Pathol 33: 711–721
33. Munoz N, Correa P, Cuello C et al. (1968) Histologic type of gastric carcinoma in high and low-risk areas. Int J Cancer 3: 809–818
34. Ohta H, Noguchi Y, Takagi K et al. (1987) Early gastric carcinoma with special reference to macroscopic classification. Cancer 60: 1099-1106
35. Parsonnet J, Friedman GD, Vandersteen DP et al. (1991) Helicobacter infection and the risk of gastric carcinoma. N Engl J Med 325: 1127-1131
36. Ramesar KC, Sanders DS Hopwood D (1987) Limited value of type III intestinal metaplasia in predicting risk of gastric carcinoma. J Clin Pathol 40: 1287–1290
37. Schwarz H (1910) Über penetrierende Magen- und Jejunalgeschwüre. Beitr Klin Chir 67: 96–128
38. Sipponen P, Kekki M, Haapakoski J et al (1985) Gastric cancer risk in chronic atrophic gastritis: statistical calculation of cross-sectional data. Int J Cancer 35: 173–177
39. Sipponen P, Valle J, Varis K et al. (1990) Fasting levels of serum gastrin in different functional and morphologic states of the antrofundal mucosa. Scand J Gastroenterol 25: 513–519

40. Skinner JM, Whitehead R (1982) Tumor markers in carcinoma and in premalignant states of the stomach in humans. Eur J Cancer (Clin Oncol) 180: 227–235
41. Solcia E, Bordi C, Creutzfeldt W et al. (1988) Histopathological classification of nonantral gastric endocrine cell growths in man. Digestion 41: 185–200
42. Solcia E, Rindi G, Havu N et al. (1989) Qualitative studies of gastric endocrine cells in patients treated long-term with omeprazole. Scand J Gastroenterol 24 (Suppl 166): 129–137
43. Villako K, Tamm A, Savisaar E et al. (1976) Prevalence of antral and fundic gastritis in a randomly selected group of an Estonian rural population. Scand J Gastroenterol 11: 817-822
44. Villako K, Kekki M, Tamm A et al. (1982) Epidemiology and dynamics of gastritis in a representative sample of an Estonian urban population. Scand J Gastroenterol 17: 601–607

Helicobacter-pylori-Infektion – Beziehungen zur Karzinogenese

S. Eidt

Einleitung

Zahlreiche Befunde erbrachten in den letzten Jahren eine Beziehung zwischen Helicobacter pylori (HP) und Magenkarzinomen (MCA) bzw. primären gastrischen B-Zell-Lymphomen des mukosaassoziierten lymphatischen Gewebes (MALT-Lymphomen): In prospektiven serologischen Untersuchungen von Patientenkohorten konnte eine signifikant höhere Prävalenz von Antikörpern gegen Helicobacter pylori bei Patienten gezeigt werden, die ein Magenkarzinom entwickelten, als in Kontrollgruppen [8, 10, 11]. Darüber hinaus ließen sich auch deutliche Unterschiede bezüglich der Prävalenz von Antikörpern gegen HP und Alter bei Erwerb der Infektion in epidemiologischen Vergleichen zwischen Ländern mit hohem und niedrigem Karzinomrisiko feststellen [1]. Kürzlich konnte auch eine Korrelation zwischen der Häufigkeit der HP-Infektion in einer Population und der Inzidenz und Mortalität an MCA gezeigt werden in einer Studie, die über 3000 Patienten aus 13 Staaten umfaßte [6]. Der bakterioskopische Nachweis von HP war bei Patienten mit Magenfrühkarzinomen in Abhängigkeit vom Subtyp bei 87–100% möglich [7]. Vergleichbare Untersuchungen liegen mittlerweile auch für das MALT-Lymphom des Magens vor: Serologische und epidemiologische Untersuchungen erbrachten eine erhöhte signifikante Prävalenz von HP-Antikörpern bei diesen Tumoren [12]. Ebenso konnten gleichsinnige Unterschiede der Prävalenzen von HP- und MALT-Lymphomen gezeigt werden beim Vergleich italienischer und englischer Populationen [3]. In einer kontrollierten Studie verglichen wir die Häufigkeit der chronisch-aktiven Gastritis im oralen Schnittrand von aboralen Magenresektaten wegen MCA, MALT-Lymphom und Pankreaskarzinom im Rahmen einer Whipple-Operation.

W. F. Caspary et al. (Hrsg.) Ökosystem Darm VI

Material und Methoden

In unserer Studie wurden 131 aborale Magenresektate untersucht, die von 3 Gruppen von Patienten stammten: Patienten mit Magenkarzinom (n = 50), niedrigmalignen MALT-Lymphomen (n = 38) und Whipple-Operationspräparaten (n = 43). Die Magenkarzinome wurden weiter entsprechend der Klassifikation von Lauren untergliedert in den diffusen und intestinalen Typ [9]. Die Alters- und Geschlechtsverteilung der Patientengruppen ist in Tabelle 1 aufgetragen.

Einschlußkriterien waren, daß zumindest 2 cm^2 der Korpusschleimhaut zur Untersuchung zur Verfügung standen und daß mindestens 4 cm Abstand zwischen der oralen Resektionslinie und dem Tumor bestand.

Der Grad der Gastritis, d. h. die Infiltration der Lamina propria durch Lymphozyten und Plasmazellen wurde semiquantitativ ausgewertet, wie bereits beschrieben [14]. Weiterhin wurde die Prävalenz der intestinalen Metaplasie ohne weitere Subklassifikation festgehalten. Aufgrund der unterschiedlichen Zeitdauer zwischen Operation und Fixierung ist bei Operationspräparaten die reproduzierbare Beurteilung der Besiedlung der Magenschleimhaut durch HP eingeschränkt (eigene unpublizierte Beobachtungen). Deshalb wurde die Diagnose HP-Gastritis ersetzt durch den Begriff chronisch-aktive Gastritis, da in einer vorausgegangenen Studie anhand von Biopsiepräparaten gezeigt werden konnte, daß alle Fälle, in denen eine chronisch-aktive Gastritis bestand, eine HP-Besiedlung der Magenmukosa aufwiesen [4].

Die histogenetische Ableitung der Magenlymphome vom B-Zell-System wurde immunhistochemisch verifiziert durch den Nachweis des CD-20-Antigens auf der Membran der Tumorzellen (L26, DAKO).

Die statistische Auswertung erfolgte mittels des χ^2-Tests.

Ergebnisse

Die Prävalenz der chronisch-aktiven Gastritis in der Korpusmukosa in den untersuchten Gruppen zeigte deutliche Unterschiede (Tabelle 2): In Patienten mit Pankreaskarzinomen, die mittels einer Whipple-Operation behandelt wurden, war die Häufigkeit einer chronisch-aktiven Gastritis signifikant geringer als in den anderen beiden Patientengruppen ($p < 0.001$). Zwischen Patienten mit diffusem und intestinalem Typ des Magenkarzinoms ergaben sich bezüglich der Prä-

Tabelle 1. Alters- und Geschlechtsverteilung der Patienten in den untersuchten Kollektiven (*MW* Durchschnittsalter, *M : W* Männer zu Frauen)

	MW ± SD	M : F
Magenkarzinom	60 ± 12	1,4 : 1
Niedrigmalignes MALT-Lymphom	61 ± 13	1,4 : 1
Pankreaskarzinom	60 ± 13	1,3 : 1

valenz der chronisch-aktiven Gastritis keine signifikanten Unterschiede. Die Fälle, in denen keine chronisch-aktive Gastritis vorlag, zeigten einen histologischen Normalbefund. Fälle von Typ-A-Gastritis waren histologisch nicht identifizierbar.

Der Grad der chronisch-aktiven Gastritis war signifikant höher ausgeprägt in Patienten mit Magenkarzinomen und MALT-Lymphomen im Vergleich zu den Patienten mit Pankreaskarzinomen ($p < 0.05$, Tabelle 3). Auch hier bestanden zwischen Patienten mit einem diffusen und einem intestinalen Typ nach Lauren keine wesentlichen Unterschiede. Die Prävalenz der intestinalen Metaplasie war bei Patienten mit Magenkarzinomen statistisch signifikant höher als in den beiden anderen Patientengruppen ($p < 0.001$, Tabelle 4). Insbesondere Patienten, die ein Magenkarzinom vom intestinalen Typ aufwiesen, zeigten in einem hohen Prozentsatz eine intestinale Metaplasie (76%) im Gegensatz zu Patienten mit dem diffusem Typ des Magenkarzinoms, die nur in 44% eine intestinale Metaplasie erkennen ließen.

Tabelle 2. Prävalenz der chronisch-aktiven Gastritis in der oralen Resektionslinie von Magenresektaten ($p < 0.001$)

	n (%)
Magenkarzinom (n = 50)	46 (92)
Niedrigmalignes MALT-Lymphom (n = 38)	37 (97)
Pankreaskarzinom (n = 43)	25 (58)

Tabelle 3. Verteilung des Grades der chronisch-aktiven Gastritis in der oralen Resektionslinie von Magenresektaten ($p < 0.05$)

	Niedrig n (%)	Hoch n (%)
Magenkarzinom (n = 46)	6 (13)	40 (87)
Niedrigmalignes MALT-Lymphom (n = 37)	6 (16)	31 (84)
Pankreaskarzinom (n = 25)	10 (40)	15 (60)

Tabelle 4. Prävalenz der intestinalen Metaplasie in der oralen Resektionslinie von Magenresektaten ($p < 0.001$)

	n (%)
Magenkarzinom (n = 50)	26 (52)
Niedrigmalignes MALT-Lymphom (n = 38)	8 (21)
Pankreaskarzinom (n = 43)	8 (19)

Diskussion

Unsere Ergebnisse unterstützen die Hypothese, daß HP bei der Entstehung von Magenkarzinomen und Magenlymphomen vom MALT-Typ eine Rolle spielt, da die Prävalenz der chronisch-aktiven (HP-induzierten) Gastritis in über 90% der Fälle auch im aboralen Resektionsrand nachzuweisen war. Darüber hinaus war auch der Grad der Gastritis in diesen beiden Patientengruppen im Durchschnitt höher als bei Patienten mit Pankreaskarzinomen. Der Befund, daß die intestinale Metaplasie v.a. beim intestinalen Typ des Magenkarzinoms deutlich erhöht war, paßt gut zu den Angaben der Literatur [7]. Die Interpretation, daß der Nachweis der intestinalen Metaplasie einem länger bestehenden hyperproliferativen Status der Magenschleimhaut entspricht, wurde durch die Untersuchung von Proliferationsmarkern unterstützt (eigene unpublizierte Beobachtungen). Besondes bei Magenkarzinomen muß allerdings die Wirkung von HP über die Proliferationsinduktion hinaus noch nachgewiesen werden.

Ein eigentlich mutagener Effekt könnte von der HP-Gastritis einmal durch die Freisetzung von Sauerstoffradikalen aus neutrophilen Granolozyten [2] ausgeübt werden. Andererseits ist auch bekannt, daß die reduzierte Sekretion von Vitamin C durch die Magenschleimhaut im Rahmen der HP-Gastritis gekoppelt ist mit erhöhter Konzentration von N-Nitroso-Verbindungen [13]. Beide Pfade sind durch Eradikation von HP reversibel, so daß im Rahmen von prospektiven Interventionsstudien der Effekt von HP auf die Kanzerogenese überprüft werden sollte.

Bei den MALT-Lymphomen sind in letzter Zeit weitere Erkenntnisse publiziert worden, die einen noch engeren Zusammenhang mit HP-Infektion postulieren lassen: Bereits 6–8 Wochen nach Therapiebeginn wurde bei Patienten mit atypischen lymphoidzelligen Infiltraten der Magenschleimhaut ohne Nachweis von lymphoepithelialen Destruktionen durch Eradikation von HP eine Zuordnung in die Gruppe wahrscheinlich reaktiver oder wahrscheinlich maligner Lymphoproliferationen möglich [5]. Darüber hinaus konnte die Londoner Arbeitsgruppe um Isaacson zeigen, daß niedrigmaligne MALT-Lymphome in einem Zeitraum zwischen 4 und 9 Monaten nach Eradikation von HP sowohl histologisch als auch molekularbiologisch in einem großen Teil eine Regression bzw. Remission zeigten [15]. Auch wenn die Länge des „follow-up" noch nicht für endgültige Schlußfolgerungen ausreicht, so läßt sich doch spekulieren, ob die Eradikation von HP eine Alternative zu den bisher gängigen therapeutischen Ansätzen des niedrig malignen MALT-Lymphoms v.a. in frühen Stadien darstellt [4].

Zusammenfassung

Epidemiologische, histologische und immunhistologische Befunde lassen an einer wichtigen Rolle von HP in der Karzinogenese im Magen kaum noch einen Zweifel. Es bestehen allerdings noch deutliche Unterschiede zwischen den verschiedenartigen Tumoren: Bei Magenkarzinomen fehlen bislang Daten, die über die gesicherte proliferationsaktivierende Rolle der HP-Infektion hinausweisen. Im Gegensatz dazu konnten bei niedrigmalignen MALT-Lymphomen mittels der Eradikation von HP eine Regression monoklonaler lymphoider Infiltrate mit histologischen Malignitätskriterien erzielt werden, so daß ein weiterer therapeutische Ansatz hierin begründet sein könnte.

Danksagung
Herlichen Dank an Frau Claudia Heckl für die Hilfe bei der Präparation des Manuskriptes.

Literatur

1. Correa P, Fox J, Fontham E, Ruiz B, Lin Y, Zavala D, Taylor N, MacKinley D, de Lima E, Poritlla H, Zarama G (1990) Helicobacter pylori and gastric carcinoma – serum antibody prevalence in populations with contrasting cancer risks. Cancer 66: 2569–2574
2. Davies GR, Rampton DS (1994) Helicobacter pylori, free radicals and gastroduodenal disease. Eur J Gastroenterol Hepatol 6: 1–10
3. Doglioni C, Wotherspoon AC, Moschini A, De Boni M, Isaacson PG (1992) High incidence of primary gastric lymphoma in northeastern Italy. Lancet 339: 834–835
4. Eidt S, Stolte M, Fischer R (1994) Helicobacter pylori gastritis and primary gastric non-Hodgkin's lymphomas. J Clin Pathol 47 (in press) 436–439
5. Eidt S, Beyerdörffer E, Stolte M, Fischer R. Atypical lymphoid infiltrations of the gastric mucosa – their interpretation by eradication of Helicobacter pylori (submitted)
6. Eurogast Study Group (1993) An international association between Helicobacter pylori infection and gastric cancer. Lancet 341: 1359–1362
7. Fiocca R, Luinetti O, Vallani L, Chiaravalli A, Cornaggio M, Stella G, Perego M, Trespi E, Solcia E (1993) High incidence of Helicobacter pylori colonization in early gastric cancer and the possible relationship to carcinogenesis. Eur J Gastroenterol Hepatol 5 Suppl 2: S2–8
8. Forman D, Newell DG, Fullerton F, Yarnell JWG, Stacey AR, Wald N, Sitas F (1991) Association between infection with Helicobacter pylori and risk of gastric cancer: evidence from a prospective investigation. Br Med J 302: 1302–1305
9. Lauren P (1965) The two histological main types of gastric cancer. diffuse and so-called intestinal type. Acta Pathol Microbiol Scand (A) 64: 31–49
10. Nomura A, Stemmermann GN, Chyou PH, Kato I, Perez-Perez GI, Blaser MJ (1991) Helicobacter pylori infection and gastric carcinoma among japanese americans in Hawaii. N Engl J Med 325: 1132–1136
11. Parsonett J, Vandersteen D, Goates J, Sibley RK, Prittkin J, Chang Y (1991) Helicobacter pylori infection in intestinal- and diffuse-type gastric adenocarcinoma. J natl Cancer Inst 83: 640–643
12. Parsonnett J, Hansen S, Rodriguez L, Gelb AB, Warnke EA, Jellum E, Orentreich N, Vogelman JH, Friedman GD (1994) Helicobacter pylori infection and gastric lymphoma. N Engl J Med 330: 1267–1271
13. Sobala GM, O'Connor HJ, Dewat EP, King RFG, Axon ATR, Dixon MF (1993) Bile reflux and intestinal metaplasia. J Clin Pathol 46: 235–240
14. Stolte M, Eidt S (1993) Healing gastric MALT lymphomas by eradication of Heliobacter pylori? Lancet 342: 525
15. Wotherspoon AC, Doglioni C, Diss TC, Pau L, Moschini A, deBoni M, Isaacson PG (1993) Regression of primary low-grade B-cell lymphoma of mucosa-associated lymphoid tissue after eradication of Heliobacter pylori. Lancet 342: 577

Festvortrag

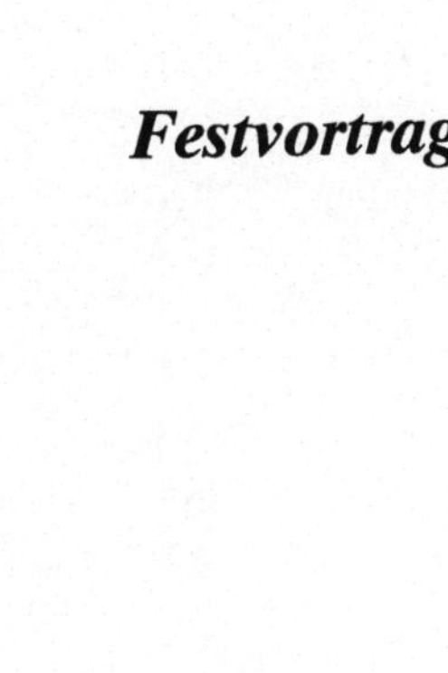

Die Erhaltung unserer natürlichen Lebensgrundlagen in evolutionsökonomischer Sicht

Christian Watrin

Die Veranstalter unseres Symposiums haben mir großzügigerweise die Freiheit eingeräumt, Thema und Inhalt meines Vortrages selbst zu bestimmen, ja sie sind sogar so weit gegangen, die Veranstaltung am heutigen Abend ohne nähere Hinweise einfach als „Festvortrag" anzukündigen. Das erhöht, meine Damen und Herren, möglicherweise Ihre Erwartungen, bei mir allerdings den Belastungsdruck.

Was kann man als Ökonom einem naturwissenschaftlich geschulten Publikum anbieten? Sind die Entfernungen zwischen den exakten Naturwissenschaften auf der einen Seite und einer nur schwer in die Geisteswissenschaften einzuordnenden Ökonomik auf der anderen Seite nicht mittlerweile so groß, daß man sich in gemeinsamen Gesprächen über kaum mehr als das Wetter – beileibe nicht die Meteorologie! – unterhalten kann?

Diese Frage zu bejahen hieße, sich an der größten Herausforderung vorbeizudrücken, die meines Wissens in diesem Jahrhundert von den Naturwissenschaften, und damit meine ich besonders die Biologie und die Ökologie, ausgeht: nämlich die These, daß wir im Begriff sind, die natürlichen Grundlagen unseres Lebens zu verspielen, also einen Akt der Selbstzerstörung des menschlichen Lebens auf dem Raumschiff Erde zu begehen. Mein Thema lautet daher: „Die Erhaltung unserer natürlichen Lebensgrundlagen". Ich will es aus der Perspektive der Evolutionsökonomik angehen. Die gemeinsame Aufgabe aber sehe ich darin, daß die Naturwissenschaften jene Fälle herausarbeiten müssen, wo wirklich Gefahr droht, während die Ökonomik als Wissenschaft vom menschlichen Verhalten jene Maßnahmen und Regeln zu ersinnen hat, die unser menschliches Handeln und Tun mit dem Ziel einer dauerhaften Erhaltung unserer natürlichen Lebensgrundlagen vereinbar machen.

W. F. Caspary et al. (Hrsg.) Ökosystem Darm VI

Die Ausgangsthese: Die Gefahr der Zerstörung der natürlichen Existenzgrundlagen der Menschheit

Was aber gefährdet unser menschliches Leben auf dieser unserer Erde? Die Gründe sind allgemein bekannt. Sie finden sich in Publikationen, die oft die Namen zeitgenössischer Politiker tragen. Neben dem locus classicus, dem Bericht des Club of Rome, seien nur der Carter-, der Brandt-, der Palme- und der Brundtlant-Report genannt. In Anlehnung an den Biologen Hubert Markl[1] seien die Hauptthemen dieser und anderer Berichte kurz resümiert:

Die uns umgebende, tragende und ernährende Natur ist schon ohne jeden menschlichen Eingriff ein fragiles System, daß keineswegs so selbstregenerierend ist, wie gemeinhin angenommen wird. Unter dem Druck des Auftretens des homo sapiens hat sich die Fragilität des Systems nicht nur erhöht; vielmehr ist der Raubbau an den natürlichen Lebensgrundlagen des Menschen durch die in den letzten zwei-, dreihundert Jahre explosionsartig gestiegene Erdbevölkerung so verstärkt worden, daß er alle älteren Faunenschnitte und Extinktionsraten der Erdgeschichte weit in den Schatten stellt. Markl schätzt, daß sich – bezogen auf einen Gesamtbestand von 5–10 Mio. Arten – die aus zwingenden Gründen rasch ansteigende Ausrottungsrate an Pflanzen, Tieren und Mikroben in den nächsten Jahrzehnten auf 10 v. H., vielleicht sogar auf die Hälfte des Bestandes belaufen wird.

Gleichzeitig drückt das Bevölkerungswachstum im Wege der Nahrungskonkurrenz auf die Pflanzenproduktion. Sie wird schon jetzt zu 1/10 durch den Menschen in Anspruch genommen. Für die übrige Natur verbleibt also nur ein ständig kleiner werdender Rest. Die Verdrängung der gewachsenen Natur wird noch dadurch verschärft, daß der Mensch große Flächen entweder selbst beansprucht oder im Wege der Landwirtschaft mit teils problematischen Monokulturen bestellt. Die anscheinend unerschöpflichen Naturreservate in einem knappen Dutzend Entwicklungsländern sind einem primitiven Brandrodungsackerbau ausgesetzt, dem nach sorgfältigen Erhebungen pro Jahr mindestens 100 000 km^2 tropischen Regenwaldes (vielleicht sogar erheblich mehr) zum Opfer fallen. Hinzu kommt die Belastung der Erdatmosphäre durch einen Energieverbrauch, der meistens auf nicht erneuerbaren fossilen Brennstoffen beruht.

Aus allem ergibt sich das Bild einer in wenigen Generationen dem Untergang geweihten Menschheit, es sei denn, so wird immer wieder beschwörend gesagt, es gelingt noch einigermaßen rechtzeitig, den Wettlauf mit der Zeit zu gewinnen und die Existenzgrundlagen der Menschheit zu sichern. Dazu bedarf es nach der Meinung vieler Ökologen des Übergangs zu einer Wirtschaftsweise, die in der Lage ist, mit den endlichen Ressourcen dieser Welt so auszukommen, daß weitere Einbußen an unseren stark gefährdeten natürlichen Lebensgrundlagen vermieden werden. Nur wenn es gelingt, eine radikale Umstellung der Wirtschafts-

[1] Hubert Markl, Untergang oder Übergang – Natur als Kulturaufgabe. In: Mannheimer Forum 82/83. Hrsg. von der Boehringer Mannheim GmbH, S 61–98.
H. Markl, Wer liebt, der forscht. Über die sieben Versuchungen der Wissenschaft. In: Frankfurter Allgemeine Zeitung vom 26.06.1993 (Samstagsbeilage).

weise, besonders in den hochentwickelten Volkswirtschaften, zu bewerkstelligen – so die weitgehend geteilte Meinung – können die jetzt lebenden Generationen vor dem Urteil der künftigen bestehen. Nur dann erfüllen sie ihre moralische Pflicht, eine – soweit das überhaupt noch geht – halbwegs intakte Schöpfung an ihre Nachkommen zu übergeben.

Ressourcenerhaltung in ökonomischer Sicht

Die mit ungeheurer Breitenwirkung zuerst vom Club of Rome im Jahre 1972 angestoßene Diskussion über die „Grenzen des Wachstums" hat mittlerweile zahlreiche Früchte getragen. In den wohlhabenderen Industriegesellschaften – nicht in den ärmeren ost- und mitteleuropäischen – ist die Notwendigkeit des Umwelt-, Arten- und Naturschutzes weitgehend unbestritten. Der Deutsche Bundestag schickt sich z. B. an, den Umweltschutz als Staatsziel in das Grundgesetz aufzunehmen. Auch die in den letzten 20 Jahren erfolgte Problemerweiterung – es geht nicht mehr allein um die Erschöpfung wichtiger Rohstoffvorkommen, sondern um die Gefährdung der natürlichen Grundlagen des menschlichen Lebens schlechthin – wird durchweg akzeptiert. Es gibt zahllose wissenschaftliche Untersuchungen zu Detail- und Grundsatzfragen. Umweltministerien sind heutzutage genauso selbstverständlich wie Grüne Parteien. Etablierte Altparteien haben längst den Schutz der natürlichen Umwelt in ihre Programme aufgenommen; es wird allenthalben der ökologische Umbau der Wirtschaft gefordert, und der neue Begriff „ökologische Marktwirtschaft" hat die Chance, als „ökosoziale Marktwirtschaft" die „Soziale Marktwirtschaft" abzulösen.

Für die praktische Bewältigung der anstehenden Probleme muß all das nicht viel bedeuten. Von politischen Versprechen und persönlichen Bekenntnissen zur Sicherung unserer natürlichen Lebensgrundlagen bis hin zu Maßnahmen, die wirklich helfen, ist es ein weiter Weg. Andere Probleme wie die Arbeitslosigkeit oder auch nur die nächste Ferienreise mögen politisch bzw. für den Einzelnen wichtiger sein. Schließlich bedeutet auch die Flutwelle meist staatlicher Regulierungen zum Umweltschutz, zur Kontrolle von Tierexperimenten und zur Gentechnik nicht, daß mit hohem Aufwand auch große Fortschritte erzielt werden, ja es kann durch Behinderungen des wissenschaftlichen Fortschrittes sogar beträchtlicher Schaden gerade auch im Hinblick auf das Ziel der Umwelt- und Naturerhaltung gestiftet werden. Vor allem aber ist vor dem Hintergrund von so viel politischem Aktivismus an die beteiligten Wissenschaftsdisziplinen die Frage zu richten, wie gut denn die vielen Prognosen und zahlreichen Abhilfeempfehlungen fundiert sind und wie weit das Verständnis der ökologischen und – was genauso wichtig ist – der ökonomischen Interdependenzen überhaupt reicht. Ohne ausreichende Kenntnisse der Zusammenhänge läuft jeder Eingriff in das komplexe biologische Geschehen Gefahr, mehr Schaden als Nutzen zu stiften. Das Gleiche gilt für den ökonomisch-gesellschaftlichen Bereich, dessen Akteure, die einzelnen Wirtschaftssubjekte, ja nicht so steuerungsfähig sind, wie das in den meisten politischen Debatten angenommen wird.

Die evolutorische Sicht

Um nicht sattsam Bekanntes zu wiederholen, sei an dieser Stelle der Brückenschlag zwischen Ökonomik und Naturwissenschaften, speziell zur Biologie, gewagt. Vorgeschlagen wird, das Problem der Erhaltung und Sicherung unserer natürlichen Lebensgrundlagen aus evolutionsökonomischer Sicht anzugehen. Hier handelt es sich nicht um einen Ad-hoc-Einfall, sondern – wie noch zu zeigen sein wird – um einen Biologen und Ökonomen gemeinsamen Ausgangspunkt. Denn im Gegensatz zu großen Teilen der öffentlichen Meinung sind Ökonomik und Ökologie keine sich bekämpfenden Wissenschaften, sondern Wissensgebiete, die, was ihre Denkstrukturen angeht, echte Gemeinsamkeiten haben. Schon 1970, also noch vor dem Bericht des Club of Rome, beschrieb der bekannte Ökonom Kenneth Boulding[2] sein Fach als eine ökologische Wissenschaft („economics as an ecological science"), eine Formulierung, die unter Ökonomen durchaus benutzt wird[3].

Die ökonomische Doktrinentwicklung hat allerdings erst in jüngerer Zeit diesen Gedanken auf breiter Front aufgegriffen. Damit nimmt sie Ansätze wieder auf, die im 19. Jahrhundert durchaus geläufig waren. Damals verwendeten Ökonomen und Biologen gemeinsam den Evolutionsgedanken. In den ersten Jahrzehnten unseres Jahrhunderts rückte er – mit Ausnahme der Österreichischen Schule der Nationalökonomie – jedoch in den Hintergrund. Erst in jüngerer Zeit ist das Evolutionsparadigma in der Form der evolutorischen Ökonomik zu einem Herausforderer dessen geworden, was man gemeinhin „main-stream economics" nennt. Unter letzteres fällt die in den ökonomischen Lehrbüchern dominierende, meist statisch orientierte Allokations- und Wohlfahrtstheorie. Sie liefert für viele Erscheinungen des wirtschaftlichen Alltags – angefangen von der vermeintlichen Wohnungsnot in vielen Ländern, die in Wirklichkeit meist eine Wohnraumverschwendung ist, bis hin zu allen Arten von Handelshemmnissen – brauchbare Erklärungen und Bewertungsmaßstäbe. In der wirtschaftlichen Praxis findet dieser Denkansatz in Form von Optimierungsproblemen der Produktion, der Güterversorgung, etc. vielfältige Anwendung. Vor allem aber als erfahrungswissenschaftlicher Erklärungsansatz wird die Allokationstheorie jedoch in neuerer Zeit durch den konkurrierenden Denkansatz, eben die evolutorische Ökonomik, bedrängt[4]. Denn die überkommene statische Lehre, die auf gegebenen Ressourcen und Präferenzen aufbaut und sich der Frage widmet, wie vorhandene Mittel optimal in alternative Verwendungen eingewiesen werden können, versagt weitgehend, wenn es sich um dynamische und irreversible Prozesse, also unser Problem, handelt.

Doch zum leichteren Einstieg in die Beziehungen zwischen Biologie und Ökonomik sei zunächst eine Bemerkung zu den handelnden Personen in der Geistesgeschichte vorangeschickt. Im Jahre 1798 veröffentlichte Thomas Robert Mal-

[2] Kenneth Boulding (1970) Exonomics as a Science, chap. 2. New York.

[3] Siehe z. B. W.E. Block (1990) Environmental Problems, Private Property Solutions. In: Block W.E. (ed.) Economics and the Environment: Reconciliation. Vancouver B.C.

[4] Siehe z. B. aus der umfangreichen Literatur Gerhard Wagner (1991) Wohlfahrtsaspekte evolutorischen Marktgeschehens. Tübingen.

thus erstmals anonym sein Werk „Essay on the Principle of Population, as it affects the future improvement of society". In ihm versucht er den Nachweis zu führen, daß ein großer Teil der Bevölkerung – nämliche jener der industriellen „workers" – infolge ihres übermächtigen Sexualtriebs zahlenmäßig in geometrischer Reihe zunimmt, wenn sie sich ungehindert ausbreiten kann. Da aber nach seiner Meinung die Nahrungsmittelproduktion allenfalls in arithmetischer Folge steigen kann, stößt ein ungehemmtes Bevölkerungswachstum schnell an natürliche Grenzen. Werden diese aber mißachtet, so bleiben als Korrektive nur Kriege, Epidemien, Elend und Hungersnöte sowie – in günstigen Fällen – Auswanderungen, um die Bevölkerungsentwicklung wieder mit dem verfügbaren Nahrungsmittelspielraum in Einklang zu bringen. Der Bevölkerungsabbau setzt sich so lange fort, bis das Gleichgewicht zwischen Bevölkerungszahl und Subsistenzmitteln wieder hergestellt ist. Daraus folgt bei Malthus die Empfehlung, das Bevölkerungswachstum zu beschränken. In seinem Werk stellt Malthus detaillierte empirische Studien an, wie dieses Ziel in der Geschichte verfolgt wurde[5], also versucht wurde, mit z. T. grausamen Methoden den Zusammenprall zwischen Bevölkerungswachstum und vermeintlich ständig knapper werdender Nahrungsmitteldecke zu verhindern. Für den Fortgang unserer Überlegungen aber ist es wichtig festzuhalten, daß Malthus das Grundmodell entwickelt, auf dem die modernen Katastrophentheorien beruhen.

Im Oktober des Jahres 1838 las Charles Darwin „for amusement" – wie er in seiner Autobiographie später berichtete – den Essay von Malthus. Diese Lektüre bestärkte ihn im Hinblick auf seine Evolutionskonzeption. In seinem 1859 erschienenen Buch „Die Entstehung der Arten durch natürliche Auslese oder das Erhaltenbleiben der begünstigten Rassen im Ringen um die Existenz"[6] geht es – wie Darwin schreibt – darum, „die Lehre von Malthus auf das gesamte Tier- und Pflanzenreich" anzuwenden[7].

Die Malthussche Prognose des Zusammenstoßes von Bevölkerungsentwicklung und zurückbleibender Nahrungsmittelproduktion war, was das 19. Jahrhundert angeht, falsch. Denn die vorausgesagte Katastrophe trat in den westlichen Ländern nicht ein. Im Gegenteil, es ergab sich bei stark steigender Bevölkerung infolge der „industriellen Revolution" ein überproportionaler Pro-Kopf-Zuwachs der Realeinkommen, also eine nachhaltige Erhöhung des allgemeinen Lebensstandards. Ähnlich blieben auch die in unserem Jahrhundert für die 60er Jahre vorhergesagten großen Hungersnöte aus. So hat die „grüne Revolution" aus dem armen Subkontinent Indien, der von vielen im Westen bereits abgeschrieben war, in den letzten Jahrzehnten zwar keine Kornkammer, wohl aber ein Land gemacht, in dem Hungerkatastrophen nicht mehr unmittelbar drohen[8]. All

[5] Siehe Thomas Robert Malthus (1924) Eine Abhandlung über das Bevölkerungsgesetz oder eine Untersuchung seiner Bedeutung für die menschliche Wohlfahrt in Vergangenheit und Zukunft, nebst einer Prüfung unserer Aussichten auf eine künftige Beseitigung oder Linderung der Übel, die es verursacht. Sammlung Waentig, 16, Jena, 466.

[6] Reclam-Ausgabe, Stuttgart 1963, S. 679.

[7] Reclam-Ausgabe 1963, S. 27 und 103.

[8] Siehe Erhard Haubold, Grüne Revolution rettete Millionen Menschenleben. Frankfurter Allgemeine Zeitung Nr. 53 vom 26.03.1994.

das hat jedoch dem Weiterleben von Katastrophentheorien kaum Abbruch getan.

Im Vergleich zu Malthus, der unter den Ökonomen zu den Pessimisten und Katastrophentheoretikern zählt, hat die Evolutionsbiologie Darwins in den Naturwissenschaften einen Siegeszug angetreten, der – wie Gerhard Heberer[9] schreibt – „zu einer grundsätzlichen Bestätigung der Richtigkeit der Selektionstheorien geführt" hat, und zwar „in Verbindung mit fast allen biologischen Disziplinen".

Allerdings hat nach Heberer[10] die unglückliche deutsche Übersetzung der Grundidee Darwins mit „Kampf ums Dasein" statt des treffenderen Ausdrucks „Ringen um die Existenz" zu zahllosen Mißverständnissen geführt. Das ist umso bedauerlicher, als Darwin nach seinem Selbstzeugnis diese Formel nur im metaphorischen Sinne verwendete[11].

Analoges gilt auch für das ökonomische Wettbewerbsparadigma, in dem der „Kampf ums Dasein" als Rechtfertigungslehre für Ausbeutungspraktiken herhalten mußte. Zutreffender aber ist es, den Wettbewerb auf Märkten als einen Ausleseprozeß zu deuten, in dem es weniger um das „Überleben des Passendsten"[12], sondern um das Ausscheiden der zum herrschenden Preis nicht mehr kostendekkend wirtschaftenden Anbieter geht. Von viel größerer Bedeutung aber ist die Übertragung der Selektionstheorie auf die moderne Wissenschaftslehre. Denn der wissenschaftliche Diskurs läßt sich auffassen als Versuch, aus dem Meer der Hypothesen, die der Mensch produziert, um seine Welt zu erklären, jene Aussagensysteme herauszufiltern, die sich in der Realität bewähren[13].

Wenden wir uns nach so viel Dogmengeschichte der Gegenwart zu, so ist, wie der Wissenschaftstheoretiker Radnitzky[14] schreibt, festzuhalten, daß die biologischen und die ökonomischen Wissenschaften die gleichen Begriffe (etwa Wettbewerb und Spezialisierung, Knappheit und Selektion) verwenden. Das bedeutet nicht zwingend, daß auch die Begriffsinhalte identisch sind. Ob man schließlich so weit gehen soll wie der Evolutionsbiologe Ghiselin[15], der die „Ökonomik als Zweig der Biologie" und die „Biologie als Zweig der Ökonomik" bezeichnet und eine neue Disziplin, genannt „general economy" mit den beiden Unterabteilungen „natural economy" und „political economy", kreiert, ist vorerst eine offene und unter deutschsprachigen Ökonomen wenig diskutierte Frage.

---

[9] Gerhard Heberer, Nachwort zu Charles Darwin, Die Entstehung der Arten, Reclam-Ausgabe 1963, S. 680.

[10] Ebenda, S. 685.

[11] Ebenda, S. 686.

[12] Ebenda, S. 686.

[13] Diese Lehre wurde v.a. von Karl R. Popper entwickelt. Siehe seine Logik der Forschung, 7. Aufl., Tübingen 1982, und sein 2bändiges Werk: Die offene Gesellschaft und ihre Feinde, 7. Aufl. Tübingen 1992.

[14] Gerard Radnitzky (Hrsg.) Universal Economics. Assessing the Achievments of the Economic Approach. Einleitung des Herausgebers: The Economic Approach, its Achievments and its Potential, New York, 1992, p. 42.

[15] Michael T. Ghiselin (1992) Biology, Economics, and Bioeconomics. In: Radnitzky G. (ed) Universal Economics, a. a. O., p. 71.

Das Raumschiff Erde – ein geschlossenes oder ein offenes System?

Für die weiteren Überlegungen und das Gespräch zwischen Ökonomen und Biologen scheint es mir wichtig darauf zu verweisen, daß es nicht ohne praktische Folgen ist, von welchem Standpunkt aus die Frage der langfristigen Erhaltung der lebensnotwendigen natürlichen Umweltgrundlagen angegangen wird. Für den v. a. von Ökologen vorgetragenen Standpunkt ist die Idee ausschlaggebend, daß sowohl die Endlichkeit der Welt als auch die Nichtregenerierbarkeit wichtiger Ressourcen die maßgeblichen Gesichtspunkte sind. Aus dieser Perspektive ist die Aussicht gering, den Wettlauf um die Erhaltung der natürlichen Lebensgrundlagen der Menschen zu gewinnen. Verkürzt gesprochen, es wird dem malthusianischen Ansatz gefolgt. Der limitierende Faktor ist heute allerdings nicht mehr die unzureichende Nahrungsmittelbasis, sondern die Natur schlechthin.

Die Welt wird als ein **geschlossenes System**, das eindeutige, nicht verschiebbare Grenzen hat, interpretiert. Mehr als das Raumschiff Erde steht uns nicht zur Verfügung. Die Mittel, über die wir verfügen, sind endlich und werden unausweichlich verbraucht. Es kann sich allenfalls darum handeln, das baldige Ende hinauszuschieben, nicht aber ihm letztlich zu entgehen. Am deutlichsten wird dieses Anliegen in den zahlreichen Versuchen, die Ressourcenbestände (Kohle, Uran, Erdgas, Öl etc.) zu berechnen und den Zeitpunkt ihres Versiegens zu erfassen.

Die konkurrierende Auffassung ist die Sicht der Welt als ein **offenes System**, dessen Grenzen zwar in jedem Augenblick gegeben sind, aber durch Intelligenz, Phantasie und Verbesserung unseres Wissens hinausgeschoben werden können. Ich möchte dies als die Darwinsche oder evolutorische Position bezeichnen. Für Darwin gibt es, wenn ich es als Laie riskieren darf ihn zu interpretieren, keine natürliche Grenze der biologischen Entwicklung. Die Evolution ist vielmehr ein offener Prozeß. Sie ist in unserer Zeit nicht an ein Ende gelangt. Wohin sie führt, wissen wir nicht. Ob man ihr ein Ziel – etwa im Sinne des immerwährenden Fortschritts – unterlegen kann, ist zweifelhaft. Ein offener Prozeß kennt also kein Ziel, aber auch keine endgültigen Grenzen. Das Ende ist nicht programmiert. Die Evolution, so die Entfaltung des menschlichen Wissens, kann sich beständig fortsetzen.

Gilt dasselbe aber auch für das Wirtschaftswachstum, von dem vielfach behauptet wird, es sei der eigentlich Schuldige, der uns in die „unausweichliche Erschöpfungskatastrophe“[16] hineintreibe? Meine Antwort lautet: ja. Allerdings ist im gleichen Atemzug zu bemerken, daß kaum ein Begriff so oft und so gründlich mißverstanden wird wie der ökonomische Wachstumsbegriff. Viele meinen, Wirtschaftswachstum bedeute noch mehr Autos, Kühlschränke, Straßen, Abfall und Umweltbelastung.

Ökonomen hingegen verstehen darunter den Prozeß der Wertschöpfung, den jedes Wirtschaften darstellt. Produziere ich selbst ein Gut, etwa ein Mittagessen, so verwandele ich Güter geringerer Nützlichkeit (rohes Fleisch, ungeschälte Kar-

[16] Alfred Endres (1993) Immo Querner. Die Ökonomik natürlicher Ressourcen. Darmstadt, S. 51.

toffeln etc.) in Güter höherer Nützlichkeit, ein verzehrbares Mahl. Aus weniger Wertvollem ensteht Wertvolleres.

Der gleiche Prozeß spielt sich im Wege der Arbeitsteilung zwischen Menschen ab. Vereinfacht dargestellt: Ich stelle in der hochspezialisierten arbeitsteiligen Wirtschaft Güter und Dienstleistungen her. Dafür empfange ich im Gegenzug ein Einkommen, das ich wiederum eintausche gegen die Güter meines täglichen Bedarfs. Dieser Umtauschprozeß vollzieht sich über Märkte. Auf ihnen gebe ich mein Geld aus für Güter, die ich höherschätze als den Besitz des Geldes. Letzteres kann man ja bekanntlich nicht essen. Der Metzger, Bäcker oder Wirt aber verkauft aus seiner Perspektive gesehen Güter, deren Besitz er geringer einschätzt als den Geldbetrag, den er im Gegenzug erhält. Tauschprozesse am Markt, die nichts anderes als indirekte Produktion darstellen, vermehren also den wirtschaftlichen Wohlstand aller Beteiligten.

Kann man dieses Denkmodell, das im übrigen konstitutiv für die Ökonomik als Wissenschaft ist, auch auf Dinge wie Luft, Wasser und natürliche Umwelt übertragen? Selbstverständlich! Allerdings bedarf es eines weiteren Schrittes. Während Brötchen, Fleisch und Kleidung den Charakter eines privaten Gutes haben, handelt es sich hier um öffentliche Güter. Das heißt, wir benötigen sie, aber wir gehen mit ihnen nicht unbedingt so pfleglich um wie mit privaten Gütern. Aber wenn wir vermehrt die genannten öffentlichen Güter bereitstellen, dann handelt es sich hier genauso um einen Wertschöpfungsprozeß wie bei privaten Produkten. Die Wachstumsvorstellung gilt auch hier. Mit beiden, mit öffentlichen und privaten Gütern, wächst unser Wohlstand, ja er muß wachsen, wenn unsere Kinder und ferne Generationen überleben sollen. Die Rede von den Grenzen des Wachstums ist daher irreführend. Was wir brauchen, ist ein **Wachstum der Grenzen**, eine dramatische Erweiterung unserer menschlichen Möglichkeiten, wenn wir mit dem Problem der langfristigen Sicherung unserer natürlichen Lebensgrundlagen zu Rande kommen wollen.

Kehren wir zurück zur Ausgangsidee. Beide Positionen, die Welt als geschlossenes oder als offenes System, enthalten „metaphysische" Annahmen, die nicht mit den üblichen Verfahren der Erfahrungswissenschaften widerlegt werden können. Sie seien deshalb nur als „Perspektiven" bezeichnet. Allerdings verhalten sie sich asymmetrisch zueinander. Während das Bild der geschlossenen, der endlichen Welt scheinbar durch viele Fakten bestätigt wird, hat die Idee des offenen Systems eher kontrafaktischen Charakter. Sie scheint ganz und gar unplausibel. Dies sei kurz erläutert.

Im Bericht „Global 2000"[17], einem Jahr, das wir in 5 Jahren einläuten werden, rechnet die von Präsident Carter beauftragte Experten-Kommission im Jahre 1980 nicht nur mit einer baldigen Erschöpfung von nicht-regenerierbaren Brennstoffen wie Kohle, Erdöl, Erdgas, Ölschiefer, Teersand oder Uran, sondern sie postuliert auch eine obere Belastungsgrenze der Erde durch die Spezies Mensch. Sie soll bei einer Weltbevölkerung von 10 Mrd. Menschen liegen. Bei Fortschreibung der gegenwärtigen Wachstumsrate der Menschen werde, so die Kommis-

[17] Global 2000. Der Bericht an den Präsidenten. Hrsg. der deutschen Übersetzung Reinhard Kaiser (1980), S. 26 ff.

sion, diese Grenze schon in wenigen Jahrzehnten erreicht. Um die Jahrhundertwende werde (von 1980 an gerechnet) die Weltbevölkerung von 4 Mrd. bereits auf 6,35 Mrd., also um gut 50 % gestiegen sein. Die behauptete absolute demographische Grenze wäre dann nicht mehr fern und würde voraussichtlich zwischen 2030 und 2050 überschritten.

Aber selbst sie ist nicht allein maßgeblich, denn ihr werden in der neueren Literatur weitere Grenzen hinzugefügt: eine wachsende Verstädterung, eine zunehmende regionale Wasserverknappung, ein weiteres Verschwinden von Waldflächen, ein Anwachsen von Versteppungen und Bodenerosionen, eine steigende Ausrottung von Tier- und Pflanzenarten sowie eine erhebliche Klimaverschlechterung. Die Überschreitung der Obergrenze des Bevölkerungswachstums aber wird im Bericht „Global 2000" mit der Vorhersage katastrophenhafter Folgen verbunden.

Der Versuch für eine wachsende Weltbevölkerung, mehr wirtschaftlichen Wohlstand zu schaffen, etwa für große Teile der Entwicklungsländer, wäre so gesehen ein leichtfertiges Spiel mit den uns anvertrauten endlichen Ressourcen. Er würde einen raffinierten Selbstvernichtungsmechanismus für das Menschengeschlecht in Gang setzen. Das gilt zwar nicht für die heute lebende Generation der „Plünderer", „Ausbeuter" und „Verschwender", wohl aber für die Enkel der heute Lebenden.

Die dramatische Weltsicht, die dieser Bericht ebenso wie viele andere zu vermitteln versucht, wird in der Eingangspassage des umfangreichen Werkes deutlich. Dort heißt es (S. 25):

> Wenn sich die gegenwärtigen Entwicklungstrends fortsetzen, wird die Welt im Jahre 2000 noch überbevölkerter, verschmutzter, ökologisch weniger stabil und für Störungen anfälliger sein als die Welt, in der wir heute leben. Ein starker Bevölkerungsdruck, ein starker Druck auf die Ressourcen und Umwelt lassen sich deutlich voraussehen. Trotz eines größeren materiellen Outputs werden die Menschen auf der Welt in vieler Hinsicht ärmer sein, als sie es heute sind.
>
> Für Millionen und Abermillionen der Allerärmsten wird sich die Aussicht auf Nahrungsmittel und andere Lebensnotwendigkeiten nicht verbessern. Für viele von ihnen wird sie sich verschlechtern. Sofern es im Bereich der Technologien nicht zu revolutionären Fortschritten kommt, wird das Leben für die meisten Menschen auf der Welt im Jahre 2000 ungewisser sein als heute – es sei denn, die Nationen der Welt arbeiten entschlossen darauf hin, die gegenwärtigen Entwicklungstrends zu verändern.

Wären die immensen Umweltschäden in den sozialistischen Ländern bereits bei Abfassung dieses Berichts bekannt gewesen, so wäre seine Diagnose möglicherweise noch um einiges dramatischer ausgefallen. Ob sich allerdings heute, nach Ablauf von rund 3/4 der Zeitspanne von 1980–2000, die befürchteten Verschlechterungen wirklich eingestellt haben, ist keineswegs so eindeutig zu beantworten, wie die Autoren des Berichtes es nahelegen. Dafür spricht z. B. das Abholzen der Tropenwälder und das als immer dringlicher angesehene CO_2-Problem, dagegen das Ausbleiben von Hungerkatastrophen (wegen mangelnder Umwelt- und Naturvorsorge) und die rasche Entwicklung ehemaliger Entwicklungsländer zu Schwellenländern, die sich dem Lebensstandard der wohlhabenden Nationen annähern.

Wie aber ist die Problemsicht, wenn nicht das geschlossene, sondern das offene System, also das evolutorische Weltbild zugrunde gelegt wird? Ausgangspunkt ist hier der Erfindungsreichtum des Menschen. Durch ihn hat er in der Vergangenheit die ihm von der Natur gesetzten Grenzen immer weiter hinausgeschoben. Ein eindrucksvolles historisches Beispiel ist der Übergang von der Jäger- und Sammlerwirtschaft vor rund 10 000 Jahren zur Agrikultur. Damals vollzog sich ein Wandel, der völlig neue Möglichkeiten sowohl hinsichtlich der Größe der Erdbevölkerung als auch ihrer Ernährung und ihres Lebenstandards eröffnete. Und die Weltbevölkerung hat sich in dieser – bezogen auf die Naturgeschichte – kurzen Zeitspanne vertausendfacht!

Der Erfindungsreichtum des Menschen wird in der ökonomischen Literatur mit dem REMM-Modell umschrieben. Die Abkürzung REMM steht für „resourceful evaluating maximizing man". Danach ist der Einzelne „*r*esourceful", d. h., der Mensch besitzt verschiedene Fähigkeiten, unter ihnen epistemische Ressourcen, d. h. Wissen – wenn auch unvollständiges – über die ihn umgebende Welt. Dieses wird teils erworben, teils ist es ontogenetisch a priori vorhanden[18]. Zu den angeborenen Fähigkeiten gehört die Fähigkeit, zweckrational zu handeln und implizite oder explizite Kosten-Nutzen-Analysen aufstellen zu können. Die ontogenetischen A-priori schließen ein: die Disposition zu suchen, zu forschen, zu experimentieren, sich zurechtzufinden, kreativ und innovativ zu sein. Diese Eigenschaften können durch die soziale Umgebung nicht beseitigt, wohl aber unterdrückt werden. Letzteres ist der Fall, wenn der Einzelne entdeckt, daß für ihn die Kosten einer Handlung höher sind als ihr persönlicher Nutzen. Er wird dann von den betreffenden Anstrengungen ablassen.

Im Akronym REMM steht der Buchstabe E für „evaluating", d. h., der Mensch kann Entscheidungen treffen und Ziele für sich und für seine Handlungen aufstellen. Er handelt selbstinteressiert, wobei das Selbstinteresse Ausdruck seines Überlebenswillens ist. Schließlich bedeutet „M" „maximizing", d. h. ein Mensch kann die Handlungsalternativen, die ihm in einer gegebenen Situation zur Verfügung stehen, ordnen und ein rationales Problemlösungsverhalten an den Tag legen[19].

Die genannten Dispositionen werden als die ausschlaggebende Kraft hinter der sozioökonomischen Evolution angesehen. Sie bringen die gesellschaftliche Evolution hervor oder besser: sie erzeugen den Wandel, der, v. a. in hochentwickelten Gesellschaften, allenthalben zu beobachten ist, und der in wenigen Jahrhunderten das Bild der Welt radikal verändert hat[20]. Durch das Neuerungsverhalten entstehen kulturelle und wirtschaftliche Evolutionsprozesse. Diese werden nicht durch exogene Faktoren bestimmt, die irgendwie von außen das Geschehen beeinflussen, sondern die menschlichen Dispositionen bringen sie endogen her-

---

[18] Radnitzky, a. a. O., S. 46. – Ferner Karl R. Popper (1965) Of Clocks and Clouds. An Approach to the Problem of Rationality and the Freedom of Man. The Arthur Holly Compton Memorial Lecture. Washington University, pp 14 ff.

[19] Radnitzky, a. a. O., S. 47 f. Das Gegenmodell ist das soziologische Modell des Menschen. Nach ihm ist der einzelne durch seine soziale Umgebung bestimmt, er spielt gesellschaftlich vorgeprägte Rollen und kann zum „neuen Menschen" umerzogen werden.

[20] Siehe hierzu die eindrucksvolle Studie von Eric L. Jones (1991) Das Wunder Europa. Tübingen.

vor, wenn die jeweiligen institutionellen Umstände günstig sind[21]. Die Evolutionsprozesse selbst zwingen einerseits zur Anpassung, setzen aber andererseits auch endogen Anreize zu weiterem innovativem Verhalten. Prämiert werden – analog dem biologischen Evolutionsmodell – einmal diejenigen, die die Anpassungsprobleme am besten lösen, aber andererseits auch diejenigen, die die besten unternehmerischen Fähigkeiten aufweisen, also – abweichend vom biologischen Ansatz – die erfolgreichsten Vorstöße in wissenschaftliches oder wirtschaftliches Neuland zustande bringen.

In dieser Welt permanenter Änderungen, des Neuerungsverhaltens und der Adaption ist aus der Sicht der offenen Systeme unser Problem zu lösen, d. h. die Zerstörung der natürlichen Grundlagen des menschlichen Lebens ist zu verhindern. Zu zeigen ist, daß die Lösungsmöglichkeiten und -wege anders gesehen werden können als im Modell des geschlossenen Systems. Auch für letzteres ist – im Gegensatz zum Duktus seiner dramatischen Diagnose – der Untergang nicht unwiderruflich programmiert, sondern – wie bei Bußpredigten – abwendbar, allerdings nur, wenn – wie es in „Global 2000“ heißt – „die Nationen der Welt entschlossen darauf hinarbeiten, die vorherrschenden Entwicklungstrends zu verändern“, und wenn es „im Bereich der Technologien zu ... revolutionären Fortschritten kommt“. Am Ende solcher Reformbemühungen soll dann für die einen ein sog. qualitatives Wachstum, ein „sustainable development“ stehen. Andere hingegen plädieren für eine radikale Abkehr von der heutigen Wirtschaftswelt zugunsten eines „einfachen Lebens“.

Reformen im Modell der geschlossenen und der offenen Welt

Wie aber soll in einer Welt, die die Endlichkeit unserer Ressourcenbestände und ihre baldige Erschöpfbarkeit so sehr in den Mittelpunkt ihrer Überlegungen stellt, die drohende Katastrophe abgewendet werden? Für einen großen Teil der in den öffentlichen Diskussionen geäußerten Vorschläge ist es charakteristisch, daß von exogenen Faktoren, und zwar vom Staat und von den Erziehungseinrichtungen, die Lösung der Probleme erwartet wird. Gleichzeitig wird die Empfehlung ausgesprochen, daß eine dramatische Einschränkung des Lebensstandards in den reichen Ländern Spielraum für eine bescheidene Verbesserung der Lebensumstände in den ärmeren Ländern schaffe.

Im Vordergrund steht also zunächst die harte Hand der Politik und der Bürokratie, die mit zahllosen Zwangsmaßnahmen operiert, und der Appell an das Gewissen und die Einsicht des Einzelnen auf umweltschädigende Verhaltensweisen freiwillig zu verzichten. Da aber nach aller Erfahrung sowohl die innere Einsicht als auch die wohlwollende Ermahnung wenig fruchten, bleibt am Ende nur der Staat als „wohlwollender Diktator“[22] (bei manchen auch die Ökodikta-

---

[21] Vergleiche hierzu, allerdings ohne Rückgriff auf das REMM-Modell, auch Ulrich Witt (1987) Individualistische Grundlagen der evolutorischen Ökonomik. Tübingen, S. 12.

[22] Zur Kritik dieser Lösungsidee siehe auch Geoffrey Brennan u. James Buchanan (1993) Die Begründung von Regeln, Kap. 3. Tübingen.

tur) als Instrument zur Bewältigung des gigantischen Problems der generationsübergreifenden Zukunftsvorsorge.

Wenn jedoch das Handeln von Politikern und Bürokraten ebenso von Selbstinteresse gesteuert ist, wie das die Ökonomen von der ganzen Spezies Mensch behaupten, dann ist zu fragen, warum sollten Politiker jenseits des kurzfristigen Wählerstimmensammelns langfristige Ziele wie den Naturschutz und die Naturerhaltung für künftige Generationen verfolgen? Werden sie nicht angesichts der Tatsache, daß die Ungeborenen keine Stimme haben, deren Interessen allenfalls in ihrer Rhetorik, nicht aber in ihrem Handeln beachten? Und wie effizient werden die Maßnahmen sein, die die Bürokraten auf Anweisung der Politiker schließlich wählen?

Die Empfehlung einer weltweiten Umverteilung – das zweite Element im Konzept der geschlossenen Welt –, die Überwindung der Gefahr durch eine Politik des Teilens, enthält zwar einen weitverbreiteten moralischen Appell, stellt jedoch keine brauchbare Regel für das menschliche Zusammenleben dar. Denn ihre voraussagbare Folge wäre das Auftreten von Verteilungskonflikten auf allen Ebenen der Gesellschaft.

Das eigentlich Verwunderliche an der hier nur holzschnittartig skizzierten Argumentation aber ist das Verlassen des von der Evolutionstheorie geprägten Denkansatzes. Er müßte doch auch für die „Evolutionspolitik" gelten. Statt dessen wird durch die Fiktion des wohlwollenden Diktators jedoch eine Deus-ex-machina-Lösung gewählt, durch die dem ganzen noch vor Eintritt der Katastrophe eine glückliche Wendung gegeben werden soll – vorausgesetzt, die Vorschläge der Katastrophentheoretiker werden befolgt.

Kann die Sicht der Welt als offenes System diesen methodischen Mangel des Modells der geschlossenen Weltsicht vermeiden? Kann die natürliche Umwelt durch soziale Innovationen erhalten und geschützt werden, die sich aus dem Prozeß der Interaktion von mehreren Milliarden Menschen ergeben? Patentrezepte lassen sich nicht entwickeln, wohl aber Gesichtspunkte, die in eine andere Richtung weisen als die bisher erörterten Ansätze.

Zu fragen ist, unter welchen gesellschaftlichen Bedingungen sich das Neuerungs-, Experimentier- und Erfindungsverhalten von Menschen am ehesten entwickelt, also eine Situation entsteht, in der wir „aktiv, schöpferisch, erfinderisch" sind und „unsere Erfindungen durch natürliche Auslese" kontrollieren[23]. In diesem Punkt gibt es wichtige neuere Einsichten in das Funktionieren sozialer Systeme. Ist der gesellschaftliche Rahmen durch große Rigiditäten, starre Vorschriften, Zentralisierung der Entscheidungsbefugnisse und Anweisungen von oben gekennzeichnet, so ist mit wenig Einzelinitiativen zu rechnen. Neue Ideen werden selten sein. Der Fatalismus, den das Bild von der baldigen Selbstzerstörung vermittelt, wird sich lähmend auf Neuerungsbemühungen legen.

Ist hingegen der Handlungsspielraum für den einzelnen groß, das System flexibel und stark dezentralisiert und der Wettbewerb der Ideen intensiv, liegt also

[23] Karl R. Popper (1994) Die beiden Grundprobleme der Erkenntnistheorie, 2. Aufl. Tübingen, S. XXXII.

eine „offene Gesellschaft“[24] vor, so ist der Rahmen zur Entfaltung menschlichen Erfindungsreichtums günstig gestaltet. Es kommt dann nach aller Erfahrung zu Neuerungen, zu Fortschritten im Hinblick auf die drängenden Nöte des Alltags.

Aber werden diese Schritte in Richtung auf die Sicherung unserer natürlichen Lebensgrundlagen führen? Steht nicht zu befürchten, daß statt dessen neue Initiativen freigesetzt werden, die die Natur noch stärker gefährden? Wer so argumentiert, übersieht die ökonomischen und politischen Rückkopplungsmechanismen offener Systeme. So haben marktwirtschaftliche Systeme den großen Vorteil, daß sie die Problematik der Umwelt- und Naturgefährdung schnell deutlich machen, denn Schäden in Form vernichteter Holzbestände, Beeinträchtigungen der Gesundheit, Einbußen an Umweltqualität schlagen sich dort, wo die Wirtschaftsrechnung des Marktes hinreicht, als finanzielle Verluste nieder. Werden sie klaglos ertragen und hingenommen? In einer Gesellschaft, in der die Freiheit der Meinungsäußerung, Pressefreiheit und Wissenschaftsfreiheit besteht, offensichtlich nicht. Es bilden sich vielmehr Bürgerinitiativen, Vereine, Assoziationen, Verbände und Meinungen. Die Tagespresse ist voll davon. Dadurch wiederum formieren sich politische Positionen, die sich in Wahlkämpfen artikulieren und bei genügender Offenheit des politischen Systems auch durchsetzen bzw. etablierte Parteien verändern. Anders ausgedrückt, in demokratisch-marktwirtschaftlichen Gesellschaften bringen der politische und der wirtschaftliche Prozeß die Gefährdungen von Natur und Umwelt ans Tageslicht. Gleichzeitig erzeugen die politischen und ökonomischen Rückkopplungsmechanismen jene Kräfte, die auf Reformen dringen. Es bedarf also nicht des „guten Ökodiktators“, der über der Gesellschaft steht, um dem Übel zu Leibe zu rücken.

Aber es gibt auch Fälle, wo die Geschädigten schwach sind, ihr Protest verhallt oder sich kein Anwalt der geschädigten Natur findet. Das ist dort der Fall, wo es nicht um private, sondern um öffentliche Güter geht. Ein Beispiel ist die Meeresfischerei, wo die Fischer zwar am Abfischen der Bestände, aber nicht an der Erhaltung der Spezies interessiert sind. Es kommt dann mit zunehmender Effektivität der Fangmethoden zur Ausrottung der betroffenen Arten. Die ökonomische Erklärung für den Raubbau, die Plünderung, die Überweidung und die Zerstörung aber lautet, daß hier ein Gut ohne (oder mit schwachem) Eigentümer vorliegt und daß folglich keine Gegenwehr gegen Schädigungen stattfindet.

Hinzu kommt „Drückebergerei“, d.h. man nimmt zwar Kenntnis von gesellschaftlich schädigenden Verhaltensweisen, scheut aber die Kosten der Abhilfe, etwa weil man Ausgaben vermeiden oder schlicht andere vorschicken will. Es entstehen dann sog. soziale Dilemmata. Ihr Kennzeichen ist, daß wir alle bei schonender Behandlung der Natur besser leben könnten, aber jeder von uns einen Anreiz hat, sich darüber hinwegzusetzen, wenn ihm das einen persönlichen Vorteil verschafft und die Wahrscheinlichkeit von Sanktionen seines Fehlverhaltens gering ist.

Wie sind solche gesellschaftlichen Dilemmata, wie sie auch genannt werden, zu überwinden? Die ökonomische Antwort lautet: Es muß Vorsorge getroffen

[24] Dieser Begriff wurde von Karl R. Popper geprägt (vgl. Fußnoten 13 und 18), um die Evolutionsidee auf Gesellschaft, Wissenschaft und Wirtschaft zu übertragen.

werden, daß jeder Konsum- und Produktionsakt durch das Anlasten der vollen privaten und gesellschaftlichen Kosten gekennzeichnet ist. Und wie geschieht dies? Die Nutzungsrechte an den jeweiligen Gütern müssen definiert und durchgesetzt werden. Am leichtesten ist dies überall dort zu erreichen, wo aus dem jeweiligen Umweltgut ein Kapitalgut wird. In einer Gesellschaft, in der jeder mit einer Büchse bewaffnet auf Jagd gehen kann, werden die Bestände an Wild bald erlegt sein. Um das zu vermeiden, bedarf es einer Jagdordnung, die über finanzielle Mechanismen den jeweiligen Jagdpächter zwingt, sich von einem „Abknaller", in einen „Heger" zu verwandeln. Vertragstechnisch läßt sich das Problem z. B. so lösen, daß jeder Pächter eine der Wiederaufzucht des Wildbestandes entsprechende Summe hinterlegen muß, die er zum Ende des Pachtverhältnisses nur in dem Umfang zurückerhält, wie er Bestandsschutz betrieben hat. Anders ausgedrückt, wer Wild jagt, muß auch für die Ergänzung der Population sorgen – so die einfache Regel, die es zu verankern gilt, für Fischer, Holzfäller und für jeden Produktions- oder Konsumakt, der regenerierbare Ressourcen beansprucht.

Ökonomisch gesprochen handelt es sich hier um die Zuordnung von Eigentumsrechten. Sie haben die Eigenschaft aus Gütern, die bisher von ihren Verwendern als freie Güter behandelt wurden, in knappe Güter zu verwandeln. Deren Verwendung kostet folglich einen Preis. Das bewirkt, daß mit den betroffenen Gütern – in Abhängigkeit von der Preishöhe – sparsam umgegangen werden muß. Je teurer sie sind, um so größer ist der Anreiz zu wirksamer Einsparung bzw. zu ihrer Ersetzung durch andere, weniger kostspielige Ressourcen[25].

Verallgemeinert heißt das: Es bestehen subtile Zusammenhänge zwischen Rechtsentwicklung und Ressourcennutzung. Das Recht aber läßt sich durch intelligente Maßnahmen so ändern, daß Umweltbelastung und Naturzerstörung teuer wird. Diese wirkungsvolle Strategie wird jedoch oft nicht eingesetzt, und zwar in der irrigen Meinung, daß Gemeinschaftseigentum im Vergleich zu privaten Nutzungsrechten die ethisch überlegene Alternative sei. Tatsächlich gilt jedoch das genaue Gegenteil. Da, wo etwa der Boden oder die Gewässer jedermann gehören, kommt es zu Raubbau und Zerstörung[26].

---

[25] Hierzu ein erläuterndes Beispiel für die Bedeutung von Eigentumsrechten: Im 18. Jahrhundert wurde in England ein an einen Fluß angrenzendes Grundstück so definiert, daß die Eigentumsrechte des Anrainers bis zur Flußmitte reichten. Verschmutzte ein Anlieger am Oberlauf den fluß, so konnte er von den am Unterlauf des Flusses wohnenden Anrainern auf Schadensersatz verklagt werden. Die unbeabsichtigte Nebenfolge dieser Rechtsregel waren Flüsse, die allgemein als sauber galten. Mit dem Tag der Übertragung des Eigentums an Flüssen auf den Staat änderte sich dies. Die staatlichen Beamten waren weniger auf Reinhaltung des Wassers bedacht als die Anrainer. Die Wasserqualitäten verschlechterten sich. Mangelhaft wahrgenommene Eigentumsrechte der Allgemeinheit aber bedeuten eine De-facto-Subvention an die Verschmutzer. Sie können ohne Bezahlung knappe Ressourcen nutzen und Dritte schädigen. Aus einem geschützten Umweltgut wird ein weniger gut geschütztes.

[26] Dies ist das in der Ökonomik wohlbekannte Allemendeproblem. Es tritt in der Form des Überjagens, Überweidens, Überfischens überall dort auf, wo gesamtwirtschaftlich knappe Ressourcen einzelwirtschaftlich als freie Güter behandelt werden. Siehe Gerhard Prosi, Umweltressourcen in der Sozialen Marktwirtschaft. In: Otto Schlecht et al. (1993) Umweltpolitik vor neuen Herausforderungen. Stuttgart, S. 97–188.

Zahlreiche Umwelt- und Naturschutzprobleme lassen sich also mit der Zuordnung privater Eigentums- bzw. Nutzungsrechte lösen. Und eine Aufgabe der schöpferischen Weiterentwicklung der Rechtsordnung besteht darin, diese Zuordnungen weiterzuverfolgen, für die Weltmeere, für den extraterrestrischen Raum, für die schützenswerte Tierwelt, kurz für alles, was bewahrt zu werden verdient.

Gegen diese ökonomische Sicht ist der Einwand wohlfeil, daß sie eine Kommerzialisierung von Natur und Umwelt zur Folge habe und eine verkappte Aufforderung zu einem „enrichissez-vous" enthalte. Wer so argumentiert, übersieht jedoch die gesellschaftliche Funktion von privaten Nutzungsrechten in einer wettbewerbsorientierten Marktwirtschaft. Denn von jedem wirtschaftlichen Wettbewerb geht der Zwang aus, die Kosten in Schach zu halten, ja die Kosten zu senken. Die leichteste Art, dies zu tun, ist die Nutzung knapper Ressourcen zum Nullpreis und die Belastung der Allgemeinheit mit den Folgekosten. Dies war und ist die Vorgehensweise, die bis jetzt Teile des Konsums und der Produktion beherrscht hat und damit zur Quelle der zahlreichen uns umgebenden Gefährdungen wurde. Mit der zunehmenden naturwissenschaftlichen Erkenntnis des Wertes von Natur und Umwelt für die menschliche Existenz wird es daher notwendig, die Verschwendung und den Raubbau einzudämmen und ihn energisch zurückzudrängen. Die hier vorgestellte Politik – die Markierung von Nutzungsrechten – ist das einzige mir bekannte wirksame Mittel, um den nötigen Zwang zur Einsparung lebenswichtiger Ressourcen herbeizuführen. Die Einbeziehung von Natur und Umwelt in die Wirtschaftsrechnung jedes einzelnen bedeutet ja nichts anderes, als daß sich Sparen (anders als bei Raubbau) in jedem Fall lohnt. Wer menschliches Verhalten ändern will, kann nicht auf diesen entscheidenden Hebel verzichten. Andere Maßnahmen wie Verbote, Auflagen und Verwendungskontrollen oder bürokratische Zwangsmaßnahmen, die heute den Kern der Umweltpolitik vieler Länder bilden, sind, was ihre Effektivität und Effizienz angeht, wenig geeignet, um Fortschritte in Richtung auf das angestrebte Ziel zu erreichen.

Der Zwang zum Sparen aber löst jene positiven gesellschaftlichen Konsequenzen aus, die angesichts der von der Ökologie hervorgehobenen Probleme notwendig sind: die Suche nach natursparenden Technologien und die Ersetzung ressourcenzerstörender Produktions- und Konsumweisen durch naturschonende Verfahren und Vorgehensweisen.

Welche Botschaft folgt aus alledem? Betrachten wir die Welt als einen offenen Prozeß mit einer uns nicht bekannten Zahl von Alternativen, dann schwindet die lähmende Wirkung, die von Katastrophentheorien malthusianischen Typs ausgeht. Das bedeutet nicht, daß jeder Schritt, den wir im Blick auf die Sicherung unserer natürlichen Lebensgrundlagen tun, von Erfolg gekrönt sein wird. Nicht einmal eine endgültige Lösung ist sicher. Wohl aber ist es zulässig, Vertrauen in die Reformfähigkeit offener Gesellschaften zu setzen. Es gilt, in den nicht endenden Prozeß des Ausfilterns besserer und des Verwerfens schlechterer Lösungen einzutreten. Die malthusianische Perspektive führt in die falsche Richtung der Verbote, der Behinderungen und der Angst vor den Grenzen des Wachstums. Die evolutorische Perspektive Darwins lenkt unser Augenmerk auf die Chancen, die intelligente Menschen besitzen, auch gefährlichen Bedrohungen Paroli zu bieten.